护理学概论

与临床实践

◎主编 贾丽娜等

吉林科学技术出版社

图书在版编目（CIP）数据

护理学概论与临床实践 / 贾丽娜等主编 . -- 长春：
吉林科学技术出版社，2024.5. -- ISBN 978-7-5744
-1607-9

Ⅰ.R47

中国国家版本馆CIP数据核字第2024AV8184号

护理学概论与临床实践

主　　　编　贾丽娜　等
出 版 人　宛　霞
责任编辑　井兴盼
封面设计　吴　迪
制　　版　北京传人
幅面尺寸　185mm×260mm
开　　本　16
字　　数　510 千字
印　　张　20.5
印　　数　1~1500 册
版　　次　2024年5月第1版
印　　次　2024年12月第1次印刷

出　　版　吉林科学技术出版社
发　　行　吉林科学技术出版社
地　　址　长春市福祉大路5788 号出版大厦A 座
邮　　编　130118
发行部电话/传真　0431-81629529 81629530 81629531
　　　　　　　　　81629532 81629533 81629534
储运部电话　0431-86059116
编辑部电话　0431-81629510
印　　刷　三河市嵩川印刷有限公司

书　　号　ISBN 978-7-5744-1607-9
定　　价　105.00元

前　言

　　护理学是一门实践性和应用性很强的学科,并与人类健康密切相关。随着护理工作模式的转变,护理学的理论和临床护理服务的内容发生了相应的变化。同时,国内外护理界的广泛交流,也促进了国内护士接收和引用先进的护理技术及护理方法。加之社会经济的飞速发展,医疗科技的迅速进步,生活水平的不断提高,使人们对护理的依赖日益明显,亦对护理工作人员提出了更高的要求。因此,护理工作人员必须不断学习,积极交流护理经验,熟悉并掌握新的护理模式,才能跟上护理学发展的脚步,更好地为患者服务,为人类健康提供可靠的保障。为了普及和更新护理学的知识,进一步满足相关专业人员的临床需求,帮助广大护理工作人员更好地认识、了解疾病,正确进行护理诊断,并提供相应的护理措施,我们结合临床护理实践,精心编写了这本《护理学概论与临床实践》,希望对护理工作人员、护理教育人员有所帮助。

　　全书主要介绍了护理学的基础知识和临床常见疾病的护理实践要点。它涵盖常见重症护理、儿科各系统常见疾病护理、口腔护理操作常规、常见疾病康复护理、血液净化护理、手术室护理技术及护理配合等内容。本书在编写过程中坚持以实用为主,同时结合了护理学领域的新进展。内容重视全面性和系统性,在讲解各种疾病护理要点的同时,还兼顾有关护理基础理论知识及操作技能的介绍。本书内容丰富,重点突出,文笔流畅,精简易懂,集科学性、先进性和实用性于一体,是一本对护理工作人员大有裨益的专业书籍。

　　在本书编写过程中,由于编者较多,写作方式和文笔风格不一,再加上时间有限,难免存在疏漏和不足之处,望广大读者提出宝贵的意见和建议,在此给予真诚的感谢。

编　者

目 录

第一章　重症监护病房高级生命支持技术监测及护理

第一节　重症患者体外膜肺氧合的监测及护理

一、概述

1.概念

体外膜肺氧合(extra-corporeal membrane oxygenation,ECMO),简称膜肺,是以体外循环系统为基本设备,采用体外循环技术进行操作和管理的一种辅助治疗手段。ECMO 将血液从体内引到体外,经膜式氧合器(人工肺)氧合再用泵将血液灌入体内,可进行长时间心肺支持。其基本结构包括血管内插管、连接管、动力泵(人工心脏)、氧合器(人工肺)、供氧管及监测系统。ECMO 治疗期间,心脏和肺得到充分的休息,全身氧供和血流动力学处在相对稳定的状态。此时氧合器可进行有效的二氧化碳排除和氧的摄取,为肺功能和心功能的恢复赢得宝贵的时间。

2.适应证

(1)循环支持:①心脏手术后的心源性休克;②心脏移植前的过渡桥梁;③急性重症心肌炎;④心肌梗死引起的心源性休克。

(2)呼吸支持:①重症肺炎;②急性呼吸窘迫综合征(ARDS);③新生儿的呼吸疾病,如新生儿肺动脉高压等。

(3)普通体外循环的替代:①肺移植;②神经外科手术;③心脏停搏(死亡的)器官捐献者的支持。

3.禁忌证

对于需行 ECMO 的患者而言,绝大多数禁忌证都是相对禁忌证,是否使用重症临床护理规范行 ECMO,需权衡该项治疗可能存在的风险与患者可能的获益,最终做出决策。相对禁忌证:①心肺功能无恢复可能性;②本身存在影响生活质量的疾病(中枢神经系统疾病,恶性肿瘤晚期,抗凝存在全身出血风险);③呼吸机使用 14 天以上;④高龄患者(年龄≥70 岁);⑤进展性肺间质纤维化;⑥难以逆转的感染性休克;⑦无抢救意义的患者,即病情过重,之前已经接受了过长时间的常规治疗,或具有致命的诊断的患者。

4.置管方式

(1)静脉-动脉(V-A)转流:经静脉将静脉血引出经氧合器氧合,并排除二氧化碳后泵入动脉。成人通常选择股动-静脉,这是一种可同时支持心肺功能的连接方式。

(2)静脉-静脉(V-V)转流:经静脉将静脉血引出经氧合器氧合,并排出二氧化碳后泵入另一静脉。通常选择股静脉引出,颈内静脉泵入。

总体来说,V-V 转流方法为肺替代的方式,V-A 转流方法为心肺联合替代的方式。正确的模式选择可对原发病起积极作用,提高抢救成功率。心脏功能衰竭及心肺衰竭病例选用 V-A,肺功能衰竭病例选用 V-V 转流方法。

二、专科护理

1.循环系统的护理

(1)生命体征:ECMO时注意保持体温在35~36℃。温度太高,机体氧耗增加。温度太低,易发生凝血机制和血流动力学的紊乱。体外心肺复苏术可采用适当低温,维持中心温度32~35℃,如此有利于保护大脑,减少神经系统并发症的发生。注意患者神志变化,每小时观察瞳孔,每日唤醒患者及判断肢体活动。

(2)循环灌注:使用微量泵静脉输入血管活性药物,根据患者病情调节剂量。以平均动脉压≥60mmHg作为初始的血压目标,如此能够保证充足的组织灌注而不引起后负荷过度增加。在平均动脉压的最佳初始目标的基础上,根据患者情况对血压进行滴定式调整。

(3)尿量及颜色:如果尿色加深,很可能出现血红蛋白尿。其原因为泵头对红细胞的机械性破坏、膜肺对血细胞的破坏等,应及时向医师反映,严重者应更换ECMO系统。

(4)呼吸机管理:在使用ECMO期间,呼吸机设置在正常范围的最小参数,使肺得到充分的休息,并根据血气分析结果及时调整呼吸机各项参数。

(5)呼吸及氧合:每4小时监测动脉血气分析1次。观察血氧饱和度,经股动脉建立ECMO时,右手的血氧饱和度反映患者的心肺功能,左手的血氧饱和度反映ECMO的血氧饱和度。应定时记录左手及右手血氧饱和度的动态变化。

2.抗凝管理

ECMO过程中常规使用普通肝素抗凝。在置管过程中,置入导丝后,快速静脉注射负荷剂量肝素。ECMO运转过程中,持续静脉泵入肝素抗凝,根据激活全血凝固时间(ACT)和活化部分凝血酶时间(APTT)监测抗凝强度。

(1)低出血风险患者:维持ACT 180~200s或APTT 50~80s(或基础值的1.5倍)。

(2)高出血风险患者:维持ECMO流量>3L/min,维持ACT160s或APTT 45~60s,必要时行血栓弹力图监测。

(3)活动性出血患者:维持ECMO流量>3L/min,暂停肝素抗凝,密切监测ACT和APTT。具体情况遵医嘱随时调节肝素静推微泵速度。

3.ECMO系统的护理

(1)安装前:①保证床单位有足够的空间摆放设备,使ECMO相关设备处于有效制动状态;②ECMO及其附属配件的电源确认安全,空氧混合器和氧源连接无误,ECMO各报警功能均处于开启状态;③准备手摇柄和管道钳,确保抢救物品和药品准备妥当。

(2)运行时:手术操作者及ECMO运转管理人员检查管路,确保各接头连接紧密,固定良好,管路无弯折、无扭曲、无压迫后,先松解流入端管道阻断钳,启动ECMO泵,将泵速预调至每分钟2000次,以防止血液回流,随后松解流出端管道阻断钳。

1)流量监测:观察流量变化并适时调整转速,将流量稳定在2~3L/min。运转初期常见流量波动较大,此时应判断是由置管深度导致还是有效循环血量不足导致。轻微调整管道深度或超声探查即可鉴别。如经调整后流量仍波动明显并伴有输入管道持续颤动,则表明容量不足。

2)灌注量监测:需严密监测灌注量,防止灌注量过低引发的并发症。

3)膜肺监测:应严密观察膜肺进出两端血液颜色的变化。如发现两端颜色为暗红色,应及时通知医师,采取两端血标本做血气分析;如氧分压低,应更换膜肺后重新转流。

4)管道护理:定时检查管道各接口是否妥善固定,保持管道功能就位。禁止在体外循环的管道上输注脂肪乳,以免影响氧合器的氧合效果。监测静脉管路判定静脉引流,负压不宜过高(<30mmHg),否则容易产生溶血。监测氧合器出入口压力,判定氧合器有无阻塞,持续监测动脉管路压力,避免打折、灌注不畅。

5)记录 ECMO 相关参数:转速、流量、氧浓度、ACT、APTT、肝素剂量等,观察泵前压力及泵后压力。

(3)撤机时:《国际体外生命支持组织(ELSO)指南》中提示,当 ECMO 支持水平低于心肺功能总体的30%时可考虑撤除 ECMO。ECMO 撤机后并发症包括全身炎症反应综合征(SIRS)、静脉血栓、穿刺处出血、肾衰竭、卒中、谵妄等。为预防并发症,撤机后应注意:①超声评估患者下肢血栓形成情况,继续观察肢体血供情况、穿刺处有无出血和血肿,肢体制动24 小时,监测抗凝指标变化;②记录体温变化,注意抗生素使用情况;③注意神志变化,清醒患者应进行心理护理;④记录24 小时出入量,注意观察心肺功能变化以及循环血量情况。

4.并发症预防

(1)出血:是 ECMO 最严重的并发症。出血部位主要在脑、消化道及插管部位。应定时监测 ACT、凝血酶原时间(PT)、APTT 以及血小板数值,如果有出血倾向,应及时调整抗凝策略。严密观察动静脉穿刺部位及全身出血情况,减少医源性损伤。治疗期间要密切监测患者的血红蛋白、胆红素和尿的颜色变化情况,如果出现严重的贫血、高胆红素血症和血红蛋白尿,要注意保护肝、肾功能。

(2)栓塞:血栓可能出现在管路的任何部位,产生严重不良后果时(如影响 ECMO 正常运行、出现血管栓塞、严重凝血、血小板和凝血因子快速消耗等),应更换整套 ECMO 装置。该类并发症应以预防为主,如定期使用高亮度光源检查 ECMO 管路,尽早发现可能的血栓形成,动态监测 ACT、APTT 和 D-二聚体。气体栓塞与离心泵产生的负压有关。引血端与离心泵之间存在较大负压,操作不当(如错误开放负压段管路)可使大量气体进入管路,引起气体栓塞。此时,应立即停止 ECMO 转流,排尽静脉管路内的空气并恢复静脉端管路的密闭性后再重启 ECMO 转流。此外,应定期检查 ECMO 管路,监测静脉端压力,避免过度负压。

(3)肢体缺血性损伤:术后密切观察患者插管侧肢体的颜色、温度、周径及动脉搏动情况,并与健侧肢体相比较。评估患者意识状况,防止脑血栓的发生。对于有意识的患者,可定期询问有无肢端感觉异常。对于股动脉置管患者,插管部位远端肢体缺血是常见的并发症。为了避免此情况发生,可采用以下方法:①用适当的灌注管建立侧支供血至远端下肢,建立远端灌注;②从肢体远端的灌注管泵入肝素,减少血栓发生。

第二节　重症患者主动脉内球囊反搏的监测及护理

一、概述

1.概念

主动脉内球囊反搏(intra-aortic balloon pump counter pulsation,IABP)是目前应用最广泛的机械循环辅助装置之一,多用于经药物无法改善的心源性休克或心脏术后无法脱离体外循环支持的重症患者。IABP 在左锁骨下动脉开口远端和肾动脉开口上方的降主动脉内植入一根带气囊的导管,并通过气囊的充气放气,达到辅助心脏功能的作用。其原理是在心脏收缩、主动脉瓣开放前球囊瞬间迅速完成放气,使主动脉内瞬间减压,左心室射血阻力降低,心排血量增加。当心室舒张时,主动脉瓣关闭,球囊立即充气,产生反搏作用,将主动脉血逆流向上挤压至主动脉根部,使近端主动脉舒张压升高,冠状动脉(以下简称冠脉)灌注得到增加,改善心肌缺血。

2.适应证与禁忌证

(1)适应证:①急性心肌梗死合并心源性休克;②难治性不稳定型心绞痛;③血流动力学不稳定的高危经皮冠状动脉置入术(percutaneous transluminal coronary intervention,PCI)患者(左主干病变、严重多支病变、重度左心功能不全);④PCI 失败需要过渡到外科手术;⑤因心肌梗死的并发症、病毒性心肌炎、特发性心肌炎、低心排血量综合征、心肌病晚期导致的心脏泵衰竭。

(2)禁忌证:①主动脉夹层、动脉瘤、主动脉窦瘤破裂;②主动脉瓣关闭不全,尤其是中度者、重度者;③严重的主动脉-髂动脉病变;④凝血功能障碍;⑤其他,如严重贫血、脑出血急性期等。

(3)血流动力学指征:①心脏指数 $<2L/(min \cdot m^2)$;②平均动脉压(MAP)$<8kPa$(60mmHg);③左房压(LAP)或肺毛楔压(PCWP)$>2.66kPa$(20mmHg);④成人尿量$<20mL/h$,四肢凉,发绀,末梢循环差。

二、专科护理要点

1.置管前准备

置管前的准备主要包括环境、用物准备以及患者评估。环境上保证有足够的电源接口以及摆放仪器的场地。置管前还应检查 IABP 仪器是否处于备用状态,检查剩余气量。患者的评估包括穿刺部位的皮肤情况,双下肢皮肤的颜色、温度,双侧足背动脉搏动的情况,末梢感觉以及活动情况。穿刺前评估的目的是发现置管并发症的高危因素,并通过置管前后对比,早期识别相关并发症。评估患者目前的治疗情况,需要放置 IABP 的患者一般心功能较差,需要血管活性药物的维持,为了警惕置管过程中可能出现的低血压、恶性心律失常等情况,应评估患者静脉通路情况以及目前药物剂量,以便在出现紧急情况时及时给药。

2.置管时的护理

严密观察并记录患者的生命体征,包括血压、心率、心律,以及双下肢温度、颜色、动脉搏动情况。对于患者出现的各种异常情况及主诉均要足够重视,尤其是对于患者疼痛应足够警觉,如胸前或胸背部疼痛常提示主动脉内膜剥脱。观察置管过程中可能发生的并发症,包括栓塞、动脉内膜剥脱、出血及气囊位置放置错误等。在置管过程中可能会出现短暂的心律失常,应严密观察。在置管结束后,常规进行 X 线检查,以确定导管位置是否合适,在调整好位置后妥善固定并记录。

3.IABP 使用中的护理

IABP 治疗期间的护理目标是预防相关并发症的发生,优化 IABP 的治疗效果。护士每班记录 IABP 置管的深度,观察有无移位、滑脱,患者一般取平卧位,穿刺侧下肢避免弯曲,可采用保护性约束,抬高床头或抬高下肢的角度不宜超过 30°。翻身时注意轴线翻身,下肢与躯体呈一条直线。观察穿刺部位皮肤情况,有无外渗。积极查找穿刺点出血的原因,如患者的抗凝状态。球囊搏动、翻身、穿刺导管移动等也可能造成伤口渗血。必要时予以沙袋压迫或用敷料固定。此外,球囊导管的置入可能会影响患者部分脏器灌注,如球囊导管向主动脉弓或腹主动脉移位,可影响左锁骨下动脉、肾动脉、肠系膜上动脉的血流,进而导致相关脏器灌注不足,表现为上肢缺血、尿量减少、肠鸣音减弱,因此需要观察患者上肢神经和血管、尿量及肠鸣音的情况。

4.IABP 工作状态评估

为了使 IABP 辅助达到最佳效果,护士对 IABP 工作状态的评估尤为重要,从触发方式、反搏时相、反搏比例、气囊充气量等方面进行综合评估。时相错误可能无法达到应有的治疗效果,甚至会使心功能恶化。护士应不断地评估患者目前的治疗情况,根据动脉压力波型,调整相应时相以优化球囊泵的辅助效果。

IABP 治疗过程中常见的问题如下。

(1)充气过早:充气过早可能限制每搏输出量和心排血量,随着收缩末期受到阻碍,可导致心肌氧耗增加。此时,充气点应该往后调整,直到充气点上出现平稳的重搏切迹。

(2)充气过晚:即球囊开始充气之前,动脉压力波形已经显示心脏舒张开始。由于充气时间减少,冠脉血流和灌注压无法达到需要的水平,使治疗效果欠佳。

(3)放气过早:放气过早缩短了充气的持续时间,使得 IABP 无法充分发挥作用,左心后负荷并未减轻,会增加心肌需氧量。应延长放气时间,使得放气时压力下降仅在下一次正常收缩前一点。

(4)放气过晚:心脏在气囊放气之前收缩而未能出现典型的舒张末期压力下降。如果滞后严重,还会导致心脏后负荷的增加、心排血量降低。

5.拔管的护理

气囊导管一般在体内保存 1~2 周,最长不超过 4 周。患者拔管的指征包括病情平稳、心排指数>3L/(min·m²);反搏时舒张压>100mmHg,四肢温暖、末梢循环改善;尿量>30mL/h,停用或小剂量使用血管活性药物后能保持循环稳定。当达到上述标准,医师判断可以拔管后,则开始逐步减少球囊反搏比例,并在拔管前 4 小时停用肝素。导管拔除后,局部人工按压 15~30 分钟,观察足背动脉及皮肤颜色、温度,并观察穿刺部位周围皮肤有无皮下血肿。加压包扎伤口,用沙袋压迫 6 小时,并制动 12 小时。

6.相关并发症的预防

(1)血管相关并发症:穿刺侧肢体下肢缺血是常见的血管并发症,主要原因包括动脉粥样硬化、血管痉挛、导管粗细不适宜、患者本身股动脉细小以及动脉栓塞。而长期卧床、抗凝管理不佳是导致 IABP 辅助患者发生动脉栓塞的主要原因。在 IABP 治疗期间,应至少每小时评估患者肢体末端动脉搏动及皮色、皮温情况,出现皮肤冰冷或温度下降、皮肤苍白、足背动脉搏动消失、疼痛等异常情况应及时通知医师。

(2)出血及局部血肿:出血主要是由于患者本身抗凝以及血小板降低导致的,由于球囊的机械损伤可能会导致患者血小板计数减少。护士应遵医嘱进行抗凝治疗,并检测患者凝血相关实验室指标。在有效抗凝的前提下,保证 APTT 在 50~70s,并严密监测血小板计数变化。同时注意观察患者有无出血的征象,包括消化道出血、皮下出血、眼底出血、牙龈出血和鼻出血。

（3）预防感染：预防 IABP 导致的感染与其他导管穿刺所致的感染方法上大致相同，严格遵守无菌原则，按时更换伤口敷料。观察穿刺部位有无感染的征象，包括红、肿、热、痛及分泌物等。常规预防性使用抗生素，同时注意监测患者感染有关的实验室指标以及标本培养结果。

第三节　重症患者的持续心排血量监测及护理

一、概述

1.概念

脉搏指示持续心排血量（pulse indicator continuous cardiac output，PiCCO）监测，是新一代容量监测仪。PiCCO 监测是经热稀释技术和脉搏波型轮廓分析技术的综合。通过置入中心静脉导管和带温度感知器的特制动脉导管，实现床旁连续监测心排血量、外周血管阻力、每搏输出量变化，并用单次温度稀释法测量心排血量、胸内血容量和血管外肺水。其中血管外肺水（EVLW）和胸内血容量（ITBV）两项指标是 PiCCO 特有的。它是一种对重症患者主要血流动力学参数进行监测的工具。

2.适应证

任何原因引起的血流动力学不稳定，或存在可能引起这些改变的危险因素，并且任何原因引起的血管外肺水增加，或存在可能引起血管外肺水增加的危险因素，均为 PiCCO 监测的适应证。具体包括：①休克患者；②急性呼吸窘迫综合征（acute respiratory distress syndrome，ARDS）患者；③急性心功能不全患者；④肺动脉高压患者；⑤心脏及腹部、骨科大手术患者；⑥严重创伤患者；⑦脏器移植手术患者。

3.禁忌证

PiCCO 血流动力学监测无绝对禁忌证。相对禁忌证包括：①肝素过敏；②穿刺局部疑有感染或已有感染；③严重出血性疾病，或溶栓和应用大剂量肝素抗凝；④接受主动脉内球囊反搏治疗（IABP）患者，不能使用本设备的脉搏轮廓分析方式进行监测。

二、专科护理

1.PiCCO 置管期间护理

（1）导线及监护模块护理：护士应掌握 PiCCO 置管期间导线以及监护模块正确的连接方法，医师穿刺后需要将患者中心静脉导管通路经三通将注射器、心排血量工作模块、接口电缆温度探头相连，并经股动脉正确放置动脉专用监测导管，与接口导线以及心排血量工作模块导线连接。除此至之外，有创压力模块也应当经压力传感器与动脉专用监测导管相连。

（2）置管配合：在临床医师进行穿刺时必须严格遵循无菌操作原则，注意防范穿刺损伤或意外事件发生。护士需与临床医师配合完成相关管道的连接，压力传感器应排气后以备用。指导患者摆放去枕平卧体位，于床旁进行穿刺。穿刺期间护士应当对患者病情变化以及心电监护情况进行严密监测。PiCCO 穿刺置管成功后需及时将中心静脉导管与温度感知工作探头相连，压力传感器应当与动脉热稀释导管相连，然后与 PiCCO 监护模块连接。上述操作过程中护士应当特别注意保持 PiCCO 管路通畅并及时校正。

（3）病情观测：PiCCO 置管过程中应安排护士对患者的心率、血压、心律、呼吸、血氧饱和度及意识等方面的具体情况进行观察,及时发现异常并报告医师进行处理。针对穿刺点出现渗血症状或凝血功能较差的患者,可通过沙袋压迫穿刺点6~8小时的方式加以处置。

2.PiCCO置管后护理

(1)换能器调零:PiCCO置管成功后应当按照4~6小时的间隔进行调零操作,以确保对患者中心静脉压以及动脉血压的精准监测。同时,换能器位置应当与患者心脏在同一水平线上(即平行于患者腋中线第4肋间线)。若PiCCO置管期间患者出现体位变动,护理人员需要及时根据实际情况对换能器进行调零,以免压力值出现误差。

(2)PiCCO定标:PiCCO定标时,经中心静脉快速注射(4秒内匀速注射)<8℃的生理盐水10~15mL,冰盐水经过上腔静脉—右心房—右心室—肺动脉—肺静脉—左心房—左心室—升主动脉—腹主动脉—股动脉—PiCCO导管接收端。为了保持脉搏轮廓分析对患者状况有更精准的监测,推荐患者病情稳定后每8小时用热稀释测定1次心排血量(CO)校正,每次校正注入3~5次冰盐水。PiCCO定标时须注意:①注入中心静脉的盐水量应根据患者的体重和胸腔内液体量选择,定标前护士需要暂停中心静脉补液30秒以上,注射毕后立即关闭三通开关;②病情稳定后PiCCO定标每8小时进行1次,避免反复或频繁测定,增加心脏负荷;③测量过程中不要触摸中心静脉的温度传感器和导管,避免手温影响测量精准性;④避免从中心静脉注入血管活性药。

(3)PiCCO管路维护:患者在应用PiCCO进行监护期间必须合理使用加压袋,护理人员应确保整套测压装置压力维持在300mmHg左右。管道冲洗时使用500mL生理盐水配肝素钠混合液至6.25U/mL。日常护理中为确保管路通畅,应注意按照每隔1~2小时进行手动冲洗。同时,需要注意动脉管道内是否出现回血,若观察到回血需及时冲洗管道,以免管道内部残留血凝块影响其通畅性。若需要自PiCCO动脉导管部位抽动脉血气样本,采血后需要立即对管道进行冲洗,以防堵塞。其他调零、抽血等相关操作中应当注意维护导管密闭性,以免空气进入PiCCO管路内诱发空气栓塞。一旦护士发现PiCCO监测波形出现异常,需要立即排查原因后方可继续进行监测。

(4)参数监测与记录:在PiCCO置管期间应当通过对各项数值的综合监测,并结合临床基本情况以评价患者心功能与血容量,为患者临床补液顺序及其速度提供指导,同时可对血管活性类药物以及利尿剂的应用情况进行适度调整,以改氧善供条件,降低机体组织缺血、缺氧状态。护理人员应当掌握PiCCO置管期间各项参数的监测与记录方法。监测过程应注意:①避免使用较长的连接管或多个三通,严密观察各个连接处有无松动、脱出及血液反流现象,应保证三通、管路及换能器等连接牢固;②保持动脉导管通畅,动脉导管使用生理盐水加压维持,以防导管堵塞。当压力曲线异常时,应分析原因,及时处理;③如导管内有凝血而发生部分堵塞,导致波形异常时,应及时回抽血块;④发生引起血流动力学改变的心律失常及机械通气时,脉波轮廓心排血量测量值不准确,需重复校正(表1-1)。

表1-1　PiCCO常见参数及意义

参数	正常值	意义
CI	$3.5 \sim 5.5 L/(min \cdot m^2)$	低于$2.5L/(min \cdot m^2)$时可出现心力衰竭,低于$1.8L/(min \cdot m^2)$并伴有微循环障碍时为心源性休克
ITBI	$850 \sim 1000 mL/m^2$	小于低值为前负荷不足,大于高值为前负荷过重

（续表）

参数	正常值	意义
GEDI	680~800mL/m²	小于低值为前负荷不足,大于高值为前负荷过重
ELWI	3~7mL/kg	大于高值为肺水过多,将出现肺水肿
PVPI	1~3	反映右心室后负荷大小
SVV	≤10%	反映液体复苏的反应性
SVRI	1200~2000dyn·s/(cm⁵·m²)	反映左心室后负荷大小;体循环中小动脉病变,或因神经体液等因素所致血管收缩与舒张状态,均可影响结果

注:CI,心指数;ITBI,胸腔内血容量指数;GEDI,全心舒张末期容量指数;ELWI,血管外肺水指数;PVPI,肺血管通透性指数;SVV,每搏量变异;SVRI,外周血管阻力指数。

（5）穿刺肢体的护理:①患者取平卧位,术侧肢体保持伸直、制动;②必要时给予约束或药物镇静;③定时给予按摩,促进血液循环;④患者翻身或躁动时,注意导管是否移位,妥善固定导管,防止牵拉。

（6）拔管干预:在拔除动脉导管后应当按压15~30分钟,穿刺处用无菌敷料妥善覆盖。拔管后可视情况用弹力绷带进行加压包扎,2小时内注意观察是否存在局部渗血。PiCCO导管一般可留置10天,留置期间应当注意观察患者是否存在寒战、高热等异常表现,若有则及时上报医师并立即拔除导管,通过外周血培养以及导管血培养进一步确认原因。

3.并发症预防

（1）出血及血肿:定时监测出凝血时间、血常规及血小板情况。严密观察体外导管连接口有否松脱,置管部位有无渗血,周围有无皮下血肿、瘀斑。发现皮下血肿时,要记录其范围、性质,并用记号笔在血肿边缘做好标记,及时发现血肿扩大倾向,并采取相应措施。渗血较多时及时更换敷料,采用1kg沙袋进行压迫止血。同时应注意有无血尿、痰中带血、消化道出血、牙龈渗血等全身出血倾向。向患者解释PiCCO管及中心静脉管的重要性,并对其进行心理疏导,减少脱管的概率。

（2）导管相关感染:①严格无菌操作,注意手部卫生,防止因操作不当造成感染;②保持穿刺部位清洁干燥,定时更换敷贴;③观察穿刺周围有无红肿、渗血、分泌物等,发现问题应及时对症治疗;④每日更换三通、肝素帽及输液器;⑤若患者出现寒战、高热等异常表现,应上报医师并立即拔除导管,并做好外周血培养以及导管血培养。

（3）术侧远端肢体缺血:定期观察患者下肢外周循环状况,主要包括足背、胫后动脉搏动强弱、毛细血管充盈度、皮肤颜色、温度、感觉及下肢运动情况。密切观察置管部位下肢有无麻木、冰凉、苍白、疼痛等缺血症状。认真辨别患者的主诉,及早发现下肢缺血并积极处理。固定导管时及拔除导管后,切勿环形包扎或包扎过紧。

（4）血栓:每日观察并记录患者四肢皮温变化以及足部动脉搏动,做好保暖工作,并注意观察置管侧下肢有无肿胀、静脉回流受阻等下肢静脉栓塞的表现,如发现皮肤苍白、皮温低、肌肉痉挛等现象,则优先考虑出现血栓的可能,应立即通知医师,必要时可拔除导管。

第四节　重症患者机械通气的监测及护理

一、有创机械通气患者的护理

(一)概述

1.概念

有创机械通气是指通过建立人工气道(经鼻或经口气管插管、气管切开),应用正压机械通气方式,允许条件优化的气体(加温、氧化和加湿)进入肺部,达到维持、改善和纠正患者由于诸多原因所致的急慢性重症呼吸衰竭的一种治疗措施。有创正压通气为临床医学中不可缺少的生命支持手段,为治疗基础病提供了时间,极大地提高了呼吸衰竭的治疗水平。

2.适应证与禁忌证

(1)适应证:许多病理状态都需要机械通气,主要可以归纳为以下几方面。①呼吸停止;②急性呼吸衰竭,动脉血二氧化碳分压值>50mmHg 和 pH<7.30;③潜在急性呼吸衰竭,常见的潜在急性呼吸衰竭原因包括急性呼吸窘迫综合征(acute respiratory distress syndrome,ARDS)、肺炎、肺水肿、脓毒血症、呼吸肌疲劳及神经肌肉疾病等;④氧合降低,指提高吸入氧浓度也无法纠正的低动脉血氧饱和度(<90%)。

(2)禁忌证:有创机械通气无绝对的禁忌证。大咯血、气胸、张力性肺大疱、多发性肋骨骨折、双侧或单侧肺呼吸动力学参数严重不均、低血压、脑缺血等为机械通气的相对禁忌证。

(二)专科护理要点

1.置管配合

(1)经口气管插管患者置管配合:①立即准备用物,包括喉镜、气管导管、导管管芯、听诊器、注射器、牙垫、局麻药、胶布、吸引器、吸痰管、简易呼吸球囊、加压面罩及无菌手套、必要时备眼罩、抢救用物;②协助安置患者体位,去枕平卧、头后仰,必要时可在患者肩部垫一小枕,对清醒患者,护士要做好解释工作;③医师进行气管插管,确认导管是否在气道内(听诊呼吸音,感觉有无气体呼出等),护士协助使用简易呼吸球囊经气管导管给患者送气,以便医师听诊呼吸音,如不在气管内,则重新插管;④护士协助固定导管,及时吸除气道内分泌物,记录插管深度,遵医嘱给予机械通气,口插管尖端一般距离隆突 2~3cm。

(2)气管切开患者置管配合:①术前给患者取正确体位,一般采用仰卧位,头向后仰,使颏、喉结和胸骨上切迹呈一条直线,对于清醒患者应指导其配合,对于精神紧张患者做好心理疏导,必要时征得患者同意,可约束双上肢;②术中护士要将物品准备齐全,操作中严格遵守无菌原则,用物一般包括气管切开包、手套、气管套管(一般根据患者体型准备两个大小不同的套管)、局麻药、棉签、消毒液、负压吸引器、吸痰管、无菌生理盐水及监护仪、必要时准备抢救药物;③气管切开完成后要观察是否有皮下气肿、血肿或局部切口渗血不止的情况,发现异常及时报告医师并规范记录;④合理给予身体约束并向患者充分解释。

2.管路管理

(1)一般管路护理:①在病情允许的情况下,抬高床头 30°。对于烦躁、谵妄、昏迷等意识不清或障碍的患者应使用保护性约束，并做好局部皮肤观察；②定期观察口插管刻度（正常成人男性平门齿处刻度为 22～24cm，女性为 20～22cm），并每 4 小时或每班记录 1 次。气管切开患者每班观察系带松紧程度，以能伸入一指为宜；③气管插管可选用胶布或者其他材料如衬带固定，每个护理单元应选择一种固定方法，不应混用。当固定材料被痰液或血液等污染时应及时更换；④病情稳定的患者由 2～3 名护士每天完成口腔护理，并做到口腔无异味；⑤定时测量气囊压力，当发现压力不足时，根据压力表读数，向气囊内注入气体，若患者出现呛咳，则应停止注气；⑥保持气道通畅，及时吸除气道分泌物。

（2）管路脱出的处理：气管插管、气管切开脱出可以发生在有创机械通气的任何时刻，可能发生在 ICU 内，也可能发生在患者转运的过程中。尤其是在转运过程中，发生管路滑脱往往更加危险。在转运时，应评估患者管路滑脱的危险因素并妥善固定，同时佩戴好抢救设备，包括氧气面罩、气管插管、喉镜及呼吸球囊等。

1）当发生口插管脱出时：①立即协助麻醉师/手术医师，依照具体情况迅速给氧，并监测患者氧饱和度、心率、神志等变化；②对于有自主呼吸的患者，立即给予呼吸面罩加压给氧；③对于无自主呼吸的患者迅速实施人工呼吸等抢救措施；④准备插管用物和药品，协助麻醉师重新置入口插管。

2）当发生气管切开脱出时：①立即通知医师并用无菌止血钳撑开气管切口处给氧，或用纱布盖住切口，面罩给氧；②有自主呼吸的患者，安慰患者，保持呼吸道通畅，面罩给氧，做好抢救准备，密切观察病情变化，协助医师更换套管重新置入；③无自主呼吸的患者，当患者气管切开时间超过 1 周，有窦道形成时，协助医师重新置管，并连接呼吸球囊加压给氧。如切开时间在 1 周内未形成窦道，用纱布盖住气切口处，同时协助医师进行气管插管，并予球囊加压给氧，然后设法重新置管；④准备抢救药品和物品，在 ICU 内可推抢救车，如患者出现心搏骤停时，立即给予心脏按压。查动脉血气，根据结果调整呼吸机参数，密切观察生命体征及神志、瞳孔、血氧饱和度的变化及时通知医师进行处理；⑤做好护理记录，做好意外脱管原因分析，并按护理不良事件上报程序上报。

3.呼吸机与自主呼吸对抗（人-机对抗）

（1）表现：患者躁动不安、呼吸困难、呼吸节律和动度不规则、心率和血压波动、血氧饱和度下降、呼吸力学波形形态不稳定、呼吸机报警。

（2）临床意义：人-机对抗可能与建立人工气道和机械通气本身造成的患者痛苦有关，更为重要的是提示存在危及患者生命的情况。因而人-机对抗可以看作具有重要临床提示意义的一种临床表现，需要立即对其进行识别并给予合适的处理。

（3）原因：积极寻找原因最为重要。造成人-机对抗的原因可分为三大类：①患者病情变化，如出现气压伤、气道痉挛或阻塞、急性肺水肿（心力衰竭、心肌梗死等）、肺栓塞、肺过度充气等；②呼吸机和呼吸管路因素及人工气道出现故障与相关并发症，如插管移位、气囊破裂、管腔阻塞、意外拔管、气管软化与扩大及气管食管瘘等；③通气模式和参数设置不当。

（4）人-机对抗处理原则和步骤：①首先保证基本的氧合和通气；②以简易呼吸器辅助通气；③积极寻找原因并进行相应的处理；④对于突发的十分紧急的情况，需考虑张力性气胸和大气道或人工气道堵塞的可能；⑤进一步检查需等到患者病情基本稳定后进行；⑥应用镇静剂与肌松剂之前必须对可能的原因有比较清醒的认识，否则会掩盖这一十分重要的临床表现,故应十分慎重。

4.并发症预防

(1)呼吸机相关性肺损伤:呼吸机相关性肺损伤即肺泡的过度扩张引起的急性肺损伤,包括气胸、皮下气肿、纵隔气肿、系统性气栓塞和弥漫性肺损伤等。通气时过高的气道平台压和过大的潮气量常是诱发气压伤的危险因素。机械通气患者并发气胸,支气管胸膜瘘时具有严重危险性,需及时处理。设定呼吸机模式及参数时应在保证基本通气和氧合的前提下,尽量降低气道压、限制气道压的骤然升高,合理设置压力上限水平。

(2)呼吸机相关性肺炎:气管插管机械通气超过24小时,医院内肺炎的发生率增加4倍,并随之增加病死率。预防措施:①医护人员在接触患者前后做好手部卫生以避免交叉感染;②在进行气管插管、气管切开、气道内吸痰等气道管理操作,以及操纵呼吸机、雾化器等治疗设备时需规范操作,避免污染即所谓“待气管如血管”的理念;③呼吸机螺纹管不推荐常规更换,建议重复式呼吸回路每周更换,一次性使用呼吸回路每2周更换,呼吸机管道一旦被污染后需及时更换;④呼吸机管道中冷凝水必须及时倒掉,严禁将冷凝水引向湿化器甚至患者气道中;⑤可使用含氯己定的口腔含漱液,配合专用的口腔护理用具每6~8小时进行口腔护理;⑥不推荐为避免气道黏膜损伤而常规进行气囊放气,每4~6小时监测气囊压力,气囊压力维持在24.5~29.1kPa(250~300cmH$_2$O);⑦防止咽部滞留物误入下呼吸道,定时吸除气囊上滞留物,可采用带套囊上吸引装置的人工气道,必要时行持续气囊上分泌物吸引;⑧采用半卧位30°~45°,以防止误吸;⑨有条件的单位可设置空气净化装置,以减少空气中病原对开放气道患者的污染;⑩对气道内分泌物进行定期培养,监测其病原及菌群变化,及时做出相应的治疗反应,采用有创-无创序贯机械通气策略辅助撤机,减少有创机械通气时间可有效降低呼吸机相关性肺炎的发生率。

(3)心排血量降低:与自主呼吸时相反,正压通气增加胸膜腔内压,因此可减少静脉血的回流,也可减少右心房和心室的跨壁压,导致右心室前负荷的降低,致使右心室输出量减少。同时,由于左心室充盈不足,导致室间隔左偏,又损害左心室功能。机械通气期间,可发生多种类型心律失常,其中以室性和房性期前收缩多见。发生原因与低血压休克、缺氧、酸中毒、碱中毒、电解质紊乱及烦躁等因素有关。出现心律失常,应积极寻找原因,进行针对性治疗。

(4)氧中毒:吸入高浓度氧气可以引起氧中毒,其作用机制主要为高浓度氧产生的大量氧自由基和诱发的炎性细胞对肺泡上皮的损伤,临床表现无特异性。具体引起氧中毒的浓度尚不明确,氧中毒与吸入氧浓度和时间有关,通常在长时间(超过48小时)吸入高浓度(>60%)氧后出现动脉血氧分压降低、肺泡-动脉血氧分压差增大和肺静态顺应性下降。在排除其他原因所致病情加重时可考虑氧中毒。氧中毒关键在于预防,定时复查血气分析,在维持氧分压>60mmHg、动脉血氧饱和度>90%的前提下,尽可能将氧浓度控制在50%以下。目前,尚无确切延缓或逆转氧中毒的方法。

(5)过度通气和通气不足:过度通气降低了动脉血二氧化碳分压,pH升高,会引起肺泡的过度膨胀和碱中毒。呼吸性碱中毒可引起低钾血症、钙离子浓度下降、血红蛋白和氧的亲和力增加。相对性过度通气易在慢性代偿性呼吸性酸中毒患者机械通气过程中发生。这类患者的动脉血二氧化碳分压纠正于正常范围,可导致pH升高。因此,这些患者动脉血二氧化碳分压中度(50~70mmHg)升高是可接受范围。对于此类患者,定时复查血气分析,在确保pH>7.2的前提下,允许性高碳酸血症对机体创伤性影响更小。

（6）呼吸机故障所致并发症：呼吸机管道可因积水、扭曲、组装连接不当或单向活瓣方向装反等原因导致管腔阻塞，若不及时解决可造成窒息。为防止因呼吸机故障而引起并发症，医护人员必须充分了解仪器性能和使用方法，平时定期对仪器进行检测和维护。在将呼吸机与患者相连进行机械通气前，应先连接模拟肺检验仪器状况，确认无故障后，方可用于患者。机械通气后需合理设置压力、容量等报警限值，一旦出现报警，务必确定真正报警原因，切忌在不清楚原因的情况下仅简单消除或重置报警。如不能在短时间内查明故障原因则需先将呼吸机与人工气道断开，使用简易呼吸器维持患者呼吸，再对呼吸机进行检修。

二、无创正压通气患者的护理

（一）概述

1.概念

无创正压通气（non-invasive positive pressure ventilation，NPPV）是指不需要侵入性或有创性的气管插管或气管切开，只是通过鼻罩、口鼻罩、全面罩或头罩等方式将患者与呼吸机相连接进行正压辅助通气的技术。近 30 年，随着对 NPPV 临床研究与实践的不断深入，NPPV 不仅被证实疗效确切，可提高患者存活率、避免有创机械通气所带来的一系列并发症，降低治疗成本，而且易于实施并被患者接受，已成为呼吸衰竭等病理生理状态早期及紧急情况下的通气支持手段。

2.适应证与禁忌证

（1）适应证：NPPV 主要适合于轻度、中度呼吸衰竭的患者，如下列情况均可使用 NPPV。①疾病的诊断和病情的可逆性评价适合使用 NPPV；②有需要辅助通气的指征，如中至重度的呼吸困难，表现为呼吸急促（慢性阻塞性肺疾病患者的呼吸频率>24 次/分，充血性心力衰竭患者的呼吸频率>30 次/分）；动用辅助呼吸肌或胸腹矛盾运动；血气分析异常（pH<7.35，动脉血二氧化碳分压>45mmHg，或氧合指数<200mmHg）；③有创机械通气拔管后的序贯通气治疗；④排除有应用 NPPV 的禁忌证。

（2）禁忌证：由于 NPPV 的气道保护能力和通气保障性较低等原因，气管插管进行有创通气仍是治疗严重急性呼吸衰竭的"金标准"。当存在 NPPV 应用禁忌证时，其治疗的失败率高或患者死亡的风险增加。禁忌证有以下几种：①心跳或呼吸停止；②自主呼吸微弱、昏迷；③误吸危险性高、不能有效清除口咽及上呼吸道分泌物、呼吸道保护能力差；④未经处理的气胸；⑤颈部和面部创伤、烧伤及畸形；⑥近期面部、颈部、口腔、咽喉、食管及胃部手术；⑦上呼吸道梗阻；⑧明显不合作或极度紧张；⑨严重低氧血症（动脉血氧分压<45mmHg）、严重酸中毒（pH≤7.20）。

（二）专科护理要点

1.NPPV 的实施

NPPV 治疗的成败，除与疾病和 NPPV 技术有关外，实施人员、程序和条件对治疗效果有显著影响。接受过规范培训的实施者，依据规范的操作流程操作，对提高依从性及临床疗效、减少不良反应与并发症具有重要的影响。

（1）患者教育：与插管通气不同，NPPV 需要患者的合作，强调患者的舒适感。对患者的教育可以消除恐惧，争取配合，提高依从性，也有利于提高患者的应急能力。教育内容：①讲述治疗的作用和目的(缓解症状、帮助康复);②连接和拆除的方法;③讲解在治疗过程中可能出现的各种感觉,帮助患者正确区分和客观评价所出现的症状。

(2)NPPV治疗过程中可能出现的问题及相应措施:如鼻罩或面罩可能使面部有不适感,使用鼻罩时要闭口呼吸,注意咳痰和减少漏气等;指导患者有规律地放松呼吸,以便与呼吸机协调;鼓励主动排痰,并指导咳痰的方法;嘱咐患者出现不适时及时通知医务人员等。

2.连接方法的选择

由于不同患者的脸型和对连接方法的偏好不一样,所以应提供不同大小和形状的连接器供患者试用。通常轻症患者可先试用鼻罩;比较严重的呼吸衰竭患者多需用口鼻面罩、全脸面罩或头盔;老年或无牙的患者口腔支撑能力较差,主张用全脸面罩,如使用口鼻面罩应将义齿戴上。面罩佩戴的过程本身对患者的舒适性和耐受性有影响,建议在吸氧状态下将面罩连接[不连接呼吸机或给予持续气道正压0.4~0.5kPa(4~5cmH$_2$O)],摆好位置并调节好头带松紧度后,再连接呼吸机管道,避免在较高的吸气压力状态下佩戴面/鼻罩,增加患者的不适感。

3.通气模式的选择

多种通气模式均有应用于NPPV的报道。近年来,多数报道采用辅助通气模式。对于Ⅱ型呼吸衰竭,目前最常用的模式是双水平气道正压通气,其实质是压力支持或压力控制加上呼气末正压;而对于Ⅰ型呼吸衰竭,持续气道正压和双水平气道正压均有较多的应用。

4.通气参数的调节

由于患者从完全的自主呼吸过渡到正压通气,需要有一个适应的过程。因此,通常给予比较低的吸气压力。调节过程是指当患者逐渐适应正压通气后,逐渐增加吸气压力,以保证辅助通气的效果。此程序有利于提高舒适性和依从性,以及保证足够的辅助通气效果。具体方法:从持续气道正压[0.4~0.5kPa(4~5cmH$_2$O)]或低压力水平[吸气压0.6~0.8kPa(6~8cmH$_2$O)],呼气压0.4kPa(4cmH$_2$O)开始,经过2~20分钟逐渐增加到合适的治疗水平。当然,整个NPPV治疗过程还需要根据患者病情的变化和动脉血气分析结果随时调整通气参数,最终以达到缓解气促、减慢呼吸频率、增加潮气量和改善动脉血气为目标。

5.监测

监测是判断疗效、调节合理的参数以发现不良反应和问题的重要措施,是提高患者耐受性和疗效的重要条件,也是避免因NPPV治疗无效而延误气管插管的重要环节。基本的监测应该包括生命体征、呼吸频率、呼吸音、血氧饱和度、心电图、潮气量、通气频率、吸气压力和呼气压力及定期的动脉血气分析监测。所有患者在NPPV治疗1~2小时或以后应对临床病情及血气分析再次进行评估,如病情加重应考虑立即进行有创正压通气。

6.并发症预防。

第二章 脏器功能衰竭护理

第一节 急性肾衰竭护理

一、概述

急性肾衰竭(acute renal failure,ARF)是各种病因造成肾脏功能迅速减损,导致水潴留、氮质血症、电解质及酸碱平衡紊乱等急性综合征。ARF 最早在 1941 年由 Bvwaters 描述,依据尿量多少分为少尿型 ARF 和非少尿型 ARF,广义上又分为肾前性、肾性和肾后性三大类。肾前性 ARF 又称肾前性氮质血症,系指由各种病因引起血容量不足和循环衰竭,使肾脏血流减少而导致肾功能损害,若及时纠正血容量不足和循环衰竭则可使肾功能改善。肾后性 ARF 是由于急性尿路梗阻造成肾功能损害,及时解除梗阻,肾功能有可能很快恢复。肾性急性肾衰竭是肾实质病变所致肾功能损害,主要是由于肾脏缺血和中毒两种原因引起,是狭义上的急性肾衰竭。

近年来,急性肾损伤(acute kidney injury,AKI)的概念被提出,2002 年 ADQI 提出了 AKI 的 RIFLE 分期标准,分为危险期(R)、损伤期(I)、衰竭期(F)、丧失期(L)、终末期(E),而后将 AKI 的危险期标准扩展到血清肌酐(SCr)绝对值的升高及 1~7 天内 GFR 的迅速下降,目的是更早地发现和治疗 AKI。

二、病因

1.肾前性急性肾衰竭

(1)有效血容量绝对减少:包括出血、经皮肤丢失(烧伤、大汗)、胃肠道丢失(呕吐、腹泻)、肾脏丢失(利尿、糖尿)和液体在第三间隙潴留(腹膜炎、胸膜炎)等。

(2)有效血容量相对减少:包括充血性心力衰竭、心律失常、脓毒症、过敏性水肿。

(3)动脉堵塞:单侧或双侧肾血栓性栓塞、主动脉瘤。

2.肾后性急性肾衰竭

(1)尿路梗阻:单侧或双侧梗阻(结石、肿物、血凝块、后腹膜纤维化、医源性)。

(2)静脉堵塞:单侧或双侧肾静脉堵塞(血栓形成、肿物、医源性)。

3.肾性急性肾衰竭

(1)肾小管病变:急性肾小管坏死(占 40%),常由肾脏缺血、中毒或肾小管堵塞(血红蛋白、肌红蛋白)引起。

(2)肾小球疾病:占 25%~26%,常见于各种类型急性肾炎,包括狼疮性肾炎、紫癜性肾炎等。

(3)肾间质疾病:占 90%,由药物过敏引起的急性间质性肾炎多由磺胺类、新型青霉素、氨苄西林、止痛药、非激素类抗炎药等引起。

(4)肾血管疾患:约占 25%,如坏死性和过敏性血管炎、恶性高血压、肾动脉闭塞、肾静脉血栓形成、妊娠子痫、DIC 等。

60%以上的 ARF 与手术、外伤有关,近 40%发生于治疗其他疾病过程中,可认为是医源性。最主要原因是肾缺血,而且缺血持续的时间越长越严重。另一主要原因是肾中毒,毒物包括重金属、有机溶剂等,药物中毒则以氨基糖苷类抗生素、造影剂常见。促其发生的因素有血容量减少、高龄、原患有肾疾患、低血钾、同时应用其他肾毒性药物或强利尿剂等。放射造影剂对正常人几乎无肾毒性,而对原患有肾疾患,特别是糖尿病肾病则 ARF 的发生率可达 10%~40%。肌红蛋白引起 ARF 的确切机制仍不清楚。许多证据表明,肌红蛋白不是直接肾毒性物质,其他一些肌肉崩解产物以及肌红蛋白造成肾小管阻塞和管型形成已经证实,当然并存的低血容量和肾脏低灌注也是诱发 ARF 的原因。血红蛋白也不是强肾毒性物质,溶血造成 ARF 是由于红细胞基质的毒性物质及同时存在的低血容量和肾脏低灌注所致。有些 ARF 的病因不止一个,而是多种,如休克患者发生 ARF 就有血容量不足、接受肾性毒物、脓毒症、输血等多因素参与。

三、发病机制

ARF 的发病机制尚不明确,动物实验研究提示肾小管及血管病变为其发病基础。肾小管损害学说认为管型和细胞碎片阻塞肾小管管腔,使肾小管内压升高到足以降低净滤过压。一些学者还认为肾小球过滤物穿越受损的肾小管上皮回漏也是原因之一。肾血管因素提示,严重的入球小动脉收缩和出球小动脉扩张使肾小球血流量下降、肾灌注压明显减低。基于这个观点,有的学者提出血管运动性肾病的学说。还有一种理论认为,肾小球毛细血管壁渗透性改变为 ARF 的基础。

四、病理

ARF 病理改变主要有两种类型,由于肾缺血造成的肾损害可见轻度灶性坏死占据整个肾单位,肾小管部分(皮质及髓质连接处)更为显著;由于肾毒性物质造成的肾损害呈现一种特有弥漫的远曲小管坏死,肾小管基膜无改变。肾脏组织病理改变与肾功能指标间常无相关关系。ARF 恢复后肾活检显示仅有轻度异常或完全正常。

五、病情判断

1.初始期

此期无特征性的症状和体征,常不易确诊,有些是在回顾性研究中给予确诊。少尿是此期的主要表现。研究获知 40%~50%患者可无少尿,非少尿型 ARF 虽然可见于各种病因所致者,但以肾毒性物质、氨基糖苷类药物引起的居多。

2.持续期

仍以少尿为特征,占 50%以上。少尿持续时间平均为 10~14 天,但也可短到仅数小时,或者长达 6~8 周。同时患有血管病的老人,其少尿期长。非少尿者血中含氮物质、水、电解质及酸碱平衡等异常较少尿者为轻。无发热和高分解代谢的少尿患者,血 BUN 和肌酐每日平均升高分别为 3.57~7.14mmol/L(10~20mg%)和 44.2~88.4μmol/L(0.5~1mg%);而在高分解代谢者,伴发热、败血症或广泛烧伤时,BUN 和肌酐每日平均升高可分别达 14.28~35.7mmol/L(40~100mg%)和 176.8~442μmol/L(2~5mg%)。由横纹肌溶解致肌红蛋白逸出所造成的 ARF,肌酐的增高与 BUN 不成比例。盐、水过负荷产生低钠、水肿、肺充血,尤其对少尿患者是危险的,高钾血症可能致命,其产生是由于肾排出减少、组织继续释放。高磷血症常见,一般在 1.94~2.58mmol/L(6~8mg%)。低钙血症也很常见,多在 1.5~2.25mmol/L(6~9mg%),确切原因尚不清楚。常有轻度高镁血症[0.82~1.23mmol/L(2~3mg%)],多无症状。代谢性酸中毒可以很严重。由于肾排泄尿酸减少,可出现高尿酸血症[535.32~713.76μmol/L(9~12mg%)],有高分解代谢和外伤者更严重,淀粉酶也可因肾排泄减少而增高,常为轻度。正细胞正色素型贫血随氮质血症而出现,血细胞比容常为20%~30%,白细胞可无改变,合并感染时可增高,早期可见血小板减少且质量亦降低。感染可占30%~70%,是死亡和并发症的主要原因,以呼吸道、泌尿道、手术部位感染多见,原因是治疗中输液、放置各种导管、患者免疫功能低下等。轻度高血压占15%~25%,多在少尿的第二周出现。可发生各种心律失常、心包炎。食欲减退、恶心、呕吐、腹部不适等也常见,10%~30%可出现消化道出血,多经保守治疗控制。神经系统异常表现为眩晕、不安、定向力差等,老年人多见,对透析治疗反应良好。

3.恢复期

尿量增加为其特征,也称之为多尿期。初始几日每日尿量可加倍,尿量超过 2000mL/d,可持续几日。有些患者尿量呈逐渐增加或有所波动。BUN>17.85mmol/L(50mg%),肌酐>442μmol/L(5mg%)的患者,少尿型平均 15~25 天,非少尿型平均 5~10 天。可发生高血钙,尤其对于有横纹肌溶解的患者。肾功能恢复在此期的最初 1~2 周非常迅速,轻微的肾功能改变可能存在并持续一段时间,但绝大多数患者肾功能可完全恢复,极少数患者可能进展为慢性肾衰竭。

六、救治措施

1.初始期治疗

首先是去除病因,其次是尽可能维持尿量不使其进入少尿期。非少尿型较少尿型肾衰竭预后好。常用强髓襻利尿剂如呋塞米静脉滴注,观察 2 小时后如尿量不增加可重复使用,或用甘露醇静脉滴注,2 小时后可重复给予,如仍无效则应停用。使用血管扩张剂解除肾血管痉挛,增加肾脏血流,可用少剂量多巴胺静脉滴注,可合并应用酚妥拉明。有学者提出早期使用钙通道阻滞剂,防止早期入球小动脉平滑肌内钙离子增加致血管收缩。

2.持续期治疗

此期应严格限制液体入量,每日摄入量应是尿量+不显性丢失量(一般为 500~1000mL)。最好使体重下降 0.2~0.3kg/d。体重下降过多提示高分解代谢,下降过少则标志摄入过多。血钠浓度也可作为入量多少的指标,饮食应特别重视,给予足够热量以防止内源性蛋白质分解。糖应不少于 200g/d,可给予必需氨基酸及优质蛋白质,纠正电解质紊乱和酸碱失衡。预防和积极治疗感染,根据肾功能状况选择用药和调整剂量,控制高血压,防治心力衰竭。

2001 年欧洲 ICU 中心连续性血液净化(continous blood purification,CBP)治疗的指征为:①少尿(<200mL/12h)、无尿(<50mL/12h);②高血钾(>6.5mmol/L);③严重代谢性酸中毒(pH<7.1);④氮质血症(尿素氮>30mmol/L);⑤明显的组织水肿(尤其是肺);⑥尿毒症性脑病、尿毒症心包炎、尿毒症神经/肌肉损伤;⑦严重高钠血症(>160mmol/L)或低钠血症(<115mmol/L);⑧药物过量和可透析的毒素;⑨难以控制的高热。透析治疗的绝对指征是尿毒症症状重、高血钾(>6.5mmol/L)、BUN>100mg%、肌酐>10mg%、严重酸中毒或严重水过负荷、心包炎。可采用腹膜透析或血液透析。连续动静脉血液滤过透析也可,尤其少尿者,每天可清除 5~12L 液体,常能迅速缓解水过负荷,是治疗 ARF 的重要方法。

3.恢复期治疗

注意维持体液、电解质及酸碱平衡,避免使用损害肾脏药物,注意营养支持。

七、护理要点

1.一般护理

应保证患者有足够的休息,从而减轻肾脏负担,降低代谢率,减少蛋白质分解代谢,减轻氮质血症。

2.加强营养支持

ARF 患者大多处于高分解代谢状态,水和蛋白质摄入受限,且合并代谢和内环境紊乱,因而需要足够的能量。胃肠功能正常的患者应尽早开始胃肠营养支持,可通过口服或鼻饲的方式摄入,给予高热量、高维生素、低蛋白质、易消化的食物。胃肠功能障碍的患者可采用肠外营养剂。

3.防治感染

ARF 患者容易被感染,需要积极处理。周围环境要每日进行紫外线消毒;每日早晚进行口腔和会阴护理;勤翻身和皮肤按摩,避免发生压力性损伤和皮肤感染;多叩背协助排痰,避免呼吸道感染;尽量避免不必要的介入性操作;合理应用抗生素,避免产生耐药和合并真菌感染。

4.少尿期的护理

此期应严格控制液体摄入量,宁少勿多,保持液体的相对平衡;使用利尿剂、多巴胺和心房利钠肽等促进排尿,加强尿的监测,包括尿的量、颜色、性状、比重和渗透压的监测。加强内环境的监测,防治电解质和酸碱平衡紊乱。积极应用防治肾衰竭的药物。

5.多尿期的护理

此期以维持水、电解质和酸碱平衡为重点,由于肾功能尚未恢复,需要继续控制补液量。同时注意观察患者是否存在脱水的情况,如皮肤干燥、口渴等,防止因体内液体缺失而引起循环和代谢方面的不良后果;继续治疗氮质血症,包括透析。要严密监测,防治并发症。

第二节　急性肝衰竭护理

一、概述

急性肝衰竭(acute hepatic failure,AHF)是由多种病因导致肝脏急性功能衰竭的综合征,临床上除有肝衰竭的症状外,还有引起 AHF 的原发病表现。本病急性突发,来势凶猛,病情严重,预后不良,常因短期内合并 MOF 致死,属于危重抢救病症之一,应高度重视,及时积极抢救处理。

二、病因及发病机制

1.感染

(1)细菌性感染:此类感染严重的可致脓毒症,尤其是伴感染性休克者,肝损害较多,其程度亦重,因而导致 AHF。病原菌包括致病菌和条件致病菌,由于细菌及其产生的毒素、免疫复合物、机体迟发性变态反应等,均可导致肝损害发展为肝衰竭。休克时机体最易受损的脏器之一是肝脏。正常时肝脏接受双重血流供应,其中的 1/3 是来自含氧量较高的肝动脉,其余 2/3 是来自含氧量较低的门静脉。休克时肝动脉和门静脉的血流量均减少,肝脏缺血、缺氧,使休克继续发展,肝脏的血流灌注更加不足,缺氧更加严重。此时代谢产物积聚,二氧化碳潴留和高乳酸血症等形成,导致组织酸中毒,肝脏毛细血管扩张,肝细胞膜的运送功能失代偿,使肝细胞内储备的高能磷酸键耗竭,Na^+-K^+ 泵的正常功能不能维持,Na^+ 进入细胞内,使细胞水肿,细胞内的 K^+ 释放逸入血液循环中。此外溶酶体酶、肽类及其他血管活性物质也释放入血循环中,最后肝细胞广泛坏死,导致肝衰竭。

(2)病毒感染:许多种病毒感染时均可造成肝损伤,其中尤以肝炎病毒突出,病毒性肝炎发展为重症肝炎时可导致肝衰竭,而其他种病毒可致肝损害但肝衰竭的发生极少。

1)肝炎病毒(HV):HV 中甲型肝炎病毒(HAV)引起重症肝炎较少,即使发生重症肝炎,其存活率较高,在 40% 以上。乙型肝炎病毒(HBV)是重症肝炎的主要病因,病死率较高,在 70% 以上。非甲非乙型肝炎病毒(NANBV)致肝炎,其中尤以孕妇在妊娠后期中较易发展成重症肝炎、AHF,病死率颇高。丁型肝炎病毒(HDV)为 α 病毒,是一种缺陷性嗜肝病毒,必须与 HBV 共生才能复制,在急性 HBV 血症时,HBV 复制活跃,利于 HDV 持续复制,在 HBV 的肝损害基础上,加上 HDV 的侵害,肝坏死严重导致急性重型肝炎、肝衰竭,临床症状严重,病死率高。慢性乙型肝炎或 HBsAg 携带者重叠感染 HDV,可发展为急性重肝炎或病情突然恶化致肝衰竭而死亡。

在两种或两种以上的 HV 合并感染时,重症肝炎、AHF 的发生率比单一种 HV 感染时要高。

由 HBV 所致的重症肝炎、AHF 除与病毒感染的量有关外,更重要的是与机体的免疫状态有关。当病毒数量过多,肝细胞大量受染,机体对 HV 免疫反应增强,高浓度的抗体和肝细胞释放出的病毒抗原结合,形成免疫复合物,同时肝脏微循环障碍,致肝细胞缺血坏死。免疫反应亢进者,抗 HBs 产生的过早过多,可以与 HBsAg 形成抗体过剩的免疫复合物,导致局部过敏坏死(Arthus)反应而引起急性或亚急性重症肝炎导致 AHF。

2)其他病毒:如巨细胞病毒(CMV)感染,其中先天性 CMV 包涵体病暴发型,临床见黄疸、肝脾大、紫癜和多脏器损害;CMV 感染可见于各种免疫缺陷患者,如肾移植者约 70% 发生 CMV 感染,临床表现多种多样,有广泛器官损害,多有肝炎表现,肝脏病变为汇管区细胞浸润和肝细胞坏死。

单纯疱疹病毒:肝脏有融合性出血性坏死,先天性感染新生儿出现黄疸、肝脾大、出血等症状,免疫缺陷者和营养不良儿童可有全身播散性感染,致肝脏和其他器官损害。

风疹、麻疹、登革热及肠道病毒(柯萨奇 A 和 B 组、ECHO)可致肝损害,ECHOV11 可致新生儿肝坏死。

(3)立克次体:由立克次体所致的疾病,在我国主要有流行性斑疹伤寒、地方性斑疹伤寒、恙虫病和 Q 热。立克次体可侵犯全身各个脏器,在其小血管内皮细胞内繁殖并释放毒素,导致全身毒血症伴肝脾等脏器损害;其中以 Q 热的肝损害较多见,Q 热在急性阶段常有肝损害,部分严重者可因肝区块坏死致 AHF 死亡。

2.中毒

毒物中毒可致肝损害,也称中毒性肝病,是由肝毒素(hepatotoxin)所致。该毒素对肝脏能产生特殊的损害,其损害的严重程度与剂量的大小有关,对个体可产生类似的损害,但个体之间的差异可有轻重不同,常经过短暂的潜伏期之后出现中毒,所造成的肝损害可在动物实验中复制并可预测。肝毒素本身或其代谢产物,直接对肝脏或通过干扰各种酶系统妨碍细胞正常代谢,对肝脏造成损害,这类肝损害多数是急性的,引起脂肪肝和(或)肝细胞坏死。

肝毒素按其来源可分为动物性、植物性及化学品等类。动物类肝毒素包括草鱼、青鱼内脏、鲤鱼的鱼胆、海兔等;植物类肝毒素包括毒蕈、黄曲霉毒素、红茴香根皮、蓖麻子、苍耳、薄荷油、雷公藤等。此外,发酵的米面、发霉的糍粑、艾叶及羊角菜籽、有毒蜂蜜(即采自有毒植物如雷公藤、昆明山海棠等的花蜜、花粉酿制的蜂蜜)等,均可致肝损害,严重者也可导致肝衰竭。化学类肝毒素包括有机汞类如氯化甲基汞、氯化乙基汞、醋酸苯汞等、黄磷和磷化物、四氯乙烷、三氯乙烯、铍化合物,如氟化铍、硫酸铍、二溴氯丙烷。四氯化碳是典型的肝毒素,是一种脂溶性物质,在使用过程中,可经皮肤、呼吸及消化道吸收致中毒,本品广泛用于工业上制造氯仿,也可作脂肪、橡胶、树脂等的溶剂、分析试剂等;对人体实质脏器尤其是肝、肾可致严重损害,且其对肝脏的损害发生较早。通过细胞色素 P450 的代谢途径产生的中间代谢产物、碳氯键分裂产生的自由基引起细胞损害;自由基与细胞膜相互作用,生成脂质过氧化物,活性自由基可能是三氯化碳游离基,这种游离基可与不同的细胞发生作用,导致细胞内质网脂质过氧化,使肝细胞损害。肝损害的程度与中毒剂量大小有关,小剂量时肝损害不明显、程度轻;较大剂量可引起脂肪变性;更大剂量时肝脏有广泛的灶性坏死,以小叶中央区最严重,有出血、坏死和急性炎症、细胞浸润,中毒后 3～5 小时肝脏即有脂质,6 小时即有局灶性坏死,12～24 小时有中心坏死。中毒程度重者可发生 AHF 死亡。

3.药物性肝损害

根据药物致肝损害的机制分为两类。一类是内在性肝毒素,此类中一种是直接肝毒素,该毒素进入人体后直接造成肝脂肪变性和肝细胞坏死;另一种是间接肝毒素,该毒素进入人体后,其本身或代谢产物干扰或阻断肝细胞的某种代谢过程,或胆汁排泌功能,而致肝损害,损害程度与剂量大小有关,发生率高,但可预测。另一类则由患者的特应性或过敏反应所致,损害程度与剂量大小关系不大,发生率较低,难以预测。

(1)四环素族:四环素、土霉素、金霉素,大剂量(每日>1g)长期使用,可致肝细胞坏死、广泛脂肪浸润,病死率高,尤以孕妇和肾功能不良者更为严重。

(2)异烟肼:对肝损害的程度不一,该药在肝内进行乙酰化形成乙酰异烟肼,再水解为乙酰肼和异烟酸。乙酰肼与肝细胞中的大分子结合形成共价键,造成肝损害,与变态反应无关,重者可为致死性大块坏死。

(3)利福平:是肝药酶诱导剂,能促进异烟肼的代谢,从而增加异烟肼的肝毒性,与异烟肼合用可发生急性重型肝炎,少数致死。

(4)吡嗪酰胺:可致肝细胞型肝损害,其毒性与剂量有关,每日 1.5g 则毒性小,每日 ≥ 3g,则肝损害的发病率高、病死率高。

(5)酮康唑:肝损害发生率与剂量有关,每日 0.2～0.4g 肝损害发生率低,如剂量加大长期应用,则肝损害发生率增高;40 岁以上女性发生肝损害较多见,可能与特异质或过敏反应有关,严重者可致 AHF 死亡。

（6）氟烷：为全身麻醉药，多次应用可致肝细胞型肝损害，发病率较低，病情类似病毒性肝炎，轻者可很快恢复，重者肝衰竭致死。该药在低氧条件下，代谢形成不稳定的亲电中间体，此中间体可与组织大分子共价结合，致肝细胞坏死，其肝毒性可被某些药酶诱导剂促进而增强（如苯巴比妥）。

（7）非那西汀：急性中毒时可致肝坏死，可为致命性 AHF。

（8）吡喹酮：少数可有肝功能异常如谷丙转氨酶（alanine aminotransferase，ALT）增高，个别发生肝损害程度较重，可出现黄疸，甚至诱发肝性脑病。

（9）单胺氧化酶抑制剂：如苯乙肼、反苯环丙胺等，可致肝细胞损害，病死率高。

（10）对乙酰氨基酚：剂量>10g 时数小时内出现恶心、呕吐、血压下降等，可自行缓解，过1～2 天出现进行性肝损害（小叶中心性坏死），是由其毒性代谢产物损害肝细胞所致；肝药酶诱导剂如乙醇、苯巴比妥等，可使形成的毒性产物增多，起增毒作用。

此外，辛可芬等可致肝细胞型肝损害，病死率高。氯丙嗪、阿斯凡纳明可致淤胆型肝损害；野百合碱可致迟发性肝损害，出现 ALT 升高、肝大、黄疸等，个别可死于肝性脑病。

4.酒精性肝损害

乙醇（酒精）是一种肝毒素，急性中毒的中毒剂量因人而异，一般为50～75g，致死剂量为250～500g（成人一次饮用乙醇的剂量）。酒精性肝损害的发生，最重要的因素是每日摄入量的多少；女性对乙醇比男性敏感，每日摄入量较低也可导致肝损害。乙醇引起肝损害的机制尚未完全了解，乙醇的代谢主要由乙醇脱氢酶和辅酶Ⅰ的作用，脱氢形成乙醛，认为乙醛与引起的肝损害有关，乙醛在肝内作为细胞毒物导致线粒体和微管系统的损害。乙醇引起的肝损害，在组织结构上的变化为脂肪肝和酒精性肝炎，主要以肝小叶中心区损害最严重。酒精性肝炎临床表现与病毒性肝炎或中毒性肝损害相似，其程度轻重不一，轻者可无症状，重者可发生肝衰竭。

5.妊娠致急性脂肪肝

也称妊娠期急性黄色肝萎缩，为妊娠期发生的一种极严重的肝脏病。多见于初产妇及妊娠高血压综合征者，多发生在妊娠晚期（30～38 周），极似暴发性病毒性肝炎，常先有消化道症状，数日后出现黄疸，以后黄疸迅速加深，自然分娩一死胎，产后出现嗜睡、昏迷等肝衰竭征以致死亡。本病病因不明，常与营养不良、妊娠高血压综合征并存，也可发生于肾盂肾炎者大量用四环素时，肝损害为肝实质变性、体积缩小、呈黄色，肝小叶中央静脉附近的肝细胞肿胀，细胞内有脂肪形成的空泡。本病病死率高达85%以上，从发病到死亡，短者仅 3 天，长者约 1 个月或以上，一般常为 1～2 周。本病为孕妇晚期特有的疾病，故对孕妇，尤其有妊娠高血压综合征者应予以重视，并禁用四环素。

6.瑞氏综合征（Reye′s syndrome）

本病是儿童时期较常见的一种急性神经系统疾病，病因仍不明。病前多有呼吸道或消化道感染，尤其是病毒感染，此外可能与黄曲霉素、有机磷农药或服用水杨酸等药物有关。本病有急性脑水肿和内脏脂肪变性，其中尤以肝脏脂肪变性最明显，合并内脏脂肪变性，是一种全身性线粒体病。肝细胞质内有大小不等的嗜苏丹小体积聚，肝细胞的超微结构也有改变。突然起病，嗜睡甚至昏迷，多伴有脑干功能障碍。疾病发展过程中可有危及生命的脑水肿及肝肾衰竭。

7.肝豆状核变性

也称 Wilson 病,是一种单基因遗传病,属于常染色体隐性遗传。为铜代谢障碍,使肠道吸收铜增加,铜吸收入血后在血清中立即与白蛋白疏松结合,并进入肝脏,在正常情况下与白蛋白疏松结合的铜转蛋白与 α_2 球蛋白牢固地结合,形成铜蓝蛋白,与 α_2 球蛋白结合的能力下降,血清铜蓝蛋白降低;患者的肝脏自血中摄铜可能延缓,且从胆汁排出的铜量减少,因此过量的铜在组织内沉积,先沉积在肝脏,达饱和状态后沉积于其他组织,尤易沉积于肾、脑及角膜等处。铜在细胞内沉积,对细胞内酶的抑制引起细胞形态和功能障碍,肝细胞可有变性、坏死及纤维化,如同慢性活动性肝炎、坏死后肝硬化;先表现为肝受损病征,若干年后才出现神经精神症状。病程进展大多缓慢,神经系统症状出现越早的,病情进展也越快,最终因肝衰竭或并发感染死亡。

8.肝静脉阻塞综合征

也称 Budd-Chiari 综合征,凡能引起肝静脉阻塞的任何因素,均可成为本病的原因。急性期肝小叶中央静脉扩张、中央性肝细胞坏死;肝静脉内膜炎或血栓形成,有的呈纤维条状闭塞。一般起病较慢,也可因急性药物中毒或肝静脉突然栓塞而急性发病,严重者可因肝性脑病、肝衰竭死亡。

三、临床特点与病情判断

急性肝衰竭临床表现为突然发病,初起时类似急性黄疸型肝炎,病情在 10 天或更短的日期内发展迅猛、凶险复杂,并发症多,病死率高,主要表现如下。

1.黄疸

在短期内迅速加深,常每日增加 $17.1\mu mol/L$ 以上,血清总胆红素多高达 $171\mu mol/L$ 以上;黄疸持续时间长,黄疸出现后乏力、食欲缺乏等症状加重。

2.出血

倾向明显,可有皮下出血点、瘀斑、鼻出血、齿龈出血甚至消化道出血,出现呕血或便血。

3.腹胀

可能由于内毒素致肠麻痹(中毒性),腹部胀气明显。

4.神经系统症状

可有性格及行为改变、语言重复、烦躁、谵妄、定向力和计算力障碍、精神异常、躁动不安、尖声喊叫、抽搐、嗜睡,甚至昏迷(肝性脑病),且肝性脑病出现得早。

5.肝肾综合征

由于此综合征而出现少尿或无尿,出现氮质血症和尿毒症等。

体征:肝脏进行性缩小,以叩诊肝浊音界来监测肝脏的大小,进行性缩小即代表肝萎缩,表示肝脏有大块坏死,并可出现肝臭、扑翼样震颤,为发生肝性脑病的先兆。多数可有病理反射、脑水肿甚至脑疝的体征等。

实验室检查:周围血象可有白细胞总数及中性多核白细胞比例增高,血小板下降;肝功能严重异常,主要表现凝血酶原时间显著延长,凝血酶原活动度降低,胆碱酯酶活力明显降低,胆固醇降低,血氨增高及酶(转氨酶)胆(胆红素)分离现象。氨基酸测定支链氨基酸(BCAA)/芳香氨基酸(AAA)<1。

本病预后极差,与导致 AHF 的原发病因有关,病死率高。影响预后的因素可能与以下情况相关。①年龄:老人及幼儿的预后差;②肝脏损害程度:肝损害程度严重者病死率高,肝功能检测如血清总胆红素>510μmol/L、凝血酶原活动度<30%、血氨>88.08μmol/L 者,病死率高;③并发症:发生多种且程度严重的并发症(如脑疝、肝肾综合征、败血症、出血等)者,病死率高;④与机体原基础状况有关:如原有慢性肝肾等脏器器质性疾病、免疫功能低下或营养不良等者,较无慢性疾病、免疫功能正常、营养状况好者为差。

常见的死亡原因有神经系统并发症、脑水肿,伴或不伴脑疝及脑干受压迫;消化道出血;感染;肾衰竭和(或)电解质紊乱;心力衰竭伴血流动力学改变;低血糖;急性胰腺炎,约占 AHF 死亡病例的 75%。

四、救治措施

目前尚无理想的特效疗法,AHF 治疗原则主要是采取综合疗法,以维持生命,争取时间促使肝细胞的再生和尽量恢复其功能。因 AHF 是急危病症之一,需加强监护、积极抢救和处理并发症。

1.原发病的治疗

由于引起 AHF 的原发病因不同,所以应针对不同的病因采取相应的不同治疗,对严重感染(可因致病细菌、病毒等造成)、休克、中毒等,立即积极采取抗感染、抗休克、解毒等措施。

2.AHF 的治疗

(1)一般治疗:包括休息、加强营养和对症处理,如适当服用维生素 C、ATP 和辅酶 A,必要时输注白蛋白、新鲜血浆和少量新鲜血,以减少负氮平衡,提供蛋白质;新鲜血浆中尚含凝血因子、调理素及补体等,有利于止血和增加抵抗力。维持水、电解质及酸碱平衡,应限制液体量,使患者处于脱水的边缘状态,密切监测电解质的改变,发现有低钙、低钠和低钾异常,及时予以纠正。低钠时静脉注射 0.9%氯化钠溶液,慎用高渗盐水。

(2)综合治疗

1)免疫调节剂:AHF 时由于免疫功能紊乱,当肝衰竭时 T 淋巴细胞集中于肝脏内而被耗竭,导致外周血液循环中 T 淋巴细胞数量减少且其功能低下,在此种情况下应用免疫调节剂有可能提高细胞免疫功能。胸腺素(thymopeptide)是一种多肽激素免疫促进剂,是从小牛或猪的胸腺中提取得到,能使不同发育阶段的 T 细胞分化、成熟,促进各种原发性或继发性免疫缺陷病者免疫功能的重建,在动物实验中见到其有抗肝细胞坏死和促进肝细胞再生作用,用于 AHF 患者可减少肝细胞的免疫损伤,且能提高抗感染的能力。本药可能发生过敏反应,故需做皮试,以注射用水稀释到 0.1mg/mL,然后取 0.1mL 做皮内注射,阳性反应者禁用。个别患者用后可有低热、皮疹。剂量成人 20mg,儿童 10~15mg,加于 10%~15%葡萄糖液 200~250mL 中静脉滴注,每日 1 次,于 1~3 小时滴完。

2)抗肝细胞坏死:肝细胞坏死是 AHF 的基础病理,故抗肝细胞坏死的治疗极其重要。静脉滴注新鲜或冻干血浆、白蛋白、新鲜血浆每日或隔日 1 次,每次 200~300mL;白蛋白每日或隔日 1 次,每次 20g;高血糖素-胰岛素(glucagon-insulin,GI)疗法对改善高氨血症和氨基酸代谢有益,剂量:高血糖素 1mg,胰岛素 10U,加于 10%葡萄糖 250~500mL 中静脉滴注,每日 1~2 次,治疗过程中需注意低血糖的发生;人胎肝细胞悬液能产生一种肝再生刺激因子,促进受体的肝细胞再生,并使肝脏 Kupffer 细胞的吞噬功能改善,刺激胰岛素分泌,还能使胰岛素与肝细胞结合增加,有利于肝细胞的修复。输注后可使凝血酶原活动度升高,胆红素、转氨酶均下降,昏迷好转,甚至消失。每次 250mL 静脉滴注,每周 2~3 次。

（3）抗肝性脑病：AHF 时血浆氨基酸变化为 BCAA 正常或稍增高,而 AAA 增高,故 BCAA/AAA 值降低；AAA 明显增高可达正常的 5~7 倍,使 BCAA 与 AAA 摩尔比值由正常的 3.0~4.0 下降至 1~1.5,甚至小于 1,导致抑制性神经介质增多,对脑组织起毒性作用致昏迷。

用以支链氨基酸为主的复方氨基酸注射液,支链氨基酸可竞争性地通过血脑屏障,减少 AAA 进入脑内,从而调整 BCAA/AAA 值。酪氨酸升高和 BCAA/AAA 下降,均能反映肝功能受损的程度。酪氨酸的升高与转氨酶呈显著的正相关,而 BCAA/AAA 与转氨酶呈负相关,故调整 BCAA/AAA 对 AHF 有利。

防止血氨的产生及吸收过多：根据病情限制蛋白质的摄入,并口服新霉素每日 4 次,每次 0.5g 和（或）甲硝唑每日 4 次,每次 0.2g,以抑制肠道细菌的繁殖。降低肠腔内 pH 至 3.5~5.0 以减少氨的吸收,可口服乳果糖每日 2~3 次,每次 30mL 或大量乳酶生。

脱氨：可用精氨酸促进鸟氨酸循环,将氨合成尿素后由肾排出,或用天冬氨酸钾镁,其可通过鸟氨酸循环与氨结合为天冬酰胺,由肾脱氨；也可用左旋多巴素,其可转化为去甲肾上腺素与多巴胺,通过血脑屏障与胺类物质（如苯乙醇胺、羟苯乙醇胺等）相拮抗,使正常的神经传导得以恢复,促使昏迷患者苏醒。口服每日 2~4g 或每日 200~600mg,分成 2~3 次,加于 10% 葡萄糖 500mL 中静脉滴注,用药过程中禁用氯丙嗪和维生素 B_6。

3.并发症的治疗

（1）脑水肿：限制液体摄入量,头部冰帽降温,以降低耗氧量,提高脑组织对缺氧的耐受力,并给高压氧以降低 PCO_2。脱水剂用 20% 甘露醇或 25% 山梨醇、呋塞米,脱水剂应用时间不宜过长,也不宜大量反复应用,以免导致电解质紊乱、肝肾综合征,尤其在心功能代偿不全时,更应慎重。此外促使头部静脉血向颈部回流,将头部保持在 10°~30° 上倾位,可使 ICP 下降 0.8kPa(6mmHg),搬动患者时不宜向颈部过分施加外力。在正常脑压下,当 PCO_2 已上升 0.133kPa(1mmHg) 时,由于其有很强的脑血管扩张作用,故脑血流量可增加 4%；反之,PCO_2 下降,脑血管则收缩,脑血流量减少,ICP 也下降,患者的 PCO_2 和 PO_2 应分别保持在 2~4kPa(15~30mmHg) 和 13.3kPa(100mmHg) 以上为好。脑水肿时用甘露醇 200mL 静脉注射,每 6 小时 1 次,通常在 ICP<4kPa(30mmHg) 时给药为佳；肾衰竭时不能用甘露醇,改用呋塞米。

（2）肝肾综合征：目前尚无肯定有效的疗法,主要应避免一切能导致降低血容量的因素,禁用一切损肝和肾毒性药物；应合理应用利尿剂,尿少时应采用扩张血容量措施,如右旋糖酐 40、羧甲淀粉和白蛋白等；必要时用人工肾或透析疗法。

（3）出血：输新鲜血可补充凝血因子和血小板；输凝血酶原复合物,其中包括凝血因子 Ⅱ、Ⅶ、Ⅸ、Ⅹ,溶于 10% 葡萄糖 20mL 或注射用水 5mL,每日数次,对渗血效果较好。AHF 时的出血、凝固和纤溶均亢进,治疗应同时给以抗凝和抗纤溶疗法,静脉滴注甲磺酸加贝酯（Gabexate Mesylate,FOY）效果好,预防给药也有效,用后 ATⅢ 可升高,并可抑制纤维蛋白溶酶激活；ATⅢ 下降明显者,用药后得以补充,凝固异常可改善,尤其是在合并 DIC 时有效。H_2 受体拮抗剂如西咪替丁,用于有胃黏膜或溃疡病变的患者,口服每日 3 次,每次 0.2~0.4g,出血者可每次 200~400mg,每 6 小时 1 次静脉滴注,效果较好。DIC 时及时用肝素治疗,成人每次 1mg(125U)/kg,加于 10% 葡萄糖或 0.9% 氯化钠溶液内静脉滴注,每 4~6 小时 1 次,凝血时间控制在 15~30 分钟内（试管法）,待病情好转后减量或停用；如肝素过量时用鱼精蛋白对抗（每 1mg 鱼精蛋白中和 1mg 肝素）。此外,可用双嘧达莫（潘生丁）每日 1~4 次、每次 50~100mg,每日加用阿司匹林 1 次,每次 50mg。

(4)继发感染:AHF 患者由于免疫功能低、抵抗力差,常易发生各种感染,如肺炎、门脉性败血症、原发性腹膜炎及真菌感染等,应积极防治,需用抗菌或抗真菌药物,根据培养及药物敏感试验选用敏感的、对肝肾无损害或损害相对较小的药物为宜。

4.人工肝支持疗法

(1)血液透析(血透):常规血透并无疗效,用聚丙烯腈(PAN)薄膜,可除去中分子物质,包括芳香族胺类及毒性多肽,或中空纤维进行透析仅对肝有再生或有肝移植可能的,才可能有价值。

(2)通过吸附剂作灌流:通过某种物质后,血中毒物被吸收,包括活性炭、树脂、血浆交换、亲和性色谱法、生物学活性吸附剂等。

(3)通过活的肝组织作灌流:包括使患者血液通过同种全肝灌注、通过肝细胞薄片或肝细胞悬液作灌流和通过在组织培养中的肝细胞作灌流。

(4)肝细胞移植。

五、护理要点

1.消毒隔离

病室需进行严格的消毒隔离,以防止继发感染和(或)交叉感染。

2.加强监护

AHF 病情进展迅速,多因短期内合并 MOF 致死,故有必要建立肝脏监护病室,进行监护。对患者监测管理,目的在于早期诊断、及时治疗和提供有效的人工肝辅助疗法,并预测和防治并发症,以期降低病死率。

循环监护包括血压、脉搏、心电图、CVP 及尿量等。

呼吸监护包括血气分析、pH、PCO_2、PO_2 及 BE 等。

血凝及纤溶监护包括凝血时间、凝血酶原活动度、纤维蛋白原及凝血因子 V、Ⅶ、Ⅸ、X 等与血小板。

肝功能监护包括胆红素、血氨、氨基酸、转氨酶及白蛋白等。

此外尚需对水、电解质及颅内压(intracranial pressure,ICP)监护,必要时于硬膜下置压力传感器,持续监测 ICP,作为早期诊断脑水肿方法。正常时 ICP 为 1.33kPa(10mmHg),ICP 随昏迷加深而增高,Ⅲ度昏迷时 ICP 平均 1.33kPa,约 60% 患者 >2.66kPa,当 >5.33kPa(40mmHg)时,头颅 X 线片和(或)CT 均能出现脑水肿征象如脑实质显影差、脑室变窄及中脑导水管模糊等。ICP 增高时脑电图也有改变,脑电波有由高振幅至低振幅的变化,并出现慢波。脑电图及 MRI 较 CT 敏感,能更早发现脑水肿。对 AHF 患者一定要严密监护,随时监测病情变化,及时抢救和处理。

3.饮食

对于能进食的患者给予高糖、低脂,蛋白质每日 ≤25g,每日总热量不得 <6.27kJ(1500cal)。对不能进食者可鼻饲或静脉滴注 10% 葡萄糖液 1500~2000mL。饮食应以易消化富含维生素类为宜。

4.并发症的护理

包括脑水肿、出血、肾衰竭和感染的护理,详见相关章节。

第三节　急性心力衰竭护理

一、概述

心力衰竭简称心衰,是由不同病因引起的心脏舒缩功能障碍,使心排血量在循环血量与血管舒缩功能正常时不能满足全身代谢对血流的需要,从而导致具有血流动力异常和神经激素系统激活两方面特征的临床综合征。心力衰竭可分为无症状与有症状两个阶段,前者有心室功能障碍的客观证据(如左心室射血分数降低),但无典型充血性心力衰竭的症状,心功能尚属 NYHA(纽约心脏病学会)Ⅰ级,是有症状心力衰竭的前期,如不进行有效治疗,迟早会发展成有症状心功能不全。根据心功能不全发生的缓急、循环系统代偿程度,临床还有急性心功能不全、慢性心功能不全和代偿性心功能不全等不同表现。急性心力衰竭是由于突然发生严重的心脏解剖和(或)功能异常,导致心排血量急剧下降,出现组织器官灌注不足和(或)静脉急性充血症状。临床上常表现为突然发生昏厥、休克、急性肺水肿甚至心搏骤停。

二、病因

1.基本病因

(1)急性弥漫性心肌损害:如急性弥漫性心肌炎、广泛心肌梗死等,引起心肌收缩无力,导致急性心力衰竭。

(2)急起的机械性梗阻:如严重的主动脉瓣狭窄、肥厚型梗阻性心肌病、高血压危象、心房内球瓣样血栓或黏液瘤嵌顿、动脉总干或大分支栓塞、急性肺栓塞等,引起心脏压力负荷加重,排血受阻,导致急性心力衰竭。

(3)急起的心脏容量负荷加重:如外伤、急性心肌梗死或感染性心内膜炎引起的瓣膜损害,腱索断裂、心室乳头肌功能不全、间隔穿孔、主动脉窦动脉瘤破裂进入心腔等,引起继发性心肌收缩力减弱,导致急性心力衰竭。急起的心室舒张受限制,如急性大量心包积血或积液所致的心包压塞、纵隔气肿等,使心室充盈急性受限,导致急性心力衰竭。

2.诱因

(1)急性感染:呼吸道、泌尿道、消化道、皮肤等各种感染,尤其以呼吸道感染多见。

(2)心律失常:快速心房颤动、室上性心动过速、室性心动过速等快速型心律失常,严重心动过缓、严重房室传导阻滞等缓慢型心律失常。

(3)劳累、精神紧张和情绪过分激动。

(4)静脉输液量过多或过快,钠盐摄入过多。

(5)严重贫血、妊娠和分娩、便秘等。

(6)电解质紊乱:低钾血症、高钾血症、低镁血症,诱发各种心律失常,从而诱发急性心力衰竭。

(7)治疗药物不良反应或药物应用不当:洋地黄用量不足或过量,应用普萘洛尔(心得安)、维拉帕米(异搏定)等抑制心肌收缩力的药物。

三、发病机制

1.心室收缩功能(心肌收缩力)的改变

收缩功能不全的特点是,尽管心室充盈压升高,每搏量仍降低,所导致的症状是肺或体循环淤积、运动耐力下降和器官功能不全。当射血分数正常(≥55%),收缩功能通常是足够的,射血分数轻度(40%~50%)、中度(30%~40%)和重度(<30%)的下降与成活率下降有关。在射血分数重度下降时,如果没有心力衰竭的症状,其心功能的储备也是低的。

2.心室舒张功能改变

心脏松弛延迟或心肌异常僵硬,被动充盈受损,心房压异常地升高。反复心肌缺血、病理性心肌肥厚、慢性容量负荷过重和老年引起间质纤维化增加和松弛性下降。舒张功能不全的左心室,由于顺应性下降而导致心室充盈压增高,引起左心房肥厚和肺充血。如果心室充盈严重受损,心排血量可能下降。在活动时,这种异常会加重,引起劳累性呼吸困难和运动耐力下降。

3.心室前负荷

一个完整的心脏,舒张末期容量和压力能最好地反映前负荷,它们是舒张末期纤维长度的间接指标。正常心室作功高度依赖于前负荷,而衰竭心脏在高前负荷和心室功能曲线的平坦部位作功。与正常心脏不同,前负荷的轻度降低对左心室充盈压几乎没有影响,而前负荷的增加将不会改善收缩功能,反而会进一步加重肺充血。

4.心室后负荷

左心室后负荷通常等同于动脉压或系统血管阻力。任何一种动脉压下,在扩张而室壁薄的心室后负荷是增高的,在心室小而室壁厚的心室后负荷是低的。后负荷增高的作用与收缩力降低的作用非常相似,所以后负荷降低能改善心脏作功。

5.心率和节律

心率通过两种机制影响心脏作功。首先,增加心率通过升高胞质中的钙浓度而加强心肌收缩。其次,心率是心排血量的一个重要决定因素,也是使心排血量与运动状态下需要量增加相匹配的主要机制。由于衰竭心脏的每搏量相对固定,心率便是心排血量的主要决定因素。正常的房室传导时间为0.16~0.20秒,可增加心房收缩使左心室充盈。心力衰竭患者常常有心室内传导异常,这引起不同步收缩,即只有在其他部位收缩结束后室间隔和前壁的部分才收缩。

四、病情判断

下列为急性心力衰竭的严重表现。

1.昏厥

心脏本身排血功能减退,心排血量减少,引起脑部缺血,发生短暂的意识丧失,称为心源性昏厥。昏厥发作持续数秒钟时可有四肢抽搐、呼吸暂停、发绀等表现,称为阿斯综合征。发作大多短暂,发作后意识大多立即恢复。主要见于急性心脏排血受阻或严重心律失常。

2.休克

由于心脏排血功能低下导致心排血量不足而引起的休克,称为心源性休克。心排血量减少突然且显著时,机体来不及通过增加循环血量进行代偿,但通过神经反射可使周围及内脏血管显著收缩,以维持血压并保证心和脑的血供。临床上除一般休克的表现外,多伴有心功能不全、体循环静脉淤血,如静脉压升高、颈静脉怒张及交感神经兴奋等表现。

3.急性肺水肿

为急性左心衰竭的主要表现。多由突发严重的左心室排血不足或左心房排血受阻引起肺静脉及肺毛细血管压力急剧升高所致。当肺毛细血管压升高超过血浆胶体渗透压时,液体即从毛细血管漏到肺间质、肺泡甚至气道内,引起肺水肿。典型发作为突然、严重气急;每分钟呼吸可达 30~40 次,端坐呼吸,面色灰白,口唇发绀,大汗淋漓,阵阵咳嗽,常咯出泡沫样痰或血痰,严重者可从口腔和鼻腔内涌出大量粉红色泡沫液。发作时心率、脉搏增快,血压在开始时可升高,以后降至正常或低于正常。两肺内可闻及广泛的水泡音和哮鸣音。心尖部可听到奔马律,但常被肺部水泡音掩盖。X 线片可见典型蝴蝶形大片阴影由肺门向周围扩展。急性肺水肿(acute pulmonary edema,APE)早期为肺间质水肿,此阶段可无上述典型的临床和 X 线片表现,而仅有气促、阵阵咳嗽、心源性哮喘、心率增快、心尖奔马律和肺部哮鸣音,X 线表示上肺静脉充盈、肺门血管模糊不清、肺纹理增粗和肺小叶间隔增厚,如及时做出诊断并采取治疗措施,可以避免发展成肺泡性肺水肿。

4.心搏骤停

为严重心力衰竭的表现。

五、救治措施

首先根据病因给予相应的处理。急性左心衰竭和肺水肿是内科急重症之一,病情危急,处理不当或处理不及时均可导致患者死亡。治疗着重于:①减轻心脏前负荷,尽快降低左心房压力和(或)左心室充盈压,从而使极高的肺毛细血管压尽快下降,减少肺部渗出;②增加左心室每搏输出量,满足全身组织的氧需,减少左心室收缩末期的残余血量;③减少心脏后负荷,增加心排血量及减少心肌耗氧量;④减少循环血量及肺泡内液体渗入,改善气体交换。

1.心源性昏厥

大多数较短暂,但有反复发作的可能。治疗应包括预防发作。昏厥发生于心脏排血受阻者,经卧位或胸膝位休息、保暖和给氧后,多可缓解。房室瓣口被血栓或肿瘤阻塞者,发作时改变体位可能使阻塞减轻或发作中止。由严重心律失常引起者,应迅速控制心律失常。彻底治疗在于去除病因,如手术解除流出道梗阻、切除血栓或肿瘤、控制心律失常发作等。

2.心源性休克

(1)纠正缺氧:治疗开始应该注重改善动脉血压和血氧饱和度,尽可能保证 $PaO_2 \geq$ 60mmHg,必要时可经面罩高流量给氧,如低氧血症不能得到缓解,并出现明显呼吸疲劳、酸碱平衡紊乱,要考虑人工辅助呼吸。对出现严重肺水肿或者 ARDS 使心源性休克病情恶化者,应积极使用 PEEP,使 $PaO_2 \geq$ 60mmHg。使用 PEEP 时注意对循环系统的影响。

(2)补液:必须尽早建立静脉通道,对有轻度肺淤血的患者应严格地注意补液的量和速度,以免发生肺水肿。当 PAWP<1.86kPa(14mmHg)时,先 30 分钟内补液 250mL,如血压回升较好,无肺淤血表现,继续补充 250~500mL 液体至 PAWP 在 2~2.4kPa(15~18mmHg);如 PAWP>2.4kPa(18mmHg),应用利尿剂或血管扩张剂。对左心室功能严重损害者,扩容可使 PAWP 迅速升高,所以应严密监测血流动力学变化;补充液体通常选 5%葡萄糖溶液,在有明显液体丧失时,出现 PAWP 显著降低者可输入 0.9%氯化钠溶液或血浆蛋白、右旋糖酐 40

等。对有 ARDS 的患者原则上不补充胶体溶液,只使用晶体溶液,因为胶体溶液可通过肺毛细血管漏入肺组织内,并带入大量水分;通常输入 1000mL 晶体溶液后仅增加血容量 200mL,而输入 20% 白蛋白 100mL,则增加血容量 450mL。部分患者由于呕吐、出汗、发热、进食少或应用利尿剂等原因而有血容量不足,应及时补足血容量。可根据 CVP 监测结果来决定输液量。CVP 正常为 $0.4 \sim 1.2kPa(4 \sim 12cmH_2O)$,如低于 $0.5kPa(5cmH_2O)$,提示有低血容量存在。输液的内容宜根据具体情况选用全血、血浆、白蛋白、右旋糖酐 40 或葡萄糖液。使用右旋糖酐 40 的优点:①能较快地扩张血容量;②能抑制或解除红细胞和血小板的聚集及降低血液黏度,有利于改善微循环和防止微血栓形成。补液过程中注意有无咳嗽、呼吸及心率加快,肺部有无湿啰音,防止发生急性肺水肿;③利尿。

(3)血管扩张剂:在心肌收缩力明显减弱的情况下,减轻后负荷对增加心排血量起着决定性作用。使用血管扩张剂应防止出现严重的低血压,特别是心源性休克患者低血压会加重组织的低灌注,所以这类患者使用血管扩张剂时要严密监测血流动力学的变化,使平均动脉压保持在 $10.64kPa(80mmHg)$ 以上,PAWP 保持在 $2 \sim 2.4kPa(15 \sim 18mmHg)$ 较好。

1)硝普钠:直接作用于动脉和静脉的平滑肌,扩张动、静脉,降低心脏的前、后负荷,使左心室充盈压下降,心排血量增加,尤其适用于心源性休克伴肺水肿者。常用 25mg 加 10% 葡萄糖液 500mL 按 $10 \sim 20\mu g/min$ 速度静脉滴注或微量泵泵入。应从小剂量开始,逐渐增加滴速。用药过程中舒张压不得低于 $8.0kPa(60mmHg)$,否则应与多巴胺或多巴酚丁胺或主动脉内气囊泵反搏合用。

2)硝酸甘油:静脉滴注一般剂量可扩张静脉系统,减轻前负荷,降低心肌耗氧量,减轻肺淤血;大剂量可降低后负荷和 PAWP,增加心排血量,通常剂量 $10 \sim 20\mu g/min$,根据血压变化调整用量。

3)酚妥拉明:为 α 肾上腺素受体阻滞剂,同时有 β 肾上腺素受体兴奋作用。作用于血管平滑肌,使之扩张,降低小动脉阻力,增加周围静脉容量。对于左心室充盈压明显增高的患者,本药可以减轻后负荷,使左心室充盈压迅速降低,作用快,但持续时间短,须持续静脉滴注。静脉滴注从 $0.05 \sim 0.1mg/min$ 开始,逐渐加量。

(4)血管收缩剂:如果持续性低血压和低心排血量,应该考虑使用交感神经兴奋剂,最常用的是多巴胺和多巴酚丁胺。

1)多巴胺:直接作用于 α、β 肾上腺素受体和多巴胺受体,促使肾上腺素神经末梢释放去甲肾上腺素。小剂量 $[<3\mu g/(kg \cdot min)]$ 主要兴奋外周血管上 β_2 肾上腺素受体和多巴胺受体,扩张肾及内脏血管,可以增加肾血流,有利于保持足够的尿量,也可扩张脑和冠状血管,有利其血液供应。对于虽有正性肌力作用,心率变化不大,外周阻力降低,对低血压而容量负荷增加的患者,可以更好地加强组织灌注。中等剂量 $[3 \sim 10\mu g/(kg \cdot min)]$ 兴奋心脏 β_1 受体和血管上的 β_2 受体,增加心肌收缩力,扩张外周血管,从而增加心排血量。大剂量 $[>10\mu g/(kg \cdot min)]$ 主要兴奋外周血管的 α 受体,使外周血管收缩,升高血压,外周阻力增加,左心室后负荷增加。因此,大剂量多巴胺将进一步增强心肌收缩力和速率,同时增加外周血管阻力,也可使 PAWP 升高,且肾血流在原有增加的基础上又逐渐减少。不良反应为窦性心动过速、外周血管过度收缩及组织血液再分布。

2)多巴酚丁胺:是一种合成的儿茶酚胺类药物,有些不同于多巴胺,具有持续的 β 肾上腺素能作用,对 α 受体仅有很少的影响,可以增强心脏收缩力,减轻后负荷。多巴酚丁胺一般较多巴胺有更多优点,其在增加心排血量的同时加快心率不明显,较少引起心律失常,无血管收缩反应,可持续降低左心室充盈压。然而,对于有明显低血压的患者,多巴酚丁胺不能调整系统血压,使用多巴胺更为适宜。静脉常用剂量为$5\sim15\mu g/(kg\cdot min)$。临床上也有采用小剂量多巴酚丁胺和小剂量多巴胺联合使用治疗急性左心衰竭患者,取得满意疗效。

(5)血管收缩剂与扩张剂联合应用:这种疗法力图用多种尽可能小剂量的血管活性药物,在联合作用改善心功能时,最大限度地减少不良影响。例如,当缩血管药物增加心肌收缩时,也增加了全身血管阻力;扩血管药物减轻后负荷时却不增加心排血量。常用配伍方法是多巴胺合用硝普钠或硝酸甘油。对多巴酚丁胺是否有增加心肌收缩力,并且减轻后负荷的作用,尚存有争议。

(6)正性肌力作用药物:近年来对此类药物引起重视。双吡啶类药物增加心肌收缩,扩张外周血管,不增加心率,如氨力农每分钟用量$10\sim20\mu g/kg$,减少心肌耗氧量。米力农(milrinone)其正性肌力作用比氨力农强$15\sim30$倍,起效更快,不良反应更小。

(7)主动脉内球囊反搏治疗:主动脉内球囊反搏(intra-aortic balloon counter pulsation,IABP)的作用是降低主动脉收缩压,升高主动脉舒张压。收缩压的降低一方面可以减低左心室射血阻力,减少左心室的后负荷和作功;另一方面因左心室射血阻力减低,左心室射血量增加,使左心室舒张期容量减少,左心室前负荷也减轻。舒张压升高可以增加冠状动脉灌注,增加缺血心肌供血。因此,IABP治疗可明显改善急性心力衰竭患者的心功能,尤其对急性心肌梗死导致的心源性休克或急性肺水肿疗效显著。单用IABP治疗不能改善心力衰竭和心源性休克患者的预后,但为急性心肌梗死并发心力衰竭和心源性休克患者后期进行冠状动脉成形或搭桥手术争取了宝贵的时间。

3.急性肺水肿病情危急,必须及时采取有效的抢救措施

(1)治疗原则:①降低左心房压和(或)左心室充盈压;②增加左心室每搏输出量;③减少肺循环血量;④减少肺泡内液体渗入,保证气体交换。

(2)具体措施

1)体位:取坐位或半卧位,两腿下垂,使下肢静脉回流减少。

2)给氧:肺充血与肺顺应性降低,使肺水肿患者呼吸作功与耗氧量增加,而黏膜充血、水肿又妨碍了气体在终末呼吸单位交换。面罩给氧较鼻导管给氧效果好。加压给氧不仅能纠正缺氧,还可通过增高肺泡和胸腔内压力,减少液体渗入肺泡内和降低静脉回心血量。同时静脉回流受阻还使周围静脉压增高,有利于液体自血管内漏入组织间隙,循环血量也因此减少。但肺泡内压力过高可能影响右心室搏出量,引起心搏量减少,血压下降。此时宜调整给氧的压力,缩短加压给氧的时间,延长间歇时间,以取得比较满意的效果。肺水肿患者泡沫痰明显时需给乙醇氧,使用乙醇吸氧,可使泡沫表面张力降低而破裂,有利于改善通气。常用方法:①将20%~30%乙醇放入氧气湿化瓶中与氧气一并吸入,逐渐增加氧流量至5~6L/min;②鼻导管给氧:氧通过95%乙醇溶液吸入,昏迷患者用45%的乙醇溶液。

3)镇静:静脉注射5mg吗啡,隔15分钟可重复2~3次,能迅速减轻紧张患者的交感活性,迅速扩张体静脉,减少静脉回心血量,降低左心房压,还能减轻烦躁不安和呼吸困难,减少耗氧;血管扩张降低周围动脉阻力,从而减轻左室后负荷,增加心排血量。皮下或肌内注射在周围血管收缩显著的患者,不能保证全量吸收。住院患者急性左心衰竭发作早期,其症状仍较轻时,单纯使用该药即可缓解左心衰竭。有意识障碍、支气管哮喘的患者禁用吗啡,

而心源性哮喘者不禁用;对急性左心衰竭或肺水肿已出现血压下降者效果不佳,此时应慎用。

4)舌下或静脉滴注硝酸甘油可迅速降低 PAWP 或左心房压,缓解症状的效果常很显著,但可引起低血压。确定收缩压≥13.3kPa(100mmHg)后,舌下首剂 0.3mg,5 分钟后复查血压,再给 0.3~0.6mg,5 分钟后再次测血压。如收缩压≤12kPa(90mmHg),应停止给药。静脉滴注硝酸甘油的起始剂量为 10mg/min,在血压监测下,每 5 分钟增加 5~10mg/min,直至症状缓解或收缩压下降至 12kPa(90mmHg)或以下。继续以有效剂量维持静脉滴注,病情稳定后逐步减量至停用,突然中止静脉滴注可能引起症状反跳。

5)静脉注射呋塞米 20~40mg,或依他尼酸 50mg(用 50% 葡萄糖液稀释)。呋塞米在利尿作用开始前即可通过扩张静脉系统降低 PAP 和左心房压,从而减轻呼吸困难症状。给药后 15~30 分钟尿量开始增多,60 分钟达高峰,大量利尿减少血容量,可进一步使肺动脉压和左心房压下降,降低左心室前负荷。血压偏低的患者,尤其是急性心肌梗死或主动脉狭窄引起肺水肿者应慎用,以免引起低血压或休克。

6)其他辅助治疗:①静脉注射氨茶碱 0.25g(用 50% 葡萄糖 20~40mL 稀释,15~20 分钟注完)可解除支气管痉挛,减轻呼吸困难。还可能增强心肌收缩力,扩张周围血管,降低 PAP 和左心房压;②洋地黄制剂对室上性快速心律失常引起的肺水肿有显著疗效。洋地黄减慢房室传导,使心室率减慢,增强心肌收缩力,从而改善左心室充盈,降低左心房压。静脉注射毛花苷 C 或口服地高辛,对 1 周内未用过地高辛者首次剂量毛花苷 C 0.6mg,地高辛 0.25~0.50mg;1 周内用过地高辛者则宜从小剂量开始。洋地黄制剂静脉注射可使阻力血管收缩,后负荷增高,因而较少用于呈窦性心律的肺水肿患者。近年来,毛花苷 C 在急性左心衰竭的治疗中已失去重要性,泵血功能明显受限时可用多巴酚丁胺和磷酸二酯酶抑制剂氨力农、米力农等,低血压时可加用多巴胺;③高血压性心脏病引起的肺水肿,静脉滴注硝普钠,可迅速有效地减轻心脏前、后负荷,降低血压。用法:15~20U/min 开始,每 5 分钟增加 5~10U/min,直至症状缓解,或收缩压≤13.3kPa(100mmHg)。有效剂量维持至病情稳定,以后逐步减量、停药,突然停药可引起反跳。长期用药可引起氰化物和硫氰酸盐中毒,因而近年来已逐渐被硝酸甘油取代。酚妥拉明静脉滴注 0.1~1mg/min,也有迅速降压和减轻后负荷的作用,但可致心动过速,且降低前负荷的作用较弱,近年来已较少采用。钙通道阻滞剂,如地尔硫卓 30mg[用 5% 葡萄糖 250mL 稀释,2~4μg/(kg·min)]缓慢静脉滴注,可迅速降低血压,减轻左心室后负荷;④伴低血压的肺水肿患者,宜先静脉滴注多巴胺 2~10μg/(kg·min),保持收缩压在 13.3kPa(100mmHg),再进行扩血管药物治疗。

7)呼吸机支持治疗:多数情况下经上述处理,急性症状可迅速改善。如呼吸功能得不到改善,就应积极插管,行 PEEP 治疗,既可增加肺泡内压,减轻肺水肿,增加肺泡氧交换,纠正缺氧,又可减少回心血量,减轻心脏前负荷。但应控制好 PEEP 的压力,一般在 0.8~0.12kPa(8~12cmH_2O),防止回心血量减少过多而导致低血压。

8)透析治疗:左心衰竭伴少尿或无尿时治疗较困难,必须行血液透析或腹膜透析治疗。

六、护理要点

1.一般护理

患者取半卧位,如呼吸困难不缓解,则取坐位,双下肢下垂,可减少回心血量;采用高浓度、高流量氧气吸入,病情稳定后鼻导管持续吸氧;注意生命体征包括呼吸、心率、血压、SpO_2

和神志的监测;控制液体和电解质的摄入,特别是钠盐和液体的摄入;控制饮食,选用低钠、低脂肪、低盐、富含维生素、富于营养、易于消化的低热量饮食;密切观察病情的变化。

2.药物治疗的护理

对于洋地黄制剂,要熟悉药物的名称、剂量和应用方式,使用前测定并记录患者的心率及心律,观察有无中毒征兆,包括胃肠道症状、心脏症状和神经系统症状,如果发生中毒,则应立即停药,根据情况予以补钾。若使用血管扩张剂,应按医嘱给药,剂量要准确,根据血压调整给药速度,治疗过程中要严密观察血压和心率变化。在使用利尿剂时要注意观察药效和不良反应,记录出入量,监测电解质和酸碱平衡。

3.并发症的护理

包括心律失常、心源性休克和急性肺水肿等的护理,见相关章节。

4.保持患者镇静

使用适当镇静药物,做好心理安抚,使其安静,以减少耗氧。

第四节　多器官功能障碍综合征护理

一、概述

多器官功能障碍综合征(multiple organ dysfunction syndrome,MODS)是由于创伤、休克、感染和炎症等打击而导致全身炎症反应继而造成的急性多系统或器官功能损害,是创伤及感染后最严重、最危险的并发症,为同时或相继发生的两个或两个以上急性器官功能障碍临床综合征。在概念上强调:①原发致病因素急性损害引起继发器官受损,继发损伤器官可在远隔原发伤的部位,不能将慢性疾病器官衰退、失代偿时归属于MODS;②致病因素与发生MOF必须间隔一定时间(>24小时),常呈序贯性器官受累;③机体原有器官功能基本健康,功能损害是可逆性的,一旦发病机制阻断,及时救治器官功能可望恢复。MODS病死率可高达60%,4个以上器官受损几乎100%死亡。

二、病因

1.组织损伤

严重创伤、大手术、大面积深度烧伤等。

2.感染

为主要病因,尤其脓毒血症、腹腔脓肿、急性坏死性胰腺炎、肠道功能紊乱、肠道感染和肺部感染等较为常见。

3.休克

尤其创伤出血性休克和感染性休克。凡是导致组织灌注不良、缺血缺氧均可引起MODS。

4.心脏、呼吸骤停后造成各脏器缺血、缺氧,而复苏后又可引起"再灌注"损伤,同样可诱发MODS。

5.诊疗失误

在危重症的处理时使用高浓度氧持续吸入,使肺泡表面活性物质破坏,肺血管内皮细胞损伤;在应用血液透析和床旁超滤吸附中造成不均衡综合征,引起血小板减少和出血;在抗休克过程中使用大剂量去甲肾上腺素等血管收缩药,继而造成组织灌注不良,缺血缺氧;手术后输液、输液过多引起心肺负荷过大、微循环中细小凝集块出现、凝血因子消耗、微循环障碍等均可引起 MODS。

三、发病机制

1.微循环障碍

微血管的白细胞黏附造成广泛微血栓形成,组织缺氧,能量代谢障碍,溶酶体酶活性升高,造成细胞坏死。

2."缺血再灌注"损伤

当心搏骤停、休克发生时器官缺血,当血流动力学改善,器官产生"再灌注缺血",随之而来细胞线粒体内呼吸链受损,氧自由基泄露,中性粒细胞激活后发生呼吸暴发,产生大量氧自由基(O)。此外,"再灌注"时将次黄嘌呤经黄嘌呤氧化酶作用分解为尿酸,在此过程中生成大量氧自由基和毒性氧代谢物,继而造成细胞膜或细胞内膜脂质过氧化引起细胞损伤。当细胞蛋白质受自由基攻击表现为膜流体性丧失,促酶功能损害继而细胞器或整个细胞破坏,引起 Ca^{2+} 内流,细胞进一步损伤。

3.炎性反应致病

微生物及其毒素直接损伤细胞外,主要通过炎性介质如肿瘤坏死因子(TNF)、白介素(IL-1、IL-4、IL-6、IL-8)、血小板活化因子(PAF)、花生四烯酸、白三烯、磷脂酶 A_2(PLA$_2$)、血栓素 A_2、β 内啡肽和血管通透性因子等作用,机体发生血管内皮细胞炎性反应,使通透性增加,凝血与纤溶、心肌抑制、血管张力失控,导致全身内环境紊乱,称"全身炎症反应综合征(systematic inflammatory response syndrome,SIRS)",常是 MODS 的前期表现。

4.胃肠道损伤

胃肠道是细菌和内毒素储存器,是全身性菌血症和毒血症发源地。现已证实:①机械通气相关性肺炎,其病原菌多来自胃肠道;②胃肠道黏膜对低氧和缺血再灌注损伤最为敏感;③小肠上皮的破坏会使细菌移居和毒素逸入到血流;④重症感染患者肠道双歧杆菌、拟杆菌、乳酸杆菌和厌氧菌数量下降,创伤、禁食、营养不良、制酸药和广谱抗生素应用更易造成黏膜屏障功能破坏。正常小肠蠕动是防止肠革兰阴性杆菌过度繁殖的重要条件,胃肠黏膜易受炎性介质的攻击而损害。

5.基因诱导假说

缺血再灌注和 SIRS 能促进应激基因的表达,可通过热休克反应、氧化应激反应、紫外线反应等促进创伤、休克、感染、炎症等应激反应,细胞功能受损导致 MODS 发生。细胞凋亡是由细胞内固有程序所执行的细胞"自杀"过程,表现为细胞肿胀、破裂、内容物溢出并造成相邻组织炎症反应。细胞凋亡相关基因如胸腺细胞 ICE 基因在伤后 1 小时开始表达,6 小时最高,与细胞凋亡增强相一致。在 MODS 发病过程既有缺血再灌注、内毒素等攻击细胞受损形成"他杀"而死,也有细胞内部基因调控"自杀"而亡。

6."二次打击"假说

Deitch 等提出"二次打击"假说,认为早期创伤、休克等致伤因素为第一次打击,突出特点是炎性细胞被激活,处于一种"激发状态"(preprimed);如果感染等构成第二次打击,即使强度不大,也可激发炎性细胞释放超量炎性介质和细胞因子,形成"瀑布样反应(cascade)",出现组织细胞损伤和器官功能障碍。初步阐明 MODS 从原发打击到器官衰竭的病理过程,基本符合临床演变规律。

四、救治措施

去除病因,控制感染,止住触发因子,有效地抗休克,改善微循环,重视营养支持,维持机体内环境平衡,增强免疫力,防止并发症,实行严密监测,注意脏器间相关概念,实行综合防治。

1.改善心脏功能和血液循环

MODS 常发生心功能不全、血压下降、微循环淤血,因动、静脉短路开放而血流分布异常,组织氧利用障碍,故应对心功能及其前、后负荷和有效血容量进行严密监测,确定输液量、输液速度,晶体与胶体、糖液与盐水、等渗与高渗液的科学分配,血管活性药合理搭配,在扩容基础上联合使用多巴胺、多巴酚丁胺和酚妥拉明加硝酸甘油、硝酸异山梨酯(消心痛)或硝普钠,对血压很低的患者宜加用间羟胺,老年患者宜加硝酸甘油等扩冠药。白蛋白、新鲜血浆的应用,不仅补充血容量,有利于增加每搏输出量,而且对维持血浆胶体渗透压、防止肺间质和肺泡水肿、增加免疫功能有益。全血的使用宜控制,血细胞比容以不超过 40%为好。血管扩张剂有利于减轻心脏前、后负荷,增大脉压,促使微血管管壁黏附白细胞脱落,疏通微循环。洋地黄和中药人参、黄芪等具有强心补气功效。纳洛酮对各类休克均有效,尤其感染性休克更需使用。

2.加强呼吸支持

肺是敏感器官,ALI、ARDS 时肺泡表面活性物质破坏,肺内分流量增大,肺血管阻力增加,肺动脉高压,肺顺应性下降,导致 PaO_2 降低。随着病程迁延、炎性细胞浸润和间质纤维化形成,治疗更棘手。呼吸机辅助呼吸应尽早使用,PEEP 是较理想模式,但需注意对心脏、血管、淋巴系统的影响,压力宜渐升缓降,一般不宜超过 $1.5kPa(15cmH_2O)$。潮气量宜小,防止气压伤和肺部细菌和其他病原体向血液扩散。吸氧浓度不宜超过 60%,否则可发生氧中毒和肺损害。最近提出为了保证供氧,维持一定 PaO_2 水平而又避免气压伤,采用小潮气量增加呼吸频率的通气方式,而 $PaCO_2$ 可以偏高,所谓"允许性高碳酸血症"。加强气道湿化和肺泡灌洗是清除呼吸道分泌物、防治肺部感染、保护支气管纤毛运动的一项重要措施。避免使用呼吸兴奋药,而激素、利尿剂、支气管解痉药和血管扩张剂宜合理应用,糖皮质激素使用方法宜大剂量、短疗程,气道内给地塞米松有利于提高 PaO_2 水平,对 ALI、ARDS 治疗有好处。也有使用 NO、液体通气(liquid ventilation)、ECMO 和血管内氧合器(intravascular oxygenator,IVOX)等治疗。

3.肾衰竭防治

注意扩容和血压维持,避免或减少用血管收缩药,保证和改善肾血流灌注。多巴胺和酚妥拉明、硝普钠等扩张肾血管药物,具有保护肾脏功能、阻止血液中尿素氮、肌酐上升的作用。床旁血液透析和持续动静脉超滤及血浆置换内毒素清除具有较好效果。呋塞米等利尿药对防治急性肾衰有一定疗效,但注意过大剂量反而有损于肾实质。

4.胃肠出血与麻痹和肝衰竭处理

MODS 的研究热点转移至消化道,其难点是肠源性感染及其衰竭。消化道出血传统采用西咪替丁、雷尼替丁等 H_2 受体拮抗剂,降低胃酸,反而促使肠道细菌繁殖,黏膜屏障破坏,毒素吸收,细菌移居引起肠源性肺损伤,肠源性脓毒血症加剧 MODS 发展。MODS 患者肠道中双歧杆菌、拟杆菌、乳杆菌明显低于正常人,专性厌氧菌与黏膜上皮细胞紧密结合形成一层"生物膜",有占位性保护作用;对 MODS 患者大量应用抗生素,该膜遭破坏导致肠道菌群失调,故应用微生物制剂是有益的。笔者采用中药大黄,经临床和基础研究证明具有活血止血、保护肠黏膜屏障、清除氧自由基和炎性介质、抑制细菌生长、促进胃肠蠕动、排出肠道毒素等作用,对胃肠道出血、保护胃肠功能、防治肝衰竭均有较好疗效。剂量 3~10g,每日 2~3 次,也可灌肠 10~30g。大剂量维生素 C 对保肝和体内清除氧自由基有益。

5.DIC 防治

必须早检查早医治,一旦血小板进行性下降,有出血倾向,应尽早使用肝素。因 MODS 各器官损害呈序贯性,而 DIC 出现高凝期和纤溶期叠加或混合并存,故肝素不仅用于高凝期,也可在纤溶期使用,但剂量宜小。给药方法采用输液泵控制静脉持续输注,避免血中肝素浓度波动。血小板悬液、新鲜全血或血浆、冷沉淀粉、凝血酶原复合物和各种凝血因子等的补充以及活血化瘀中药均有较好疗效。

6.营养与代谢管理

MODS 机体常处于全身炎性反应高代谢状态,热量消耗极度增加。由于体内儿茶酚胺、肾上腺素、胰高血糖素等升血糖激素分泌亢进,而内源性胰岛素阻抗和分泌相对减少,又因肝功能受损,治疗中大剂量激素应用和补糖过多导致难治性高血糖症和机体脂肪利用障碍,造成支链氨基酸消耗过大,组织肌蛋白分解,出现负氮平衡;同时蛋白质急性丢失,器官功能受损,免疫功能低下。采用营养支持的目的是:①补充蛋白质以弥补能量的过度消耗;②增加机体免疫和抗感染能力;③保护器官功能和创伤组织修复需要。热量分配为非蛋白质热量 125.4kJ/(kg·d),葡萄糖与脂肪比为(2~3):1。根据笔者经验,氨基酸,尤其支链氨基酸比例增加,如需加大葡萄糖用量,必须相应补充胰岛素,故救治中需增加胰岛素和氨基酸量。最新发现此类患者体内生长激素和促甲状腺素均减少,适当补充可有较好效果。中长链脂肪乳剂可减轻肺栓塞和肝损害,且能提供热量,防治代谢衰竭。重视各类维生素和微量元素补充。深静脉营养很重要,但不能完全代替胃肠营养。现已认识到创伤早期胃肠道麻痹主要在胃及结肠,而小肠仍存在吸收功能,故进行肠内营养有利于改善小肠供血,保护肠黏膜屏障。肠黏膜营养不仅依赖血供,而且 50% 小肠营养和 80% 结肠黏膜营养来自肠腔内营养物质。但注意 MODS 肠内营养采用持续胃内滴注,可使胃酸分泌减少,pH 升高,致细菌繁殖,应以间断法为宜,而空肠喂养可避免胃 pH 升高。代谢紊乱除与缺乏营养支持有关外,还主要与休克、低氧和氧耗/氧供(VO$_2$/DO$_2$)失衡关系密切,故要纠正酸碱、水电解质失衡和低氧血症。

7.增强免疫与感染控制

重点在于控制院内感染和增加营养。由于 MODS 患者细胞、体液免疫、补体和吞噬系统受损,易产生急性免疫功能不全,增加感染概率。应选用以抗革兰阴性杆菌为主的广谱抗菌药,注意真菌防治。为了减轻抗真菌药不良反应,可用两性霉素 B 酯质体。全谱标准化血清蛋白(Biesko)和丙种球蛋白的使用有利于增强免疫机制。结核菌感染在 MODS 有抬头趋势。预计 TNF 单克隆抗体、IL 和 PAF 受体拮抗剂以及超氧化物歧化酶(superoxide dismutase,SOD)等药出现,对 MODS 救治疗效能有提高。警惕深静脉插管引起的感染发热。为了避免肠源性肺损伤和脓毒症,采用肠道给予难吸收抗生素,所谓"选择性消化道去污染术(selected decontamination of the digestive tract,SDD)",可降低肺感染发生率。总之,MODS 救治主要是去除病因,严密监测,综合救治。

第三章 颅脑创伤护理

第一节 颅脑创伤患者的观察

一、病情的观察

颅脑创伤患者病情重、变化快,因此对病情观察就极为重要。特别是重型颅脑创伤患者随时可能发生脑疝,若不及早发现,采取有效的抢救措施,可危及患者生命。护士应该在掌握颅脑创伤患者受伤机制和病情变化规律的基础上,通过认真地观察及时发现,赢得抢救时机。无论病情轻重,应该及时建立观察记录单,观察及记录间隔时间根据病情决定,每15分钟至1小时一次。有条件情况下,应入住神经外科重症监护室(ICU)进行严密的监护,或者采用床边监护仪实施24小时连续监测患者生命体征。待患者病情相对稳定后适当延长间隔时间。观察内容主要包括意识状态、瞳孔、生命体征、神经系统体征等情况。

1.意识状态

意识是指人体对外界环境刺激产生反应的一种精神状况,是颅脑创伤患者最重要的观察项目,它往往反映了大脑皮质和脑干网状结构的功能状态。意识障碍的程度与脑损伤的严重程度成正比。颅脑创伤越重,意识障碍越严重。观察意识通常可通过简单的对话、定向力的测定,以及刺激眶上切迹、斜方肌、指尖等来判断患者的意识状态。传统方法通常将意识状态分为清醒、嗜睡、昏睡、昏迷4个级别。

(1)清醒:是指对外界刺激反应正常,各种生理反射存在,能正确回答问题。

(2)嗜睡:是指在足够的睡眠时间以外仍处于昏睡状态,对周围事物淡漠,对环境识别能力较差,各种生理反射存在,但较迟缓,对物理刺激有反应,唤醒后可以回答问题,但合作欠佳。

(3)昏睡:是指患者轻度意识障碍,定向力部分降低,对外界刺激反应迟钝。瞳孔、角膜及吞咽反射存在,倦卧或轻度烦躁,能主动变换体位,对检查不合作,呼之能应,不能正确回答问题。

(4)昏迷:是指患者意识完全丧失,运动、感觉和反射功能障碍,不能被任何刺激唤醒,可分为浅昏迷与深昏迷。

1)浅昏迷:患者意识丧失,对高声呼唤无反应,对强烈疼痛刺激有逃避动作,角膜反射、咳嗽反射、吞咽反射及腱反射尚存在,生命体征一般平稳。

2)深昏迷:最严重的意识障碍,患者对外界一切刺激均无反应,深浅反射、瞳孔对光反射、角膜和吞咽反射均消失,四肢肌张力消失或极度增强,生命体征不稳定。

国际常采用格拉斯哥昏迷量表(GCS)判断患者意识状态。它是从患者的睁眼反应、语言反应、肢体运动三个方面进行评分,总分15分,14~12分为轻度意识障碍,11~9分为中度意识障碍,8分以下为昏迷,最低为3分,分数越低,患者意识障碍越严重且预后极差。

在临床护理观察过程中,要坚持连续动态地观察患者的意识变化。例如在深昏迷患者口腔护理时出现吞咽反射,GCS 评分由少转多提示病情好转。相反,清醒患者出现烦躁不安或嗜睡,提示病情恶化,有出现颅内压增高的可能。如颅脑手术的患者清醒后再次出现意识障碍,要考虑是否再次发生病情变化,应及时报告医师处理。观察意识通常可通过对话、呼唤姓名、定时定向力的测定等来进行判断。对不合作的患者可通过刺激眶上切迹、斜方肌、指尖等,观察患者的反应以及肢体活动情况。

2.生命体征

患者伤后可出现持续的生命体征紊乱。有条件的医院对重型颅脑创伤患者伤后或术后早期应在重症监护病房(ICU)持续监护,或每位患者床边配有监护仪,连续动态监测患者生命体征变化,即体温、脉搏、呼吸和血压变化。注意是否出现体温升高或不升,心律失常及病理性呼吸形态。注意有无休克的发生。当患者生命体征出现异常时,监护仪能及时发出警报,这有助于医护人员及时掌握病情变化。

(1)体温监测:伤后早期,由于组织创伤反应,可出现中等程度发热;若损伤累及下丘脑或脑干,可导致体温调节紊乱,出现体温不升或中枢性高热;伤后即发生高热,多系指下丘脑前部或脑干损伤;伤后数日体温升高,常提示有感染性并发症。

(2)呼吸监测:应注意观察呼吸的频率、节律、幅度,有无呼吸困难等,当颅内压增高脑受压时,患者会出现呼吸频率、节律、幅度的改变,可表现为发绀、鼻翼翕动、肋间隙下陷、呼吸浅而急促。当脑疝发展到中期,呼吸深而慢,而到了晚期可出现潮式或叹息样呼吸,甚至呼吸暂停。

(3)脉搏监测:注意脉搏的节律、强弱。脉率可受其他因素的影响,高热时较快;脑疝发生早期脉搏有轻微减慢,而到了中期是慢而有力,晚期则快而弱。

(4)血压监测:颅脑创伤初期血压无明显变化或略下降,当血压升高、脉压增大时,提示颅内压增高。应及时报告医师处理,并严密观察,此时容易发生脑疝。脑疝初期、中期血压短暂升高,而到了晚期,可因生命中枢衰竭而出现血压进行性下降。

对于重型颅脑创伤后即出现高热者多系指下丘脑损伤或脑干损伤;对于后枕部着地的患者,如出现脉搏缓慢、呼吸不规则、频繁呕吐和强迫体位,应考虑后颅窝血肿;当颅脑伤患者出现脉搏缓慢、呼吸慢、血压升高("二慢一高")的库欣反应时,应判断是否存在颅内高压。枕骨大孔疝患者可突然发生呼吸停止;对于创伤患者出现休克征象时,应该检查是否合并其他内脏出血,如迟发性脾破裂、应激性溃疡出血等。床边持续监护仪观察能连续动态准确地反映患者生命体征变化。

3.神经系统体征

神经系统体征有定位意义。原发性脑损伤引起的局灶症状,在受伤当时立即出现,且不再继续加重;继发性脑损伤引起的则在伤后逐渐出现。瞳孔、肢体运动和锥体束征对于颅脑创伤有重要临床意义。

(1)瞳孔变化:正常瞳孔直径为 2~4mm,两侧等大、等圆形、直接和间接光反应灵敏。瞳孔变化对判断病情和及时发现颅内压增高危象,如小脑幕切迹疝非常重要。瞳孔异常变化可因动眼神经、视神经以及脑干部位的损伤引起。观察两侧睑裂大小是否相等,有无上睑下垂,注意对比双侧瞳孔的形状、大小及对光反射。

1)伤后逐渐出现进行性一侧瞳孔散大、伴意识障碍进行性加重、对侧肢体瘫痪,是小脑幕切迹疝的典型表现,常提示幕上颅内血肿,也可为脑水肿或脑肿胀所致。

2) 双侧瞳孔散大,对光反射消失伴去大脑强直,提示中脑损伤。

3) 双侧瞳孔极度缩小、深昏迷和双侧锥体束征阳性,提示脑桥损伤。

4) 当患者出现双侧瞳孔散大,对光反射消失,伴有深昏迷、呼吸异常(或停止)、体温下降(或测不出),多为严重脑干伤或为临终前表现。

5) 眼球不能外展且有复视者,多为展神经受损。

6) 双眼同向凝视提示额中回后部损伤。

7) 眼球震颤常见于小脑或脑干损伤。

8) 眼球固定,瞳孔大小、形态多变,对光反射消失见于中脑损伤。

观察瞳孔异常时,需了解是否用过药物,如吗啡、氯丙嗪能缩小瞳孔,阿托品、麻黄素等能使瞳孔散大。

(2)锥体束征:为上运动神经元损害时出现的原始反射。当锥体束病损时,大脑失去了对脑干和脊髓的抑制作用而出现异常反射。巴宾斯基(Babinski)征是锥体束损害的重要临床体征之一。用叩诊锤较尖的柄端,从足跟部顺外缘朝前划去,直到小趾根部,由内侧划向最大脚趾,阳性反应时可表现为拇趾背曲及其他四趾扇形分开。

(3)肢体运动:需严密观察肢体肌力、肌张力,并结合有无感觉障碍及病理反射等进行综合分析,对判断病变部位具有重要意义。颅脑创伤伴四肢伤者并非少见,单肢活动障碍在排除骨折、脱臼或软组织伤后,再考虑对侧大脑皮质运动区损伤。一侧额叶脑挫裂伤可引起对侧上、下肢程度不等的运动障碍。如损伤发生在深部靠近内囊处,则可引起"三偏"症状,即对侧偏瘫、偏盲和偏身感觉障碍。大脑皮质受刺激可致一侧或两侧肢体的抽搐。伤后立即出现一侧上、下肢运动障碍,多系指对侧原发性脑损伤所致;如伤后一段时间才出现单侧肢体运动障碍,且进行性加重,应该考虑小脑幕切迹疝,使大脑脚受压、锥体束损害所致。

二、其他观察

1.颅内压增高

正常成人颅内压为 0.67~2.00kPa(5~15mmHg),儿童 0.53~1.00kPa(4~7.5mmHg)。病理情况下,当颅内压>2.67kPa(20mmHg)时,刺激硬脑膜血管或脑神经,临床上患者会产生头痛。压力越高,头痛越剧烈。头痛进行性加剧,表示颅内病变有发展。重度颅脑创伤时,脑组织因有较重的缺血、缺氧,患者意识迟钝,出现喷射性呕吐、昏迷等症状。颅内压增高引起的呕吐与进食无关,呈喷射状。在护理观察中发现患者血压升高,脉缓或不规则,呼吸深而慢,瞳孔不等大,对光反射迟钝或消失,即应警惕病情恶化,及时报告医师,要积极给予处理。关注患者眼底检查,会发现视神经盘充血水肿,严重者继发视神经萎缩,继而发生视力下降,甚至失明。一旦出现脑干功能衰竭,出现血压下降、脉搏细速、呼吸停止、双瞳散大等症状或体征,提示病情危重,预后极差,濒临死亡。

2.脑脊液漏

脑脊液漏是颅底骨折的典型临床表现,同时可伴随皮下或黏膜下瘀斑及脑神经损伤。若脑膜、骨膜均破裂或累及蝶骨,则引起脑脊液鼻漏;若累及颞骨岩部,脑膜、骨膜及耳膜均破裂,则会有脑脊液耳漏。

3.应激性溃疡

重型颅脑创伤后急性消化道出血的发生率高。它可归因于自主神经功能紊乱,上消化道血管痉挛,胃黏膜糜烂出血。治疗以预防为主。在临床观察中要注意有无黑便及咖啡色胃内容物,有的患者还可伴有腹胀、呃逆等症状,出血量多时可发生休克。一旦确诊应及时禁食、留置胃管、胃肠减压,早期给予止酸剂和胃黏膜保护剂,必要时应予输血治疗。

4 泌尿系统损伤

重型颅脑创伤患者出现血尿,应考虑合并泌尿系统损伤或甘露醇、磺胺嘧啶、苯妥英钠等药物损害肾脏所致。

5.肺损害

若颅脑创伤患者出现血性痰,呼吸不规则,应考虑肺损害。

6.再出血

若颅内血肿清除术后头部引流袋内出现大量新鲜血,应考虑手术区域再出血,应重复进行 CT 检查,严重者应再次手术探查。

7.脑疝

脑疝是颅内压增高引起的一种严重危象。由于颅内压力的不平衡,脑组织的一部分从压力高处向压力低处移位,并被挤到颅内生理性孔道,使部分脑组织和血管受压,引起血液与脑脊液循环障碍而产生的一系列危及生命的症状、体征。根据发生的部位及移位组织的不同,可分为小脑幕切迹疝和枕骨大孔疝。

(1)小脑幕切迹疝:患者表现血压逐渐增高,脉搏变得缓慢洪大,呼吸深沉缓慢,并有进行性意识障碍,同侧瞳孔缩小后逐渐散大,对光反射由迟钝到消失,对侧肢体运动减少或消失。

(2)枕骨大孔疝:患者表现剧烈头痛,后枕部为主,强迫头位,血压骤升,脉搏迟缓有力,呼吸由深慢至浅快,随之表现为呼吸不规则乃至停止,意识障碍发生较晚,晚期双瞳孔散大,对光反射消失。

由于颅脑创伤患者病情各异,通过入院接待、阅读病历、检查患者等,快速对病情进行评估。入院早期常因病情危急,仅做简单的神经系统检查,临床护理时应对病情作全面观察。对于观察所得的结果应该认真分析,以求得比较正确的判断。只有在认真仔细连续观察,点滴病情改变才会在正确诊断和处理过程起到重要作用。特别应该指出的是,当患者出现意识改变、生命体征变化、神经系统症状或体征等,应随时向医师汇报,以得到及时诊治。

第二节　颅脑创伤患者的护理

颅脑创伤患者是否得到有效的护理,对于患者的康复具有十分重要的意义。护理的目的是为患者的脑功能和结构恢复创造基本条件,预防和治疗并发症。

一、现场急救护理

及时有效的急救,不仅使当时的某些致命性威胁如窒息、大出血、休克等得到缓解,而且为进一步治疗创造有利条件,还可以防止或减少再损伤、预防或降低感染的机会,以及记录确切受伤经过等。

1.气道的护理

由于颅脑创伤患者常伴有不同程度的意识障碍,丧失正常的咳嗽反射和吞咽功能,呼吸道分泌物不能主动排出,血液、脑脊液及呕吐物会被误吸入呼吸道;下颌松弛、舌根后坠等都会导致呼吸道梗阻或窒息,轻者引起缺氧而加重脑组织的损害,重者可致死。因此,对于颅脑创伤昏迷患者,急救时确定患者无颈部损伤后可将患者头偏向一侧,清除口腔或鼻咽部的分泌物、血液(块)、呕吐物或异物,对有舌后坠者应经常检查气道是否通畅,及时吸痰,做好吸痰前后的评估,以防干扰正常呼吸功能和颅内压骤然增高,必要时放入口咽通气管,或进行气管内插管。对于昏迷较深的患者应尽早进行气管切开,保持呼吸道通畅,给予持续低流量吸氧,提高动脉的血氧分压,有利于脑水肿消退,降低颅内压。

2.脱水药物的应用

脑水肿可导致一系列的恶性结果,为了减轻脑水肿、降低颅内压,必须进行脱水治疗。静脉输入或口服各种高渗液体,提高血液渗透压,造成血液与脑组织和脑脊液的渗透压差,使脑组织内的水分向血循环内转移;并通过在近端肾小管中造成高渗透压,而产生利尿作用;同时因血液的高渗透压,抑制脉络丛分泌,减少脑脊液的产生,从而达到减轻脑水肿和降低颅内压的目的。紧急情况下应选作用快、疗效强的药物,如20%甘露醇、呋塞米等。

3.减少出血、防止感染

头皮撕脱或撕裂伤、开放性颅脑伤累及较大血管或静脉窦时,可发生出血性休克。严重出血常威胁患者生命,应该积极处理。对于单纯性头皮出血可加压包扎止血;开放性颅脑伤应尽早施行清创术,清除碎组织、异物或血肿,修复硬脑膜及头皮伤口。尽早给予抗生素和破伤风预防注射。

4.抗休克

凡出现休克征象者,应立即给予补液或输血。同时应协助医师查明有无颅外其他部位的合并伤,如多发性骨折、内脏破裂等。让患者平卧,头部抬高15°~30°。严禁使用吗啡或抑制呼吸、缩小瞳孔的药物,以免影响病情观察等。

5.做好护理记录

正确记录受伤经过、初步检查所见、急救处理经过以及患者的意识、瞳孔、生命体征、肢体活动等病情变化等,为进一步处理时提供依据。

二、术前护理

1.术前了解患者心态,做好解释工作,消除紧张心理,使其配合做好各项治疗。

2.手术前一天备皮,将患者头发剃光,检查手术野皮肤有无破溃及感染等。

3.抽血配血,根据手术大小与血库联系备血,以保证手术中血液供应。

4.做青霉素过敏试验。

5.患者术前禁食8~12小时,禁饮4小时。

6.注意患者手术前一晚的睡眠情况,可适当给予安眠药,以保证良好的睡眠。

7.女患者要注意月经来潮情况。

8.术前应测患者的体温、脉搏、呼吸及血压。

9.患者入手术室前应更换衣服、裤子,有义齿者应取下。保管好患者的一切生活用具。

10.入手术室前半小时,给予术前用药。

11.患者入手术室后,立即做好术后各项准备工作,如病床、氧气、吸引器、呼吸机等。

三、术后护理

1.转运

手术患者、搬运患者时,动作要轻、稳,防止头颈部扭转或受震动,注意夹闭各种管道,防止脱落、倒流。放好患者后立即给予吸氧,测血压、脉搏及呼吸并记录。

2.体位

除休克和脊髓损伤外,术后血压正常的情况下患者取头高位,即床头抬高 15°~30°,有利于脑部静脉回流,减轻脑水肿和脑肿胀、降低颅内压。头皮撕裂伤患者,为了保证植皮存活,植皮区不能受压。幕上、下开颅术后,原则上头位不限,手术切口可受压,但是如果在进行去骨瓣减压术后,则应避免切口受压。对后组脑神经受损,吞咽功能障碍者,宜取侧卧位,以免口咽部分分泌物误入气管。如有脑脊液耳漏者,取头高患侧卧位。

3.气管插管护理

(1)可使用一次性固定器、胶布或棉带固定好插管,防止插管脱落、移位。每班记录插管固定情况、深度,及时调整。牙垫每 12 小时更换一次位置。

(2)为减轻插管对咽后壁的压迫刺激,头部可取稍后仰位,定时转动头部,减少气管内壁黏膜的损伤。

(3)气囊管理工作:气囊的目的是封闭气管导管与气管壁之间的间隙,保证有效的通气,同时可减少口咽部、声门下分泌物移动到气管深部。每 4 小时监测气囊压力,及时调整,维持气囊压力在 1.96~2.94kPa(20~30cmH_2O)。脱机状态下可放松气囊,放气前要充分吸除口、鼻腔分泌物,以免流入肺内引起感染。

(4)保持气道通畅,酌情每 2 小时翻身叩背一次,及时清除呼吸道分泌物。每次吸痰时间<15 秒,并避免剧烈咳嗽,对痰液黏稠者,应给予持续湿化。

(5)同时应做好口腔护理,每日 2~4 次,推荐使用一次性使用负压吸引牙刷。

(6)决定拔除插管前要充分评估者情况,彻底清除上呼吸道的痰液。床旁备好插管用物,拔除插管后密切观察患者生命体征,以防再次插管。

4.引流管护理

颅脑创伤手术后常会留置脑室引流管、创腔引流管及硬膜下引流管等,应注意引流高度、妥善固定、防止折叠,无菌操作,保持引流管通畅,观察引流液性状和量。

(1)脑室外引流

1)引流管的安置:患者回病室后,在严格无菌操作下连接引流袋,并妥善固定,使引流管开口高于侧脑室平面 10~15cm,以维持正常的颅内压。需要搬动患者时,应将引流管暂时夹闭,防止脑脊液反流颅内引起感染。

2)控制引流速度和量:术后早期若引流过快、过多,可使颅内压骤然降低,导致脑移位。故早期应适当抬高引流袋的位置,以减慢流速,以每日引流量不超过 500mL 为宜,待颅内压力平衡后再降低引流袋。

3)保持引流通畅:引流管不可受压和折叠,可适当限制患者头部活动范围,活动及翻身时避免牵拉引流管。注意观察引流管是否通畅,若引流管内无脑脊液流出,应查明原因。可能的原因有:①颅内压低于 1.18~1.47kPa(8.8~11mmHg),证实的方法是将引流袋降低高度后有脑脊液流出;②引流管在脑室内盘曲成角,可请医师对照 X 线片,将过长的引流管缓慢向外抽出至有脑脊液流出,再重新固定;③管口吸附于脑室壁,可将引流管轻轻旋转,使管口离开脑室壁;④引流管被小凝血块或挫碎的脑组织阻塞,可在严格消毒管口后,用无菌注射器轻轻向外抽吸,切不可注入生理盐水冲洗,以免管内阻塞物被冲至脑室系统,日后引起脑脊液循环受阻。经上述处理后若仍无脑脊液流出,必要时应更换引流管。

4)观察并记录脑脊液的颜色、量及性状:正常脑脊液无色透明,无沉淀。术后1~2天脑脊液可略呈血性,以后转为橙黄色。若脑脊液中有大量血液,颜色逐渐加深,常提示脑室内出血;若脑脊液混浊呈磨玻璃状或有絮状物,提示有颅内感染。

5)严格无菌操作:保持整个装置无菌状态,每日更换引流袋时先夹闭引流管,防止进入空气或脑脊液逆流进入颅内。定时做脑脊液常规检查及细菌培养。

6)拔管:脑室引流管一般放置3~4天,此时脑水肿已消退,颅内压逐渐降低。脑室引流管放置时间不宜超过1周,以免时间过长发生颅内感染。拔管前先进行头颅CT检查。并试行抬高引流袋或夹闭引流管24小时,以了解脑脊液循环是否通畅。若颅内压再次升高,并出现头痛、呕吐等症状,则立即放低引流袋或开放夹闭的引流管,并告知医师。拔管时先夹闭引流管,以免管内液体逆流进入脑室引起感染。拔管后切口处若有脑脊液漏出,及时告知医师处理,以免引起颅内感染。

(2)负压引流:颅内手术后,常在颅内留置引流管,引流手术残腔的血性液体和气体,减少局部积液。负压引流的引流液一般颜色为淡红色,如呈鲜红色则要考虑是否有活动性出血;如引流液无色澄清,要考虑是否是脑脊液。一般引流管在手术后的2~3天拔除。头皮血管丰富,切口容易渗血,外层敷料如被浸透应及时更换。

5.颅内压监护

重度颅脑创伤患者,常因颅内压增高而导致死亡,故应对重症外伤昏迷患者进行持续性的颅内压监护,能较早发现颅内压增高,及时采取措施。

颅内压2.00~2.67kPa(15~20mmHg)即为异常。

若颅内压>5.33kPa(40mmHg)为严重高颅压。监护期间要采取措施防止测压管脱落、断裂。伤口有脑脊液外渗、监护仪显示高颅压报警、患者意识出现变化等,都应及时通知医师处理。

6.输液管理

由于颅脑创伤早期常存在不同程度脑水肿以及意识障碍,伤后初期常规禁食,使用输液泵控制补液量和补液速度。尤其是严重脑挫裂伤、脑水肿和脑肿胀患者在使用脱水药物时,需密切观察血电解质的变化、尿量及肾功能。对于使用深静脉置管补液的患者,需预防静脉血栓形成和感染发生。此外,颅脑创伤患者常有呕吐、高热、大汗或强直抽搐等表现,容易出现代谢紊乱。加之伤后早期限制水、钠摄入,脱水利尿、激素等药物治疗等,患者会出现不同程度脱水和电解质紊乱,要注意调整。但静脉补液速度不宜过快、过多,以免加重脑水肿或诱发急性肺水肿等。严格记录24小时出入量,尤其是丘脑下部损伤患者会出现尿崩症,应该密切观察、正确记录尿量和尿比重。

7.营养支持

颅脑创伤后机体处于高代谢状态,耗氧量增加,蛋白质分解加速,故伤后营养支持非常重要。伤后应注意补充高能营养。鼻饲及十二指肠滴注脑外伤流质。成人每天总热量控制在 9.2~11.3kJ（2200~2700cal）。也可选用平衡氨基酸、脂肪乳剂、要素饮食等。有资料显示，给予恰当营养支持后，可使患者的免疫力在 2 周内恢复正常。早期营养补充的患者较之未有营养补充者病死率降低。除采用鼻饲维持肠内营养外，还应给予适当的静脉营养，以保证必要的热量。鼻饲应抬高床头，鼻饲后勿立即搬动患者以免引起呕吐、误吸，建议使用空肠营养泵 24 小时持续管饲喂养，减少腹泻和反流的发生。

8.体温监测

高热可加速体内新陈代谢活动，加重脑缺氧和脑水肿，术后体温宜控制在 38℃ 以下。保持室温于 18~22℃，室内应空气流通，并定时进行空气消毒。宜以物理降温为主，如用冰袋置于腋下、腹股沟等大血管处，用冰帽或降温毯降温。药物降温应注意大量出汗可引起虚脱，注意加强口腔护理和皮肤护理。

9.角膜保护

眶部损伤、面瘫或昏迷患者眼分泌物增多时，应该定时清洁，必要时给予抗生素眼药水或眼膏，以防眼部感染。眼睑闭合不全者，可用眼罩遮盖或凡士林纱布将眼睑暂时黏合，并给予抗生素眼膏，以防暴露性角膜炎。

10.排泄护理

脑损伤患者会因大便干结、肠蠕动减少、排便反射抑制或卧床等原因导致便秘。便秘会引起腹胀、腹痛，继而影响患者情绪和食欲。颅内高压患者还可能因用力排便诱发脑疝。所以，保持患者大便通畅也是颅脑创伤患者护理的一项基本要求。另外，有些颅脑创伤患者因消化不良、继发性肠道感染、饮食不当等原因发生腹泻和大小便失禁，应该加强会阴部和臀部护理，定时翻身和清洗，保持会阴部和臀部干燥，以预防湿疹和压力性损伤。

11.禁忌

昏迷患者禁止使用热水袋，以防烫伤。

12.心理护理

康复期加强心理护理。对于轻型患者应鼓励尽早自理生活，防止过度依赖医务人员。要让他们树立战胜疾病的信心，消除"脑外伤后综合征"的顾虑。重型颅脑创伤患者在神志、体力逐渐好转时，常有头痛、眩晕、耳鸣、记忆力减退、失眠等症状，应该向患者做适当解释，让患者知道有些症状属于功能性的，可以恢复。对于遗留神经功能残疾的患者今后生活工作、颅骨修补、偏瘫失语的锻炼等问题，应该积极向患者及家属提出合理建议，列举过去患者的良好恢复情况，鼓励患者面对现实，树立争取完全康复的信心。

四、镇静、镇痛的护理

躁动不安是颅脑创伤患者伤后早期常见的临床表现。引起躁动不安的因素很多，常见原因主要包括：脑挫裂伤，尤其是额叶挫裂伤；颅内血肿、脑水肿和脑肿胀所致的颅内高压状态；呼吸道不畅所致的缺氧；尿潴留引起的膀胱过度充盈；大便干结引起的强烈排便反射；呕吐物或大小便浸渍衣服；瘫痪肢体受压以及冷、热、痛、痒、饥饿等因素。

当患者突然由安静转入躁动，或从躁动转为安静嗜睡状态时，应该提高警惕，观察是否有病情恶化，特别是应该排除呼吸道梗阻和颅内高压所致的躁动。对于躁动患者不能强加约束、捆绑四肢，以免造成患者过度挣扎使颅内压进一步增高，加重能量消耗。可加床栏或保护带以防坠床、自伤，必要时由专人守护，防止意外损伤的发生。对于确诊为额叶挫裂伤所致的躁动,应该给予适量镇静剂。注射时需要有人相助,以防断针。另外,要勤剪指甲以防抓伤。

重型颅脑创伤患者适当地应用镇静、镇痛药物,可降低颅内压、改善脑氧代谢、预防和终止急性环境下的癫痫状态。大多数颅脑创伤患者都需要进行机械通气治疗,也一样会有不能耐受人工气道和机械通气的情况,出现人机对抗,降低机械通气的效果,甚至可能造成呼吸机相关性肺疾病和颅脑创伤的加重,有效及合理的镇静、镇痛有助于稳定血流动力学,一定程度上减轻心血管反应,避免血压过度升高造成二次出血,降低并发症的发生率及病死率。在使用镇静药物时,通过镇静程度的评估掌握患者的镇静状态,指导镇静药物的调整,实现最佳的镇静目标。目前常用的镇静评估工具有拉姆齐(Ramsay)评分、里士满(Richmond)烦躁-镇静评分(Richmond agitation sedation scale,RASS)等。RASS 是目前评估成年患者镇静深度最可靠的评估工具。RASS 的评分范围为-5～+4 分,最佳镇静目标为-2～0分,即浅镇静。

癫痫是颅脑创伤患者最常见的临床症状,多见于额颞叶挫裂伤患者。癫痫的发作可加重脑缺氧及脑水肿,两者往往互为因果,形成恶性循环。重度颅脑创伤的患者,伤情越重发生癫痫的机会越多。所以应在早期预防性应用抗癫痫的药物。并做好癫痫的护理,防止自伤和伤及他人。

1.发作时

(1)防止继发性创伤,除去患者身边的危险物品,解开其衣服,就地仰卧,头偏向一侧;如有呕吐物,须及时清理;抽搐时禁食。

(2)防止咬伤,用一端包有纱布的压舌板放于患者上下臼齿之间,以防舌咬伤。必要时加用床挡以防坠床。

(3)保持呼吸道通畅,吸氧可减轻缺氧及脑损害,防止吸入性肺炎的发生。

(4)减少不必要的刺激,保持安静,操作时动作轻柔,避免强光刺激等。

(5)对抽搐肢体不能用暴力施压,以免造成骨折。

(6)应有专人守护。

(7)遵医嘱立即给予地西泮(安定)10mg 静脉缓注或地西泮 20mg 加入补液中静脉缓滴并观察用药后的反应。

2.间隙期

(1)设床栏护架,床边留有一定的空间,忌放危险物品。

(2)备好急救用品,如吸引器、张口器、拉舌钳等。

(3)抗癫痫药物应持续定时服用,不能擅自停药。

3.观察要点

(1)密切观察抽搐发作情况,并详细记录全过程,应特别注意意识、瞳孔及生命体征的变化,以及抽搐部位、抽搐时间、持续时间、间隙时间、发作频率等,并及时与医师联系。

(2)观察药物疗效及不良反应。定时监测药物的血药浓度,来调整剂量。

六、亚低温的护理

亚低温治疗重型颅脑创伤是近几年临床开展的新方法,在临床上又称冬眠疗法或人工冬眠。亚低温能显著地控制脑水肿、降低颅内压、减少脑组织细胞耗能、减轻神经毒性产物过度释放等。患者肛温一般维持在32~35℃,持续3~10天。目前临床常用降温毯制冷与药物降温相结合的方法,呼吸机辅助呼吸,使患者体温降至30~34℃。亚低温治疗状态下的护理要点如下。

1.环境要求

亚低温治疗的患者最好置于一个安静、空气新鲜的单人病房里,室温应控制在18~20℃,同时应定时进行室内空气消毒,净化室内空气,以减少感染发生。

2.物理降温的实施

使用冬眠合剂的时候必须配合物理降温。降温速度以每小时1~1.5℃为宜,3~4小时即可达到治疗温度。应定时翻身,减少局部皮肤受压,避免患者冻伤或压力性损伤。

3.体温观察

体温观察是亚低温治疗中的一个重点项目。亚低温治疗是否有效,有无并发症的发生,在一定程度上与体温的控制情况密切相关。一般情况下,应保持患者的肛温在34~35℃,腋温为33~34℃,体温>36℃效果差,体温<34℃易发生呼吸、循环异常,体温<28℃易出现室颤。对于体温过低的患者,应适当降低冬眠合剂的量,必要时停用并采取保暖措施。

4.神经系统观察

亚低温对脑组织无损害,但低温可能掩盖颅内血肿的症状,应特别提高警惕。复温过快、发生肌颤易引起颅内压增高。因此,应注意颅内压的监测,严密观察意识、瞳孔、生命体征的变化,必要时给予脱水和激素。

5.呼吸系统观察

(1)呼吸频率及节律:亚低温治疗的患者由于使用冬眠合剂的影响,中枢神经系统处于抑制状态,因此呼吸频率相对较慢,但节律整齐。若患者呼吸频率太慢或快慢不等,且胸廓呼吸活动度明显变小,出现点头样呼吸,应考虑呼吸中枢抑制过度。此时应立即停用冬眠合剂,必要时给予呼吸中枢兴奋剂静脉滴入或进行机械通气。

(2)人工气道护理:冬眠合剂中的异丙嗪(非那根)具有明显的抗组胺作用,可使呼吸道分泌物变黏稠。在亚低温治疗过程中,患者出现呼吸困难、发绀、吸气“三凹征”,呼吸机频繁高压报警,听诊气道内有干鸣音,提示呼吸道梗阻。亚低温状态下,患者自身抵抗力降低,气管切开后容易发生肺部感染。因此应重视患者人工气道的管理,应该加强翻身叩背、吸痰、呼吸道冲洗湿化等护理措施;定时、及时吸痰,清除呼吸道分泌物,保持呼吸道通畅。

6.循环系统观察

亚低温状态下可能会引起血压降低和心率缓慢。护理工作中应该严密观察循环系统功能,其中主要有心率、心律、脉搏、血压、肢端循环及面色等。尤其是儿童和老年患者以及心脏病、高血压患者更应该重视。正常情况下,若亚低温治疗有效,由于冬眠合剂的抗肾上腺素能作用,患者应表现为微循环改善、肢端温暖、面色红润、血压正常、脉搏整齐有力、心率偏慢。若患者出现面色苍白、肢端发绀、血压下降、心律不齐,说明微血管障碍、冬眠过深及体温太低,应立即停用冬眠药物,并给予保暖,纠正水、电解质及酸碱平衡失调,必要时使用血管活性药物改善微循环。

7.体位护理

冬眠合剂中的氯丙嗪和哌替啶(杜冷丁)具有扩张血管、降血压的作用,因此亚低温治疗中的患者最好平卧位;不能使患者突然坐起、激烈翻动或搬动,否则易出现循环不稳、直立性低血压。

8.营养护理

脑外伤患者常伴有胃肠吸收功能紊乱,应及早给予鼻饲流质。使用空肠营养泵持续匀速喂养,同时适当提高鼻饲饮食的温度,使肠道局部温度升高,减少鼻饲过程中的不良反应。

9.基础护理

亚低温治疗的患者对外界的反应差,容易出现各种并发症。患者长时间躺在冰毯上,背部和臀部皮肤温度低,血液循环差,容易引起局部冻伤和压力性损伤。应该定时翻身,避免背部和臀部长时间压迫;保持床单位平整,预防压力性损伤。同时应做好患者的皮肤、口腔、泌尿系统、眼睛等护理。总之应勤翻身、叩背,必要时使用气垫床,以防肺部、泌尿系统感染及压力性损伤等发生。氯丙嗪易引起便秘,因此应注意观察患者有无腹胀、便秘出现,必要时可使用缓泻剂。

10.复温护理

亚低温治疗结束后,复温时先撤去物理降温,让体温自然恢复;同时逐渐降低冬眠合剂的量,最后停用冬眠合剂。切忌突然停用冬眠合剂,以免病情反复。复温速度不可过快,一般 12 小时内使体温升至 37℃。体温不能自行恢复者,可采用加盖棉被、温热水袋等方法协助复温。

七、脑脊液漏的护理

颅底骨折早期血性脑脊液容易与耳鼻道损伤出血相混淆。可将标本滴于纱布或吸水纸上,如见血迹外有月晕样淡红色浸渍圈,则可判断有脑脊液漏。护理措施主要是预防逆行性颅内感染、促进漏口及早闭合。

对于已经确诊的脑脊液漏患者应该抬高头部,借重力作用使脑组织移向颅底,贴附在硬脑膜漏孔区,促使局部粘连而封闭漏口。枕上垫无菌巾。及时清除鼻前庭或外耳道血迹或污垢,定时用盐水擦洗、酒精消毒,但应该防止液体逆流。在鼻前庭或外耳道放一干棉球,浸透脑脊液后及时更换,记录 24 小时漏出量。

在护理中应做到"四禁""三不""二要"和"一抗"。

"四禁":禁止做耳道填塞,禁止冲洗,禁止药液滴入,禁止做腰椎穿刺。

"三不":不擦鼻涕,不打喷嚏,不剧烈咳嗽。

"二要":一般取仰卧位,酌情床头抬高 15°(或遵医嘱)。可以在鼻或外耳道外面盖一块消毒纱布,保持清洁;头下垫无菌巾。

"一抗":配合抗生素治疗,预防感染。

对于颅底骨折的患者,应该密切观察有无颅内感染征象,每日测体温 2~4 次至脑脊液漏停止后 3 天。

引起颅底骨折的暴力较大者,一般多伴有不同程度的脑损伤,甚至可能发生颅内血肿、脑挫裂伤等。脑脊液外漏推迟了颅内压增高症状,但一旦出现脑疝,抢救则更为困难。故必须按脑损伤患者对待,定时观察记录意识、瞳孔、生命体征以及神经系统体征等,以免延误诊治。

八、气管切开后的护理

气管切开是一种急救手术。是正中切开颈段气管前壁 3~5 环,放入合适的气管套管,以解除上呼吸道阻塞所引起的呼吸困难或不能清除下呼吸道分泌物的阻塞时和进行机械性人工呼吸。

1.气管切开的指征

（1）重型颅脑伤昏迷患者。

（2）严重颌面伤。

（3）多发性肋骨骨折反常呼吸。

（4）血气胸。

（5）呕吐物和血性分泌物误吸者。

（6）上呼吸道阻塞。

（7）预防性气管切开。

（8）需要长时间机械通气治疗。

（9）严重低氧血症。

（10）取气管异物。

（11）气管插管带管时间24~72小时以上或插管困难者。

气管切开便于清除呼吸道分泌物、保持呼吸道通畅、减少呼吸道无效腔、增加有效气体交换量、改善脑缺氧状态、减轻脑水肿和颅内高压等。

2.气管切开后早期护理

应该密切观察呼吸变化。注意气管切开局部有无出血、皮下血肿、气管套管及呼吸道内有无梗阻等。金属气管套管,需每日更换消毒内套管3~4次。每日2次更换气管切开伤口敷料,防止切口感染。套管口使用气切人工鼻,以保持吸入空气有一定的湿度,并防止灰尘或异物被吸入。室内空气宜新鲜,室温最好保持在22℃左右,相对湿度约60%。定时吸痰,并每日数次诱发咳嗽,促使下呼吸道分泌物能及时排出。为了防止干扰正常呼吸功能和颅内压突然增高,每次吸痰不宜超过15秒,并且尽量避免剧烈咳嗽。吸痰操作应轻柔,吸痰管插入深度适宜,边吸边提边转动吸痰管,防止损伤气管黏膜。若痰液黏稠,应给予雾化吸入。每日定期检查肺部情况,如一侧局部痰鸣音多,可将患者翻向对侧,叩背后放平,深插吸痰管后吸除分泌物。对于昏迷患者,如头位不当扭曲,气管套管内口压迫气管壁,可引起出血、糜烂或穿孔,甚至形成气管食管瘘。所以,要随时保持头颈与躯干在同一轴线上。对于采用带气囊气管套管、呼吸机辅助呼吸患者,应该每日定时放开气囊,以免长时间压迫气管壁,造成气管壁软化、缺血坏死以及气管食管瘘等。每4小时监测气囊压力,及时调整,维持气囊压力在 1.96~2.94kPa（20~30cmH_2O）。

3.气管切开后期护理

当患者意识逐渐恢复,能自行咳嗽,分泌物较少,无明显肺部感染,吞咽功能恢复者,可试行封管。24小时封管无异常即可拔管。

气管切开术在处理颅脑创伤患者的气道管理中是极为重要的措施。但是,如护理不周则弊多利少,会造成严重并发症,应该引起医护人员高度重视。

九、昏迷患者的护理

昏迷患者对自己生活所需毫无表示,护理人员务必主动、仔细,认真负责。

1.密切观察病情变化

根据需要或医嘱定时测量体温、脉搏、血压、瞳孔大小及对光反射情况。经常呼唤患者,以了解意识情况;如有异常病情变化及时报告医师,以采取抢救措施。

2.预防意外的损伤

躁动不安者,须安放床挡及约束带,以防止坠床。如患者发生痉挛或抽搐时,应用牙垫垫于牙齿咬合面,以防咬伤舌头。保持气道通畅,使头应偏向一侧,以防呕吐物或分泌物堵塞气道;口腔内如有义齿要及时取出,以防止误入气管。

3.保持呼吸道通畅,预防肺部并发症

对昏迷患者,保持呼吸道通畅甚为重要。因为昏迷较深时,咳嗽及吞咽反射减弱或消失,口腔及呼吸道分泌物及呕吐物等容易被误吸或坠积于肺部。颅脑创伤合并颅底骨折或颌面伤时,鼻腔、口腔出血可流入呼吸道。颈椎上部骨折或高颈段椎管内肿瘤可引起呼吸肌麻痹,或胸部外伤可引起呼吸困难等,对这些患者保持呼吸道通畅不仅能预防肺炎等并发症,还能减少脑缺氧,并对减轻脑水肿有重要作用,处理不当往往可因呼吸道并发症而加重病情,甚至导致死亡,在护理全过程中必须予以充分重视。具体措施如下。

(1)及时清除口腔及呼吸道的呕吐物、分泌物、出血及凝血块等,是预防肺炎及肺不张的重要措施。应定期吸除,并要求彻底。如呼吸道有"呼噜"痰鸣时需设法吸除。吸痰管应分别从鼻腔、口腔或从气管切开处伸入气管内吸引。颅前窝骨折患者避免从鼻腔吸痰,以免感染侵入颅内。吸痰时动作要轻柔,以防止黏膜损伤。对有严重颅内压增高者,吸痰时更应注意勿使呛咳过剧而增加颅内压。当患者仍有咳嗽反射时,也可适当予以刺激使之咳嗽,有利于排痰。

(2)患者采取侧卧和侧俯卧位,以利于呼吸道分泌物排出,防止呕吐物误吸而引起吸入性肺炎。一般每2小时翻身一次,翻身时叩击背部使痰松动,有利于痰液的排出。

(3)舌后坠影响呼吸者,可采取侧卧并托起下颌或采取侧俯卧(昏迷体位),必要时放置口咽通气管等,均可改善呼吸道的通气情况。

(4)注意保暖,避免受凉。

4.五官的护理

(1)预防口腔炎:昏迷患者由于吞咽反射减弱或消失,口腔及呼吸道分泌物的残留,容易引起细菌繁殖,发生口腔炎、黏膜溃疡及化脓性腮腺炎等并发症,故应及时清除口腔内分泌物。以0.1%呋喃西林或3%过氧化氢溶液清洗口腔,每日2~4次。不易张口者,可用压舌板或开口器协助进行。口唇涂以液状石蜡防止皮肤干燥裂口,已有裂口者可涂以抗生素软膏。操作时注意轻柔,防止棉球遗漏在口腔内。

(2)防止角膜溃疡:昏迷和周围性面神经瘫患者,由于眼睑闭合不全,角膜外露以致引起角膜干燥坏死。三叉神经第一支受损的患者,由于角膜感觉减退,容易因异物或外伤引起角膜溃疡或继发感染等导致视力障碍。一般应以眼罩、风镜或凡士林纱布覆盖以保护双眼,或用胶布牵拉上下眼睑使之闭合,并定时滴以抗生素眼药水或涂以抗生素眼膏。一旦发现角膜光泽消失或浅层混浊时,更应加强角膜的护理,必要时缝合上下眼睑。

5.加强泌尿系统的护理,防止泌尿系统感染

昏迷患者常出现排尿障碍,表现为尿潴留或尿失禁。临床上应首先明确排尿障碍的性质,根据情况进行处理。护理上应保证排尿通畅,预防感染和训练排尿功能。尿潴留宜先用针刺,取关元、气海、曲骨、三阴交等穴位,并配合按摩膀胱等方法。如仍不能排出或残留尿较多时,可进行留置导尿。导尿过程及留置导尿均需严格无菌操作,以免引起尿路感染。凡

留置导尿者,应定时开放排尿,每周更换导尿管一次。对尿失禁的男性患者,可用阴茎套接橡皮管或直接用尿壶接尿;女性患者则应根据排尿规律,经常主动用尿盆接尿或及时更换尿布。

6.皮肤护理,预防压力性损伤

皮肤护理重点是防止压力性损伤,防治措施应以"预防为主"。颅脑创伤患者中,昏迷、截瘫和大小便失禁者,由于长期卧床,局部受刺激,血液循环障碍,容易发生压力性损伤。预防的要点是勤翻身并保持皮肤的清洁和干燥,避免长期受压。要求每2小时翻身一次(应用气垫床时可酌情延长间隔时间)。翻身时,不可在床褥上拖拉以免擦伤皮肤。对于易发生压力性损伤的部位,如骶尾部、髂后上棘、股骨大粗隆、踝部、足跟部、肩胛部、耳壳和头皮等处,更应注意保护,避免长时间受压。可在这些部位垫以气圈、棉圈或海绵垫等,以减轻压力。头部还可枕以气袋(即充气热水袋)。床单保持平整、干燥;被大小便浸湿后,要随时更换。每周至少搓澡或洗澡一次。增强营养提高自身抵抗力也极为重要。

7.加强营养护理

(1)营养的维持:重型颅脑创伤和开颅术后有意识障碍的患者,伤后或术后1~2天内,一般应禁食,给予补液;长期昏迷患者,不能自行进食,消化及吸收功能亦大多减退。由于创伤修复、感染和高热等原因,机体消耗量增加,故维持营养及水、电解质平衡是一项重要问题。这类患者在肠鸣音恢复后,可采用鼻饲给予高蛋白、高热量、高维生素且易消化的流质饮食。可供鼻饲的饮食种类很多,应按具体情况,计算热量适当选用。常用的有要素饮食和混合奶。当吞咽反射恢复后,即可开始练习喂食,开始用少量饮水,确定吞咽功能正常后,可试喂少量食物,如稀饭或低脂面条等。食物量和品种应逐渐增加,使胃肠功能逐渐适应,防止发生消化不良或严重腹泻的不良后果。

(2)消化道出血的护理:重型颅脑创伤或颅内占位性病变患者,特别是损伤或病变位于丘脑下部及其附近或该区手术之后,可出现神经源性胃肠道出血,尤以应用大剂量肾上腺皮质激素或曾有溃疡病史者,更易发生。出血量可多可少,也可反复发生。常在鼻饲前抽吸胃内容物时发现有咖啡色液体,或出现柏油样便、腹胀、肠鸣音亢进,重者则可能有呕血或有大量便血,以及面色苍白、脉搏快速、血压下降等休克征象。胃肠道出血是病情危重的一种表现,应引起警惕并及时处理。除全身应用止血药及酌情输以新鲜血液外,还可服用云南白药、三七粉或止血粉等,同时立即停止鼻饲和肾上腺皮质激素类药物的应用,并密切观察出血及血压情况。必要时进行胃肠减压,并做好大量失血的各项抢救准备工作。

8.做好输血、补液、出入量及病情变化的记录工作

神经外科患者可因外伤、手术、高热、呕吐、昏迷不能进食、脑性电解质紊乱、内分泌障碍以及脱水疗法等因素,常出现水、电解质平衡失调,同时有多种药物需通过静脉途径给予。因此,有计划地做好补液、输血及出入量的记录工作,对保证患者的需要,并根据病情变化随时进行调整甚为重要。护理工作中应根据每日预计输血、输液种类和总量进行全面计划,合理安排。例如对有休克倾向的患者宜先输血,而对有严重脑水肿者,则宜先进行脱水疗法而后酌情输液。一般状况下,切忌输液速度过快,因输液过量或过快能加重脑水肿或肺水肿,导致病情急剧恶化。出入量记录必须准确并随时记录,不可事后追忆补记。发现病情变化,及时汇报医师同时做好记录,如意识、瞳孔的变化以及生命体征的改变,为后续治疗提供可靠依据。

对于重型颅脑创伤昏迷患者的护理是个较长的过程,恢复十分缓慢。要以鼓励患者家属树立信心为主,并告诉他们必须掌握的护理知识,取得家属的配合也是搞好昏迷患者护理的重要因素。

十、躁动患者的护理

颅脑创伤病中经常遇到有意识朦胧与躁动不安的患者,如颅脑创伤急性期或恢复期,及其他原因引起的颅内压增高、蛛网膜下腔出血以及颅脑手术后,许多患者处于意识不完全清楚或精神状态不正常。在这种情况下,容易发生坠床。一般护理工作中必须提高警惕,加强防护措施,如床旁加置床栏、适当地约束患者。严格掌握保护具应用的适应证,维护患者的自尊。保护性制动措施只宜短期应用。对不能配合的患者,如拔管、抓伤口等,给予手脚约束;在此操作过程中要注意松紧度(以能伸入1~2个手指为原则),并定时放松,同时要有一定的活动范围,以防因挣扎而增加患者的体力消耗,造成皮肤擦伤,加重颅内压增高或诱发颅内出血。在使用约束具期间,护士应将肢体处于功能位置。记录使用保护具的原因、时间、观察结果、护理措施和解除约束的时间。使用约束带时尽量避开输液部位及皮肤破损处。对躁动较剧者,除用药物进行控制外,还可在胸部加以横带适当限制其活动或在床栏上方加用绳网以保护之。最好应有专人守护。

十一、康复护理

颅脑创伤患者经及时抢救治疗后可留下不同程度的后遗症,而且有些后遗症的恢复需要很长过程,有些甚至可终身后遗,因此需要医务人员和患者共同努力,树立信心,持之以恒,争取成功。

1.长期昏迷

脑干损伤严重的可使患者处于昏迷状态。对长期昏迷的植物人状态就需要按重危患者进行护理,做好基础护理,预防各种并发症及注意饮食营养卫生。

2.肢体瘫痪护理

肢体瘫痪患者要鼓励锻炼,让患者了解锻炼的目的是使肢体的肌肉不萎缩、关节韧带不强直,有希望恢复生理功能。坚持运动,运动量由小到大,运动范围由近到远,由被动运动到自主运动,直至完全恢复。

3.语言训练

外伤后失语靠发音训练,可以从单字发音起。经常收听广播、音乐对训练听力、语言发音有一定帮助。

4.外伤性癫痫

要做好出院宣教,不能单独外出,不宜攀高、骑车、驾车、游泳等。坚持长期、定时口服抗癫痫药,一般为3~5年。

5.颅骨缺损

出院后要注意减压窗的保护,外出可戴安全帽,手术后半年可考虑进行颅骨修补。

6.正中神经刺激

利用体表电刺激原理,在患者右侧腕部正中神经分布区域施加微弱低频电流刺激,电刺激信号通过神经通路传到脊髓、脑干和皮质,可以激发大脑自发分泌神经营养物质和神经递质,增加脑血流量,促进损伤的神经结构整合,最终实现昏迷催醒。

十二、心理指导

由于颅脑创伤给患者造成不同程度的心理恐惧、忧郁、压抑等,同时给患者的工作、学习和日常生活带来困难。因此易造成患者的性格变化,丧失治疗信心。因此家属及护士要针对患者的性格特点帮助他们树立战胜疾病的信心,正确面对现实,积极配合康复训练,争取早日康复。

第三节　头皮撕脱伤护理

头皮撕脱伤是一种严重的开放性头皮伤,多因发辫受机械力牵扯或动物咬伤致头皮撕脱。因头皮表层与帽状腱膜致密附着,不易分离,故头皮撕脱时常使头皮、浅筋膜、帽状腱膜三层一并撕脱,有的连同部分骨膜撕脱,使颅骨裸露。头皮撕脱的范围与受到牵扯的发根面积有关,严重者可导致前额、眉、耳等部位一并被撕脱。伤者常因剧烈疼痛和大量出血而发生休克,较少合并颅骨和脑损伤。头皮撕脱伤必要时应在加压包扎止血、预防休克和彻底清创的前提下行头皮再植。若不能再植,应彻底清创后,行颅骨外板多处钻孔,深达板障,待骨孔中长出肉芽后,再进行二期植皮。

一、术前护理

1.休克的预防及护理

头皮的血运及感觉神经极其丰富,头皮撕脱后可因大量出血和极度疼痛而发生休克,应立即进行抗休克处理,抢救患者生命。

(1)迅速用无菌敷料局部压迫创面止血,控制大出血,必要时使用抗休克裤。

(2)取休克体位,头和躯干抬高 20°~30°,下肢抬高 15°~20°,以增加回心血量。

(3)安置心电监护仪,密切监测患者生命体征,注意观察有无血压下降、脉搏加快、肢端湿冷、面色苍白等情况发生,注意保暖。

(4)保证呼吸道通畅:①松解领口,解除气道压迫;②使头后仰,清除呼吸道异物或分泌物,保持气道通畅;③经鼻导管或面罩给氧;④严重呼吸困难者,做气管插管或气管切开,予以呼吸机人工辅助呼吸。

(5)快速建立两条静脉通道,遵医嘱及时、快速、足量补液,补充血容量,改善组织灌注。

(6)镇痛护理:评估患者疼痛的程度,必要时给予止痛药,避免疼痛性休克的发生。若患者存在呼吸障碍,则禁用吗啡。

(7)预防感染:休克患者抵抗力常降低,应早期使用抗生素预防感染。

(8)监测血糖:大面积撕脱伤患者在发生创伤性休克后,部分患者因胰岛素抵抗而表现出高血糖症,从而导致严重感染。因此,应密切监测患者血糖变化,遵医嘱及时予以胰岛素治疗。

2.撕脱头皮的处理及保存

头皮撕脱后,若妥善保存,患者可进行头皮再植;若处理或保存不当,可致头皮坏死和感染,严重影响患者的预后。因此,撕脱头皮的处理和保存尤为重要。

(1)对于撕脱的头皮应注意避免污染,使用无菌敷料或干净纱布包裹,隔水放置于有冰块的容器内,及时随伤者送入医院。

（2）戴上无菌手套，用生理盐水初步清洗撕脱头皮，剪掉长发，使留在头皮上的头发长1~2cm。剃发完毕，用生理盐水冲净撕脱头皮的表面污物，再以安尔碘、过氧化氢、生理盐水依次冲洗，最后放在无菌容器中待用。

3.术前准备

头皮撕脱伤后有条件者最好在伤后6~8小时内行清创植皮术。采用显微外科技术进行小血管吻合，使撕脱头皮再植存活。快速、有针对性地进行术前准备，为争取手术时间提供有力的保障。

（1）协助患者迅速完成术前检查：血常规、肝肾功能、凝血功能、心肺功能、颅骨X线片、头部CT。给予合血、抗生素过敏试验。

（2）需进行急诊手术的患者应禁饮禁食，必要时给予安置胃肠减压排出胃内容物，积极准备手术。

（3）注射破伤风抗毒素（TAT），进行抗生素皮试，以备术前、术中、术后用药预防感染。

（4）遵医嘱备好术中带药、病历、CT片、头皮等以便带入手术室。

（5）同手术室工作人员进行患者、药物、物资核对后将物品送入手术室。

二、术后护理

1.体位与活动

术后体位不当可导致患者移植区头皮受压坏死，因此需根据病情做好体位指导及康复锻炼，减少并发症，促进早日康复。

（1）全麻清醒前，可取平卧位。

（2）全麻清醒、生命体征平稳后，选半卧位或斜坡卧位可以避免植皮区的牵拉和受压，同时有利于颅内静脉回流，减轻头面部水肿，鼓励进行头部的活动。

（3）夜间休息时，避免头部某一部位长期受压，应每小时更换一次体位，防止移植头皮受压血运不畅，有利于皮瓣成活。

（4）病情允许的情况下，鼓励患者早日下床活动，减少受压，有利于皮瓣成活。

2.再植头皮及移植皮瓣血液循环观察及护理

再植头皮及移植皮瓣可因血液循环受阻发生血管危象，导致手术失败。做好再植头皮及移植皮瓣血液循环的观察和护理可以早期发现危险并给予及时处理。

（1）术后严密观察并记录再植头皮及移植皮瓣的温度、颜色、弹性、毛细血管的充盈度。皮温比正常体温低2℃为正常，按压再植头皮或移植皮瓣1~2秒，由苍白转为红润为正常，若恢复时间大于5秒，应考虑血液循环障碍，立即松解包扎敷料并通知医师处理。

（2）严密观察并记录头皮的色泽与发根的饱满程度，以防发生静脉危象，出现头皮肿胀，创缘渗血。

3.植皮区的护理

植皮区的伤口情况好坏与植皮是否成功息息相关。密切观察敷料的清洁度与干燥度、松紧度，评估植皮区渗血渗液、伤口愈合情况，可以及早发现有无伤口感染，以便及时处理，改善患者的预后。

（1）密切观察伤口敷料渗血渗液情况，如有渗出及时更换，保持敷料的清洁干燥。

（2）伤口包扎应松紧适宜，以能放一手指为宜，太松达不到止血的目的，太紧会压迫血管,影响头皮血供。

（3）动态监测患者体温,闻创面敷料区有无异味。

4.皮下引流管的护理

头皮撕脱伤进行再植术后手术创面较大,如果皮下出血形成血肿,会影响皮瓣的存活,导致手术失败。术后安置皮下引流管,保持引流通畅,可以避免皮下血肿的形成,促进患者早日康复。

（1）皮下引流管引流高度应与头部一致甚至更低,勿高于头部,防止逆流。

（2）保持皮下引流管通畅,勿折叠、扭曲、压迫管道。

（3）妥善固定引流管,确保引流管固定牢固,引流管长度应适宜,确保患者头部有适当活动空间。告知患者及家属皮下引流管的重要性,避免意外拔出皮下引流管。若皮下引流管不慎被拔出,应立即通知主管医师,切勿自行安装。

（4）观察皮下引流管处伤口敷料情况,引流液的颜色、性状、量,手术当天引流液呈淡血色,若有鲜血流出,应通知医师给予止血措施,防止休克发生。

（5）无菌原则下每天更换引流装置,保持负压引流,有利于创面的愈合。

第四节　颅骨骨折护理

一、颅盖骨骨折

颅盖由扁骨组成,由骨缝将额骨、顶骨及枕骨连接成穹窿形结构,具有一定弹性、抗压缩和抗牵张能力。颅盖骨可分为外板、板障、内板三层。成人外板厚,耐受张力大,弧度较小,内板薄而脆弱,有时颅骨发生折裂时外板完整而内板骨折。颅盖骨骨折的主要形式有线性骨折、凹陷性骨折和粉碎性骨折。

线性骨折发生率最高,以额骨骨折多见,局部有压痛与肿胀,常伴有头皮挫伤和头皮血肿。治疗上应着重处理骨折可能引起的脑损伤,如硬膜外血肿、脑脊液漏等。

凹陷性骨折好发于额骨、顶骨,多为全层凹陷,若未伴发巨大头皮血肿。局部触诊可发现颅骨下陷,若骨折片伤及脑重要功能区,可能出现癫痫、失语、偏瘫、偏盲等神经系统定位病症。凹陷性骨折应根据凹陷程度处理:凹陷深度小于1cm,又无临床症状者,无须手术治疗;凹陷深度大于1cm,或合并脑损伤出现颅内高压,或骨折片压迫重要部位引起神经功能障碍者,需要手术治疗。进行骨折片复位术。

粉碎性骨折触诊时可有骨擦音和骨片浮沉感,X线检查可显示受伤处颅骨有多条骨折线,可纵横交错,且分裂成数块。粉碎性骨折多同时合并局部脑挫裂伤及头皮裂伤,检查时注意切忌反复、粗暴操作,以免增加颅内脑膜、脑组织、脑血管损伤和出血的危险。粉碎性骨折需行骨折片摘除术,必要时3~6个月进行骨折片复位术。

1.护理评估及术前准备

颅盖骨骨折者常因交通事故、斗殴、跌坠落、砸伤等意外事故而急诊收治入院,患者可能合并其他严重并发症。因此,准确、详细、全面、快速的护理评估,有针对性的术前准备和健康教育,对确保手术的安全性有重要意义。

（1）询问患者受伤经过,了解受伤原因、着力部位、伤后意识变化情况及时间;严密观察患者生命体征、意识及瞳孔,评估患者有无合并伤及多发伤。

(2)协助患者完成术前检查:血常规、尿常规、肝肾功能、凝血功能、心肺功能、颅骨X线片、头部CT。

(3)术前准备:需要进行急诊手术的患者禁饮禁食,必要时安置胃肠减压排出胃内容物,择期患者术前6小时禁食,术前2小时禁饮。术前6小时之前可吃淀粉类固体或饮用牛奶,术前2小时之前可饮用不超过400mL的含糖清亮液体(不含茶、咖啡及酒精的饮料)。

2.术后护理

(1)颅内压增高的观察与护理:颅盖骨骨折患者可能合并脑挫伤、颅内出血,可因继发性脑水肿导致颅内压增高。大面积颅骨凹陷骨折可致颅腔容积变小,也可导致颅内压增高。因此,密切观察患者有无颅内压增高、及时识别并处理,可改善患者预后,挽救患者生命。

1)密切观察患者的瞳孔、意识、生命体征,是否有头痛及呕吐等颅内压增高的症状。

2)抬高床头15°~30°,以利于颅内静脉回流。

3)患者头痛时应观察头痛的性质、部位,慎用镇痛药,遵医嘱给予20%甘露醇快速静脉输入,或静脉推入利尿剂如呋塞米等,观察用药后颅内压缓解情况。

4)患者呕吐时注意呕吐物的性质、颜色及量,遵医嘱给予止吐药。患者呕吐时头偏向一侧,防止呕吐物堵塞呼吸道引起窒息,保持呼吸道通畅。

5)必要时进行头颅CT检查。

(2)体位与活动:术后患者维持适当的体位有助于快速康复,确保足够的脑灌注量,保证脑组织有足够的血液供应。长期卧床易增加压力性损伤、肺部感染等的风险,应逐步指导患者进行早期康复锻炼。

1)全麻清醒前,患者可取平卧位,注意选健侧卧位,每2小时翻身1次。

2)手术当天全麻清醒后,患者取半卧位或斜坡卧位,床头抬高15°~30°,避免颈部屈曲,影响颅内静脉回流。

3)创腔引流管拔出前,以半卧位为主,适当增加床上运动。

4)创腔引流管拔出后,无其他禁忌证者,可适当下床活动,注意循序渐进,逐渐增加活动的强度。

(3)创腔引流管护理:根据患者术中情况安置创腔引流管,保证创腔引流管的通畅。密切观察引流液的颜色、性状、量等对评估切口渗血渗液、伤口愈合情况,以及有无手术部位感染有重要意义。

1)早期创腔引流管高度应与头部一致,48小时后根据引流性质决定高度。若引流物量多、色浅,应适当抬高引流瓶;若引流物呈血性、色深,引流瓶高度应低于创腔。

2)保持创腔引流管通畅,勿折叠、扭曲、压迫管道。

3)妥善固定创腔引流管,引流管长度应适宜,确保患者头部有适当活动空间。告知患者及家属创腔引流管的重要性,避免意外拔出创腔引流管。若创腔引流管不慎被拔出,应立即通知主管医师。

4)观察与记录:①观察引流液的颜色、性状、量。手术当天引流液呈暗红色,以后逐渐变浅、变清。若24小时后仍有鲜血流出,应通知医师给予止血措施,必要时再次进行手术止血;②观察创腔引流管处伤口敷料情况。

(4)出院指导:颅骨骨折愈合是一个长期的过程,个别患者还需要后期行颅骨修补术。

对颅骨缺损的患者应给予安全指导,以防头部颅骨缺损处发生意外。

1)颅骨骨折达到骨性愈合需要一定的时间,线性骨折一般小儿需要1年,成人需要2~5年。应告知患者注意保护头部,避免再次受伤。

2)应进食高蛋白、高热量、高维生素、易消化的食物,忌辛辣刺激饮食,忌烟酒。

3)注意休息,避免过度用脑,勿挠抓伤口,自我监测体温,不要去人多的公共场所,以防伤口感染,待伤口痊愈后方可洗头。

4)对有颅骨缺损的患者应指导其保护头部,避免尖锐物品碰伤头部,3~6个月后可行颅骨修补术。

5)出院3个月后门诊复查、随访。

二、颅底骨折

颅底骨折多为线性骨折,多因强烈的间接暴力作用于颅底所致。骨折线常通向鼻副窦或岩骨乳突气房,分别与鼻腔和外耳道相通,而颅底部的硬脑膜与颅骨贴附紧密,当颅底骨折时易撕裂硬脑膜,产生脑脊液漏而成为开放性骨折。颅底骨折依其发生的部位,可分为颅前窝骨折、颅中窝骨折、颅后窝骨折。颅底骨折的临床表现是临床确诊的主要依据。

颅前窝骨折因累及鼻副窦可有脑脊液鼻漏,伤后眼睑可出现迟发性瘀斑,称为"熊猫眼征",同时可能累及嗅神经、视神经和动眼神经。

颅中窝骨折因颅中窝底脑膜撕裂伴鼓膜穿孔,可有脑脊液耳漏,耳后乳突区可逐渐出现迟发性瘀斑,同时可伤及面神经、听神经。由于并发一定程度的脑损伤,可出现相应的病症。

颅后窝骨折一般无脑脊液漏,少见伤及神经,常因有枕部直接受力的外伤史,枕部头皮可有挫裂伤,枕骨深部骨折,临床常见枕颈后软组织显著肿胀和迟发性乳突部与咽后壁瘀斑。

颅底骨折本身不需要特殊处理,治疗的重点应针对骨折引起的脑脊液漏、大量鼻出血、颅内高压和颈椎骨折等并发症和后遗症。出现脑脊液漏时即属于开放性损伤,应使用抗菌药物预防感染。大部分脑脊液漏可在伤后1~2周自愈,若4周以上仍未愈合,可行硬脑膜修补术。

1.颅内感染的预防

颅底骨折伴有脑脊液漏时,属于开放性颅脑损伤,有颅内感染的危险。做好脑脊液漏的护理可以有效避免颅内感染的发生,从而促进患者早日康复。

(1)患者取半卧位,尽量取患侧卧位,借重力作用使脑组织移至颅底硬脑膜撕裂处,促进局部粘连而封闭漏口,待脑脊液漏停止3~5天后可改平卧位。如果脑脊液外漏多,应取平卧位,头稍抬高,以防颅内压过低。

(2)保持脑脊液漏口处局部清洁,按无菌伤口处理,头部垫无菌巾或无菌棉垫,每天清洁2次,消毒外耳道、鼻腔和口腔,注意棉球不可过湿以免液体逆流入颅。告知患者和家属勿挖鼻、抠耳,堵塞鼻腔。

(3)预防颅内逆行感染。有脑脊液鼻漏者,不可经鼻腔行护理操作,严禁放置鼻胃管和从鼻腔吸痰,禁止耳、鼻滴药、冲洗和堵塞,禁止做腰椎穿刺。

(4)避免颅内压骤升。叮嘱患者勿用力屏气排便、咳嗽、打喷嚏或擦鼻涕等,以免颅内压骤然升降导致气颅或脑脊液逆流。

(5)观察有无颅内感染迹象,如头痛、发热等。

（6）观察漏出脑脊液的颜色、性状及量等。正常的脑脊液无色透明,应与血液相区别。出现脑脊液耳、鼻漏时禁止填塞,在鼻前庭或外耳道口松松地放置干棉球,随湿随换,记录24小时浸湿的棉球数,以估计脑脊液外漏量。

（7）遵医嘱合理应用抗菌药物。

2.颅内低压的观察及护理

脑脊液耳、鼻漏可能导致患者丢失大量脑脊液,导致脑脊液容量减少,出现颅内低压。准确判断患者头痛的原因,区别颅内低压和颅内高压,并采取不同的护理措施,可以及时缓解患者的头痛。

（1）记录有脑脊液漏者浸湿棉球的个数,以便估计脑脊液外漏量。对于脑脊液漏4周以上未愈合者,应行脑脊液漏硬脑膜修补术。

（2）根据患者头痛的性质进行鉴别。颅内低压性头痛主要表现为直立性头痛,多位于额、枕部。有时波及全头或向项、肩、背及下肢放射,常可伴有头昏、恶心、呕吐、乏力、虚弱、厌食、畏光、血压偏低、脉搏细弱,严重时有精神迟钝、情绪不稳、电解质紊乱和脱水等表现,而卧位或头低位时症状缓解或减轻。

（3）对发生颅内低压的患者可给予头低脚高位或平卧位,鼓励患者多饮水,遵医嘱静脉补充5%葡萄糖溶液或平衡液。

3.脑脊液漏的鉴别

颅底骨折患者常发生脑脊液漏,做好脑脊液漏的鉴别与护理,对预防颅内感染、颅内低压综合征等具有重要意义。

（1）血性脑脊液与血性渗液的鉴别:患者鼻腔、耳道流出淡红色液体,可疑为脑脊液漏,需与血性渗液鉴别。

1）可将血性液滴于白色滤纸上,若血迹外周有月晕样淡红色浸渍图,则为脑脊液漏。

2）可行红细胞计数并与周围血的红细胞比较,以明确诊断。

（2）血性脑脊液与鼻腔分泌物的鉴别:根据脑脊液中含糖而鼻腔分泌物中不含糖的原理,用尿糖试纸测定或葡萄糖定量检测以鉴别是否存在脑脊液鼻漏。

（3）有时颅底骨折虽然伤及颞骨岩部,且骨膜及脑膜均已破裂,但骨膜尚完整,脑脊液可经咽鼓管流至咽部进而被患者咽下。因此,应观察并询问患者是否经常有血腥味液体流至咽部。

4.颅神经损伤的观察及护理

颅底骨折常合并脑神经损伤,导致视力、嗅觉、听力的损害,以及面部周围性瘫痪。因此,应注意颅神经损伤的观察及护理,对有颅神经损伤的患者加强生活护理和健康指导。

（1）对视神经损伤者:告知患者卧床休息,使双眼得到充分的休息;患者应在家属或医务人员陪同下下地活动,预防跌倒;观察视力、视野改善情况,让患者多看颜色鲜艳的物品,促进视力、视野的改善。

（2）对嗅神经损害者:告知患者保持生活、工作环境空气新鲜流通,远离有刺激性的化学气体;保持口腔清洁,忌烟酒及辛辣食物。

（3）面神经损害。

第四章 脑血管重症护理

第一节 缺血性脑卒中护理

一、概述

缺血性脑卒中(cerebral ischemic stroke,CIS)指突然发生的脑组织局部供血动脉血流灌注减少或血流完全中断,使该局部脑组织崩解破坏,是世界范围内致残率、致死率较高的疾病之一,好发于中老年人,其占脑卒中患者总数的 60%~70%。

起病前多表现为头痛、头晕、眩晕、短暂性肢体麻木、无力。

缺血性脑卒中的手术治疗主要方式如下。

1.开颅手术治疗

当颈内动脉或大脑中动脉血栓形成时,造成大面积脑梗死,且发病时间短,或因缺血性脑水肿导致脑室受压、脑疝形成、中线移位,排除手术禁忌证后,可行手术治疗。主要的手术方式有颞浅动脉-大脑中动脉吻合术、脑-颞肌血管连通术、脑-硬膜动脉血管连通术。

2.对于脑梗死伴出血的患者,若出血灶较小可采取内科治疗,若出血灶较大有脑压迫或脑室内出血时,应进行血肿清除。如有动脉瘤应行动脉瘤夹闭术,但尽量不损伤脑底已形成的侧支循环,以免缺血加重。

3.介入术也是一种方式。一般介入术包括动脉溶栓术、经皮血管扩张成形术、大网膜颅内移植手术、颅外-颅内血管连通术及血管内支架成形术。

应密切观察患者的动态,了解患者的基本情况,及时发现病情变化、及时处理。

二、护理措施

1.术前护理措施

(1)术前准备:做好术前护理,减少术后并发症,保证手术顺利进行。

1)完善相关检查,如全脑血管造影、头部三维重建增强 CT 或颅内多普勒彩超检查、心电图(了解颈动脉海绵窦瘘的血流动力学参数)、MRI、超声检查,血常规、尿常规、肝肾功能、心肺功能、输血全套、出凝血实验及合血检查,抗生素皮试(术中备用)。

2)除神经外科术前常规准备外,对于介入手术者注意皮肤准备,备皮范围为双侧股动脉周围 30cm,上平肚脐,下至大腿内上 1/3 处脱毛,再用肥皂水清洁。术晨于左侧肢体建立静脉通道。

(2)血压管理:血压管理不善(过高或过低)可导致急性缺血脑卒中患者不良的预后(短期和长期),患者的基线血压(脑卒中 48 小时内)与短期死亡率及长期死亡与严重残疾率呈 U 形关系,因此应做好患者的血压管理。

1)关注并处理影响患者血压的因素,如紧张、焦虑、疼痛、恶心、呕吐及颅内压增高等。

2)血压持续升高至收缩压≥200mmHg 或舒张压≥110mmHg,或伴有严重心功能不全、主动脉夹层、高血压脑病者,注意严密观察血压变化,可给予降压治疗。

3)准备溶栓及桥接血管内取栓者,血压应控制在收缩压<180mmHg、舒张压<100mmHg。对未接受静脉溶栓而计划进行动脉内治疗的患者,血压管理也可参照该标准。

4)建议使用微量输液泵给予降血压药,平稳降压,避免血压波动。密切监测患者的血压和神经功能。一旦发生低血压,应积极寻找原因并处理,必要时可遵医嘱采用扩容升压措施。

2.术后护理措施

(1)术后病情观察:做好术后病情观察可积极预防并发症。

1)常规全麻术后护理同前。

2)注意观察患者肢体活动情况,术前若有偏身肢体活动障碍、面瘫及口角歪斜的患者,术后应对比是否有减轻或加重的倾向。

3)观察患者的语言能力,有无失语或失写的情况,或有无加重。

4)严密监测患者血脂、血糖、血压的情况,定期复查出凝血时间。

(2)急性脑水肿的护理:积极处理急性脑水肿是预防脑疝至关重要的一步。

1)严密监测患者意识、瞳孔、生命体征、四肢活动及视力的情况。注意观察患者头痛性质、部位及持续时间,必要时给予镇痛剂并观察效果,或行 CT 检查,若 CT 检查示脑水肿压迫脑室,提示可能脑疝,遵医嘱做好相关术前准备工作。

2)遵医嘱给予脱水剂及利尿剂,并进行效果评价。记录患者 24 小时出入量,避免电解质紊乱的发生。

3)保持大小便通畅,对于不清醒的患者,必要时安置保留尿管;对于神志清楚的患者,叮嘱其保持情绪稳定,避免情绪波动太大,避免出血风险。

(3)术后血压的管理:控制好血压,避免因血压不稳定加重病情。

1)准备溶栓的患者血压应控制在收缩压<180mmHg、舒张压<100mmHg。对未接受静脉溶栓而计划进行动脉内治疗的患者,血压管理可参照该标准,根据血管开通情况控制术后血压水平,避免过度灌注或低灌注,具体目标有待进一步研究。

2)告知高血压患者遵医嘱服药,不能随意停药或加减量。每日根据病情遵医嘱进行血压监测。对于口服给药效果不好、血压过高的患者,可遵医嘱静脉给药,但必须密切监测血压变化,避免血压过低。

3)保证大小便通畅,保持情绪稳定。避免可能引起血压升高的诱因,如激动、烦躁、尿潴留等。

4)对于血压过低的患者,警惕血容量不足。应查明原因,必要时补液纠正血容量。

5)警惕一过性血压升高,如急性脑梗死患者容易出现一过性血压升高,所以应谨慎使用降压药。

6)脑卒中后病情稳定,若血压持续≥140/90mmHg,无禁忌证,可于起病数天后恢复使用发病前服用的降压药物或开始启动降压治疗。

(4)血糖的管理:对于糖尿病患者,血糖的控制直接影响伤口的愈合。管理好血糖有助于减少术后并发症的发生和降低感染的概率。

1)严格按照糖尿病患者血糖监测规范进行血糖监测,血糖一般超过 11.1mmoL/L 时应遵医嘱给予血糖控制,必要时请内分泌科医师会诊。

2)对于长期口服降血糖药或皮下注射胰岛素的患者,告知其遵医嘱服药,不能自行停药及调整剂量。

3)患者服用降糖药期间,注意合理饮食,避免低血糖发生。

(5)康复锻炼:若神经系统症状不再发展,48小时后即可行功能锻炼,早期的功能锻炼将有效降低患者的致残率,提高生存质量。规范化的康复治疗对降低脑血管疾病的致残率和提高患者社会生活能力及质量具有重要意义。

1)组织康复团队,很多脑卒中患者都伴有慢性疾病,如糖尿病、高血压、高血脂等。因此在康复理疗的同时需要有针对性地给予专科性质的用药指导和调节控制。

2)对于偏瘫患者,对患者进行肌力、肌张力的评估,制订康复计划,待病情稳定后应积极进行肢体康复训练。早期的康复训练对降低致残率有明显效果。评估患者术后语言及书写能力,进行针对性指导训练。

3)应遵循循序渐进的原则,按照三级康复逐步进行。

一级康复:发病2周内大部分属卧床期,主要做好肢位摆放、关节被动活动、床边坐位保持及坐位平衡训练。

二级康复:一般在医院内进行,即根据患者障碍性质和程度实施治疗,主要有坐卧的平衡训练,重心转移、更衣、排便的训练,站立、跨步等全身协调训练,手拐杖的使用,上下楼梯等,并观察效果。

三级康复:一般在出院后或转康复医院及社区医院时进行,指导其根据二级康复的情况进行三级康复训练。

4)加强安全宣教,避免意外发生。

5)康复锻炼是一个漫长的过程,不能半途而废。及时进行心理沟通,避免焦虑、自卑等不良情绪产生,影响康复进程。鼓励家属积极配合,给予支持与理解。

(6)出院指导:有效的出院指导可以帮助患者尽快地融入社会生活,使其顺利进行角色转换,同时能教会患者及家属积极预防并发症和降低再次脑卒中的风险。

1)合理饮食,忌食动物内脏,宜清淡,忌油腻、辛辣。

2)作息规律,保证充足的睡眠,劳逸结合,积极参与力所能及的劳动。鼓励患者积极参与社会活动。

3)患者若服用溶栓药及抗血小板凝集等药物,如阿司匹林、低分子肝素等,应注意观察皮肤情况,有无出现皮下瘀青及出血点。定期复查生化及血常规,监测出凝血情况。遵医嘱服用降糖药、降血脂药及降压药等,切勿自行减量或加量,定期到门诊随访。

4)高血压及糖尿病患者,出院后仍然需要监测血压及血糖。

5)如果发现不适或病情加重,应立即到医院就诊。

第二节　烟雾病护理

一、概述

烟雾病又名moyamoya病,是一种原因不明的慢性进行性脑血管闭塞性疾病,主要表现为单侧或双侧颈内动脉远端、大脑中动脉和大脑前动脉近端狭窄或闭塞伴脑底部和软脑膜烟雾状、细小血管形成。

该病的临床症状通常缺乏特异性,主要表现为脑出血、脑缺血、头痛、癫痫、不自主运动等。儿童多以短暂性脑缺血及脑梗死为主要表现,头痛大多表现为额部头痛或偏头痛样头痛,成人的缺血体征及症状跟儿童相似,但多数成人以脑出血为首发症状。不自主运动也多见于儿童。少部分患者表现为视神经受累,视盘扩大,视网膜血管畸形。

1.内科治疗

主要是对症处理。缺血性患者可应用血管扩张药、抗凝药;脑出血患者应用止血药和抗纤维蛋白溶解药等。对于癫痫患者和不随意运动患者,宜做相应的对症治疗。脑出血患者伴颅内高压应适当控制颅内压力。

2.外科治疗

目的是通过手术方法增加脑的侧支循环,改善脑供血,恢复正常神经功能。手术方法可分为直接和间接的血管重建手术。

给予积极有效的护理不仅是保证患者治疗顺利进行的前提,也是提高康复率、提高患者医疗满意度的重要环节。而针对不同患者采取针对性护理也是提高患者体验度的重要措施之一。

二、护理措施

1.术前护理措施

很多烟雾病患者都伴有不同程度的头痛,观察患者并对患者头痛进行护理具有早发现和早干预再出血的意义,因此做好疼痛的护理至关重要。

(1)严密观察患者的意识、瞳孔及生命体征的变化。

(2)评估患者头痛的部位、性质、持续时间,告知医师,必要时予止痛药或降颅内压的药物并观察药物效果。

(3)告知患者及家属疾病相关知识,避免因头痛引起焦虑等不良情绪。

(4)加强护患沟通,鼓励家属给予患者多一些关心和鼓励。

2.术后护理措施

(1)术后病情观察及护理:有效的术后病情观察及护理有利于预防、发现及干预并发症的发生,促进患者康复。

1)完善术后检查:遵医嘱,术后常规复查生化、血常规。待病情稳定,复查DSA,了解术后脑供血情况。

2)常规病情观察:①严密观察患者意识、瞳孔、生命体征和神经系统体征的变化。医护一体化制定血压管理目标,严密监测并控制血压,避免血压过高引起脑组织过度灌注、血压过低引起脑组织缺血;②观察患者有无头痛及头痛性质、部位及持续时间,必要时遵医嘱给予止痛药;③注意观察伤口敷料情况;④观察患者肢体活动、皮肤、语言等情况。

(2)癫痫的护理:很多患者伴有癫痫发作,癫痫一旦发作,不仅加重病情发展,也给患者及家属带来心理压力与负担。因此,做好癫痫预防工作和积极正确处理癫痫发作,是预防和控制病情发展、增强患者信心的重要一环。

1)保持病室环境安静、灯光柔和,避免患者情绪激动等癫痫诱发因素。

2)癫痫发作时应保持呼吸道通畅,解开衣领及裤带。

3)立即通知医师并给予氧气吸入。

4)癫痫发作时应避免患者自伤。如牙关紧闭时,在情况允许的情况下用开口器由臼齿打开口腔,无条件时可让其咬住纱布或毛巾,避免舌咬伤;四肢强直时避免自我抓伤等。

5)记录发病症状、持续时间,遵医嘱用药并观察效果。

6)告知患者和家属癫痫发作时的相关急救常识。

(3)术后并发症头痛的护理:术后的头痛有很多原因,了解头痛性质并积极处理对疾病恢复具有重要意义。

1)严密观察患者意识、瞳孔、生命体征的变化。术后第1天每30分钟巡视病房1次,观察病情。

2)观察患者有无头痛及头痛性质、部位及持续时间,必要时遵医嘱予止痛药。常用止痛药有地佐辛、曲马多及盐酸布桂嗪等。

3)观察引流液量,避免引流不畅或引流过量而引起头痛。

4)术后伤口的疼痛在所难免,应提前告知患者及家属,让其有足够的心理准备。注意区分头痛性质,若患者烦躁不配合,可根据情况予以保护性约束并随时观察肢端循环状况,必要时遵医嘱予以镇静治疗。

(4)术后体位与活动:很多患者术后因为头部有伤口而害怕活动,积极予以体位与活动相关指导,有助于提高患者生活质量。

1)对于全麻清醒的患者,可抬高床头15°~30°。

2)每2小时翻身1次,注意头、颈、脊柱保持一条直线,避免颈部扭曲。

3)术后第2天若患者没有肢体活动障碍且神志清楚可配合,可指导患者渐进性活动手足;若有肢体活动障碍或意识不清楚,根据病情予以被动活动。

4)引流管拔除后根据病情可下床活动,下床活动前应先在床上坐,坐时不感到头晕不适,再床旁站,站立稳且无乏力、头晕不适,再下床活动。活动时必须留陪以保证安全,切勿操之过急。

5)避免压迫术侧肢体,因为术后6~8个月术侧侧支循环才能建立。

(5)术后功能锻炼:术后早期的功能锻炼有助于降低患者的致残率,提高患者的生活能力。

1)对于偏瘫患者,待病情稳定应积极给予肢体康复训练,术后早期的康复训练对降低致残率有明显效果。

2)评估肢体活动情况,有无偏瘫及肌力、肌张力改变等。

3)遵循循序渐进的原则:对于意识清楚的患者,可指导其配合功能锻炼,加强自身能动性,增强恢复健康的信心。对于昏迷患者,待病情稳定后予被动肢体活动,预防肌肉萎缩及保证肢体基本功能。

4)康复锻炼是一个漫长的过程,不能半途而废。鼓励家属积极配合,给予多一些支持与理解。

(6)安全宣教:由于病情的发生发展过程中,大部分患者或多或少会有肢体活动障碍或癫痫的发作,因此安全的管理势在必行。

1)对于神志清醒、偏身活动障碍的患者,嘱24小时留陪1人,活动时注意缓慢,卧床时给予床挡保护。嘱咐活动时穿防滑鞋,避免裤腿过长。注意保持地面清洁干燥,病房物品摆放合理。

2)进行高危跌倒/坠床危险因素评估,告知预防跌倒的重要性,告知家属应陪护。

3)对患者进行自理能力评估,加强基础护理。对于生活部分自理的患者,生活用品尽量放置于患者触手可及的地方。

4)对于失语的患者进行心理评估,防止自杀、自伤等。

(7)出院指导:交代出院后的相关注意事项,消除出院后顾虑,使其能顺利进入社会生活。

1)注意合理饮食,保证充足的睡眠,劳逸结合。

2)伴有偏瘫的患者,出院后应继续康复理疗,包括语言训练、肢体主动运动训练、被动训练、理疗等。术后1~3个月避免剧烈的体育运动,6~8个月睡觉时避免压迫手术侧,戴眼镜时应去除术侧眼镜腿。

3)根据天气增减衣物,避免感冒。

4)鼓励患者接触社会。

5)术后6个月复查,出院后如有不适,应立即到医院就诊。

第三节　颈内动脉瘤护理

一、概述

颈内动脉瘤在颅内动脉瘤中发病率最高。颈内动脉瘤是一类临近颅底和前床突的血管病变,是源于颈内动脉海绵窦内段、床突段、眼段和后交通段的动脉瘤。其动脉瘤主要由后交通支发出,根据发病的部位,其主要分为颈内动脉主干动脉瘤(占颈内动脉瘤的30%~50%)、后交通动脉瘤、脉络膜前动脉瘤、颈内动脉分叉部动脉瘤、颈内动脉眼动脉瘤、颈内动脉海绵窦段动脉瘤等。

这一类动脉瘤的临床症状主要为出血症状、局灶症状和缺血症状。

1.头痛

典型症状为突发的剧烈头痛,有时伴头晕、恶心和呕吐。

2.用力时发病

伴意识变化,有脑膜刺激征或神经缺损症状。

3.根据动脉瘤的部位和大小,患者还可有特异性的症状,如偏瘫、吞咽困难、视力下降、视野缺损和眼外肌麻痹等。

4.特定部位的动脉瘤会有特殊的临床表现。如动眼神经瘫和一侧眶后疼痛提示颈内动脉后交通动脉瘤,颈内动脉眼动脉瘤则表现为单侧视力下降或视野缺损。

临床上,医师可通过CT、CTA、MRI、腰椎穿刺、脑血管造影进行诊断。

当前,外科治疗颈内动脉瘤仍是应用最广的方法。显微外科技术的发展推动了外科治疗该动脉瘤的发展。

对颈内动脉瘤患者的围术期护理十分重要,护理的质量影响着患者的预后和生活质量。

二、护理措施

1.术前护理措施

(1)颈内动脉瘤术前准备:完善的术前准备是手术顺利完成的前提,也有利于术后患者恢复。术前健康教育有助于患者树立战胜疾病的信心,让患者更好地配合术后的各项护理措施。

1)安全护理:部分患者会产生视野缺损、视觉灵敏度的改变,存在跌倒、受伤等安全隐患。应落实好安全护理,保障患者的安全:①利用自理能力评分表和跌倒/坠床危险因素评估法,客观准确地对患者实施安全相关评估;②根据评估结果,结合患者的实际情况,制订相应的护理计划和护理措施;③对存在安全隐患的患者,应在床旁做好标识,班班交接,并做好护理记录;④告知患者及家属相关的注意事项、安全健康知识,获得他们的理解和配合。患者外出或下床活动时,应有专人全程陪伴;⑤保证环境安全,设置醒目的危险标语,保持地面清洁干燥,防止地面打滑。行走通道或患者所能及处设置相应的护栏。病房布局合理,物品摆放整齐。

2)心理护理:患者自理能力减退,会产生一定的焦虑抑郁。对动脉瘤破裂的担心、对疾病预后的焦虑等都会加重患者的焦虑抑郁情绪,影响治疗的效果。应针对患者的情况,实施心理护理:①正确评估患者的心理状况,针对性地给予干预措施,有的放矢;②讲解疾病的相关知识,告知手术的必要性和重要性,使其正确认识疾病和手术,帮助其树立战胜疾病的信心;③与患者建立信任关系,带动患者家属,鼓励患者表达自己的感受,缓解患者的抑郁情绪。

3)术前6小时禁食、2小时禁饮。患者术前6小时之前可吃稀饭、馒头等淀粉类固体或饮用牛奶,为患者手术补充能量,术前2小时之前可饮用不超过400mL的含糖清亮液体(不含茶、咖啡及酒精的饮料),如白开水、糖开水、不含渣的果汁或碳水化合物营养制剂等,增加患者舒适度,减少术前口渴、饥饿烦躁、低血糖等不良反应。

4)其他常规术前准备包括完善术前检查、抗生素皮试、皮肤准备等。

(2)术前脑血管造影/血管内治疗相关护理:对于动脉瘤,当前多采用脑血管造影及血管内治疗的方法进行诊治。碘剂的使用会导致患者可能出现碘剂过敏反应,轻者表现为发热、头痛、呕吐、局部荨麻疹,严重者可有胸闷气促、面部红肿、广泛的荨麻疹、呼吸困难、意识模糊甚至休克。过敏反应可加重患者的病情,甚至影响患者的预后。脑血管造影或血管内治疗后,穿刺处出血是常见的并发症,多表现为穿刺点渗血或周围血肿,穿刺点周围皮肤发绀、肿胀、皮温高,出血范围可至腹膜腔。因此,应做好相关护理。

1)过敏反应的预防和处理:①在使用碘剂前做好预防措施,使用低限剂量的造影剂,必要时使用西咪替丁、甲强龙等抗过敏药物;②在使用碘剂后,严密观察患者的神志、瞳孔、生命体征和皮肤状况等,并保持静脉通道畅通,准备好抢救物品,及时发现过敏反应,做好随时抢救的准备;③对于头痛、呕吐的患者,应给予镇静镇痛等对症治疗,并严密观察病情的发展;④对于有皮肤瘙痒或荨麻疹等皮肤过敏反应的患者,可给予地塞米松等抗过敏药物,并防止患者抓挠,造成皮肤破损;⑤对于喉头水肿的患者,应给予吸氧,并叮嘱大量饮水;⑥对于呼吸困难或肺水肿的患者,除常规吸氧外,还应给予氢化可的松、氨茶碱等药物。

2)穿刺处出血的预防和护理:①穿刺肢体压迫期间制动,禁忌蜷曲。告知患者或家属严格制动的必要性,取得患者或家属的理解和配合,达到制动的目的。患者烦躁不配合时,取得患者家属认可后,可采用约束四肢的方法。必要时运用镇静药物治疗;②穿刺处压迫止血。采用压迫器压迫,压迫时间至少8小时。患儿可采用指压或盐袋压迫止血;③血肿较大时,可切开引流。

2.术后护理措施

（1）病情变化的识别：术后患者病情的变化，往往提示患者疾病的良性或恶性发展。术后患者病情多隐匿或发展较快，细致的病情观察能帮助医师及时地掌握病情的发展，有利于及时有效地实施对策，保证患者病情好转，达到治疗的目的。

1）术后常规安置心电监护，监测患者体温、脉搏、呼吸、血压等生命体征，观察患者神志、瞳孔等神经系统症状，并做好护理记录，以备查阅。

2）观察患者肢体活动度及各项表现。意识清醒者应多鼓励其表达感受，有利于病情的判断。

3）做好患者各项引流管的护理，观察各引流液的量、颜色、性状及引流的通畅度，并做好记录，作为病情判断的依据。

（2）动脉瘤术后再出血和脑疝的预防和处理：术后再出血和脑疝是动脉瘤术后患者较严重的并发症，两者既有区分，又有密切联系，均可直接影响患者的预后。术后 48 小时发生再出血的概率高达 6%，血肿较大时颅内压增高，进而可形成脑疝。同时，脑水肿或其他任何因素引起颅内容物增多时，亦会发生脑疝。因此，术后早期对患者再出血和脑疝采取以预防为主的措施，及时发现，及时处理。一旦发生，通常需要二次手术，这不仅会加重患者的身体负担，也会增加患者的经济负担。

1）密切观察再出血和颅内压增高的征兆：①密切监测瞳孔、意识、生命体征和神经系统症状，观察是否有头痛及呕吐等，及时发现再出血和颅内压增高的征兆，必要时安置颅内压探测器，直观观察颅内压变化；②观察引流液的量、颜色、性状，如果引流液的颜色逐渐加深，应警惕再出血的可能性；③发现有再出血的征兆，应积极做好急诊手术的准备。

2）颅内压增高和脑疝的护理：①抬高床头 15°～30°，以利于静脉回流；②患者头痛时应观察头痛的性质、部位，如为颅内压增高所致，应遵医嘱给予 20% 甘露醇快速静脉输入，或者静脉推入利尿剂（如呋塞米等），观察用药后的情况；③避免所有可导致颅内压增高的因素，如情绪激动、用力大便、用力咳嗽等。

3.血压的管理

血压过低或过高、血压波动范围大于 30mmHg 都可能造成术后再出血或脑血管痉挛，从而增加术后患者的致死率和致残率，对术后患者的预后造成不良影响。①以患者基础血压为依据，坚持缓慢降压的原则；②收缩压应控制在 90～160mmHg。当收缩压高于 160mmHg 或低于 90mmHg 时，应采取干预措施。同时，血压波动范围应控制在 30mmHg 之内；③评估血压变化的原因。给予适当的干预措施。如发生脑血管痉挛，若是因为颅内压升高、交感神经过度激活、儿茶酚胺及其他激素分泌释放增多所致，则运用尼莫地平等扩血管药物。焦虑或情绪激动造成血压升高，则给予心理护理，消除焦虑情绪。

4.用药的护理

术后扩血管药物、抗凝药物及控制血压药物如果使用不当会产生不良的后果。抗凝药物如使用不当，易促成再出血的发生。扩血管药物、控制血压药物如使用不当，则会造成患者循环系统紊乱，甚至危及生命。①应严格制订用药计划，严格遵医嘱执行。用药期间严密观察患者表现和主诉，识别不良反应，及时给予干预；②严格配置药物，严格控制药物的剂量、浓度，确保使用方法正确。扩血管药物和控制血压药物应严格控制输注速度，可使用注射泵或可调式输液器进行静脉给药。抗凝药物使用期间应注意复查凝血常规;③对于特殊药物应单独建立静脉通道,条件允许或必要时可进行 CVC 或 PICC 置管,外周静脉给药时,严密观察皮肤状况,避免液体外渗造成的皮肤问题。

5.脑血管痉挛的预防和处理

脑血管痉挛(cerebral vasospasm,CVS)是动脉瘤术后患者常见且严重的并发症。术后血流动力学的改变易诱发脑血管痉挛,7~14 天达高峰期,死亡或致残的发生率可高达 14%。脑血管痉挛的发生会严重影响患者的预后和生存质量。因此。早期应密切关注临床表现,及时发现脑血管痉挛的发生前兆,避免脑血管痉挛的发生。

(1)严密观察患者的生命体征,包括意识、瞳孔、肌力、病理发射等,及时发现脑血管痉挛的征兆。一般先兆症状为头痛加重、反应迟钝,继而发生眩晕,伴有或不伴有呕吐,患者可出现持续性头痛或血压升高。在病情观察中应警惕上述症状的出现。

(2)耐心倾听患者的主诉,从主诉中识别能反映病情变化的表现,及时进行干预。

(3)预防用药。术后可常规使用钙离子通道拮抗剂,防止脑血管痉挛。

(4)根据患者的实际情况运用抗凝药物,并可使用血液稀释或扩容疗法。

6.康复运动指导

患者手术创伤后,自理能力下降或缺陷,可出现神经功能缺损。术后的活动康复指导有利于患者神经功能的恢复,提高患者自理能力,让其尽快回归社会。

(1)评估患者病情,制订康复护理计划,按照计划实施护理干预。

(2)告知患者和家属康复训练的必要性和持续性,让其了解相关知识,使其更好地配合康复训练。

(3)必要时给予电刺激、穴位刺激等康复治疗。

7.压力性损伤的预防和护理

术后患者早期肌力未恢复,加之手术创伤的影响,患者多拒绝翻身或适度活动。肢体活动障碍的患者由于疾病的原因多会长期处于强迫体位。这些因素可造成皮肤的完整性受损,继而发生压力性损伤等皮肤问题,严重影响患者的预后。

(1)运用压力性损伤评估表,采用压力性损伤管理制度,根据患者的病情全面评估皮肤问题,并给予相应的护理措施。

(2)保持皮肤清洁干燥,避免同一部位长时间受压,可定时变换体位。对于一些营养状况差、肢体活动障碍、高龄的患者,可进行持续的气压治疗,避免皮肤问题出现。

(3)加强营养支持,可进行肠外或肠内营养,进食高蛋白、高维生素、高能量食物,增强机体抵抗力。

8.营养管理

疾病的发生和手术都会对患者产生影响。在创伤发生时,热能消耗增加、蛋白质分解代谢增加及脂肪分解加速,使患者营养代谢异常,造成机体对营养物质的需要量增加。而术后患者营养摄入不足通常会造成营养不良。

(1)评估患者的营养状况,制定一定时间内患者的营养目标,并拟订营养护理计划,给予营养护理干预。评估患者是否可经口正常饮食而达到预期的营养目标。如果不能,则评估患者是否能通过正常饮食外的营养补充达到预期的营养目标。如果不能,则评估是否可通过肠外营养支持达到预期的营养目标。进行营养目标是否达成的评估,再进行护理计划和护理干预。

(2)根据评估结果,对于意识清醒者可采取肠内营养支持的方式,如营养目标无法达成,则增加肠外营养支持。对于意识障碍的患者给予肠外营养支持。

(3)评估患者的体重、机体功能是否改善及生活质量是否提高,以此作为患者营养支持干预是否成功的评价指标。

(4)患者、照顾者及医护人员是营养支持的主要参与者,三方应达成共识,共同实施患者的营养支持。

(5)营养支持的食物以高蛋白、高能量、高维生素的食物为主,主要通过正常饮食或营养制品获得。

9.出院指导

患者出院后多对饮食、活动、康复锻炼、用药、复诊等相关问题不了解,或迫切想要了解相关问题。出院指导不仅可解答其疑惑,更能在患者出院后对其后续的治疗康复起到指导作用。

(1)告知患者饮食忌刺激、宜清淡,活动适量,出院后应遵医嘱用药,忌自行停药或服药,并告知复查时间和地点。

(2)耐心解答患者的疑问,帮助其树立战胜疾病的信心。

第四节　前交通动脉瘤和大脑前动脉瘤护理

一、概述

前交通动脉瘤在颅内动脉瘤中占16.0%,大脑前动脉瘤占3.2%。这两类动脉瘤部位均属于前交通复合体,是颅内动脉瘤常见的部位。此部位动脉瘤毗邻丘脑下部、视交叉、Heubner回返动脉,破裂出血危害极大,动脉痉挛可造成单双侧额叶坏死,致残率高。

其临床表现主要为突发的剧烈头痛,伴有或不伴有意识障碍、呕吐、恶心,可发生偏瘫、失语等。除此之外,前交通动脉瘤具有特异性的影像学表现,CT检查显示蛛网膜下腔出血只出现在大脑纵裂,或在大脑纵裂出现一层较厚的血块。直回区域脑实质出血也提示前交通动脉瘤。其次,前交通动脉瘤在血管造影中假阴性率高,临床上可配合动脉交叉压迫试验进行确诊。大脑前动脉瘤如胼胝体内血肿较大,可出现半球失联合综合征。大脑前动脉瘤具有两个特异的影像学表现:第一,CT扫描中,蛛网膜下腔出血或血肿完全局限在纵裂内。第二,少数大脑前动脉瘤可表现为凸面硬膜下血肿。这两类特殊的影像学表现可用于大脑前动脉瘤的鉴别诊断。

前交通动脉瘤由于双侧动脉顺行供血,位置在大脑中线深处,且与数十支重要血管密切联系,因此手术难度极大,早期多采用非手术治疗。随着技术的发展,手术治疗已成为治疗前交通动脉瘤的主要方式。

前交通动脉瘤和大脑前动脉瘤的特殊性及术后并发症的复杂性,对护理提出了挑战。及时有效的术前护理和术后具有针对性的精细化护理,对前交通动脉瘤及大脑前动脉瘤的治疗与预后起着举足轻重的作用。

二、护理措施

1.术前护理措施

(1)术前的护理评估:前交通动脉瘤和大脑前动脉瘤具有特殊的临床表现。术前准确及时地进行病情评估,有助于医师对患者的诊断,为手术的治疗提供可靠的依据。同时,完善的术前准备对手术预后有着重要作用。

协助完善各项检查,如 CT、MRI、脑血管造影。严密监测生命体征,观察临床表现,为手术的成功实施提供依据。

(2)动脉瘤破裂的护理:动脉瘤破裂多形成蛛网膜下腔出血,患者头痛剧烈,通常难以忍受,同时出血可导致脑膜刺激征等,会造成患者躁动,患者再次出血的风险增加。动脉瘤再次出血的死亡率可达到75%。为防止患者再出血,术前的镇静镇痛治疗十分必要。同时,蛛网膜下腔出血后非常容易并发脑血管痉挛,因此应积极预防。

1)保证环境清洁、安全,减少声光刺激,绝对卧床休息,为患者提供一个安静、舒适的就医环境。

2)减少探视,帮助患者处于情绪相对稳定的状态,避免引起情绪波动的因素。

3)密切观察和评估患者的头痛症状,遵医嘱使用镇静镇痛药物。

4)密切观察脑血管痉挛的征兆,遵医嘱使用尼莫地平等扩血管药物预防和治疗。

2.术后护理措施

(1)前交通动脉瘤术后并发症电解质紊乱的护理:在前交通动脉瘤术后的患者中,电解质紊乱是发生率最高的并发症,最常见的是低钠血症。电解质紊乱直接影响患者的病情,可导致严重的后果甚至死亡。及时发现和预防该并发症的发生,是护理该类动脉瘤术后患者的重点。

1)严密观察患者的生命体征、尿液变化,及时掌握病情的发展动态。同时应注意鉴别脑性耗盐综合征、抗利尿激素分泌失调综合征与水电解质紊乱的区别,防止诊断错误,延误病情。

2)定时进行血液实验室检查,及时发现水电解质的异常,及时报告处理。

(2)前交通动脉瘤术后并发症认知障碍的护理:前交通动脉瘤与认知功能关系密切。术后患者可发生认知障碍,一般表现为记忆力下降、人格改变和虚构症。该并发症的发生降低了患者的生活质量,阻碍了患者更好地回归社会生活。

1)评估患者的病情,为患者制订康复训练计划,并协助其完成康复训练。

2)患者对家属更有信任感、安全感,在术后护理中,护理人员应同患者家属建立信任关系,动员家属同护理人员一起完成对患者的护理工作。

3)对患者进行语言训练、认知训练,逐渐缓解认知障碍。

4)患者如出现躁动、失眠、情绪难以控制等症状,应遵照医嘱给予药物治疗。

5)讲解认知障碍的相关知识,告知患者和家属认知障碍通过合理的训练和治疗可得到缓解,帮助其树立治愈的信心。

第五节　大脑中动脉瘤护理

一、概述

大脑中动脉(middle cerebral artery,MCA)瘤占所有颅内动脉瘤的20%,为常见的动脉瘤类型。该动脉瘤破裂出血多累及颞叶和额叶组织。大脑中动脉提供同侧大脑半球的大部分血供,出血后的临床症状多较为严重,因此大脑中动脉瘤预后较其他动脉瘤差。

由于大脑中动脉的位置特殊,大脑中动脉瘤的临床表现同其他动脉瘤相比,显出一定的特殊性。

1.头痛

动脉瘤破裂时,1/3的患者多自诉该侧明显头痛。

2.意识丧失

动脉瘤破裂时,多伴有意识的丧失。

3.神经功能缺失

大脑中动脉瘤破裂引起的神经功能缺失的发生率较高,约为80%。其他部位动脉瘤神经功能缺失则仅约30%。

4.额叶及颞叶的压迫症状

轻偏瘫和失语。

5.癫痫

少量文献报道显示,未破裂的动脉瘤可导致癫痫发作。

大脑中动脉瘤可通过CT和脑血管造影确诊。未破裂的动脉瘤可采用MRI或脑血管造影做出诊断。

对于大脑中动脉瘤,间接手术效果差,直接手术是最佳的手术方案,手术原则是充分显露、控制近端和保护重要的脑组织不受损害。经过术前的临床评估,根据患者的临床症状、血肿压迫程度和动脉瘤的复杂程度,对于大脑中动脉瘤患者应尽可能早地进行手术。血管内治疗为外科手术的第二选择。

在手术治疗大脑中动脉瘤的同时,围术期的护理同样影响着患者的预后和转归。

二、护理措施

1.术前护理措施

(1)安全护理:患者多会发生偏瘫、意识障碍以及癫痫,这些症状都对患者的安全护理提出了挑战。

1)监测患者生命体征,评估患者的病情,根据不同的临床表现,制订不同的安全护理计划。

2)患者绝对卧床,拉起床挡保护。对于躁动或不配合治疗的患者,应取得家属同意,给予适当的约束保护。

3)如发生癫痫,应遵照癫痫护理常规进行操作,防止患者舌咬伤或坠床。患者发病时严禁强行按压,避免对患者造成伤害。

4)必要时遵医嘱给予镇静药物治疗。

5）做好护理记录，做好班班交接，保证患者的持续安全护理。

（2）护理评估与准备：积极充分的术前准备是患者顺利手术和康复的前提。

1）大脑中动脉瘤患者多有偏瘫、失语，容易产生焦虑沮丧情绪。评估其病情，给予相应的心理护理，能让患者坦然接受手术，增加治愈疾病的信心。教会患者床上大小便，训练患者有效咳嗽，有利于术后的功能恢复。此外，应完善术前的血液检查、实验室检查，保证手术的顺利进行。

2）大脑中动脉瘤的手术操作难度较大、手术时间长，一般需要术中长时间阻断血流。为了增强患者对术中缺血的耐受性，就需要在术前行颈动脉压迫试验。该试验采用特制的颈动脉压迫装置或者手指压迫患侧颈总动脉，直到颞浅动脉搏动消失，以建立侧支循环。应注意以下事项：①试验操作者应为神经外科专科护士或医师；②在行颈动脉压迫试验的过程中，必须严密观察患者的生命体征，观察患者有无头晕、头痛，以及观察患者的肢体活动度。患者无法耐受缺血状态时，会出现头晕、头痛、眼黑及对侧肢体发麻等症状。试验操作者在发现患者有上述症状或是前兆症状时，需立即停止试验，待患者生命体征平稳，未发生任何缺血症状后再尝试进行试验。评估患者的情况，给予一定的压迫时间；③开始每次压迫5分钟，后逐渐延长压迫时间，直至持续压迫20~30分钟。

2.术后护理措施

（1）病情观察及护理：大脑中动脉瘤术后患者易出现各种严重的并发症，如再出血、脑血管痉挛等，可加重病情甚至导致死亡。因而，并发症的预防和及时处理尤为重要。术后病情的观察和护理可及时发现各种并发症，为临床医师判断病情和制定治疗方案提供科学的依据。

1）常规监测患者的生命体征、神志、瞳孔、肢体活动度，常规进行各管道引流液量、颜色、性状及管道通畅度的监测，识别病情改变的征兆，及时发现病情变化。

2）发现疑似脑出血或脑血管痉挛等并发症的先兆症状时，可行CT、CTA等检查诊断，为治疗方案的确立提供依据。

（2）动脉瘤破裂及再出血诱因的预防和健康教育：动脉瘤首次破裂出血死亡率高达40%，两周内再出血的发生率可达到20%，严重影响患者的生存质量。研究发现，患者Hunt-Hess分级越高，预后越差。Hunt-Hess分级0级指未破裂的动脉瘤。减少动脉瘤破裂的诱因，如高血压、血管痉挛等，可降低动脉瘤破裂出血的发生率，改善预后。此外，动脉瘤破裂再出血危险因素主要为脑血管痉挛、血压波动超过30mmHg，防止脑血管痉挛、控制血压可有效地预防动脉瘤破裂再出血。

1）血压的控制。控制血压波动范围不超过30mmHg。①对于高血压患者，可运用药物将收缩压控制在90~160mmHg；②避免血压骤然变化的诱因。告知患者保持情绪稳定，限制探视。保持患者周围环境安静，避免声光的刺激。日常饮食应清淡、易消化，防止便秘。如遇便秘、大便干结，告知并监督患者不可用力大便，必要时给予开塞露通便治疗。也可预防性给予麻仁丸等口服药物防止便秘。

2）脑血管痉挛的预防和处理。文献报道，动脉瘤破裂出血后14天内，不同程度的脑血管痉挛发生率高达70%~90%，可造成再次出血或脑梗死，带来严重的后果。因此脑血管痉挛的预防和护理十分重要。①密切监测生命体征、肢体活动度、神志、瞳孔等，及时识别痉挛发生，及时处理；②发生动脉瘤破裂出血后，预防性给予尼莫地平等钙离子通道阻滞剂，防止血管痉挛;③及时行 CT、CTA 等检查,诊断脑血管痉挛,为制定治疗方案提供依据。

(3)康复训练:大脑中动脉瘤患者神经功能缺损症状较多见。术后进行肢体功能锻炼与康复、语言功能锻炼与康复可改善患者的预后,提高患者的生存质量。

1)评估患者的神经功能缺损状况,根据患者实际情况,制订康复计划。

2)遵循循序渐进的原则,根据计划进行康复训练。

3)针对康复的必要性和康复知识进行健康宣教,获得患者或家属的认同和配合,保证康复训练的顺利进行。

4)康复训练的内容包括功能锻炼、语言训练、穴位刺激、电刺激等。

(4)情绪管理:大脑中动脉瘤患者发病时会出现偏瘫、失语和意识障碍等症状,手术之后这些神经功能缺损症状可能会存在相当长的时间。患者和家属往往对于手术恢复期望值高,面对长期的治疗和康复过程,会产生失望、焦虑或沮丧的负面情绪。负面情绪会导致患者的依从性降低,阻碍医患沟通,从而影响治疗效果,或造成不必要的医患矛盾。因此,术后对于大脑中动脉动脉瘤患者的情绪管理十分必要。

1)根据焦虑抑郁评分量表对患者进行评估,根据评估结果制订个性化的情绪管理计划。

2)根据计划实施情绪管理。指导患者或家属理性面对治疗效果,树立治愈疾病的信心,避免焦虑、抑郁等负性情绪的产生。

3)进行多种形式的健康教育,如宣传手册、张贴画、讲授、口头表达等,进行疾病相关治疗和康复知识的教育,让患者了解疾病相关知识。

第五章　儿科常用护理技术

第一节　皮肤卫生

一、更换尿布法

1.目的

保持臀部皮肤清洁、干燥、舒适,防止尿液、粪便等因素对皮肤长时间的刺激,预防尿布皮炎的发生或使原有的尿布皮炎逐步痊愈。

2.评估

评估婴儿情况,观察臀部皮肤状况。

3.准备

(1)环境准备:调节室温至26~28℃。

(2)物品准备:尿布、尿布桶、护臀霜或鞣酸软膏、平整的操作台,根据需要备小毛巾、温水或湿纸巾。

(3)护士准备:操作前洗手。

4.操作步骤

①解开包被,拉高婴儿的上衣,避免被排泄物污湿;②解开尿布,一只手抓住婴儿双腿,另一只手用尿片的前半部分较洁净处从前向后擦拭婴儿的会阴部和臀部,并将此部分遮盖尿布的污湿部分后垫于婴儿臀下;③用湿纸巾或蘸温水的小毛巾从前向后擦净臀部皮肤,注意擦净皮肤的皱褶部分,如果臀部皮肤发红,用小毛巾和温水清洁;④将预防尿布皮炎或治疗尿布皮炎的软膏、药物涂抹于臀部,注意涂抹易于接触排泄物或皮肤发红的部位;⑤提起婴儿双腿,抽出脏尿片;⑥将清洁的尿布垫于婴儿腰下,放下双腿,系好尿布,大小松紧适宜。新生儿脐带未脱落时,可将尿片前部的上端向下折,保持脐带残端处于暴露状态;⑦拉平衣服,包好包被;⑧观察排泄物性状,或根据需要称量尿布;⑨清理用物,洗手,记录观察内容。

5.注意事项

①用物携带齐全,避免操作中离开婴儿;②禁止将婴儿单独留在操作台上,始终确保一只手与婴儿接触,防止婴儿翻滚坠落;③尿布应透气性好,吸水性强,根据需要可选择一次性尿布或棉质尿布,并应做到勤更换;④注意保暖,房间温度应适宜,操作中减少婴儿暴露;⑤男婴要确保阴茎指向下方,避免尿液从尿片上方漏出;⑥注意检查尿布是否包扎合适,不可过紧也不可过松,大腿和腰部不能留有明显的缝隙,以防造成排泄物外溢。

二、婴儿沐浴法

1.目的

保持婴儿皮肤清洁、舒适,协助皮肤排泄和散热。

2.评估

评估婴儿身体情况和皮肤状况。

3.准备

（1）环境准备：关闭门窗，调节室温至 26~28℃。

（2）物品准备：浴盆、水温计、热水、婴儿浴液、婴儿洗发液、平整便于操作的处置台、大小毛巾、婴儿尿布及衣服、包被、棉签、棉球、碘伏、婴儿爽身粉、护臀霜或鞣酸软膏、磅秤、弯盘，根据需要备液状石蜡、指甲剪等。

（3）护士准备：操作前洗手。

4.操作步骤

①操作台上按使用顺序备好浴巾、衣服、尿布、包被等；②浴盆内备热水，水温 37~39℃，用于降温时，水温低于体温 1℃，备水时水温稍高 2~3℃；③抱婴儿放于操作台上，脱衣服解尿布，用毛巾包裹测体重并记录；④以左前臂托住婴儿背部，左手掌托住头颈部，拇指与中指分别将婴儿双耳郭折向前按住，防止水流入耳朵造成内耳感染，左臂及腋下夹住婴儿臀部及下肢，将头移至盆边；⑤用小毛巾或棉球擦洗婴儿双眼，方向由内眦向外眦；接着擦洗面部，注意擦洗耳后皮肤皱褶处；用棉签清洁鼻孔；用洗发液清洗头部，用清水洗净；⑥左手握住婴儿左肩及腋窝处，使头颈部枕于操作者左前臂；用右手握住婴儿左腿靠近腹股沟处，轻放婴儿于水中；⑦保持左手的握持，用右手抹沐浴液，按顺序洗颈下、胸、腹、腋下、上肢、手、会阴、下肢，边洗边冲净沐浴液；⑧以右手从婴儿前方握住其左肩及腋窝处，使其头颈部俯于操作者右前臂，左手抹沐浴液清洗婴儿后颈、背部、臀部及下肢，边洗边冲净沐浴液；⑨将婴儿从水中按放入水中的方法抱出，且迅速用大毛巾包裹其全身并将水分吸干；⑩脐带未脱落者，用碘伏消毒，范围包括脐带残端和脐周；在颈下、腋下、腹股沟处撒婴儿爽身粉，女婴注意遮盖会阴部；臀部擦护臀霜或鞣酸软膏；⑪包好尿布，穿衣，核对手腕带和床号，放回婴儿床；⑫清理用物，洗手。

5.注意事项

①沐浴应在婴儿进食后 1 小时进行；②观察婴儿全身情况，注意皮肤、肢体活动等，有异常及时报告医师并处理。沐浴过程中，注意观察婴儿面色、呼吸，如有异常，停止操作；③注意保暖，避免受凉；注意水温，防止烫伤；不可将婴儿单独留在操作台上，防止坠落伤；④注意保护未脱落的脐带残端，避免脐部被水浸泡或污水污染，可使用脐带贴保护脐部；⑤婴儿头部如有皮脂结痂不可用力去除，可涂油剂浸润，如液状石蜡、植物油等，待痂皮软化后清洗。眼、耳内不得有水或泡沫进入。

第二节　婴儿抚触

一、目的

促进婴儿与父母的情感交流，促进神经系统的发育，提高免疫力，加快食物的消化和吸收，减少婴儿哭闹，增加睡眠时间。

二、评估和准备

1.评估

评估婴儿身体情况。

2.准备

（1）环境准备：关闭门窗，调节室温至 26~28℃。

（2）物品准备：平整的操作台、温度计、润肤油、婴儿尿布及衣服、包被。

（3）护士准备：操作前洗手。

三、操作步骤

1.解开婴儿包被和衣服。

2.将润肤油倒在手中，揉搓双手温暖后进行婴儿抚触。

3.进行抚触，动作开始要轻柔，然后慢慢增加力度，每个动作重复 4~6 次。抚触的顺序：头面部→胸部→腹部→上肢→下肢→背部。

头面部（舒缓脸部紧绷）：取适量润肤油，从前额中心处用双手拇指往外推压，划出一个微笑状眉头、眼窝、人中、下巴，同样用双手拇指往外推压，划出一个微笑状。

胸部（顺畅呼吸循环）：两手分别从胸部的外下方（两侧肋下缘）向对侧上方交叉推进，至两侧肩部，在胸部划一个大的交叉，避开新生儿的乳头。

腹部（有助于肠胃活动）：按顺时针方向按摩腹部，用手指尖在婴儿腹部从操作者的左边向右按摩，操作者可能会感觉气泡在指下移动。可做"I LOVE YOU"亲情体验，用右手在婴儿的左腹由上往下画一个英文字母"I"，再依操作者的方向由左至右画一个倒写的"L"，最后由左至右画一个倒写的"U"。在做上述动作时要用关爱的语调说"我爱你"，从而传递爱和关怀。

上肢（增加反应灵活度）：两手交替，从上臂至腕部轻轻地挤捏新生儿的手臂；双手挟着新生儿手臂，上下轻轻搓滚肌肉群至手腕；从近端至远端抚触其手掌，逐指抚触、捏拿手指；用同样方法抚触另一上肢。

下肢（增加运动协调功能）：双手交替握住新生儿一侧下肢，从近端到远端轻轻挤捏；双手挟着其下肢，上下轻轻搓滚肌肉群至脚踝；从近端到远端抚触其脚掌，逐指抚触、捏拿脚趾；用同样方法抚触另一下肢。

背部（舒缓背部肌肉）：双手与婴儿脊柱平行，运动方向与脊柱垂直，从背部上端开始移向臀部；用示指和中指从其尾骨部位沿脊椎向上抚触到颈椎部位；双手在两侧臀部做环形抚触。

4.包好尿布、穿衣。

四、注意事项

如下：①根据婴儿状态决定抚触时间，避免在饥饿和进食后 1 小时内进行，最好在婴儿沐浴后进行，时间 10~15 分钟；②抚触过程中注意观察婴儿的反应，如果出现哭闹、肌张力提高、兴奋性增加、肤色改变等，应暂停抚触，反应持续 1 分钟以上应停止抚触；③注意用力适当，避免过轻或过重；④抚触时保持环境安静，保持适宜的房间温度（26~28℃），光线柔和，可以播放音乐，注意与婴儿进行语言和目光的交流。

第三节　儿童喂养

一、鼻饲喂养

1.目的

经口不能摄取食物的患儿，通过胃管灌注流质食物、水分和药物，以维持患儿营养和治疗的需要。

2.评估

评估患儿腹部的症状和体征。

3.准备

(1)环境准备:保持适宜的环境温度(26~28℃),保持安静。

(2)物品准备:弯盘、纱布2块、棉签、一次性药碗、等渗氯化钠注射液(250mL)1瓶、20mL注射器、别针、胶布、胃管、听诊器、记号笔、一次性手套、治疗巾、手电筒、标示贴、牛奶或药物、温开水。

(3)护士准备:洗手、戴口罩。

4.操作步骤

①至患儿床前,核对,解释;②安置患儿,平卧,头偏向一侧;③检查鼻腔是否有畸形、破损、息肉等,清洁鼻孔,准备胶布;④颌下铺治疗巾,弯盘置口角旁;⑤戴手套,测量胃管长度并做好标记,插入深度可为前额发际→剑突或鼻尖→耳垂→剑突长度;⑥用生理盐水润滑胃管前段,插胃管;⑦检查胃管在胃内后固定胃管,并在胶布外缘用红色记号笔做好标记。在胃管的末端贴上标示贴,注明插管的日期、时间并签名。证实胃管在胃内的方法包括:取胃液;胃管一端放在水中,无气泡逸出;用空针将少许空气打入胃管中,听诊有水泡音;⑧每次鼻饲前,均需证实胃管在胃内。鼻饲前进行胃潴留的回抽,确定胃内是否有潴留,并记录潴留量。鼻饲时应根据患儿情况选择补足余量或继续喂养,潴留量大时,应通知医师,决定是否暂停鼻饲。

5.注意事项

①勿使用液状石蜡润滑胃管,以免误入气管造成吸入性肺炎的危险;②当胃管插至咽喉部时,年长、清醒患儿头后仰,嘱托其做吞咽动作,昏迷者及小婴儿,应托起其头颈部(仰头);③鼻饲温度38~40℃,避免空气入胃,引起胀气;④鼻饲速度及鼻饲量视鼻饲流质的浓度及患儿情况而定,新生儿及小婴儿鼻饲时,不宜推注,应撤去针栓,将鼻饲液注入空针筒以自然引力灌入胃内;每次鼻饲量<250mL,间隔>2小时,或根据医嘱执行。

二、奶瓶喂养

1.目的

保证营养及水分的摄入。

2.评估

评估患儿腹部的症状和体征。

3.准备

(1)环境准备:保持适宜的环境温度(26~28℃),保持安静。

(2)物品准备:温好的牛奶、奶瓶、清洁的奶嘴、小毛巾。

(3)护士准备:洗手,戴口罩。

4.操作步骤

①核对床号、姓名,牛奶的种类、量及时间;②选择合适的奶嘴套于奶瓶口;③斜抱患儿,患儿头部枕于喂奶者肘窝处,呈头高足低位;④小毛巾围于患儿颈部;⑤再次检查奶嘴孔的大小是否合适;⑥右手将奶瓶倾斜,奶嘴头内充满乳液,滴1~2滴奶液于手腕内侧试温;

⑦喂奶;⑧喂奶后用毛巾一角轻擦患儿口角旁乳汁。

5.注意事项

①检查奶嘴开口的大小是否合适,避免过大或过小。开口过大,容易引起呛咳、窒息;开口过小,患儿吸吮费力,能量消耗大。3~4个月的婴儿用的奶嘴,以奶瓶倒置时两奶滴之间稍有间隔为宜。4~6个月的婴儿宜用奶液能连续滴出的奶嘴。6个月以上的婴儿可用奶液能较快滴出形成一直线的奶嘴;②防止喂奶时奶液污染患儿衣服和颈部,避免引起皮肤炎症;③喂奶时注意力集中,耐心喂养。新生儿有误咽的可能,故在哺乳时应注意观察患儿吸吮力、面色、呼吸状态,有无呛咳、恶心、呕吐。有咳嗽、面色改变时将奶嘴拔出,轻拍其背部,休息片刻后再喂;④观察喂奶后有无溢奶、呕吐、腹胀等情况,防止呕吐后引起的误吸。

第四节　约束保护法

一、目的

①限制患儿活动,便于诊疗;②保护躁动不安的患儿以免发生意外,防止碰伤、抓伤和坠床等意外。

二、评估和准备

1.评估

评估患儿病情、约束的目的,向家长做好解释工作。

2.准备

(1)环境准备:保持适宜的环境温度(26~28℃),保持安静。

(2)物品准备:全身约束时方便包裹患儿的物品皆可,如毯子、大毛巾、包被等,根据需要可备绷带。手足约束时需要准备棉垫、绷带或手足约束带。

(3)护士准备:操作前洗手。

三、操作步骤

1.全身约束法

①将毯子折叠,宽度相当于患儿肩至踝宽度,长度可以稍长,能包裹患儿两圈半左右;②使患儿平卧于毯子上,用一侧的大毛巾从患儿肩部绕过其前胸紧紧包裹身体,至对侧腋窝处掖于身下;再用另一侧毯子绕过其前胸包裹身体,将毯子剩余部分塞于其身下;③如患儿躁动明显,可用绷带系于毯子外。

2.手足约束法

(1)绷带及棉垫法:用棉垫包裹手足,将绷带打成双套结,套在棉垫外拉紧,使肢体不能脱出,但不影响血液循环,将绷带系于床缘。

(2)手足约束带法:将手足从约束带甲端放入,位于乙端和丙端之间,然后将乙、丙两端绕手腕或踝部系好,使肢体不能脱出,但不影响血液循环,将丁端系于床缘。

四、注意事项

如下:①使用约束应具有必要性,并注意向患儿和家长解释;②松紧应适宜(以能伸入1~2手指为宜),定时观察患儿情况,手足约束注意观察肢端循环和局部皮肤状况;③应每2

小时解开、放松1次,并协助翻身,必要时进行局部按摩,并做好记录。

第五节 静脉输液

一、静脉留置管术

1.目的

①保持静脉通路通畅,便于抢救、给药等;②减轻患儿痛苦。

2.评估

评估患儿身体和用药情况,观察穿刺部位皮肤和静脉情况。

3.准备

(1)环境准备:保持适宜的环境温度(26~28℃),保持安静。

(2)物品准备:治疗盘、输液器、液体及药物、头皮针、不同规格的留置针、肝素帽、透明敷贴、消毒液、棉签、弯盘、胶布、治疗巾,根据需要备剃刀、肥皂、纱布、固定物。

(3)护士准备:操作前洗手,戴口罩。

4.操作步骤

①检查药液、输液器,按医嘱加入药物,并将输液器针头插入输液瓶塞内,关闭调节器;②携用物至床旁,核对患儿,查对药液,将输液瓶挂于输液架上,备好留置针,排尽空气,备好胶布;③铺治疗巾于穿刺部位下,选择静脉,扎止血带,消毒皮肤,再次核对;④留置针与皮肤成15°~30°刺入血管,见回血后再进入少许,保证外套管在静脉内,将针尖退入套管内,将套管针送入血管内,松开止血带,撤出针芯,用透明敷贴和胶布妥善固定,连接输液装置,注明置管时间;⑤调节滴速,再次核对,签字并交代患儿和家长注意事项。

5.注意事项

①选择粗直、弹性好、易于固定的静脉,避开关节和静脉瓣;②在满足治疗前提下选用最小型号、最短的留置针;③妥善固定,告知患儿及家长注意不要抓挠留置针,护士应注意观察;④不应在穿刺肢体一侧上端使用血压袖带和止血带;⑤用药后应正压封管,根据使用说明定期更换透明敷贴和留置针,敷贴如有潮湿、渗血应及时更换,发生留置针相关并发症,应拔管。

二、头皮静脉输液法

婴幼儿头皮静脉丰富、表浅,头皮静脉输液方便患儿肢体活动,但头皮静脉输液一旦发生药物外渗,局部容易出现瘢痕,影响皮肤生长和美观。因此目前临床上不建议儿童首选头皮静脉输液,而是将上肢静脉为首选,其次可以考虑下肢静脉和其他静脉,最后再视情况选择头皮静脉,包括额上静脉、颞浅静脉等。

1.目的

①使药物快速进入体内;②补充液体、营养,维持体内电解质平衡。

2.评估

评估患儿身体,了解用药情况和头皮静脉情况。

3.准备

(1)环境准备:保持适宜的环境温度(26~28℃),保持安静。

（2）物品准备:治疗盘、输液器、液体及药物、头皮针、消毒液、棉签、弯盘、胶布、治疗巾,根据需要备剃刀、肥皂、纱布、固定物。

（3）护士准备:操作前洗手,戴口罩。

4.操作步骤

①检查药液、输液器,按医嘱加入药物,将输液器针头插入输液瓶塞内,关闭调节器;②携用物至床旁,核对患儿,查对药液,将输液瓶挂于输液架上,排尽空气,备好胶布;③将枕头放于床沿,枕上铺治疗巾,患儿横卧于床中央,头枕于枕上,必要时全身约束法约束患儿;如两人操作,则一人固定患儿头部,另一人立于患儿头端便于操作;④选择静脉,常选用额上静脉、颞浅静脉及耳后静脉等;根据需要剃去穿刺部位的毛发;⑤常规消毒皮肤,再次核对后,操作者左手拇、示指固定绷紧穿刺点前后皮肤,右手持头皮针在距静脉最清晰点后 0.3cm 处,针头与皮肤呈 15°~20°刺入皮肤,沿血管徐徐进针,见到回血后固定针头。推注生理盐水引导液,确定通畅无渗出后取下注射器,接上输液导管,将输液管绕于合适位置,妥善固定;⑥调节滴速,再次核对,签字并交代患儿家长注意事项。

5.注意事项

①注意区分头皮动静脉;②密切观察输液是否通畅,局部是否肿胀,针头有无移动和脱出,特别是输注刺激性较强的药物时,应注意观察;③头皮针和输液管的固定应牢固,防止头皮针移动脱落。

三、外周导入中心静脉置管

经外周静脉置入中心静脉导管(peripherally inserted central catheter,PICC)是利用导管从外周浅静脉进行穿刺,循静脉走向到达靠近心脏的大静脉的置管技术。PICC 置管成功率高,操作简单,不需局麻,在儿科护理中应用日益广泛。

1.目的

①导管可以长时间(数周或数月)放置在体内,提供长时间给药的管道;②避免重复穿刺静脉;③减少药物对外周静脉的刺激。

2.评估

根据医嘱进行穿刺前教育,征得患儿家长同意并签字;评估患儿身体和用药情况,观察穿刺部位皮肤和静脉情况。

3.准备

（1）环境准备:保持适宜的环境温度(26~28℃),保持安静。

（2）物品准备:PICC 穿刺包,外包装可撕裂的套管针、导管(含导丝)、洞巾、治疗巾、5mL注射器、皮肤消毒剂、敷料、胶布、止血带、纱布及镊子;静脉注射盘、无菌隔离衣×2、无菌手套×4、20mL 注射器×2、无菌治疗巾×4、无菌洞巾×2、0.9%等渗氯化钠注射液 10mL×2、0.9%等渗氯化钠注射液 250mL×2 瓶、肝素×1、安尔碘、乙醇棉球、长棉签若干。

（3）护士准备:操作前洗手,戴口罩。

4.操作步骤

①选择穿刺部位,贵要静脉、肘正中静脉、头静脉及大隐静脉都可作为穿刺静脉,其中贵要静脉一般为最佳选择;②患儿仰卧,将手臂外展 90°,测量插管的长度;③测量并记录上臂中段臂围,用于监测可能出现的并发症,如渗漏和栓塞;④打开 PICC 导管包,建立无菌区,戴

无菌手套,按无菌技术在患儿手臂下垫治疗巾;⑤按规定消毒,消毒范围在穿刺部位上下各10cm,两侧到臂缘;⑥更换无菌手套,铺孔巾,检查导管的完整性,冲洗管道;⑦请助手扎止血带,穿刺,与常规静脉穿刺相同,见回血后再进针少许,固定导引套管,让助手松开止血带,示指固定导引套管,中指压在套管尖端血管处以减少出血,退出穿刺针;⑧用镊子或手从导引套管轻轻送入 PICC 导管,当导管进入肩部时,让患儿头转向穿刺侧,下颚贴向肩部,避免导管误入颈内静脉。将导管置入到预计刻度后,退出导引套管,同时注意固定导管;⑨用生理盐水注射器抽吸回血并注入生理盐水,确保管道通畅,无血液残留,连接可来福接头或肝素帽,用肝素盐水正压封管;⑩清理穿刺点,再次消毒,固定导管,注明穿刺日期、时间。

5.注意事项

①导管送入要轻柔,注意观察患儿反应;②每次静脉输液结束后应及时冲管,减少药物沉淀;③封管时禁用小于 10mL 的注射器,以防压力过大而致导管断裂,使用静脉输液泵时也应注意防止压力过大;④封管时应采取脉冲方式,并维持导管内正压,如为肝素帽接头,退针时应维持推注,以防止血液回流导致导管堵塞;⑤指导患儿和家长,切勿进行剧烈活动,特别是穿脱贴身衣物时,应保护导管,以防止其移位或断裂;⑥穿刺处透明敷贴应在第一个 24 小时更换,以后根据敷料及贴膜的使用情况决定更换频次;敷料潮湿、卷曲、松脱应立即更换;⑦每天测量上臂中段臂围,注意观察导管置入部位有无液体外渗、炎症等现象;⑧导管的留置时间应由医师决定。拔除导管时,动作应轻柔平缓,不能过快过猛。导管拔除后,立即压迫止血,创口涂抗菌药膏封闭皮肤创口以防止空气栓塞,用敷料封闭式固定后,每 24 小时换药至创口愈合。拔除的导管应测量长度,观察有无损伤或断裂。

四、植入式静脉输液港

1.目的

①提供长时间静脉给药管道;②减少患儿频繁穿刺的痛苦;③减少药物对外周静脉的刺激,可经植入式静脉输液港输注药物,接受化疗、输血、营养治疗等。

2.评估

评估患儿身体和用药情况,观察穿刺部位皮肤情况。

3.准备

(1)环境准备:保持适宜的环境温度(26~28℃),保持安静。

(2)物品准备:治疗盘、化疗特制针头、10cm×12cm 无菌透明薄膜、肝素帽、无菌手套×2、一次性无菌药碗、0.9%NS 若干支、稀释的肝素液(浓度 10~100U/mL)、1%有效碘、75%乙醇、胶布、20mL 一次性注射器若干;无菌敷料包:无菌大棉签×6、无菌开口小纱布(2cm×2cm)×2、无菌纱布(4cm×4cm)×2、洞巾、弯盘。

(3)护士准备:操作前洗手,戴口罩。

4.操作步骤

①打开无菌敷料包并以无菌方式打开静脉输液港针头、一次性注射器、肝素帽等包装,放于敷料包内;把 1%有效碘倒置于一次性无菌药碗内;②戴无菌手套,取 20mL 一次性注射器抽吸等渗氯化钠注射液 10mL 并接静脉输液港针头延长管,排去空气;必要时可另用 10mL 一次性注射器抽吸淡肝素;放置 2 块 4cm×4cm 纱布于弯盘中;③以静脉输液港为中心用 1%有效碘由里及外螺旋状消毒皮肤,然后以 70%乙醇脱碘 3 次;④脱去无菌手套,将 70%乙醇

倒置于弯盘内浸润纱布,再重新戴上无菌手套;⑤针刺方法:触诊后,左手以拇指、示指、中指固定静脉输液港(勿过度绷紧皮肤),右手持植入式静脉输液港专用针头,穿过静脉输液港的中心部位,直到针头触及隔膜腔;⑥回抽见有鲜血时用脉冲法缓慢冲洗 10mL 等渗氯化钠注射液,夹管;⑦针头下垫无菌开口纱布,以确保针头平稳,再用无菌透明薄膜固定;⑧移去接口处一次性注射器,用乙醇纱布擦拭接口;⑨如需静脉用药,则换静脉输液器;如无须静脉用药,则<2 岁儿童,换接含有浓度为 10～100U/mL 肝素液的一次性注射器冲洗 5mL,夹管并换接肝素帽;>2 岁儿童,换接含有浓度为 10～100U/mL 肝素液的一次性注射器冲洗 3mL,夹管并换接肝素帽。

5.注意事项

①必须使用 10mL 或以上一次性注射器,避免压力过大,损坏导管;延长管内必须先排除空气,预防空气栓塞;②消毒后皮肤待干通常需要 20 秒,消毒范围需大于敷料的大小;③穿刺时必须使用静脉输液港专用针头(直角针头,T 形延长管),忌用一般针头做穿刺;插针前再次检查是否已排尽空气;避免暴力插入;穿刺后不要移动针头,以免损伤泵体;④使用无菌薄膜覆盖纱布、针头及部分延长管,保持局部密封状态。

第六节　股静脉穿刺法

一、目的

采集血标本。

二、评估和准备

1.评估

评估患儿身体、检查项目和穿刺部位皮肤情况。

2.准备

(1)环境准备:保持适宜的环境温度(26～28℃),保持安静。

(2)物品准备:治疗盘、注射器、消毒液、棉签、采血管、弯盘。

(3)护士准备:操作前洗手,戴口罩。

3.操作步骤

①携用物至床旁,核对,协助患儿取仰卧位,固定大腿外展呈蛙形,暴露腹股沟穿刺部位,用脱下的一侧裤腿或尿布遮盖会阴部;②消毒患儿穿刺部位及护士左手示指;③在患儿腹股沟中、内 1/3 交界处,以左手示指触及股动脉搏动处,右手持注射器于股动脉搏动点内侧 0.3～0.5cm 垂直穿刺(或腹股沟内侧 1～3cm 处与皮肤呈 45°斜刺),边向上提针边抽回血;④见回血后固定针头,抽取所需血量;⑤拔针,压迫穿刺点 5 分钟止血;⑥取下针头,将血液沿采血管壁缓慢注入;⑦再次核对,清理用物,洗手,记录。

4.注意事项

①有出血倾向及血液病患者,严禁腹股沟穿刺;②穿刺误入股动脉,应延长加压时间。避免揉搓,以免引起出血或形成血肿;③穿刺过程中注意观察患儿反应,若穿刺失败,不宜多次反复穿刺,以免局部形成血肿。

第六章　儿童呼吸系统疾病护理

第一节　急性感染性喉炎护理

急性感染性喉炎为喉部黏膜急性弥漫性炎症。冬、春季多见,常见于婴幼儿,新生儿极少发病。

一、病因

由细菌或病毒感染引起,也可并发于麻疹、流感、百日咳、白喉等急性传染病。由于小儿喉腔狭小,软骨柔软,黏膜血管及淋巴管丰富,黏膜下组织疏松,感染后易充血、水肿而致喉梗阻。

二、临床表现

发病前可先有上呼吸道感染史。起病较急,多有发热、声嘶、咳嗽等。初起声嘶多不严重,哭闹时有喘声,继而炎症侵及声门下区,则呈"空空"样咳嗽声,夜间症状加重。病情较重者可出现吸气性喉鸣,吸气时呼吸困难,吸气时胸骨上窝、锁骨上窝、肋间及上腹部软组织内陷等喉阻塞症状。如不及时处理,可能出现拒食,烦躁不安,面色发绀或苍白,吸气无力,循环、呼吸衰竭,昏迷,抽搐,甚至死亡。

三、实验室及其他检查

做喉镜检查,可见喉黏膜充血、肿胀,尤以声门区及声门下区黏膜红肿明显,使喉腔显著狭窄。声门黏膜常附有脓性分泌物。

四、治疗要点

1.保持呼吸道通畅

防止缺氧加重;吸氧;可用1%麻黄碱和糖皮质激素超声雾化吸入,有利于黏膜水肿消退。

2.控制感染

由于起病急、病情进展快,难以判断系病毒抑或细菌感染,一般给予全身抗生素治疗。有气急、呼吸困难时,应及时静脉输入足量广谱抗生素,常用者为青霉素类、大环内酯类、氨基糖苷类或头孢菌素类等。

3.糖皮质激素

有喉阻塞症状时,加用糖皮质激素,常用者有泼尼松,口服,每日 $1\sim2\text{mg/kg}$;地塞米松,肌内注射或静脉滴注,每日 0.2mg/kg;氢化可的松,静脉滴注,每日 $4\sim8\text{mg/kg}$,可减轻喉部组织水肿,减轻喉部阻塞症状。

4.气管切开

重度喉阻塞或经药物治疗,喉阻塞症状未缓解者,应及时做气管切开术。如无条件,在紧急情况下可先做环甲膜穿刺以缓解喉阻塞症状,方法为:使患儿仰卧,头向后,摸清环状软骨的前弓,在环状软骨的上缘与甲状软骨下缘之间即环甲膜,用1~2个粗针头从此处缓缓刺入,针尖穿透环甲膜进入声门下腔,空气即从针孔中出入,且有落空感,这样使之先通气,争取时间做正规气管切开术。也可紧急行环甲膜切开术。

五、护理诊断

1.低效性呼吸形态

与喉部炎症、水肿有关。

2.有窒息的危险

与严重喉部炎症、水肿致喉头梗阻有关。

3.焦虑

与呼吸困难不能缓解有关。

六、护理目标

1.患儿呼吸功能改善。

2.患儿不发生并发症或发生时能得到及时控制。

3.患儿家长掌握本病的预防及护理知识。

七、护理措施

1.改善呼吸功能和保证呼吸通畅

卧床休息,集中护理,避免哭闹,减少氧消耗。保持室内空气清新,维持室内空气湿度在60%左右,有利于缓解喉头痉挛,必要时定时给予超声雾化吸入。抬高床头,持续低流量吸氧,以纠正缺氧。

2.严密观察病情变化

注意患儿的呼吸、心率、精神状态、呼吸困难程度,以及治疗后的反应。重病患儿在内科治疗的同时,做好气管切开术的准备工作,以备救急。

3.保证营养和入量

喉炎患儿容易呛咳,应耐心喂养,如经口摄入不足,必要时应静脉补液。

4.心理护理

关心患儿,及时给家长解释病情的发展和可能采取的治疗方案,使家长理解治疗措施的意义,以取得家长及患儿的合作。

八、健康指导

避免受凉、感冒,加强体育锻炼,增强体质。

第二节　急性上呼吸道感染

急性上呼吸道感染简称上感,是小儿最常见的疾病,主要指鼻、鼻咽和咽部的急性感染。若上呼吸道某一局部炎症特别突出,即按该炎症处命名,如急性鼻炎、急性咽炎、急性扁桃体炎等,而急性上呼吸道感染主要用于上呼吸道局部感染部位不确切者。该病一年四季均可发生,但以冬、春季节多见。

一、病因

90%以上由病毒引起,如呼吸道合胞病毒(RSV)、流感病毒、副流感病毒、腺病毒、鼻病毒、柯萨奇病毒等。在病毒感染的基础上也可继发细菌感染,常见有溶血性链球菌、肺炎球菌等。婴幼儿时期由于上呼吸道的解剖生理和免疫特点易患呼吸道感染,若有疾病(如维生素 D 缺乏性佝偻病、营养不良、贫血、先天性心脏病等)、环境因素(如居室拥挤、通风不良、冷热失调)及护理不当等影响则易发生反复上呼吸道感染或使病程迁延。

二、临床表现

本病症状轻重不一,与年龄、病原体和机体抵抗力不同有关,年长儿症状较轻,而婴幼儿较重。

1.一般类型上感

婴幼儿局部症状不显著而全身症状重,可骤然起病,高热、咳嗽、食欲差,可伴有呕吐、腹泻、烦躁,甚至高热惊厥。年长儿症状较轻,常于受凉后 1~3 天出现鼻塞、喷嚏、流涕、干咳、咽痛、发热等;有些在发病早期可有阵发性脐周疼痛,与发热所致阵发性肠痉挛或肠系膜淋巴结炎有关。

体检可见咽部充血,扁桃体肿大,颌下淋巴结肿大、触痛等;肺部呼吸音正常;肠病毒感染者可见不同形态的皮疹。

病程 3~5 天,如体温持续不退或病情加重,应考虑感染可能侵袭其他部位。

2.两种特殊类型上感

(1)疱疹性咽峡炎:系柯萨奇 A 组病毒感染所致,好发于夏秋季。表现为急起高热、咽痛、流涎、厌食、呕吐等;咽部充血,咽腭弓、悬雍垂、软腭等处有 2~4mm 的疱疹,周围有红晕,疱疹破溃后形成小溃疡,病程 1 周左右。

(2)咽-结合膜热:由腺病毒 3、7 型所致,常发生于春、夏季,可在儿童集体机构中流行。以发热、咽炎、结合膜炎为特征;多呈高热、咽痛、眼部刺痛、咽部充血、一侧或两侧滤泡性眼结合膜炎;颈部、耳后淋巴结肿大,有时伴胃肠道症状。病程 1~2 周。

三、实验室检查

白细胞计数,因病原体不同而异。病毒感染时,减少或正常;细菌感染时,一般增高。

四、治疗要点

患病期间应充分休息,重视一般护理及支持疗法,严格掌握抗生素及抗病毒的应用指征,预防并发症,也可进行中西医结合治疗。

1.一般治疗

发热及症状较重者应充分休息,多饮水,给予高热量、易消化饮食。加强护理,室内温度及湿度应适宜。

2.病因治疗

常用抗病毒药物包括以下两种。

(1)双嘧达莫(潘生丁):对 RNA 病毒及某些 DNA 病毒均有抑制作用,每日 3~5mg/kg。

(2)利巴韦林:具有广谱抗病毒作用,疗程为 3~5 日。如病情重、有继发细菌感染,或有并发症者可选用抗生素,常用者有磺胺甲唑、青霉素,疗程 3~5 日。如证实为溶血性链球菌感染,或既往有风湿热、肾炎病史者,青霉素疗程应为 10~14 日。局部可用 1%利巴韦林滴鼻液,每日 4 次;病毒性结合膜炎可用 0.1%阿昔洛韦滴眼液,每 1~2 小时 1 次。

3.对症治疗

高热可给予物理降温,如头部冷敷、酒精擦浴。婴儿应用退热药后,可发生体温骤降与虚脱,故年龄小于 1 岁者,尽可能不用或少用退热药。退热药常用对乙酰氨基酚片或柴胡注射液。高热、烦躁不安者,同时给苯巴比妥钠每次 4~6mg/kg,肌内注射。剧咳、痰多可用祛痰止咳药,但婴儿不宜用大剂量止咳药。

五、护理诊断

1.体温过高

与上呼吸道感染有关。

2.潜在并发症

高热惊厥。

六、护理目标

1.患儿体温维持在正常范围。

2.患儿躯体不适症状消失。

3.患儿获得足够的液体量。

七、护理措施

1.行呼吸道隔离,患儿卧床休息,有发热者执行发热护理常规。

2.给高热量、高维生素、清淡易消化饮食,多饮水。

3.及时清除鼻腔分泌物,以免影响呼吸。

4.咳嗽频繁、痰液黏稠者,可给予雾化吸入,以湿润呼吸道,减少刺激,减轻咳嗽,使痰液易于咳出。经常变换体位,拍击背部协助排痰。

5.高热者按发热护理常规护理。发生高热惊厥时,执行惊厥常规护理。

6.蛔虫病患儿在上感时由于体内环境变化,可使蛔虫骚动而产生腹痛,需与其他外科急腹症鉴别,可予按摩、镇静和解痉。

7.做好口腔护理,每天用生理盐水漱洗口腔 1~2 次,婴幼儿可勤喂温开水,尤其在进食后,应清洗口腔,增进食欲,防止发生口腔炎。

8.保持皮肤的清洁,及时擦干尿液,更换湿污的被服,婴儿勤换尿布。

9.密切观察病情变化,观察体温、脉搏、呼吸及精神状态,有无皮疹、恶心、呕吐、烦躁等,以早期发现某些传染病的前驱期症状,及时进行隔离。

10.如感染时间过久,炎症蔓延可引起中耳炎、气管炎、肺炎等,应注意观察。年幼体弱者,感染经血循环可播散于身体各处,并发败血症或化脓病灶,也可使机体产生变态反应,发生肾炎、风湿病、心肌炎等。故应观察病情变化,如病情加重,体温持续不退,应考虑到炎症是否向下呼吸道蔓延或出现其他并发症。

11.保持呼吸道通畅。鼻塞时影响呼吸、睡眠和食欲,宜使鼻孔通畅,并保持清洁。鼻孔四周可涂油以防皮肤刺激。勿用力擦鼻涕,避免增加鼻腔压力,使炎症经耳咽管向中耳发展造成中耳炎。

八、健康指导

1.小儿的居室应宽敞、整洁、采光好。室内应采取湿式清扫,经常开窗通气,成人应避免在小儿居室内吸烟,保持室内的空气新鲜。

2.指导家长合理喂养小儿,及时添加辅食,加强营养,保证每日摄入足量的蛋白质及维生素,要营养平衡,纠正偏食。

3.多进行户外活动,多晒太阳,预防佝偻病的发生。加强体格锻炼,增强体质,加强呼吸肌的肌力与耐力,提高呼吸系统的抵抗力与适应环境的能力。

4.在上呼吸道感染的高发季节,家长应尽量少带小儿到公共场所去。如有流行趋势时,可用食醋熏蒸法将居室空气进行消毒(每立方米用食醋 5~10mL,加水 1~2 倍,加热熏蒸到全部汽化),或给易感儿服用板蓝根、金银花、连翘等中药汤剂预防。

5.在气候骤变时,应及时增减衣服,既要注意保暖,避免着凉,又要避免过多地出汗,出汗后及时更换衣物。

第三节　急性支气管炎护理

急性支气管炎是病毒或细菌等感染所致的支气管黏膜炎症。同时累及气管,称为急性气管支气管炎,大多继发于上呼吸道感染,也是某些急性传染病(麻疹、流感、百日咳、猩红热等)常见并发症。临床以咳嗽伴(或不伴)有支气管分泌物增多为特征。

一、病因

凡能引起上呼吸道感染的病毒或细菌均可引起支气管炎,然而细菌感染较上感明显增加,免疫功能失调、营养不良、佝偻病、鼻窦炎等都是本病的诱发原因。

二、临床表现

起病可急可缓,大多先有上感症状,主要症状为咳嗽,初起为干咳,2~3 天逐渐有痰。婴幼儿常有发热,可伴有呕吐、腹泻等消化道症状,年长儿可有头痛、胸痛、全身不适、疲乏无力等症状,热型不定,常为低热,重者可高达 39℃,2~4 日即退。

体征随病程不同而异,可见咽部充血,呼吸增快,肺部叩诊正常,听诊呼吸音粗糙,或有不固定的散在干湿啰音,啰音多变,常在咳嗽后或体位改变时减少甚至消失。一般无气促、发绀。

三、实验室及其他检查

1.血常规

由病毒所致者,周围血白细胞总数正常或降低;由细菌所致者或并发细菌感染时,白细胞总数及中性粒细胞均见增高。

2.X 线检查

胸片显示正常,或有肺纹理增粗,肺门阴影增深。

四、治疗要点

急性支气管炎的治疗除休息、改善室内通气等一般治疗外,还可单纯使用中医药治疗。

中医通过宣肺、化痰、清热、润燥等治法,可有效地缓解咳嗽这一主要症状,促使疾病痊愈。并发细菌感染时,配合选用金银花、连翘、黄芩等有抗菌作用的药物;对于病毒感染所致者,配合选用板蓝根、贯众等具有抗病毒作用的药物。由于西药对病原体有较强的针对性,临床对有明确感染的患者应选用适当的抗生素,以协同中药发挥治疗效应。但必须注意,应避免滥用抗生素,以减少不良反应。

1.一般治疗

适当休息,多饮温开水,给予易消化食物,加强护理,室内温度及湿度应适宜。婴儿需经常调换体位,或抱起叩背片刻,使呼吸道分泌物易于排出。咳嗽多而妨碍休息时,可给适量镇静药,但应避免过量以致抑制分泌物的排出。

2.对症治疗

(1)止咳祛痰:一般不用止咳剂,以免影响排痰。干咳严重影响小儿休息者可用喷托维林、二氧丙嗪等。痰液黏稠用祛痰剂并可雾化吸入。

(2)止喘:哮喘发作时,可用解除支气管痉挛的药物,如口服氨茶碱,每次 4mg/kg,1 日 3 次。喘重者可加用糖皮质激素。

3.控制感染

对考虑为细菌感染或混合感染者可使用抗生素,轻者可口服复方磺胺甲基异噁唑、红霉素干糖浆、乙酰螺旋霉素等,对重症患儿可用青霉素、氨苄西林或头孢唑啉等。

五、护理诊断

1.体温过高

与支气管黏膜感染有关。

2.清理呼吸道无效

与支气管内分泌物增多及年幼体弱不能主动排痰有关。

六、护理目标

1.咳嗽、腹痛等不适感消失。

2.体温恢复正常。

3.通气功能改善,呼吸平稳。

七、护理措施

1.患儿应减少活动,增加休息时间,卧床时头胸部稍提高,使呼吸通畅。室内空气新鲜,保持适宜的温湿度,避免对流风。

2.鼓励患儿多饮水,必要时由静脉补充。给予营养丰富的易消化饮食,发热期间进食流质或半流质为宜。

3.由于患儿发热、咳嗽、痰多且黏稠,咳嗽剧烈时可引起呕吐,故要保持口腔卫生,以增加舒适感,增进食欲,促进毒素的排泄。婴幼儿在进食后喂适量温开水,以清洁口腔。年长儿应在晨起、餐后、睡前漱洗口腔。

4.发热的护理。低热时不需进行特殊处理,高热时要采取物理降温或药物降温措施,防止发生惊厥。

5.密切观察病情变化,如体温、脉搏、呼吸、精神状态等,发现异常及时报告医师。

第七章　儿童消化系统疾病护理

第一节　小儿腹泻护理

小儿腹泻或称腹泻病,是由多种病原引起的以腹泻和电解质紊乱为主的一组临床综合征。发病年龄以 2 岁以下为主,其中 1 岁以下者约占 50%。一年四季均可发病,但夏、秋季发病率最高。

一、病因

本病根据病因分为感染性和非感染性两类。

1.感染因素

病原有细菌、病毒、真菌和寄生虫等。我国近年来对急性腹泻病原检出率明显提高,一般为 30%~50%,主要病原为细菌,其次为病毒。

(1)细菌

1)大肠埃希菌:该菌为主要的肠道细菌感染源。按其致病机制分为 3 类。①肠产毒性大肠埃希菌(ETEC):该菌通过产生肠毒素引起腹泻,是发展中国家婴幼儿腹泻的主要病原之一。由于污染食物和水源,可引起暴发流行;②肠侵袭性大肠埃希菌(EIEC):该菌直接侵入肠黏膜,引起炎症反应而导致腹泻。可呈散发或在婴幼儿集体机构暴发流行;③肠致病性大肠埃希菌(EPEC):病原菌与肠上皮细胞表面紧密黏附,但不侵入细胞内,故又称为肠道黏附性大肠埃希菌(EAEC),在热带国家及卫生状况较差人群中,EPEC 为腹泻的重要病原。也常常是新生儿腹泻流行的重要病因。

2)痢疾杆菌:近年国内大多数报道认为,该菌在急性腹泻患儿细菌性病原分析中检出率最高,因地区不同,主要流行菌型不稳定,以宋内氏痢疾杆菌与福氏痢疾杆菌多见,志贺氏痢疾杆菌、鲍氏痢疾杆菌较少见。该菌通过苍蝇、污染的食物和水在人群中传播,发病率与社会经济及卫生条件有关。

3)沙门菌:近年来,人类沙门菌感染有逐年增多的趋势。主要为鼠伤寒及其他非伤寒、副伤寒沙门菌感染增加。该菌易在产科婴儿室和儿科新生儿病房引起暴发流行,病情危重,病死率高。

4)空肠弯曲菌:据国内报道,该菌占腹泻病原的 10.9%~17.2%,流行季节以夏、秋季为主,8~9 月最高,2 岁以下小儿多见。本病可通过被污染的水或食物传播,多为散发,也有大规模暴发流行的情况。

5)小肠结肠炎耶尔森菌:占一般住院肠炎的 1.0%~3.0%,多在冬、春季发病,传播途径为污染的食物、水以及接触传染,也可能通过呼吸道吸入与节肢动物叮咬感染。

6)霍乱弧菌:分古典生物型及埃尔托生物型,分别引起古典霍乱与副霍乱。粪便污染水源是感染的主要来源,此外,直接或间接污染食物也可引起感染,多发生于夏、秋季节。

7)嗜水气单胞菌:夏季多见,主要见于 2 岁以下儿童。国外报道较多。此外,金黄色葡萄球菌、变形杆菌、产气荚膜杆菌及难辨梭状芽孢杆菌等所致肠炎多为继发性。

（2）病毒

1）轮状病毒：在世界各地，轮状病毒均为感染性腹泻最常见及分布最广的病原体。我国轮状病毒腹泻多发生于秋、冬季，是秋、冬季腹泻的主要病因。感染主要发生于6个月至2岁小儿，感染途径为胃肠道，但不排除呼吸道传播的可能性。

2）Herwalk 病毒：主要见于欧美各国，冬季多见，大多侵犯学龄儿童。传播与水源有关。

3）其他：肠腺病毒、星状病毒、杯状病毒、冠状病毒等。

（3）真菌、寄生虫：真菌感染以白色念珠菌最多，大部分在使用广谱抗生素后继发。原虫常见为蓝氏贾第鞭毛虫，患者及包囊携带者为传染源，儿童较成人多见。

2.非感染因素

（1）饮食因素：喂养不当是引起腹泻的原因，多见于人工喂养儿，喂养不定时，过多过少或过早地喂食大量淀粉或脂肪类食物。

（2）肠道过敏或消化酶缺乏，个别婴儿对某些食物成分过敏，或由于先天性或继发性肠内特殊酶类缺乏，喂食后可发生腹泻。

（3）其他因素：气候突然变化，腹部受凉使肠蠕动增强；天气过热使消化液分泌减少，且口渴又可使哺乳或饮水过多，增加消化道负担，稀释消化液，这些均易诱发腹泻。

3.体质因素

婴幼儿胃肠道、神经、内分泌、肝肾功能等发育均未成熟，调节功能差，免疫功能差，抗大肠埃希菌抗体及轮状病毒抗体水平低，故易患大肠埃希菌肠炎与轮状病毒肠炎。婴幼儿细胞外液所占比例高，调节功能又差，易发生水、电解质紊乱，是死亡的主要原因。

二、发病机制

1.感染性腹泻

（1）肠毒素性肠炎：由各种产生肠毒素的细菌所致。一般细菌不侵入肠黏膜，不产生病理形态学变化。临床特点是除腹泻脱水外，多数无发热等其他全身症状，粪便中无白细胞。

（2）侵袭性肠炎：由各种侵袭性细菌所致。细菌侵入肠黏膜组织，引起充血、水肿、炎症细胞浸润、溃疡和渗出等病变，排出含有大量白细胞和红细胞的菌痢样粪便。另外，侵袭性细菌引起肠炎时，肠系膜淋巴结均可肿大。

（3）病毒性肠炎：病毒侵入肠道后，在小肠绒毛顶端的柱状上皮细胞上复制，使细胞发生空泡变性、坏死，其微绒毛肿胀、不规则和变短；受累的肠黏膜上皮细胞脱落，遗留不规则的裸露病变；固有层可见淋巴细胞浸润。

2.非感染性腹泻

当进食过量或食物成分不恰当时，消化过程发生障碍，食物不能被充分消化和吸收，积滞于小肠上部，同时酸度减低，有利于肠道下部细菌上移与繁殖，使食物产生发酵和腐败，使消化功能更为紊乱。分解产生的乳酸等使肠腔内渗透压增高，并协同腐败性毒性产物（如胺类）刺激肠壁，使肠蠕动增加，引起腹泻。

三、临床表现

从病史中了解喂养情况、不洁食物史、疾病接触史、食物和餐具消毒情况，以区别感染性与非感染性腹泻，还需注意发病季节与地区。

1.轻型腹泻

多为饮食不当或肠道外感染引起。以消化道症状为主,多无全身症状及明显脱水,精神尚好,体温多正常或只有低热。消化道症状主要为腹泻,每日多不超过 10 次,呈黄色或黄绿色,稀便或蛋花汤样便,有酸味,含奶瓣和泡沫,可混少量黏液,可有便前哭闹,肠鸣音增强,而便后安静。大便镜检见大量脂肪球。可有食欲缺乏、溢乳或呕吐。多于数日内痊愈。治疗不当也可转为重型。

2.重型腹泻

多为致病性大肠埃希菌和病毒感染所致,也可由轻型腹泻转化而来。

(1)全身症状:一般状态较差,可出现高热或体温低于正常、烦躁不安、精神萎靡、意识蒙眬,甚至昏迷。

(2)胃肠道症状:食欲低下,常有呕吐,严重者可吐出咖啡渣样液体。大便次数明显增多,每日十至数十次。大便呈黄绿色、黄色或微黄色,量多,呈蛋花汤样或水样,可有少量黏液。光镜下可见脂肪球及少量白细胞。

(3)水、电解质和酸碱平衡紊乱症状

1)脱水:由于呕吐、腹泻丢失体液和摄入量不足,使体液总量尤其是细胞外液量减少,导致不同程度的脱水。按脱水性质分,可分为等渗、低渗和高渗性脱水。临床呈现不同表现。

2)代谢性酸中毒:由于腹泻丢失大量碱性物质;进食少和肠吸收不良,摄入热量不足,体内脂肪分解产生大量酮体;脱水血液浓缩,组织灌注不良和缺氧,乳酸堆积;肾血流量减少,肾功能减低,酸性代谢产物潴留;腹泻患儿有不同程度的酸中毒。

3)低钾血症:由于进食少,钾摄入不足、吐泻失钾过多引起低钾血症。

4)低钙和低镁血症:由于进食少、吸收不良和从大便中丢失钙、镁,可使体内钙、镁减少。血钙降低可出现烦躁不安、手足搐搦,甚至惊厥等症状。低镁血症表现为神经肌肉兴奋性增高,如烦躁、抽搐、肌肉震颤等。

3.不同病原所致腹泻的临床特点

(1)致病性大肠埃希菌肠炎:5~7 个月多见,多起病较缓,呕吐和低热常与脱水同时出现。大便多呈蛋花汤样,色淡黄,偶见血丝,有腥臭味。多呈等渗性或低渗性脱水。

(2)病毒性肠炎:主要由轮状病毒引起。多发生于 2 岁以下,起病急,早期出现呕吐,多合并上呼吸道感染症状。排水样便,黏液少,很少腥臭味,常伴发高热、腹胀,脱水呈轻、中度等渗或高渗性,抗生素治疗无效。

(3)空肠弯曲菌肠炎:发病季节性不强,以 1~3 岁最多,大便常常带血,确诊依靠细菌学检查。

(4)金黄色葡萄球菌肠炎:多继发于口服大量广谱抗生素后,症状与病程常与菌群失调的程度有关。主要表现为呕吐、发热、腹泻。呕吐常在发热 1~5 天前出现,大便为有腥臭味的暗绿色水样便,每日可达 20 次或更多。脱水和电解质紊乱症状重,甚至发生休克。大便中常见灰白色片状假膜,对临床诊断有帮助。

(5)真菌性肠炎:多并发于其他感染,大便每日 3~4 次或稍多,黄色稀水样,偶呈豆腐渣样,有的发绿,大便镜检有真菌孢子及菌丝。

4.迁延性腹泻的临床特点

病程迁延为 2 周以上,以人工喂养儿多见。主要由于:①长期喂养不当,造成消化吸收障碍及胃肠功能紊乱;②全身与消化道局部免疫功能低下,肠道感染始终未得到控制;③长期滥用抗生素引起肠道菌群失调;④严重营养不良的患儿,肠黏膜萎缩或急性肠道感染,肠黏膜上皮细胞受损,继发双糖酶缺乏,致使糖的分解和吸收不良。表现为腹泻迁延不愈,病情反复,腹泻次数和性状常不稳定,吐泻频繁时,出现水和电解质紊乱。常伴有呼吸道、泌尿道、皮肤等继发感染。由于长期消化吸收障碍,可见慢性营养紊乱症状:消瘦、体重明显减轻、贫血、多种维生素缺乏、生长发育迟缓等。

四、实验室检查

1.外周血

无特异性,可通过白细胞及分类初步判定病原为细菌或病毒。

2.血生化

根据病情轻重,有不同程度的低血钾、低血钙及二氧化碳结合力增高。

3.病原学检查

大便细菌培养和药敏试验,或有关病毒酶标、血清抗体检查。

五、治疗要点

治疗原则是预防和及时纠正脱水、电解质紊乱和酸碱失衡;继续饮食;合理用药。

1.饮食疗法

近来多主张腹泻患儿不禁食,母乳喂养儿可暂停辅食,人工喂养儿从米汤、稀释牛奶、酸奶、脱脂奶开始由稀到浓,逐渐添加。轮状病毒肠炎应控制蔗糖和乳制品。

2.液体疗法

(1)口服补液:采用口服补液盐(ORS)溶液,这是世界卫生组织(WHO)推荐用以治疗急性腹泻合并脱水的一种溶液,效果较好。其应用理论基础是基于研究发现肠黏膜上皮细胞刷状缘上存在钠和葡萄糖的共同载体,载体上有钠和葡萄糖两种受体,当两种受体同时结合钠和葡萄糖时,可显著增加钠和水的吸收。

口服补液盐溶液可用氯化钠 3.5g,碳酸氢钠 2.5g,枸橼酸钾 1.5g,葡萄糖 20g,加水 1000mL 配制而成。其中各种电解质离子浓度为:Na^+ 90mmol/L,K^+ 20mmol/L,Cl^- 80mmol/L,HCO_3^- 30mmol/L。该溶液中含葡萄糖浓度为 2%,有利于钠和水的吸收,钠离子浓度 90mmol/L,适合于纠正累积损失及粪便中电解质钠丢失的补充,且含一定量钾和碳酸氢根可补充钾及纠正酸中毒;但如用于补充继续损失及生理需要量,该溶液则需适当稀释。

1)对于无脱水的患儿应口服补液预防脱水,可用口服补盐液、米汤或糖盐水,20~40mL/kg,4 小时内喝完,以后随时口服,能喝多少就喝多少。

2)轻、中度脱水无呕吐的患儿,可用口服补盐液,轻度脱水 50~80mL/kg,中度脱水 80~100mL/kg,具体液体量和速度应根据脱水恢复情况和大便量酌情增减,新生儿慎用。

(2)静脉补液:对中度以上脱水或因腹胀明显、吐泻频繁、脱水重不能继续口服补液者需静脉补液。其总的原则是先盐后糖、先浓后淡、先快后慢、有尿补钾、抽搐补钙。输液做到三定,定输液总量、定输入液体种类及定输液速度,同时注意纠正酸中毒及电解质紊乱。

输液总量根据脱水程度而定,第一天输液量,应包括累积损失量、继续损失量和生理需要量(表 7-1)。第二天以后输液量,一般只补充继续损失量和生理需要量。

等渗性脱水用 1/2 张含钠液(等渗含钠液与葡萄糖液各半);低渗性脱水用 2/3 张含钠

液(等渗含钠液2份与葡萄糖液1份);高渗性脱水用1/3或1/4张含钠液(等渗含钠液与葡萄糖液的比例分别为1∶2或1∶3)。

表7-1 第一天输液量(mL/kg)

脱水程度	累积损失量	继续损失量	生理需要量	总量
轻度	50	10~30	60~80	120~150
中度	50~100	10~30	60~80	150~200
重度	100~120	10~30	60~80	200~250

输液速度:前8小时输入总量的一半,失水较重者可先从中取20mL/kg,用2∶1等张钠液(2份生理盐水加1份1/6摩尔乳酸钠或1.4%碳酸氢钠)在前半小时内快速输入,余下的16小时输入总量的另一半(能口服者应扣除口服量)。

对轻、中度酸中毒并心肾功能良好者,多随输液后血循环改善而消失,一般不需另给碱性溶液。重度酸中毒需另外加用碱性溶液。药量按二氧化碳结合力提高4.5mmol/L计算,常用5%碳酸氢钠,每次5mL/kg。需同时扩充血容量者直接用1.4%溶液每次20mL/kg,可同时起到扩容和纠酸作用。如已测知二氧化碳结合力,可按提高到18mmol/L计算。常用碱性溶液需要量计算公式:(18-二氧化碳结合力测得值)(mmol/L)×0.7×体重(kg)=应补碱性溶液(mmol)。

补钾:中度以上脱水患儿在治疗前6小时内排过尿或输液后有尿即可开始补钾(有低钾血症的确切依据时,无尿也可补钾)。一般每日补2~4mmol/kg(相当于10%氯化钾液每日1.5~3mL/kg),能口服者将全日量分为3~4次口服;不能口服者按0.15%~0.3%浓度静脉点滴,补钾时间不应少于6小时,损失的钾盐一般在3~6天陆续补充。较安全的办法是将氯化钾100mg/kg加入排尿后第一批液体中静脉滴入,低钾情况一般都能好转,将其余用量分3~4次口服。因食物中含钾丰富,饮食恢复至正常量一半时,可停止补钾。

钙和镁的补充:在补液过程中,如果患儿兴奋性过高或出现惊厥、抽搐,可将10%葡萄糖酸钙10mL用等量糖水稀释,静脉滴入,必要时可重复。能口服时可给10%氯化钙,每次5~10mL,每日3~4次。抽搐停止后可肌内注射维生素D20万~30万U,并继续服钙剂。脱水重、久泻及有低血镁时,可肌内注射25%硫酸镁每次0.2~0.4mL/kg,每日2~3次,共2~4天。

输血或血浆:加强支持疗法,输血浆每次25~50mL,必要时1~3天重复1次,共2~4次,贫血者输全血。

(3)几种特殊腹泻患儿的液体疗法

1)腹泻并发肺炎的液体疗法:腹泻并发肺炎,因发热、饥饿、缺氧可加重腹泻的代谢性酸中毒;二氧化碳潴留还常有呼吸性酸中毒;有时呈混合性酸碱失衡。低钾、低钙、低氯血症等电解质紊乱也常发生。此外,肺炎易并发心力衰竭。因此,只要脱水不明显,能口服者尽量口服补液,必须静脉补液者,补液量不宜过多,总补液量只按计算量的3/4补给。输液速度不宜过快。

2)腹泻并发心力衰竭的液体疗法:一般心力衰竭适当限盐水是必要的,但当并发腹泻出现脱水时,应给予合理的静脉补液,但速度不可太快。尤其对心力衰竭伴有脱水休克而需快速补液时,则应严格监控心脏功能情况。对补液总量及电解质张力也应从严掌握。

3)腹泻并发重度营养不良的液体疗法:营养不良患儿皮肤弹性差,一旦脱水易将脱水程度估计过重,而且心、肾功能差,补液量过大会加重心脏负担。补液总量的计算应以现有体重为准,且比计算量少补 1/3~1/2,并于 2~3 天完成丢失液体量的补充。此外,营养不良患儿肝功能差,纠正酸中毒宜用碳酸氢钠,并注意补钾、补钙、补镁。为防止发生低血糖,可将葡萄糖浓度提高为 10%~15%。有低蛋白血症者少量多次输血浆或白蛋白。

3.控制感染

根据感染性腹泻病病原谱组成及部分细菌性腹泻病有自愈倾向的特点,WHO 提出 90% 之腹泻病不需要用抗菌药物治疗。我国学者根据我国腹泻病原谱特点提出,大约 70% 的腹泻病不需要也不应该用抗菌药物治疗。但目前我国腹泻病抗菌药物使用率为 50%~90%,存在滥用抗生素现象,使耐药菌株逐年增多,同时可继发菌群失调、假膜性肠炎、真菌性肠炎等。因此,正确掌握抗菌药物应用指征是首要问题。

抗菌药物应用指征:抗菌药物可加速病原菌清除、缩短病程、提高治愈率。适用于:①细菌性痢疾;②霍乱;③婴儿沙门菌肠炎;④重症细菌性腹泻病;⑤严重慢性消耗性疾病患儿。临床指征:①血便;②有里急后重;③大便镜检白细胞满视野;④大便 pH>7。

常用抗菌药物:①小檗碱单一用药疗效中等,但药效稳定,不易耐药,与某些药物联合应用,可提高疗效;②喹诺酮类药物。对大多数腹泻病原菌比较敏感,应列为腹泻抗菌药物的第一线药物。动物实验曾发现喹诺酮类药物可致胚胎软骨损伤,近年国内学者研究结果不一。关于喹诺酮类药物对关节软骨有无损伤及能否用于儿童,尚无一致意见,还有待进一步研究。1996 年中华儿科杂志组织专家笔谈"关于喹诺酮类药物儿童的应用"认为,对儿童不禁用喹诺酮类药物,但必须严格掌握适应证,剂量为每日 10~15mg/kg,疗程一般不超过 7日,并注意观察药物的不良反应;③第三代头孢菌素及氧头孢烯类抗生素。腹泻病原菌普遍对此类药物敏感,特别是多重耐药鼠伤寒沙门菌及志贺痢疾杆菌,临床疗效好,不良反应少,但价格昂贵,并需静脉给药,故不作为临床一线用药,仅用于重症及难治性患者。常用品种有头孢噻肟、头孢唑肟、头孢曲松及拉氧头孢等;④氨基糖苷类及多肽类抗生素。本类药物对腹泻病原菌敏感率 40%~90%,耐药率 10%~25%,临床疗效仅次于第三代头孢菌素及环丙沙星、氧氟沙星。口服虽很少吸收,但疗效降低。妥布霉素、奈替米星及阿米卡星对沙门菌疗效较好,妥布霉素及多黏菌素 B 口服可治疗细菌性痢疾及大肠埃希菌感染。

4.微生态调节制剂

旨在恢复肠道正常菌群,重建天然屏障,抵制病原菌繁殖侵袭,有利于控制腹泻。

可选用以下微生态制剂。

(1)双歧三联活菌:由双歧杆菌、粪肠球菌和嗜酸乳杆菌制成的活菌制剂。每粒 0.21g,每次 1/2~1 粒,每日 3 次,用 5~7 天。

(2)丽珠肠乐(回春生):为双歧杆菌活菌制剂。每次 50~70mg/kg,每日 2 次。

(3)整肠生:为地衣芽孢杆菌制剂。每粒 0.25g,每次 0.125~0.25g,每日 2~3 次。

5.肠黏膜保护制剂

吸附病原体和毒素,维持肠细胞正常吸收与分泌功能;与肠道黏液糖蛋白的相互作用,增强其屏障作用,以阻止病原微生物的攻击。WHO 提出腹泻病用肠黏膜保护制剂的 6 条标准,即高效、可口服、可与 ORS 合用、不被肠道吸收、不影响肠道吸收和可抵御一系列肠道病原。治疗腹泻病临床有效率 92.5%,已在全世界多个国家应用,国内自 1991 年引进应用于临床,1998 年全国腹泻病的防治学术研讨会推荐此药治疗腹泻病保护患者的肠黏膜。目前被认为是一种安全、高效的抗腹泻药物。常用十六角蒙脱石(每包 3g),1 岁以下每次 1g,1~2 岁每次 2g,>2 岁每次 3g,均一日 3 次。

6.对症治疗

(1)腹泻:腹泻应着重病因治疗和液体疗法,一般不宜用止泻剂,尤其感染性腹泻,止泻药非但无效,反而抑制肠蠕动,增加毒素吸收,加重中毒症状,只有当热退、中毒症状消失,仍频泻不止者,可试用矽炭银、鞣酸蛋白、碱式碳酸铋等收敛剂。十六角蒙脱石为铝镁的硅酸盐,对病毒、细菌和毒素有吸附作用,用后可减少便次及便中水分,每日 3~9g,分次在两餐间加水摇匀服之,对病毒性腹泻有良效。氯丙嗪可抑制 cAMP 和 cGMP 增加引起的分泌性腹泻,每日 1mg/kg,肌内注射。地芬诺酯或盐酸洛哌丁胺,多只用于功能性腹泻。

(2)呕吐:为酸中毒或毒素所致,随病情好转可恢复。重者应暂时禁食,肌内注射氯丙嗪、甲氧氯普胺等,也可针刺内关、中脘、足三里穴。

(3)腹胀:为肠道细菌分解糖产气或缺钾所致。缺钾者及早补钾;针刺天枢、气海、足三里穴;必要时先肌内注射新斯的明,15 分钟后肛管排气,中毒性肠麻痹除治疗原发病外,还可用酚妥拉明。

7.迁延性和慢性腹泻的治疗

努力寻找导致病程迁延的原因,进行病因治疗,调整饮食,保证营养。以支持、对症治疗为主,静脉补充氨基酸制剂或少量多次输血浆或全血,切忌滥用抗生素,避免引起肠道菌群失调,积极治疗各种并发症,提高免疫力。

六、护理诊断

1.腹泻

与喂养不当或感染导致肠道功能紊乱有关。

2.体液不足

与腹泻、呕吐丢失液体过多和摄入量不足有关。

3.营养失调,低于机体需要量

与腹泻、呕吐丢失热量和营养素又不能及时补充有关。

4.体温过高

与肠道感染有关。

5.有皮肤完整性受损的危险

与大便次数增多刺激臀部皮肤有关。

6.潜在并发症休克

与水和电解质严重紊乱有关。

七、护理目标

1.腹泻次数减少至正常。

2.呕吐症状在短期内好转,皮肤弹性逐渐恢复。

3.体温恢复正常。

4.臀部皮肤保持完整。

八、护理措施

1.对肠道感染性腹泻患儿,要做好床旁隔离,注意洗手,衣物、尿布、便盆、用具应分类消毒,防止交叉感染。

2.卧床休息,头偏向一侧,防止呕吐物呛入气管。

3.为减轻胃肠道负担,可适当调节或限制饮食,以利于消化功能恢复。呕吐严重者可暂时禁食,母乳喂养者暂停哺乳或缩短每次哺乳时间,人工喂养儿可暂停1~2次喂奶,禁食6~8小时为宜。停止禁食后,母乳喂养儿可延长喂奶时间,第1天每次哺乳5分钟,第2天每次哺乳10分钟,哺乳间隙喂水。人工喂养儿可由米汤、稀释牛奶开始,病情好转后逐渐恢复饮食。

4.详细记录出入量。入量包括口服液体、乳汁、静脉补液的量。出量包括大便次数及量、尿量、呕吐次数及量。

5.腹泻患儿特别是病程迁延不愈者,机体抵抗力低下,易感染而致口内炎,应注意口腔护理。

6.脱水严重患儿眼睛不能闭合,尤其是有意识障碍者,易发生角膜炎,并可伴有顽固性溃疡,故需用生理盐水湿润角膜,涂以红霉素眼膏或用0.25%氯霉素液点眼并覆盖油纱布。

7.勤换尿布,每次大便后温水冲洗臀部并涂油膏,以防尿布皮炎或糜烂。

8.进行必要的心理护理,对较大儿童及家属,应及时说明病情和各项检查、治疗的目的,消除疑虑和恐惧心理,取得患儿和家属的合作,对顺利完成各项护理工作非常重要。

9.监测体温变化。体温过高应擦干汗液,多喝水,采用枕冰袋等物理降温,做好口腔及皮肤护理。

10.观察脱水程度。观察患儿的精神、皮肤弹性、尿量、前囟、眼眶有无凹陷等临床表现,估计脱水程度,同时要观察经过补液后脱水症状是否改善。

11.观察低血钾、酸中毒表现。当发现患儿全身乏力、吃奶无力、肌张力低下、反应迟钝、恶心呕吐、腹胀及听诊肠鸣音减弱或消失、心音低钝、心电图显示 T 波平坦或倒置、U 波明显、ST 段下移和(或)心律失常,提示有低血钾存在,应及时补充钾盐。当患儿出现呼吸深快、口唇樱红,血 pH 及二氧化碳结合力下降时,应及时报告医师及使用碱性药物纠正。

12.观察腹泻情况。观察大便次数、性状、量,并准确记录24小时出入量。

九、健康指导

1.指导合理喂养

宣传母乳喂养,按时逐渐添加辅食,切忌几种辅食同时添加,防止偏食及饮食结构突然改变。食具应定时煮沸消毒。

2.注意气候变化

防止受凉或过热,冬天注意保暖。

第二节　急性坏死性肠炎护理

急性坏死性肠炎发病急骤,主要病变为小肠急性出血性坏死性炎症。本病全年均可发生,以春、夏季多见,各年龄小儿均可患病,以 3~9 岁儿童发病率最高。

一、病因和发病机制

病因尚未完全明确,怀疑与肠道非特异性感染及机体过敏反应有关。多数人认为与 C 型产气荚膜梭状芽孢杆菌及所产生的肠毒素有关,此毒素可引起组织坏死。

新生儿坏死性小肠结肠炎的发病有增加的趋势,可能与低出生体重儿存活率提高有关。其致病因素主要为肠道内细菌的作用,其次与缺氧缺血、红细胞增多症、喂食高渗溶液(包括高渗乳汁)等所致的肠黏膜损伤以及与肠道中含有碳水化合物等酶解物的发酵作用等因素有关。

二、病理

从食管到结肠整个消化道均可受累,但主要累及空肠和回肠,呈节段性分布,表现为肠壁肿胀、增厚、变硬、血管淤血,呈紫红色,甚至肠壁坏死、出血。肠管扩张积气,肠腔有血性渗出物,镜检见肠壁充血、水肿、出血、坏死、血栓形成,炎性细胞浸润。坏死逐层深入,可由黏膜层到肌层,甚至到浆膜层,引起肠穿孔、腹膜炎。

三、临床表现

多见于 3~9 岁儿童,新生儿和婴儿患者的临床表现典型。夏、秋季较多见。常无前驱症状,起病急,主要为腹痛、腹泻、便血、呕吐、发热、中毒症状。

1.腹痛

常突然腹痛起病,呈持续性钝痛伴阵发性加重,初为脐周、上腹部,晚期可波及全腹。

2.腹泻和便血

发病当日或次日就出现腹泻,次数不等,早期以黏膜渗出为主时,呈黄色水样便,含黏液,待黏膜坏死出血时,转为暗红色果酱样或赤豆汤样血便,有腥臭味,无里急后重。

3.呕吐

常在腹痛后出现,初为黄绿色胆汁样物,以后为粪汁样,重者可吐咖啡样物,有时吐出蛔虫。

4.中毒症状

初为低中度发热,病情恶化后可寒战、高热、精神萎靡、烦躁、嗜睡,甚至昏迷、惊厥,可出现面色苍白发灰、四肢厥冷、血压下降等休克症状,甚至合并弥散性血管内凝血和败血症。

体征:初期腹部稍胀、柔软,轻度压痛,但无固定压痛点,肠鸣音亢进。晚期肠麻痹时腹胀加重,肠鸣音减弱或消失。肠壁坏死累及浆膜或肠穿孔时,出现腹膜刺激征:全腹压痛、反跳痛、腹肌紧张,休克者反应迟钝,腹膜刺激征可不明显。肠穿孔时肝浊音界消失。

四、实验室及其他检查

1.实验室检查

血常规显示白细胞增多,中性粒细胞增高,血色素可降低。大便镜检有大量红细胞,潜血试验阳性。大便培养有时发现有产气荚膜杆菌、致病性大肠埃希菌、侵袭性大肠埃希菌等。血电解质紊乱,出现低钾、低钠、低氯等。凝血机制障碍。

2.X 线检查

腹部 X 线片显示麻痹性肠梗阻,可见小肠积气,肠管外形僵硬,肠壁增厚,黏膜皱襞变粗,肠间隙增宽。部分病例可见肠(胃)壁囊样积气及门静脉积气,腹腔有渗液。穿孔时立位片可见气腹。

五、治疗要点

一般采用非手术疗法及对症处理。

1.禁食

疑诊本病即应禁食,确诊后继续禁食,时间一般为 8~12 天,待血便、腹胀减轻,大便潜血阴性后逐渐恢复饮食。有中、重度腹胀时应胃肠减压,并注意观察减压效果。

2.抢救中毒性休克

早期发现和治疗中毒性休克,迅速补充血容量,给予低分子右旋糖酐、山莨菪碱注射液、人工冬眠疗法等,必要时输血浆或全血。

3.纠正脱水及电解质失衡

禁食期间静脉输液以供给生理需要,纠正水、电解质紊乱和酸中毒,重症病例采用肠外营养。

4.控制感染

可选用氨苄西林、甲硝唑、庆大霉素、头孢菌素、头孢曲松等药物。采用静脉途径,一般 5~7 天为宜。

5.糖皮质激素

可抑制变态反应,减轻中毒症状。急性期氢化可的松每日 5~10mg/kg,好转后改为泼尼松每日 1~2mg/kg,口服;或地塞米松 0.25~0.5mg/kg,静脉滴注。

6.改善微循环

山莨菪碱 2~3mg/kg,疗程 7~14 天。东莨菪碱每日 0.03~0.05mg/kg,静脉滴注 3~7 天,症状控制后改为口服 3~5 天。

7.抗凝血

一般应用肝素 100U/kg,4~6 小时 1 次。

8.对症治疗

出血量多者给止血剂,如对羧基苄胺、酚磺乙胺等;腹痛可注射阿托品。

9.手术治疗

对出现完全性肠梗阻、肠穿孔或大量出血者,可切除病变肠段。

六、护理诊断

1.疼痛

与肠壁组织坏死有关。

2.腹泻

与肠道炎症有关。

3.体液不足

与液体丢失过多及补充不足有关。

4.潜在并发症

中毒性休克、腹膜炎。

七、护理目标

1.患儿腹痛减轻。

2.腹泻停止。

3.尿量、血压正常、面色红润及四肢温暖。

4.无并发症发生。

八、护理措施

1.卧床休息,直至病情好转。

2.疑诊本病即应禁食,确诊后继续禁食,直到大便潜血阴性、腹胀消失和腹痛减轻后试行进食。从流质、半流质、少渣饮食,逐渐恢复正常饮食,若病情转重,应再予禁食。

3.做好清洁卫生,注意便后洗净臀部,及时更换污染的衣物、床单,护理患儿前后注意洗手,做好污物处理。

4.详细准确记录24小时出入量,除急性期快速输液外,平时补充热量和水分的输液速度应避免过快或过慢。

5.行胃肠减压者,要注意保持引流管通畅,注意引流物的性质和数量。观察呕吐及大小便情况,保持呼吸道通畅。

6.做好心理护理,消除患儿的紧张、恐惧心情。

7.加强恢复期的护理,防止病情复发。

8.病情观察与护理。观察腹痛部位及性质,有无腹胀、腹部肌肉紧张等肠穿孔、腹膜炎的表现;注意呕吐次数、量及呕吐物的颜色、气味、黏稠度;观察大便的性质、有无坏死脱落的肠黏膜;是否有脱水、低钠、低钾及酸中毒的表现;观察体温、呼吸、脉搏、血压及神志状态,有无烦躁、抽搐、昏迷、面色发灰、血压下降等,发现异常立即通知医师。

九、健康指导

由于本病多发生在农村,以夏、秋季为多,故容易误诊误治,死亡率很高。因此,应加强高发区的防病教育和防治措施,早诊早治,有腹痛、腹泻、恶心、呕吐、便血、发热者应及早就诊就治,提高早诊率与治愈率。

第三节　胃食管反流病护理

胃食管反流病(GERD)是指胃内容物包括从十二指肠流入胃的胆盐和胰酶等反流入食管,有生理性和病理性之分。生理情况下,由于小婴儿食管下端括约肌(LES)发育不成熟或神经肌肉协调功能差而出现的反流称为生理性反流,往往出现于日间餐时或餐后,又称"溢乳"。病理性反流是由于 LES 的功能障碍和(或)与其功能有关的组织结构异常,以致 LES 压力低下而出现的反流,常常发生于睡眠、仰卧位及空腹时,引起一系列临床症状和并发症,即胃食管反流病(GERD)。随着直立体位时间和固体饮食的增多,到 2 岁时 60% 患儿的症状可自行缓解,部分患儿症状可持续到 4 岁以后。脑性瘫痪、唐氏综合征以及其他原因引起的发育迟缓患儿,有较高的 GERD 发生率。

一、病因及病理生理

1.抗反流屏障功能低下

（1）LES压力降低：是引起GERD的主要原因。正常吞咽时LES反射性松弛，压力下降，通过食管蠕动推动食物进入胃内，然后压力又恢复到正常水平，并出现一个反应性的压力增高以防止食物反流。当胃内压和腹内压升高时，LES会发生反应性主动收缩使其压力超过增高的胃内压，起到抗反流作用。如因某种因素使上述正常功能发生紊乱，LES短暂性松弛即可导致胃内容物反流进入食管。

（2）LES周围组织薄弱或缺陷：如缺少腹腔段食管，致使腹内压增高时不能将其传导至LES使之收缩达到抗反流的作用；小婴儿食管角较大（由食管和胃贲门形成的夹角，即His角，正常为30°～50°），膈肌食管裂孔钳夹作用减弱；膈食管韧带和食管下端黏膜瓣解剖结构存在器质性或功能性病变，以及胃内压、腹内压增高等，均可破坏正常的抗反流功能。

2.食管廓清能力降低

正常情况下，食管廓清能力是依靠食管的推动性蠕动、唾液的冲洗、对酸的中和作用、食团的重力和食管黏膜细胞分泌的碳酸氢盐等多种因素完成其对反流物的清除，以缩短反流物和食管黏膜的接触时间。当食管蠕动减弱或消失或出现病理性蠕动时，食管清除反流物的能力下降，这样就延长了有害的反流物质在食管内停留时间，增加了对黏膜的损伤。

3.食管黏膜的屏障功能破坏

屏障作用是由黏液层、细胞内的缓冲液、细胞代谢及血液供应共同构成。反流物中的某些物质，如胃酸、胃蛋白酶以及从十二指肠反流入胃的胆盐和胰酶使食管黏膜的屏障功能受损，引起食管黏膜炎症。

4.胃、十二指肠功能失常

胃排空能力低下，使胃内容物及其压力增加，当胃内压增高超过LES压力时可使LES开放。胃容量增加又导致胃扩张，致使贲门食管段缩短，使其抗反流屏障功能降低。十二指肠病变时，幽门括约肌关闭不全则导致十二指肠胃反流。

二、临床表现

1.呕吐

新生儿和婴幼儿最常见的症状是反复呕吐。85%以上患儿出生后第一周即出现呕吐，另有10%出生后6周内出现。呕吐轻重程度不一，多数发生在进食后，有时在夜间或空腹时，也有表现为溢乳、反刍或吐泡沫，严重时呈喷射状。呕吐物为胃内容物，有时含少量胆汁。年长儿以反胃、反酸、嗳气等症状多见。

2.反流性食管炎常见症状

（1）胃灼热：见于有表达能力的年长儿，位于胸骨下端，饮用酸性饮料可加重症状，服用抗酸剂症状减轻。

（2）咽下疼痛：婴幼儿表现为喂奶困难、烦躁、拒食。年长儿诉咽下疼痛，如并发食管狭窄则出现严重呕吐和持续性咽下困难。

（3）呕血、黑便：食管炎严重者可发生溃疡和糜烂，出现呕血或黑便症状。

（4）贫血：严重的反流性食管炎可发生缺铁性贫血。

3.Barrette 食管

因慢性 GERD,食管下端的鳞状上皮被增生的柱状上皮替代,抗酸能力增强,但更易发生食管溃疡、狭窄和腺癌。溃疡较深可发生食管气管瘘。

4.其他全身症状

(1)呼吸系统表现:反流物可直接或间接引发反复性呼吸道感染、吸入性肺炎、难治性哮喘、早产儿窒息或呼吸暂停及婴儿猝死综合征等。

(2)营养不良:主要表现为体重不增和生长发育迟缓,贫血。

(3)其他表现:如声音嘶哑、慢性咽喉炎、中耳炎、鼻窦炎、口腔溃疡、龋齿等。部分患儿可出现神经、精神经症状:①Sandifer 综合征,是指病理性 GERD 患儿呈现类似斜颈样的一种特殊"公鸡头样"的姿势。此为一种保护性机制,以期保持气道通畅或减轻胃酸反流所致的疼痛,同时伴有杵状指、蛋白丢失性肠病及贫血;②婴儿哭吵综合征,表现为易激惹、夜惊、进食时哭闹等。

三、辅助检查

1.食管钡餐造影

可判断食管的形态、运动状况、钡剂的反流和食管与胃连接部的组织结构、食管裂孔疝等先天性疾病以及严重病例的食管黏膜炎症改变。

2.食管 pH 动态监测

反映 GERD 的发生频率、时间、反流物在食管内停留的状况,以及反流与起居活动、临床症状之间的关系,根据评分标准,区分生理性和病理性反流,是目前最可靠的诊断方法。

3.还可做食管动力功能检测、食管内镜检查和黏膜活检、胃镜检查、胃食管同位素闪烁扫描以及超声学检查。

四、常见护理诊断/问题

1.有窒息的危险

与呕吐物吸入有关。

2.营养失调——低于机体需要量

与反复呕吐及喂养困难有关。

3.慢性疼痛

与胃食管反流致食管炎有关。

4.知识缺乏

家长缺乏胃食管反流疾病的护理知识。

五、治疗措施

包括体位、饮食、药物和手术治疗。体位及饮食治疗见护理。

1.药物治疗

(1)促胃肠动力药:能提高 LES 张力,增加食管和胃肠蠕动,提高食管廓清能力,促进胃排空,从而减少反流和反流物在食管内的停留时间。

1)多巴胺受体拮抗剂:多潘立酮(吗叮啉)为选择性、周围性多巴胺 D_2 受体拮抗剂。常用剂量为每次 0.2~0.3mg/kg,每日 3 次,饭前半小时及睡前口服。

2）通过乙酰胆碱起作用的药物：西沙必利（普瑞博思）主要作用于肠肌层神经丛运动神经原的5-羟色胺受体，增加乙酰胆碱释放，从而促进胃排空和增加LES压力。常用剂量为每次0.1~0.2mg/kg，每日3次口服。

（2）抗酸和抑酸药：主要作用为抑制酸分泌、中和胃酸以减少反流物对食管黏膜的损伤，提高LES张力。

1）抑酸药：H_2受体拮抗剂如西咪替丁、雷尼替丁、法莫替丁、尼扎替丁；质子泵抑制剂如奥美拉唑（洛赛克）、兰索拉唑、埃索美拉唑等。

2）中和胃酸药：如氢氧化铝凝胶，多用于年长儿。

（3）黏膜保护剂：硫糖铝、蒙脱石散、硅酸铝盐、磷酸铝等。

2.外科治疗

及时采用体位、药物等治疗方法后，大多数患儿症状能明显改善和痊愈。具有下列指征可考虑外科手术：①内科治疗6~8周无效，有严重消化道出血、营养不良、生长发育迟缓等严重并发症；②严重食管炎伴溃疡、狭窄或发现有解剖异常如食管裂孔疝等；③有严重的呼吸道并发症，如呼吸道梗阻、反复发作吸入性肺炎或窒息、伴支气管肺发育不良者；④合并严重神经系统疾病。

六、护理措施

1.监测

（1）生命体征监测：观察心率、呼吸、血氧饱和度，必要时进行心电监护。

（2）观察呕吐物和大便：注意观察呕吐物的颜色、性质及量，若为咖啡色样液体，提示严重的食管糜烂或溃疡。出现黄绿色或草绿色呕吐物时，可能存在碱性反流，注意预防更为严重的组织损伤。观察大便颜色和量。

（3）详细记录出入量，密切观察精神状态、反应及哭声、前囟张力、面色及肢端温度，有无脱水、酸中毒表现，发现异常变化及时报告医师。若发现患儿呛咳窒息，立即清理呼吸道，给氧。

2.护理

（1）体位治疗与护理：新生儿和小婴儿的体位以前倾俯卧位为最佳，平时常给予上身抬高30°倾斜卧位，年长儿在清醒状态下最佳体位为直立位和坐位，睡眠时保持左侧卧位，以促进胃排空，减少反流频率及反流物误吸。

（2）饮食疗法与护理：饮食宜稠厚，少量多餐，婴儿增加喂奶次数，人工喂养儿可在牛奶中加入淀粉类或进食谷类食品。严重反流及生长发育迟缓、吸吮能力差的患儿可采用管饲喂养，必要时禁食。年长儿以高蛋白、低脂肪饮食为主。睡前2小时不予进食，保持胃处于非充盈状态，避免食用降低LES张力和增加胃酸分泌的食物，如酸性饮料、碳酸及咖啡因饮料、高脂饮食、巧克力和辛辣食品。饮食后尽量减少更改体位，减少移动。注意保持呼吸道通畅，防止窒息。喂奶后1小时内加强巡视，发现呕吐与窒息，立即清理呼吸道，给予氧气吸入，及时报告医师。

（3）药物治疗护理：按医嘱给予促胃肠动力药、抗酸和抑酸药、黏膜保护剂、质子泵抑制剂等药物治疗。观察药物疗效和不良反应，注意用法用量，如多潘立酮应饭前半小时及睡前服用；服用西沙比利时，不能同时饮用橘子汁，同时注意心率和心律变化，出现心跳加快或心律失常时应及时报告医师进行处理;西咪替丁在进餐时及睡前服用效果最好;制酸剂碳酸钙口服混悬液用药过程中,应多食富含磷的食物如豆类、鱼、肉、蛋,注意便秘、腹胀等不良反应;质子泵抑制剂奥美拉唑不宜与其他制酸药同用。

(4)手术护理:GERD患儿术前、术后护理与其他腹部手术类似。术前做好各项检查和支持疗法;术后根据手术方式做好术后护理,保持胃肠减压通畅,做好引流管护理,注意观察切口情况。

(5)健康教育

1)告知家长体位与饮食治疗的方法、重要性和长期性,尤其是小婴儿护理注意事项。

2)指导家长辨别患儿有无发绀,评估患儿反应状况和喂养是否耐受,示范窒息的应急处理,新生儿每日监测体重。指导家长正确观察大便和呕吐物的颜色和量,如患儿呕吐物有血性或咖啡色样物应及时就诊。

3)带药出院时,详细说明用药方法和注意事项,尤其是用药剂量和用药反应。坚持用药3~6个月,待症状完全消失后复查胃镜。鼓励患儿进行适当的户外活动,避免情绪过度紧张。

第八章 儿童神经系统疾病护理

第一节 病毒性脑膜炎、脑炎护理

病毒性脑膜炎、脑炎是感染各种病毒后引起的颅内急性炎症。当病变累及脑实质，称为病毒性脑炎，累及脑膜则称为病毒性脑膜炎，若累及脑膜及脑实质则为病毒性脑膜脑炎。临床以发热、颅内压增高和意识障碍为主要表现，患儿可同时出现脑膜刺激征。

本病是小儿常见的急性中枢神经系统感染性疾病，夏、秋季发病率较高。病情轻重差异很大，与病原体致病性和宿主反应过程的差异密切相关，轻者预后良好，大多数患者具有病程自限性。重者可留下后遗症，甚至导致死亡。

一、病因

多种病毒可引起脑膜炎、脑炎，80%以上由肠道病毒（如柯萨奇病毒、埃可病毒等）引起，其次为虫媒病毒（如乙型脑炎病毒）、腮腺炎病毒等。

病毒经呼吸道、消化道或经昆虫叮咬侵入人体，在局部淋巴系统内复制后进入血液形成初次病毒血症，经过血液循环感染各个脏器，在脏器中大量复制后的病毒可进一步播散全身，再次进入血液形成再次病毒血症，在入侵中枢神经系统前即有发热等全身中毒症状；当达到一定浓度后，病毒可突破血脑屏障进入中枢，也可经嗅神经或其他周围神经逆行到达中枢神经系统。

二、临床表现

本病轻重不一，症状多样，多呈急性或亚急性起病。主要取决于病变部位是脑膜还是脑实质。脑炎临床经过较脑膜炎严重，重症脑炎更易发生后遗症和急性期死亡。

1.病毒性脑膜炎

患儿可有发热、头痛、呕吐、颈背疼痛、颈强直，但意识多无障碍，也无局限性神经系统体征。

2.病毒性脑炎

患儿首发症状多有不同程度的发热，后随体温增高出现不同程度的意识障碍，轻者出现表情淡漠、嗜睡，重者神志不清、谵妄、昏迷或精神异常。

颅内高压表现为头痛、呕吐、局限性或全身性抽搐，严重者引起脑疝，甚至呼吸、循环衰竭死亡。由于主要受累脑区的不同，可出现不同的局限性神经系统体征，如一侧大脑病变为主者，特别是有血管梗死时，可引起急性偏瘫；小脑受累可出现共济失调；脑干受累可出现交叉性瘫痪和中枢性呼吸衰竭；后组颅神经受累则出现吞咽困难，声音低微；自主神经受累可出现汗腺分泌异常及二便功能障碍；锥体外系受累则出现不自主运动等。

3.其他表现

由于病毒感染常同时影响不同脏器，故可出现其他系统症状。如单纯疱疹病毒有时可伴有口唇或角膜疱疹,在新生儿期尚可因全身播散而出现周身皮损;肠道病毒可伴有心肌炎和各种不同类型的皮疹;腮腺炎病毒常伴有腮腺肿大等。本病病程约 2 周左右,一般预后较好,大多能恢复健康。昏迷较久,频繁抽搐者预后较差,可留有不同程度的后遗症,如智能减退、癫痫、脑神经麻痹及肢体瘫痪等。

三、辅助检查

1.脑脊液

为确诊本病主要依据,外观清亮,脑脊液压力增高或正常。白细胞计数正常或增高,多在 $150 \times 10^6/L$ 以下,以淋巴细胞为主(病初以中性粒细胞占多数),蛋白大多正常或轻度增高,糖和氯化物正常。涂片或培养均无细菌发现。

2.病毒学检查

发病早期可收集脑脊液或咽分泌物、大便等标本,进行病毒的分离培养与鉴定,或直接用 PCR 等技术检测病毒抗原。病毒性脑膜炎脑脊液中病毒培养的阳性率虽高于脑炎,但仍有约 1/3 的病例无法肯定致病病毒。血清学检查需采集患儿早期和恢复期双份血清,且恢复期血清的抗体效价比早期血清中抗体滴度升高 4 倍才有诊断意义。

3.脑电图(EEG)

主要表现为弥漫性或局限性异常高幅慢波背景活动的特征,少数可有痫样放电波,表现为棘波、棘慢综合波。慢波背景活动只能提示异常脑功能,不能证实病毒感染性质。脑电图虽无特异性,但其改变与病情一致,有时能提示病变部位和预后,故有较高的参考价值。

4.血象

白细胞正常或偏低,部分可轻度升高。

四、治疗原则

本病缺乏特异性治疗,由于病程具有自限性,所以急性期主要采取对症处理和支持疗法为主。

1.加强营养

维持水、电解质平衡与合理营养供给。病变严重者可静脉营养或白蛋白。

2.控制脑水肿和颅高压

有颅内高压或脑疝征象时,可用 20%甘露醇或加用呋塞米等利尿剂以减轻脑水肿。

3.对症治疗

高热者可用物理或药物降温。控制惊厥可适当使用地西泮、苯巴比妥。

4.抗病毒治疗

常选用利巴韦林。疱疹病毒性脑炎应尽早给予阿昔洛韦每次 $10mg/kg$,每 8 小时 1 次,静脉滴注。

五、常见护理诊断

1.体温过高

与病毒血症或继发细菌感染有关。

2.急性意识障碍

与炎症损害脑实质有关。

3.躯体活动障碍

与昏迷、肢体瘫痪有关。

4.营养失调——低于机体需要量

与摄入不足及消耗过多有关。

5.潜在并发症

颅内压增高、脑疝。

六、预期目标

患儿体温维持在正常范围。患儿及家长能理解病情,并能主动配合治疗及护理工作,患儿能摄入足够的营养及水分,患儿的并发症能及时发现和处理。康复治疗的患儿及家属能得到准确的指导。

七、护理措施

1.维持正常体温

观察热型及伴随症状。出汗后及时更换衣物,体温>38.5℃时给予物理降温或遵医嘱给予药物降温,维持水、电解质、酸碱平衡,静脉补液。

2.促进脑功能的恢复

向年长儿介绍环境,保持环境安静以减轻其不安与焦虑,尽量避免环境中可引起患儿坐立不安的刺激因素。纠正患儿的错误概念和定向力错误,如患儿存在幻觉,讨论幻觉内容,以便采取相应措施,为患儿提供保护性看护和日常生活的细心护理,防止生活意外事件的发生。

3.促进肢体功能恢复和功能锻炼

做好心理护理,增强患儿自我照顾能力和信心,卧床期间协助患儿洗漱、进食、大小便及做好个人卫生等。教给家长协助患儿翻身及皮肤护理的方法,适当使用气圈、气垫等,预防压力性损伤。保持瘫痪肢体于功能位,病情稳定后,及早督促患儿进行肢体的被动或主动功能锻炼。活动时要循序渐进,加强保护措施,防碰伤,并教家长协助。在每次改变锻炼方法时给予指导、帮助和鼓励。

4.观察病情,保证营养供应

患儿取平卧位,一侧背部稍垫高,头偏向一侧,以便分泌物排出,防止窒息和误吸。上半身抬高20°~30°,利于静脉回流,降低脑静脉窦压力,以利于降颅压。每两小时翻身一次,轻拍背部促进排痰,减少坠积性肺炎。密切观察瞳孔及呼吸,以防移动体位致脑疝形成和呼吸骤停,保持呼吸道通畅、给氧,如有痰液堵塞,立即气管插管吸痰,必要时切开气管或使用人工呼吸机。对昏迷或吞咽困难的患儿,尽早给予鼻饲,保证热量供应,做好口腔护理。输入能量合剂,满足脑组织的营养需求,促进脑功能恢复,控制惊厥,遵医嘱使用镇静剂、抗病毒药、激素、促进苏醒的药物等。

八、护理评价

患儿体温正常;未发生受伤;患儿营养正常;未发生潜在并发症;家长没有发生恐惧情绪,患儿功能锻炼到位,达到预期恢复效果。

九、健康教育

向患儿及家长介绍病情,做好心理护理,增强家长及患儿战胜疾病的信心。向家长提供保护性看护和日常生活护理的相关知识,指导家长做好患儿智力训练和瘫痪肢体功能训练,对于恢复期患儿或遗留有后遗症者,可给予针灸、按摩、高压氧治疗等,以促进神经功能的恢复。出院患儿定期随访指导。

第二节　化脓性脑膜炎护理

化脓性脑膜炎以下简称"化脑",是由各种化脓性细菌引起的中枢神经系统急性感染性疾病,临床以急性发热、呕吐、头痛、惊厥、意识障碍、脑膜刺激征和脑脊液脓性改变为特征。

小儿化脓性脑膜炎随诊疗水平的不断发展,预后有明显改善,但病死率仍有 5%～15%,1/3 幸存者遗留各种神经系统后遗症,特别是 6 个月以下婴儿预后更严重。

主要病理改变为软脑膜、蛛网膜和表层脑组织为主的炎症反应。脑膜表面血管极度充血、蛛网膜及软脑膜发炎,大量脓性渗出物覆盖在大脑顶部、颅底及脊髓,并可发生脑室膜炎,导致硬脑膜下积液或(和)积脓、脑积水。早期或轻型病例,炎性渗出物主要在大脑顶部表面,再逐步蔓延到大脑基底部和脊髓表面。炎症还可损害脑实质、脑神经、运动神经和感觉神经而产生相应的临床神经系统体征。

一、病因与发病机制

1.病原体

各种化脓性细菌都可引起本病。我国以脑膜炎球菌、肺炎链球菌和流感嗜血杆菌引起的占小儿化脑的 2/3 以上。

致病菌种类具有年龄差异。新生儿和出生两个月内以革兰氏阴性杆菌(大肠埃希菌、变形杆菌、绿脓杆菌)和金黄色葡萄球菌为主,两个月至小儿期以流感嗜血杆菌、脑膜炎球菌和肺炎链球菌为主,12 岁后以脑膜炎球菌或肺炎链球菌多见。

易感菌与季节有关。冬、春季感染的脑膜炎患儿以肺炎链球菌多见,春、秋季以脑膜炎双球菌、B 型流感嗜血杆菌为主。

致病菌侵入脑膜途径有以下几种。

(1)血行播散是最常见的途径:细菌常经上呼吸道、新生儿皮肤、胃肠道黏膜、脐部等部位感染进入血液,形成菌血症。当菌血症发病时,细菌可到达脑膜微血管,小儿免疫功能低下时,细菌穿过血脑屏障到达脑膜。

(2)邻近感染:如乳突炎、中耳炎等扩散到脑膜。

(3)直接感染:如颅骨骨折、皮肤窦道或脑脊髓膜膨出。

2.易感因素

小儿免疫力低下:新生儿缺乏 IgM 易致革兰阴性杆菌感染,2～3 个月后从母体获得的 IgG 减少。血脑屏障功能差;婴儿 3 个月时开始发育,1 岁时渐接近成人。

二、临床表现

小儿化脓性脑膜炎的临床表现主要表现在以下方面。

1.神经系统

主要表现有颅内压增高、脑膜刺激征、意识障碍、局部体征及惊厥等。

(1)颅内压增高:年长儿较明显,表现为头痛、哭闹、咳嗽、用力大便及改变头位时加重,婴儿因颅骨未闭合,头痛出现较晚,可出现前囟饱满或隆起、颅缝增宽,可出现中枢性呕吐,较频繁,呈喷射性。可出现生命体征改变,如血压升高、脉率减慢、呼吸由快到慢而不规则等,重症患儿出现呼吸循环功能衰竭、昏迷、去大脑僵直、颅内压增高,可发生脑疝而危及生命。

（2）意识障碍:表现为表情淡漠、精神萎靡或烦躁不安、嗜睡、意识模糊,甚至昏迷。也可出现烦躁不安、易激惹迟钝等。

（3）惊厥:1/5~1/3 患儿可出现局部或全身性抽搐,多见于因流感嗜血杆菌和肺炎链球菌感染引起的幼儿脑膜炎,多伴有意识障碍。

（4）脑膜刺激征:1 岁半以下患儿不明显,颈项强直最常见,患儿有颈抵抗、克氏征阳性等症状。

（5）局灶体征:部分患儿出现Ⅱ、Ⅲ、Ⅵ、Ⅶ、Ⅷ颅神经受损或肢体瘫痪。

2.其他症状

（1）发热:多是突起高热,体温可达 39℃ 以上,但新生儿则可出现体温不升和波动。

（2）全身中毒:婴儿可表现为易激惹、反应低下、腹泻等。年长儿可有头痛、肌肉痛、关节酸痛,皮肤出血点、瘀斑或充血性皮疹等。

（3）常见并发症:有硬膜下积液、脑积水、脑性低钠血症、脑室管膜炎及脑实质或脑神经损伤与肢体瘫痪等。

三、辅助检查

1.脑脊液检查

是确诊本病的主要依据。典型病例外观混浊或脓性似米汤样,压力增高,白细胞显著增多≥$1000×10^6/L$ 上,20% 的病例可在 $250×10^6/L$ 以下,分类以中性粒细胞为主,糖含量、氯化物均降低,蛋白质显著增高,涂片或细菌培养可找到致病菌。

2.血象

白细胞总数明显增多,可达 $(20~40)×10^9/L$ 以上,分类以中性粒细胞为主。当感染严重或不规则治疗者,白细胞总数减少。

3.血培养

对疑似病例均要做血培养,有利于寻找致病菌。

四、心理和社会支持状况

评估患儿有无意识障碍而出现认知能力下降,年长儿有无因自己颅内有病而产生恐惧;家长有无因担心该病影响患儿正常生长发育、出现并发症和后遗症而产生紧张、焦虑的心理,以及对医护人员的敏感态度,此时特别需要心理支持。同时,应重视评估社区卫生保健机构能否对后遗症患儿康复起指导作用等。

五、治疗原则

本病预后严重,治疗主要是应用抗生素,力求 24 小时内杀灭致病菌,控制感染。激素可以防止颅内粘连,同时可以降低颅内压等处理和对症支持疗法。若治疗及时,处理得当,预后较好,否则可危及生命或留有神经系统后遗症,如脑积水、耳聋、失明、智力障碍等。

1.抗生素

治疗原则是急性期静脉用药,做到及早、足量、足疗程。应选择对病原菌敏感,可穿透血-脑脊液屏障抗生素,在脑脊液中达到有效浓度的抗菌药物。急性期应静脉给药7~21天,若有并发症,还应适当延长。停药适应证:脑脊液完全正常2周左右,临床症状消失。

肺炎球菌选用青霉素或头孢曲松等;流感嗜血杆菌应选用氨苄西林或头孢三代;脑膜炎双球菌应选青霉素、氨苄西林或头孢三代;肠道革兰阴性杆菌,如大肠埃希菌、肺炎杆菌、铜绿假单胞菌选氨苄西林或头孢三代。

化脓性脑膜炎的抗生素疗程与病原菌种类、治疗早晚、是否有并发症及机体的抵抗力有关。一般认为:流感嗜血杆菌性脑膜炎和肺炎链球菌脑膜炎不少于2周,脑膜炎双球菌脑膜炎7~10天,大肠埃希菌和金黄色葡萄球菌脑膜炎应达3周以上。严格掌握停用指征,即症状消失、热退1周以上,脑脊液完全恢复正常。有并发症者应适当延长治疗时间。

2.肾上腺皮质激素

在使用抗生素的同时,可每日静脉滴注地塞米松0.6mg/kg,连续3~5天。

3.对症及支持疗法

(1)急性期严密监测生命体征:定期观察意识、瞳孔变化等,以便及时给予相应的处理。注意热量,监测并维持体内水、电解质、酸碱平衡。

(2)及时处理高热、惊厥和休克:高热时先给予物理降温,必要时可药物降温;有惊厥者及时给予抗惊厥药物如地西泮、苯巴比妥等;感染性休克一旦出现,应积极给予扩容、纠酸、血管活性药物等抗休克治疗。

(3)降低颅内压:可用20%甘露醇每次0.5~1.0g/kg,6~8小时1次;对于颅内压增高严重者,可加大剂量(每次不超过2g/kg)同时可加用利尿药物,降颅压时需警惕脑疝的发生。

(4)加强支持疗法:对新生儿或免疫功能低下的患儿,可少量输注新鲜血液或静脉输注丙种球蛋白等。

六、常见护理诊断

1.体温过高

与细菌感染和细菌致病力有关。

2.有受伤的危险

与惊厥和瘫痪有关。

3.营养失调——低于机体需要量

与营养摄入不足、机体消耗增多有关。

4.潜在并发症

颅内高压症、脑疝。

5.恐惧

与家长担心病情严重危及患儿生命、预后不良有关。

七、预期目标

1.改善患儿体温并维持正常。

2.严防脑疝发生,无惊厥,无受伤。

3.保持体液、电解质、酸碱平衡,营养供给能满足机体的需要。

4.防止口腔溃疡和皮肤破损、压力性损伤,预防窒息。

八、护理措施

1.维持体温正常

(1)保持病房安静,空气新鲜,绝对卧床休息。

(2)每4小时测体温1次,并观察热型及伴随症状。体温超过38.5℃时,及时给予物理降温或药物降温,以减少大脑及组织器官的氧消耗,防止惊厥发生,记录降温效果,以及体温变化情况。

(3)鼓励患儿多饮水,必要时静脉补液。注意保暖,预防受凉,出汗后及时更衣。

(4)遵医嘱给药。

2.防止受伤

(1)防止患儿意外伤害:躁动不安或惊厥时防止发生坠床和舌咬伤。

(2)协助患儿生活护理:洗漱、进食、大小便及个人卫生等。

(3)做好口腔护理,呕吐后帮助患儿及时漱口,保持口腔清洁,及时清除呕吐物,减少不良刺激,预防误吸和窒息。

(4)做好皮肤护理,及时清除大小便,保持臀部干燥,适当使用气垫等抗压力器材,预防压力性损伤的发生。

3.保证营养热量摄入

根据患儿个体热量需要制订饮食计划,给予高热量、清淡,易消化的流质或半流质饮食,少量多餐,以减轻胃的饱胀感,防止呕吐发生。注意食物的调配,增加患儿食欲。对频繁呕吐而不能进食的患儿,应注意观察呕吐情况包括有无合并消化道出血,并及时静脉输液,维持水、电解质平衡。严重者可给予静脉营养治疗,监测患儿每日热量摄入量,及时给予适当调整。

4.预防并发症的护理

(1)密切监测生命体征及意识状态。

(2)患儿若出现意识障碍、囟门及瞳孔改变、躁动不安、频繁呕吐、肢体发紧、血压升高等,说明有脑水肿;若呼吸节律不规则、瞳孔忽大忽小或两侧不等大、对光反应迟钝,说明有脑疝及呼吸衰竭。应经常巡视、密切观察、详细记录,以便及早发现给予急救处理。

(3)做好抢救药品及器械的准备,准备好氧气、吸引器、人工呼吸机、脱水剂、呼吸兴奋剂、硬脑膜下穿刺包及侧脑室引流包。如患儿在治疗中发热不退或退而复升,前囟饱满、颅缝裂开、呕吐不止、频繁惊厥,应考虑合并硬膜下积液或脑室炎的可能,可行头颅 CT 扫描检查等,以便早期确诊并及时处理,硬脑膜下积液多时可行硬脑膜下穿刺放液。

(4)用药护理过程中应了解各种药的使用要求及不良反应,如静脉用药的配伍禁忌,青霉素稀释后应在1小时内输完,防止药液受到破坏,影响疗效;注意观察氯霉素的骨髓抑制作用,定期做血象检查,静脉输液速度不宜过快,以免加重脑水肿;保护好静脉血管,保证静脉输液通畅。记录24小时出入水量等。

九、护理评价

通过再评估患儿,确定患儿实施护理措施后是否达到以下目标:患儿体温维持正常;患儿未发生惊厥和脑疝;患儿无受伤,保持体液平衡,营养供给能满足机体的需要;不发生口腔溃疡、皮肤破损及窒息。

十、健康教育

1.预防化脓性脑膜炎的发生,在该病流行区域可采用脑膜炎双球菌荚膜多糖疫苗接种。

2.对患儿及家长给予安慰、关心和爱护,使其接受疾病的事实,并鼓励战胜疾病的信心,向家长讲解疾病的病因、症状及可能的预后。根据患儿及家长文化水平与接受程度,介绍病情,讲解治疗及护理的方法,使其能主动配合,共同参与。及时解除患儿不适,取得患儿及家长的信任;对恢复期和有神经系统后遗症的患儿,应进行功能训练,指导家长根据不同情况给予相应护理,促使病情尽可能地康复。

3.加强卫生知识的宣传,增强体质、预防感染。凡与流感嗜血杆菌性脑膜炎和流行性脑脊髓膜炎接触的易感儿均应服用利福平预防,10～20mg/(kg·d),分 2 次服用(每次剂量不超过 60mg),连用 4 天;普及卫生知识,改善生活环境卫生,提高人体免疫力。因病原菌主要是经呼吸道侵入,故应保持室内卫生,适时消毒空气,保持空气新鲜,阳光充足;多进行户外锻炼,重视婴幼儿呼吸道感染,对呼吸道感染、中耳炎、鼻窦炎、皮肤感染等及时、彻底治疗。出院患儿应定期随访,并对有后遗症的患儿需长期进行康复护理指导。

第三节　小儿惊厥护理

惊厥是指全身或局部骨骼肌群突然发生不自主收缩,多伴有意识障碍,是小儿科常见的急症。本病发病率高,为成人的 10～15 倍,尤以婴幼儿多见。

小儿易发生惊厥的生理因素主要是婴幼儿大脑皮层发育未完善,皮层抑制功能较差;神经髓鞘未完全形成,对刺激易于泛化;血-脑屏障功能差,各种病原、毒素容易进入脑组织。

引起惊厥的原因:①感染性。包括颅内感染和颅外感染。颅内感染有细菌、病毒、原虫、真菌等引起的脑炎、脑膜炎;颅外感染首先以热性惊厥最常见,其次是由于各种感染引起的中毒性脑病;②非感染性。颅内疾病多见于癫痫、先天性脑发育异常、颅脑损伤、颅内出血、颅内占位等;颅外疾病多见于代谢异常,如低血钙、低血糖、电解质紊乱、各种中毒、窒息和缺氧缺血性脑病、心脏疾病和高血压脑病等。

一、病因

1.出生史

新生儿多有窒息史,因窒息可致缺氧缺血性脑病或颅内出血。

2.喂养史

新生儿喂养不及时易发生低血糖,婴儿维生素 D 不足可引起低钙血症,以上等疾病均易引发惊厥。

3.感染及传染病史

感染是小儿惊厥最常见的原因,多见于呼吸系统及消化系统感染;传染病多有季节性,冬、春季易患流行性脑脊髓膜炎,夏季多为病毒性脑炎,夏秋季多为细菌性痢疾。

4.其他病史

中毒史(如药物或食物中毒可引起惊厥,尤以幼儿多见,冬季可见一氧化碳中毒等)、心或肾疾病史(如心律失常、急性肾小球肾炎等)、颅脑损伤或畸形、颅内出血或肿瘤等病史。既往发作史(如癫痫及热性惊厥,既往可有类似的发作病史)。

二、临床表现

1.惊厥类型

根据抽搐表现,常见为三种类型。①全身性强直阵挛性抽搐:表现为躯干及四肢对称性抽动,眼球上斜固定,呼吸暂停,面色苍白或发绀,意识丧失;②强直性抽搐:表现为全身及四肢张力增高,上下肢伸直,前臂旋前,足跖屈曲,有时呈角弓反张状;③局限性抽搐:表现多样,一侧眼轮匝肌、面肌或口轮匝肌抽动;或一侧肢体抽动;或手指脚趾抽动;或眼球转动、眼球震颤或凝视;或呼吸肌痉挛抽搐以致呼吸运动减慢、呼吸节律不匀或呼吸停止,出现阵发性苍白或发绀。

2.惊厥持续状态

惊厥发作持续 30 分钟及以上,或虽然惊厥持续不到 30 分钟但发作频繁,两次发作间期意识不能恢复者称为惊厥持续状态。常提示病情严重,可因脑组织缺氧导致脑水肿及脑损伤,出现颅内压增高及脑损伤的表现。可因颅内压增高呼吸衰竭而危及生命。

3.高热惊厥

是婴幼儿最常见的惊厥,多见于 6 个月到 3 岁的小儿。常发生于急性上呼吸道感染或其他感染性疾病的初期,在体温骤然升高(>39℃时)的过程中,持续时间短,较少连续发作;发作后意识恢复快,无神经系统异常体征,约半数患儿会在以后的发热时再次出现或多次发作。

4.癫痫

是多种病因引起的脑功能障碍综合征,是脑神经元反复过度放电所致阵发性、暂时性脑功能紊乱,是小儿时期常见的惊厥原因之一。常反复发作,表现为感觉、意识、运动、自主神经等不同的异常,发作形式多种多样。脑电图可见异常的放电波。

5.其他状况

患儿发作时可造成机体受伤,如咀嚼肌痉挛抽搐可发生舌体咬伤(见于出牙的患儿);抽搐时双手握拳,指甲可将手心皮肤损伤;肢体抽动摩擦可造成腋下等处皮肤损伤;也可因意识丧失而发生摔伤或抽搐时不当的肢体约束造成骨折或脱臼及各种意外事件如烧伤、溺水等;部分患儿可出现呼吸肌痉挛、喉肌痉挛或呼吸道分泌物阻塞而发生窒息。抽搐持续时间长者可因体内氧消耗过多而造成机体缺氧;发作时由于神经系统功能紊乱可出现大小便失禁等。

①平时要注意预防感冒。天气变化时,适时添减衣服,避免受凉;尽量不要去公共场所、流动人口较多的地方,如超市、车站、电影院等,以免被传染;如家中大人感冒,需戴口罩,尽可能少与宝宝接触;每天开窗通风,保持家中空气流通;②提高宝宝的免疫力。营养均衡、经常进行户外活动以增强宝宝的体质、提高宝宝抵抗力;③宝宝发热时,要观察体温、出汗情况。若汗出热退,则病情好转,及时为宝宝擦干身体,更换衣服及被褥,预防受凉。

三、辅助检查

根据病情需要做相关实验室检查如血、尿、大便常规,血生化检查、脑脊液检查等;必要时做辅助检查如眼底检查、脑电图、颅部 X 线、脑 CT、磁共振等。

四、心理和社会支持状况

惊厥患儿的心理改变主要表现在发作后,由于年龄及致病原因不同,患儿可产生不同的心理反应,如年长的癫痫患儿在醒来时可产生失控感,以及自卑、恐惧等心理,担心再次发作而长时间处于紧张状态;年幼患儿心理改变不明显;家长的恐惧较为突出,因知识缺乏,面对抽搐的患儿非常紧张,多表现为惊慌及不知所措,并采取错误的处置方式如大声喊叫、摇晃患儿等。

五、治疗原则

祛除病因是控制惊厥的根本。急救时若暂时无药,可通过针刺人中、十宣、内关、合谷等穴位,有条件者可应用止惊药物,地西泮为首选药物,其次为苯妥英钠、苯巴比妥、水合氯醛等,给药途径多为静脉注射或保留灌肠。同时针对病因及伴随症状进行处理,注意监测生命体征,保持呼吸道通畅,矫治血气、血糖、血渗透压及电解质异常,防治颅内压增高。

六、常见护理诊断

1.有窒息的危险

与惊厥发作,意识丧失,喉痉挛或误吸有关。

2.体温过高

与感染或惊厥持续状态有关。

3.有受伤的危险

与抽搐、意识障碍有关。

4.潜在并发症

脑水肿、颅内压升高。

七、护理目标

患儿惊厥及时停止,没有发生窒息和意外;患儿体温恢复正常;患儿和家长情绪稳定,家长掌握惊厥的一般紧急处理知识和预防方法。

八、护理措施

1.迅速控制惊厥

(1)惊厥发作时勿强行搬动患儿,就地抢救。

(2)保持安静,切勿大声喊叫或摇晃患儿,避免如声、光刺激和不必要的检查。

(3)遵医嘱应用止惊药物,观察用药后的效果及不良反应。

2.保持呼吸道通畅

立即平放患儿,松解衣扣,使其头偏向一侧,及时清除呼吸道分泌物及口腔内呕吐物,必要时行负压吸引或气管切开。有舌后坠者用舌钳将舌轻轻向外拉出。

3.防止受伤

在上下齿间垫牙垫防止患儿舌咬伤。惊厥发作时,勿用力强行牵拉或按压患儿肢体,以免骨折或脱臼;床应加床栏,移开床上的一切硬物,防止坠床或碰伤。

4.降温

高热时给予物理降温及药物降温,并密切监测体温的变化,评估降温的效果。

5.给氧

必要时给予吸氧,减轻脑损伤,防止脑水肿。

6.密切观察病情变化。

第九章　口腔基础护理技术

第一节　牙体解剖与生理

牙体解剖与生理是研究牙的演化、牙体形态、生理功能、牙的萌出及牙体与牙周组织关系的科学。学习牙体解剖及生理的目的在于为口腔临床护理奠定必要的基础。

一、牙体生理

1.牙的萌出与脱落

牙冠破龈而出的现象称为出龈。从牙冠出龈至达到咬合接触的全过程称为萌出。牙萌出的时间是指出龈时间。

人的一生有两副牙齿，即乳牙和恒牙。乳牙为 20 颗，恒牙为 28~32 颗。

(1)牙萌出的特点：按先后顺序萌出；左右对称同期萌出；下颌牙的萌出略早于上颌同名牙；女性萌出的平均年龄早于男性。有比较恒定的时间性，但其生理范围较宽。

(2)乳牙的萌出：乳牙从婴儿出生后 6~8 个月开始萌出，2~2 岁半萌齐。乳牙萌出的顺序依次为乳中切牙、乳侧切牙、第一乳磨牙、乳尖牙、第二乳磨牙(图 9-1)。

乳牙从 6 岁左右发生生理性脱落，到 12 岁左右乳牙全部被恒牙所代替。乳牙脱落是由于牙根的生理性吸收。

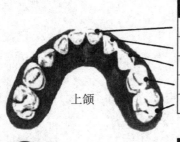

牙　位	萌　出	脱　落
上颌乳中切牙	8~12个月	6~7岁
上颌乳侧切牙	9~13个月	7~8岁
上颌乳尖牙	16~22个月	10~12岁
上颌第一乳磨牙	13~19个月	9~11岁
上颌第二乳磨牙	25~33个月	10~12岁

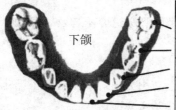

牙　位	萌　出	脱　落
下颌第二乳磨牙	23~31个月	10~12岁
下颌第一乳磨牙	14~18个月	9~11岁
下颌乳尖牙	17~23个月	9~12岁
下颌乳侧切牙	10~16个月	7~8岁
下颌乳中切牙	6~10个月	6~7岁

图 9-1　乳牙出牙顺序

(3)恒牙的萌出：6 岁左右，第一恒磨牙在第二乳磨牙的远中萌出，是最先萌出的恒牙，不替换乳牙。直到 12~13 岁，乳牙逐渐被恒牙所替换，此时期为替牙期或混合牙列期。12~13 岁后为恒牙期。恒牙萌出的顺序：上颌依次为⑥、①、②、④、③、⑤、①、⑧；下颌依次为

（⑥、①）、②、③、④、（⑤、⑦）、⑧;其中括号表示可同时萌出(图9-2)。

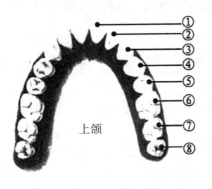

牙 位	萌 出
①上颌中切牙	7~8岁
②上颌侧切牙	8~9岁
③上颌尖牙	11~12岁
④上颌第一前磨牙	10~11岁
⑤上颌第二前磨牙	10~12岁
⑥上颌第一磨牙	6~7岁
⑦上颌第二磨牙	12~13岁
⑧上颌第三磨牙	17岁以上

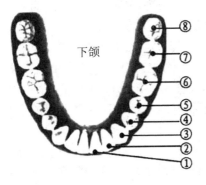

牙 位	萌 出
①下颌中切牙	6~7岁
②下颌侧切牙	7~8岁
③下颌尖牙	9~10岁
④下颌第一前磨牙	10~11岁
⑤下颌第二前磨牙	11~12岁
⑥下颌第一磨牙	6~7岁
⑦下颌第二磨牙	11~13岁
⑧下颌第三磨牙	17岁以上

图9-2 恒牙出牙顺序

2.牙

牙的分类主要有以下两种方法:一种是根据牙的形态和功能分类;另一种是根据牙在口腔内存在的时间分类。

(1)牙齿命名:食物在口腔内经过切割、撕裂、捣碎和磨细等咀嚼运动,使其成为食糜,以利于消化吸收。牙的形态和功能是相互适应的,故可依次分为切牙、尖牙、前磨牙及磨牙四类。

1)切牙:位于口腔前部,左、右、上、下共8颗。位于中线两侧者称中切牙,位于中切牙远中侧者称侧切牙。上颌中切牙较上颌侧切牙大,而下颌中切牙则较下颌侧切牙小。切牙牙冠由唇面、舌面、近中面和远中面四个轴面和一个切嵴组成,牙冠唇、舌面略呈梯形,邻面呈楔形,颈部厚而切端薄,其主要功能为摄取和切割食物,与维持面部外形丰满度及发音有密切关系。切牙一般不需要承受强大的作用力,故为单根牙,牙冠的形态也较简单。

2)尖牙:位于口角处,侧切牙的远中,包括左、右、上、下共4颗,牙冠仍为楔形,其特点是切缘上有个突出的牙尖,以利于穿刺和撕裂食物。牙根为单根,长而粗大,以适应其功能的需要。由于尖牙位于口角处,对维持面部口角外形丰满度有重要作用。

3)前磨牙:又称"双尖牙",位于尖牙和磨牙之间,包括上颌第一、第二前磨牙和下颌第一、第二前磨牙,左、右、上、下共8颗。牙冠呈立方形,有一个与对颌牙接触的咬合面即殆面,其上一般有2个牙尖(下颌第二前磨牙有3个牙尖)。前磨牙有协助尖牙撕裂食物及协助磨牙捣碎食物的作用,其牙根扁,也有分叉者,以利于牙的稳固。

4)磨牙:位于前磨牙的远中,包括上、下、左、右共 8~12 颗。磨牙牙冠体积大,有一宽大的殆面,其上有 4~5 个牙尖,结构比较复杂,作用是磨细食物。一般上颌磨牙的牙根为三根,下颌磨牙为双根,以增加牙的稳固性。

(2)牙列命名

1)乳牙:婴儿出生后 6 个月左右,乳牙开始萌出,至 2 岁半左右,陆续萌出 20 颗乳牙。乳牙在口腔存在的时间,最短者为 5~6 年,最长者可达 10 年左右。而从出生后 6 个月左右至 6 岁左右,口腔内只有乳牙,这段时间称为乳牙列时期。乳牙可分为乳切牙、乳尖牙及乳磨牙三类。

乳牙具有下列特点:①乳牙体积小,牙冠短而宽,乳白色;②乳牙牙颈缩窄,唇颈嵴、颊颈嵴显突出,殆面缩窄,冠根分明;③宽冠窄根是乳前牙的特点,但上颌乳中切牙为宽冠宽根,根尖弯向唇侧;④上颌乳尖牙的近中牙尖嵴长于远中牙尖嵴,是乳尖牙和恒尖牙中唯一牙尖偏向远中者;⑤下颌第二乳磨牙近中颊尖、远中颊尖和远中尖等大。

自 6~7 岁至 12~13 岁,乳牙逐渐脱落被恒牙替代。在此时期口腔内既有乳牙又有恒牙,称为混合牙列期。乳牙在口腔存在的时间虽然短暂,但却是儿童的主要咀嚼器官,对消化和吸收营养物质、刺激颌骨正常发育及引导恒牙的正常萌出都极为重要,如在此期间受外伤、放疗、化疗和药物等因素的影响,可能造成乳牙的生长发育障碍,牙本质改变并影响恒牙的正常替换。

2)恒牙:继乳牙后的第二副牙列。如无疾患或意外损伤,一般不致脱落,脱落后再无牙替代。恒牙自 6 岁左右开始萌出。随着人类的进化,牙咀嚼功能逐渐减弱,颌骨变小,第三磨牙常因埋伏阻生,萌出受限,或出现第三磨牙的缺失。恒牙一般有 28~32 颗。恒牙的正常萌出不仅增加了咀嚼面积,而且对维持颌间高度及牙列的正常殆关系也极为重要。

年轻恒牙:牙齿与其他身体组织器官一样也要经历一个发生、发展、成熟的过程。口腔内刚刚萌出的恒牙虽然基本形态与口腔内多年的同名牙基本相同,但其在形态、结构上尚未完全成熟,因此又称未成熟恒牙或新萌出恒牙。年轻恒前牙从萌出至牙根发育完成需要 2~3 年,而恒磨牙需要 3~5 年。年轻恒牙具有下列特点:①牙根短,牙破龈萌出时牙根长度为最终牙根长度的 2/3~3/4;②根管粗大;③根尖孔敞开呈喇叭口状;④牙周组织不成熟。

恒牙中,凡位置对称的同颌牙,其解剖形态相同。凡功能相同的牙,其形态也相似。所以又可以将恒牙归纳为切牙、尖牙、前磨牙和磨牙四种类型。各型都有其相应特点。其中,切牙、尖牙及前磨牙共 20 颗,这些牙替换 20 颗乳牙而萌出。切牙和尖牙位于口角之前,故称前牙,前磨牙和磨牙位于口角之后,故称后牙。12~13 岁以后,乳牙已全部被恒牙替代,故称为恒牙列期。

3.牙的功能

牙最重要的功能是咀嚼,其次可协助发育及言语,保持面部协调美观。

(1)咀嚼功能:食物进入口腔后,经过牙齿的切割、撕碎、捣烂和磨细等机械加工并与唾液混合,使其成为食团,以利于吞咽和消化。同时唾液中的消化酶与食物发生部分消化作用。咀嚼力通过牙根传至颌骨,可刺激颌骨的正常发育,咀嚼的生理刺激,还可增进牙周组织的健康。

(2)发音和语言功能:牙、唇和舌共同参与发音和言语,三者的关系密切。牙的位置异常或缺失,将影响发音和言语的准确性及清晰程度。

（3）保持面部协调美观：牙列的完整可以支撑唇颊部软组织，使嘴唇丰满、表情自然、形态正常。若缺牙较多，则唇颊部因失去支持而塌陷，使面部显得衰老。牙列及咬合关系异常者，面形也会受到影响。

二、牙体解剖及牙周支持组织

1.牙齿的结构组成部分

牙齿又称牙体，从外观上看，牙由牙冠、牙根及牙颈三个部分组成。

（1）牙冠：牙体外层被牙釉质覆盖的部分。牙冠的外表形态有 5 个面：唇（颊）面、舌（腭）面、近中面、远中面、咬合面，还有沟、窝、点隙等标志。

（2）牙根：牙体外层由牙骨质覆盖的部分称为牙根，是牙体的支持部分。每一根的尖端称为根尖。每个根尖都有通过牙髓血管和神经的小孔，称为根尖孔。牙根的数目和形态随功能而有所不同。切牙、尖牙用以切割和撕裂食物，为单根；磨牙用以磨细食物，功能复杂，故多为双根或三根。

（3）牙颈：牙冠与牙根交界处呈一弧形曲线，称为牙颈，又名颈缘或颈线。

（4）髓腔：牙齿中央的空腔称为髓腔，冠部髓腔较宽大，称为髓室，根部髓腔细小，称为根管，根的尖部有一根尖孔，是进入髓室营养牙齿的血管、淋巴管及神经的通道。

（5）面和切嵴：上、下牙齿相对发生咀嚼作用的一面称为𬌗面。上、下颌骨静止时，上、下颌牙齿发生各种不同方向的接触，这种相互接触的关系称为咬合关系。牙齿及颌骨发育异常、损伤或病变时可使牙齿排列紊乱，破坏正常的咬合关系，影响咀嚼功能。临床上常以牙列和咬合关系变化作为颌骨疾病诊断和治疗的参考依据。

2.牙齿的组织组成

从牙体的纵剖面可见牙体由三层硬组织（牙釉质、牙骨质、牙本质）及一层软组织（牙髓）构成。

（1）牙釉质：构成牙冠表层的半透明白色钙化组织。釉质为人体最硬的组织，其中含有96%的有机盐，主要为磷酸钙及碳酸钙。牙釉质在牙尖处最厚，沟窝处较薄，牙颈部最薄。牙釉质缺失后不会再生。

（2）牙骨质：构成牙根表层色泽较黄的硬组织。含有 50% 的无机盐，其营养来自牙周膜，借以牙周膜纤维与牙槽骨紧密连接并固定牙根。牙根的炎症刺激可使牙骨质增生或吸收，往往会增加拔牙手术的困难。当牙根表面受损伤时，牙骨质可新生而且有修复功能。

（3）牙本质：构成牙齿的主体部分，位于牙釉质与牙骨质的内层。硬度较牙釉质低。在其内层有一空腔，称为髓腔。牙本质内有牙髓神经末梢，是痛觉感受器。当牙本质暴露时能感受外界刺激，产生酸痛反应。

（4）牙髓：充满在髓腔中的疏松结缔组织，内含血管、神经和淋巴，其主要功能是营养牙本质，并形成继发性牙本质。正常牙髓的颜色为粉红色。牙髓内神经纤维丰富，属无髓鞘纤维，对外界刺激十分敏感，稍有刺激即可引起剧烈疼痛，但无定位功能。

3.牙周组织

牙周组织包括牙龈、牙槽骨和牙周膜，三者共同完成支持牙的功能。

（1）牙龈：包围和覆盖在牙颈部及牙槽骨表面，呈浅粉红色，坚韧而富有弹性。其内与腭或舌下区相连，其外与牙槽黏膜相连。根据与牙齿和牙槽骨的关系，可分为游离龈、附着龈和龈乳头。牙龈边缘不与牙面附着的部分为游离龈;位于游离龈的根方、紧密附着在牙槽嵴表面的为附着龈;两牙间隙的突起部分称为龈乳头,牙龈的边缘称为龈缘。龈缘与牙颈之间的环状小沟称为龈沟,正常深度<2mm。如龈沟过深,则表示有牙周病变。炎症或食物嵌塞时,龈乳头可肿胀、破坏或消失。

(2)牙槽骨:是上、下颌骨包围和支持牙根的部分,骨质疏松,且富于弹性,是支持牙齿的重要组织。牙槽骨容纳牙根的凹窝称为牙槽窝,牙根与牙根之间的骨板称为牙槽中隔,牙槽骨的游离缘称为牙槽嵴。当牙齿脱落后,牙槽骨逐渐萎缩。牙槽骨是最易变化的骨组织,由于功能作用的改变而发生吸收与新生,为根周病变造成牙槽骨吸收后的重建创造条件,临床上可以用以整复牙列不齐。

(3)牙周膜:介于牙根与牙槽骨之间,由致密结缔组织构成,由细胞、基质和纤维组成,将牙齿稳定地固定于牙槽窝内。牙周膜可以调节牙齿所承受的咀嚼压力,对咬合的冲击起缓冲作用,并有形成和营养牙骨质的功能。牙周膜内有神经、血管和淋巴,具有营养牙体组织的作用。

三、牙位记录

牙位表示法是牙医学中给每颗人类牙齿编号表示的方法。用十字符号将上下牙列分为上下左右四个区,右上区又称为 A 区,左上区又称为 B 区,右下区又称为 C 区,左下区又称为 D 区。将各牙按照其在牙列由前向后的顺序,用数字顺序表示,恒牙用阿拉伯数字 1~8、乳牙用罗马数字 I~V 表示。

1.部位记录法

(1)乳牙的记录方法(图 9-3)

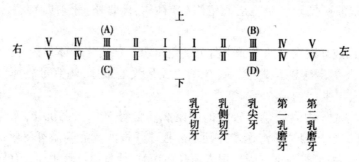

图 9-3　乳牙的记录方法

(2)恒牙的记录方法(图 9-4)

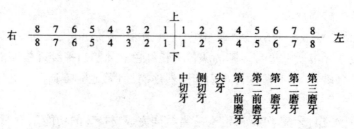

图 9-4　恒牙的记录方法

2.国际牙科联合会系统法(推荐使用)

国际牙科联合会系统(简称 FDI),用两位数记录,左边的数代表象限,右边的数代表牙位。其特点是按照顺时针分区,牙位从中线向两侧记录。用 1 代表恒牙右上区,用 2 代表恒牙左上区,用 3 代表恒牙左下区,用 4 代表恒牙右下区,用 5 代表乳牙右上区,用 6 代表乳牙左上区,用 7 代表乳牙左下区,用 8 代表乳牙右下区(图 9-5,图 9-6)。

乳牙编号:

55	54	53	52	51	61	62	63	64	65
85	84	83	82	81	71	72	73	74	75

如:左上颌乳尖牙表示为#63

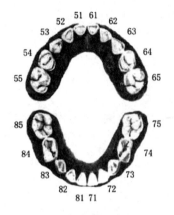

图 9-5 乳牙编号

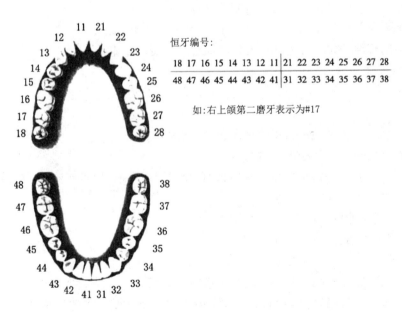

恒牙编号:

18	17	16	15	14	13	12	11	21	22	23	24	25	26	27	28
48	47	46	45	44	43	42	41	31	32	33	34	35	36	37	38

如:右上颌第二磨牙表示为#17

图 9-6 恒牙编号

115

第二节 门诊接诊流程及沟通技术

一、门诊接诊流程

门诊就诊是指患者从就诊开始到诊疗结束的整个过程。护士作为第一接诊人首先对患者进行导诊,初步分诊,对特殊患者可陪同送诊,合理安排患者进入候诊区域,初步问诊,可同时针对患者情况进行相关健康教育,引导患者到达相应诊室进行治疗。

口腔门诊患者接诊流程包括:导诊咨询→各科分诊→送诊→分诊台问诊→安排就诊或转诊→诊室接诊。

1.接诊要求

护士应衣帽整洁,穿戴规范,仪表端庄。与患者沟通时要语言亲切,语调轻柔,态度和蔼,应充分进行接诊前各项准备工作,协助医师进行诊疗。诊疗结束应详细交代医嘱、注意事项,预约复诊时间等。

2.接诊规程

物品准备:常规物品准备。一次性器械盘、三用枪头、吸唾管、面镜、口腔防护镜、防护膜、口杯。

二、患者接诊护理技术

(一)术前

1.素质要求

掌握口腔门诊接诊流程,沟通良好,接诊规范。

2.环境准备

保持环境的整洁、明亮、舒适、安全,口腔综合治疗椅功能正常。

3.导诊、接诊及转诊

(1)询问患者一般情况,如姓名、性别、年龄、职业、婚否等,导诊护士应面带微笑,真诚友善。

(2)询问病情,分析预检患者疾病情况,进行初次分诊。

(3)引导患者进行挂号,必要时进行送诊。

(4)分诊护士迎接患者,指导填写病历封面,介绍周边环境,初步问诊,告知候诊时间,进行相关疾病健康宣教。

(5)发现非科室业务范围内疾病,协助进行转诊。

(6)安抚患者情绪,以待下一步诊疗。

4.术前护理

(1)问诊咨询,态度和蔼,耐心解释,吐字清晰,热情服务。"请问您哪里不舒服?""您好我是×××护士,请将您的病历给我看一下。""请填写以下内容。""请这里稍等。""请跟我来。"

(2)心理护理。讲明治疗步骤及如何配合,消除患者对治疗的恐惧心理。

(二)术中

1.医护防护

(1)个人防护用物:口罩、一次性帽子、护目镜、手套、防护膜。

(2)常规用物

2.椅位准备

调整牙椅为迎客位,打开扶手引导患者坐下,关闭扶手(递面镜、纸巾,如为女性患者请其擦去口红)。

3.检查前准备

打开一次性器械盘为患者佩戴一次性胸巾,纸面朝上,松紧以插入一指为宜;倒1/4杯漱口水,指导患者漱口。漱口后为患者佩戴护目镜。

4.椅位调节

将椅位升高,调整椅背,调节椅背头托,上颌牙咬合面与水平面呈90°,下颌牙咬合面与地面平行。根据治疗牙位,可嘱托患者向左或向右轻微转动头部。

5.灯光调节

检查患者口腔情况,为其进行全面的口腔一般检查。护士坐下,灯罩垂直向下打开光源,从患者胸部向上调节光源至患者口腔处;根据检查牙位随时调节灯光,保证检查区域光照充足,视野清晰,避免照射患者眼睛。

6.治疗前准备

安装三用枪头、吸唾管等,检查用物,打开包装,安装高速或低速手机、车针。向患者展示灭菌指示条,告知患者消毒标准,请其查看消毒日期,安抚患者。

7.核对

再次核对诊疗用物。

8.治疗中

协助医师安放隔湿系统或及时吸唾,保证医师术区视野清晰。安抚患者紧张情绪并提醒治疗过程中如有不适及时举左手示意。

9.诊疗结束

关闭灯光,恢复椅位,在医师侧摘下患者防护镜,指导患者漱口,协助清洁面部,撤去胸巾,打开扶手,帮助患者离开椅位。

(三)术后护理

(1)口腔综合治疗椅复位、清洁痰盂、整理用物、冲洗管道30秒,收回治疗盘及器械,按照医疗垃圾分拣流程处理所有用物。

(2)口腔综合治疗椅清洁消毒。遵循从洁到污的原则。

(3)洗手、摘口罩。

(4)再次告知患者注意事项,预约复诊时间,进行术后健康教育。

(四)护理要点

1.治疗前的护理要点

(1)沟通有效,微笑服务。应使患者尽快熟悉诊疗环境,缓解紧张感。语速缓慢,距离适当,注意力集中。

(2)接诊前应在可能污染区域上贴防护膜,准备常规检查器械。

(3)根据治疗计划向患者介绍本次治疗的步骤和配合方法。

(4)指导患者在治疗过程中不要用口呼吸,避免误吞误吸。

(5)治疗中如有不适要举左手示意,以免乱动误伤软组织。

2.治疗中的护理要点

(1)根据医师诊断,备齐治疗用物,安抚患者。

(2)叮嘱患者如有不适要举左手示意。

(3)叮嘱患者稍转头配合治疗。

3.治疗后的护理要点

(1)向患者说明术后注意事项。

(2)叮嘱患者及时复诊,不适随诊。

(3)叮嘱患者保持良好的口腔卫生,进行口腔保健指导。

三、沟通技巧

1.接诊

了解患者情况,询问患者"您好,某某先生(女士)、叔叔(阿姨),请问我有什么可以帮助您的吗?"患者应答"是"。"您好,这边请坐,请您填写一下这张就诊单,您稍候,我马上帮您安排。""某某先生(女士)、叔叔(阿姨)已经帮您安排好了,您这边跟我来",手势引导方向至诊室。

2.引入诊室

进诊室后介绍治疗医师,"这位是×××医师。"

"请到牙椅上坐",手势引导入座。将操作台面拉开,椅灯抬高,避免患者碰撞。

粘贴防护膜于患者头枕处、医师操作台、医师位扶手、医师位三用枪、灯把手(注:不可在患者头上方操作,要移至医师位,贴好后归位)。助手操作台、吸唾管,粘贴的同时应介绍:"现在给您使用的一次性防护膜都是一人一更换的,是为了防止通过唾液、血液引起的交叉感染。"

将铺巾铺好,一次性器械盘、手套、帽子、口罩放置在铺巾上。打开一次性器械盘,向患者介绍"给您使用的器械盘都是一次性的,我们医院使用的所有器械都是采用三次预真空高温高压灭菌,并独立包装,一人一用,请您放心。"

给患者戴胸巾:"给您戴一下胸巾。"

口杯里装好漱口水,将口杯、吸唾管放置好,告知患者"杯子、吸唾管都是一次性的。杯子里有漱口液,请您含漱 30 秒后吐掉。"

操作台、灯恢复工作位置。调整牙椅的高度与位置时,一定要告知患者,防止患者受到惊吓。在调节灯光时,避免灯光照射患者眼睛。

告知患者:"今天您的治疗项目是×××。"

3.治疗中

在治疗过程中,患者本身就处于紧张的心理状态,对于医师所做的一切治疗,都会特别害怕,这时候就需要护士给予一定的安慰。比如,轻轻地拍拍患者的肩膀,告诉他不要紧张,不疼的。还有一些患者在打麻药或是拔牙的时候也很紧张,手都不知道该放在哪里,这时候护士要轻轻握一下患者的手说:"放松,不用紧张。"

患者口内的水多,应及时擦,及时吸,在患者治疗中途起身漱口的时候我们可轻轻地推扶一下患者的后背,帮助患者起身,或是调整牙椅,让患者起身漱口,也要注意治疗灯,在患者漱口的同时,我们可以把纸巾准备好递给患者,每一个小小的动作,患者都会感觉到温暖。

4.治疗结束

告知患者:"您好,今天的治疗已经结束了。"

(1)恢复椅位,清理干净患者的面部,解胸巾。

(2)抬高操作灯,推开操作台,请患者离开椅位。

(3)告知患者治疗后的注意事项,给患者医师的联系方式。

(4)约下次就诊时间。

(5)如医师有交代注意事项,再次叮嘱注意事项,交由前台送患者至门口。

(6)收拾器械,打扫诊室卫生,擦拭口腔综合治疗椅,冲洗痰盂。

(7)恢复待客椅位,操作台、灯、座椅恢复工作状态。

(8)如有患者,恢复患者椅位,迎接患者。

5.注意事项

(1)如患者携带包、外套,应帮患者放置好。

(2)夏季女性患者穿着短裙、短裤,应拿小毛毯帮患者盖在腿上。

(3)诊室没有患者时,应保持口腔综合治疗椅归位。桌面不能凌乱。

(4)接诊前、收台后都应严格检查诊室卫生情况,尤其是台面、痰盂、口腔综合治疗椅等。

(5)患者离开前应检查有没有遗留物品。

(6)如有佩戴眼镜的患者,应帮其摘下,放置好眼镜。

第三节　口腔护理四手操作技术及预防保健

一、四手操作技术定义及原则

1.定义

在口腔治疗的全部过程,医师、护士采取舒适的坐位,患者平卧在牙科综合治疗椅上,医护双手(四只手)同时在口腔内进行各种操作,平稳而迅速地传递所用器械、材料,即四手操作。

2.四手操作技术基本原则

(1)节力原则:在治疗操作中,护士应付出最少的体力以达到最大的工作效率。如准备用物时,将一个区域的物品准备齐全后,再从另外区域拿取其他物品,以减少不必要的走动。

(2)安全原则:保证患者安全的同时,注意医护人员的防护。

(3)身体动作分级原则:在配合时尽量使用最小运动量,只包括手指、腕部、肘部的动作。

(4)器械传递的基本原则:①器械的传递和交换发生在传递区,即时钟4~7点,位置不可过高,避开面部,尽可能靠近患者的口腔;②护士必须熟悉诊疗过程,了解诊疗的先后次序,能够预先准备好下一步需要的新器械;③护士使用左手传递器械、材料,右手吸唾,随时准备下一步用的器械、材料；④传递器械时，护士握持非工作端并施加一定的力传递，以使医师能方便、稳固地抓握手柄部；⑤传递器械时除要注意牙的位置外，还要注意使用方向，也就是医师接过器械后无须调整，直接把器械的工作端（器械进入患者口内的区域为工作端，而不进入患者口内的区域为非工作端）面向医师操作的牙面或牙弓传递。

（5）器械交换的基本原则：器械的交换可平行进行，也可双手进行，但要保证无污染、无碰撞。

二、四手操作设施

1.综合治疗椅的配备

综合治疗椅是口腔诊治工作的基本设备，适合医护双方四手操作的综合治疗椅在设计上要有更高的要求。人体最稳定和自然的体位是平卧位，因此，综合治疗椅的长与宽应根据人体的身高与宽度决定，因其涉及人体体重的支点部位，因而要加一定厚度的软垫。椅座面、背靠面的机械曲度要与人体生理性弯曲尽可能一致，使患者的背部、坐骨及四肢都有比较完全的支托，身体各部分的肌肉和关节均处于自然松弛状态。综合治疗椅上的头托应适宜，可向上、下、前、后方移动。整个综合治疗椅椅面的软硬应适度，头靠、背靠和椅面的调节要灵活。综合治疗椅部件较多、结构复杂，主要有全方位冷光无影灯、器械台和观片灯、气水雾三用枪、吸唾装置等。

2.座椅

椅位能灵活地上下调节，软硬度适当，可使操作者臀部完全得到支撑，小腿和足有一定安放空间，有利于操作者更换体位。医师座椅的高度以使医师大腿与地面平行、下肢自然下垂为宜，要有大的椅座及靠背可支撑腰椎。护士座椅较医师座椅稍高，带有可放脚的底盘，椅背有一可旋转的扶手，护士可利用护士椅的弯形靠背承托上躯以达平衡。

3.护士侧治疗台

可灵活移动，台面及各层抽屉都可放置口腔治疗所需物品。诊疗过程中，护士根据不同的治疗操作备齐所有用物并且按照使用的先后顺序依次摆放在护士侧治疗台面上，以便顺利取放。

三、四手操作医护患的体位关系

口腔诊疗过程是一个极精细的操作过程，根据口腔诊疗的不同内容，在调整各自的操作体位和姿势时还需要一些必要的基本条件。

1.操作体位的调整

操作时，医师应采取正确的体位和姿势进行操作，选择平衡舒适的体位。其整体位置的移动主要由操作点决定，保证医师的用力点与工作面的相互垂直，以达到较好的操作效果。患者则需随诊疗部位的改变进行位置调整，一般头部向左、右侧转动的幅度不应超过45°，以防止医师的手指、腕和臀部出现较大幅度的变化或处于强制状态。护士采用坐位，在符合生理弯曲的条件下保持松弛、自然的操作体位和姿势，与医师相互配合进行工作。可根据诊疗内容的不同适当调整综合治疗椅的高度，使患者做整体移动，以保持医师始终处于最佳操作位置。

座椅的配备：座椅是保持医师正常操作姿势与体位的重要保证。基本要求是椅位能上下调节，有适当厚度的泡沫软垫，坐垫柔软适当，可使医师臀部完全得到支撑，小腿和足有一定的空间,有利于医师更换体位。护士视线高于医师视线 10~15 cm,底盘宜宽大稳定,有可旋转的放前臂的扶手。

2.医、护、患的体位

医师的体位:采用平衡舒适的坐位,坐骨粗隆与股骨粗隆连线呈水平状,大腿与地面约呈 15°角,身体长轴平直,上臂垂直,肘应维持与肋接触,头部微向前倾,视线向下,两眼瞳孔的连线呈水平位,双手与心脏呈水平位。医师的眼与患者口腔距离为 36~46cm。

护士的体位:护士应面对医师,座位比医师高 10~15cm,护士双脚放在座椅脚踏上,腰部贴近弯形靠背,维持舒适的平衡工作位置。髋部与患者肩部平齐,大腿与地面平行。左腿靠近综合治疗椅并与综合治疗椅边缘平行,护士的座椅前缘应位于患者口腔的水平线上,尽可能靠近患者,以便与医师传递交换的器械和材料,确保医师保持正确的操作姿势,减少其在精神、体力上的疲劳。

患者的体位:患者采用平卧位,诊疗椅靠背呈水平或抬高 7°~15°,脊柱完全放松,头部位置舒适。当医师的头部和眼睛正确地向前倾斜时,口腔部应在医师眼睛的正下方,患者的上颌面平行于医师的身体,下颌面与医师面部相对,头部与心脏平位。患者头部必须靠于头托端部。

3.医、护、患的位置关系

在实施四手操作时,医师、护士和患者要有其各自的互不干扰的工作区域和空间,以保证通畅的工作线路和密切的相互配合。如将医师、护士、患者的位置关系假想成一个钟面,可将仰卧位的患者分为 4 个时钟区。

(1)医师工作区:此区不能放置物品,上颌操作多选时钟 12 点,下颌操作多选时钟 7~9 点。最常用的是时钟 11 点,此区为较理想的诊断入口及最清晰的操作视野。

(2)静止区:此区可放置活动器械柜,多选时钟 12~2 点。

(3)护士工作区:此区不能放置物品,便于在静止区活动柜内取所需器械、材料,又可接近传递区,多选时钟 2~4 点。

(4)传递区:此区为医师和护士传递器械、材料的区域,多选时钟 4~7 点。

四、四手操作器械的传递及交换

1.器械的传递

为维持医师正确的操作姿势,使医师充分利用治疗时间并提高工作质量,护士应协助拿取治疗器械。传递时要求时间准确、位置恰当、传递器械无误。临床上使用的器械传递的方法:握笔式直接传递法、掌-拇握式传递法、掌式握持传递法。最常用的方法为握笔式直接传递法,即医师以拇指和示指握住器械工作端的 2/3 部位,中指置于器械下面作为支持。器械在传递区的位置方向与患者额部平行,肘部平行传递于医师握持部位。医师从患者口中拿出器械时,护士左手保持在传递区,正确地接过器械的非工作端。

传递过程中应注意:传递器械前应注意检查器械性能,防止意外发生;禁止在患者头面部传递器械,以确保患者治疗安全;传递细小器械要准确、平稳,防止误伤;器械的传递尽可能靠近患者口腔。

2.器械的交换

器械的交换是在器械传递的基础上进行的,在传递新器械的同时取回用过的器械。正确有效的器械交换技术可以大大缩短患者治疗时间,提高医疗服务质量,它是四手操作护士必须掌握的一项基本技术。

器械交换的方法主要有双手器械交换法和单手器械交换法。

双手器械交换法:护士用左手握住使用过的器械的非工作端,从医师手中移出,右手握住新器械的非工作端传递给医师,可重复进行此操作,完成多次治疗所需的器械交换。

单手器械交换法:护士的右手在进行其他操作时可单独用左手进行器械的交换。

在器械交换过程中应注意:护士应提前了解病情及治疗程序,准时、正确交换医师所需器械;器械交换过程中,护士应注意握持器械的部位及方法,以保证器械交换顺利,无污染、无碰撞。

3.吸唾器的使用

吸唾器是现代口腔治疗中必备的工具之一,吸唾器的正确使用可保持手术视野的清晰,及时吸净口腔内的水、雾、粉末、碎屑、唾液及血液。护士在进行操作时,应以不影响医师的视线以及保持治疗区域清晰为原则。

操作时应注意:吸唾器应放入治疗部位附近区域,以保证吸引的有效性,并注意吸唾器的吸唾管放置的位置不影响医师的操作;吸唾管头勿紧贴黏膜,以避免损伤黏膜和封闭管口;操作时动作宜轻柔,牵拉软组织时患者无不适感,避免触碰患者敏感区以造成患者恶心。

五、口腔保健方法

1.刷牙

刷牙是保持口腔清洁的重要方法并已成为人们的日常卫生习惯之一。它可以清除牙齿表面和牙间隙的菌斑、软垢和食物残渣,减少口腔细菌和其他有害物质,防止形成牙结石,同时具有按摩牙龈、促进牙龈的血液循环和新陈代谢、增强牙龈组织抵抗力的作用。

(1)牙刷

1)牙刷的选择:牙刷由带刷毛的刷头和手柄组成,两者之间由一个狭窄部相连接。挑选牙刷时应注意下列几点:首先,牙刷头不宜太大,尽量选刷头较小的牙刷,因为口腔后牙区空间较小,刷头大的牙刷不易进去,尤其后牙颊侧更难刷干净。其次,宜选择波浪形刷面的牙刷,有研究表明,波浪形刷面与平面形刷面相比,前者清洁牙齿唇颊面的效果更显著,能增强去除牙菌斑的效力,有利于牙间隙的清洁。再次,刷毛不宜太硬,最好选择软毛牙刷。硬毛牙刷对牙齿软、硬组织有一定损伤,软毛牙刷柔韧易弯曲,能进入龈缘下和牙间隙清除菌斑。第四,牙刷的毛束排列不宜过多,一般长 10~12 束,宽 3~4 束,各束之间要有一定间距,便于清洁。最后,牙刷柄应有足够的硬度、强度和弹性,能担负刷牙时所用的力量,不易弯曲折断,容易清洁干燥。最好与刷头有一定角度。临床研究表明,角度型牙刷更容易到达牙菌斑清除区域,刷柄与刷头的角度以 17°~20° 为宜。

2)牙刷的保管:刷牙后,刷毛间常粘有口腔中的食物残渣、细菌、血液等,因此使用后的牙刷应及时清洁并妥善保管,防止细菌滋生,引起疾病传播。通常使用清水反复冲洗牙刷并将刷毛上的水分甩干,牙刷头悬挂于通风干燥处。避免放在玻璃管或金属盒中,或把牙刷头倒置于漱口杯内,这样牙刷毛的水分不易干燥,而潮湿的牙刷中容易滋生细菌。尼龙牙刷不可浸泡在沸水中,避免受热弯曲变形。牙刷应至少 3 个月更换一次。

(2)牙膏:牙膏是和牙刷一起用于清洁牙齿,牙膏有下述基本作用:①清洁作用。有助于机械性去污,增强刷牙效果;②美白作用。有清洁和抛光牙面,保持牙齿清洁美观,爽口,消除口臭的作用;③防治作用。有防龋、消除菌斑,防治口腔疾病的作用。

1)牙膏的种类:根据牙膏的成分可以将其分为普通牙膏、药物牙膏和含氟牙膏三大类。普通牙膏的基本成分包括摩擦剂、洁净剂、润湿剂、胶黏剂、防腐剂、甜味剂、芳香剂等。

药物牙膏是在普通牙膏的基础上加入某种特殊药物,使其具有防龋、抗过敏等特殊作用。常见的药物牙膏有脱敏牙膏和增白牙膏。脱敏牙膏含氯化锶和硝酸钾,可降低牙本质过敏作用,缓解疼痛。美白牙膏因含有氧化剂,可使牙齿洁白;叶绿素牙膏中加入叶绿素,可预防牙龈出血、防止口臭;加酶牙膏能分解残留食物,能有效清洁口腔,防止龋齿。

含氟牙膏是加入氟化钠、氟化亚锡等氟化物的牙膏,能降低牙釉质在酸中的溶解度并促进釉质的再矿化,具有较好的防龋作用。

2)牙膏的选择:选择牙膏时除考虑它的品牌、香型、价格、发泡和清新爽口等因素外,最重要的还应考虑其功效与安全性,必要时应向口腔专业医师咨询,根据自己口腔的实际情况选择合适的牙膏。另外,为了口腔健康,应经常更换牙膏种类,最好3个月左右换一次牙膏,普通型和疗效型应交叉使用。长期使用同一种牙膏刷牙,会使某些有害的口腔病菌产生耐药性和抗药性,使牙膏失去灭菌护齿的作用。

(3)刷牙方法

1)Bass刷牙法:又称水平颤动法,是目前最广泛认同的刷牙方法,它能有效清除牙龈边缘附近以及龈沟内的牙菌斑,同时可避免造成牙颈部楔状缺损和牙龈萎缩。操作要领:手持刷柄,将刷头放于牙颈部,牙刷的刷毛和牙齿大约呈45°,刷毛端指向龈沟,轻轻加压,在一到两颗牙齿的范围内轻轻左右颤动5~10次,颤动的范围不超过一颗牙的宽度,刷上牙时,向下卷动牙刷刷头两次,刷下牙时向上卷动刷头两次,依次刷完口腔内所有牙齿的外面、内面。

2)Rolling法:又称竖刷法或旋转刷牙法。将刷毛放在牙颈部,顺着牙齿的方向轻轻加压,刷上牙时向下刷,刷下牙时向上刷,牙的内外面和咬合面都要刷到。在同一部位反复刷数次。可有效清除牙菌斑和软垢并能刺激牙龈,保持牙龈健康。

3)圆弧法:将牙刷放入颊间隙,即面颊部与牙齿的唇、颊面之间的空间,闭口咬住后牙,用较快、较宽的圆弧动作,轻轻从上牙牙龈刷至下牙牙龈,再从下向上,重复圆弧的动作数次,再移至下一个区域;前后牙的舌、腭面,用同样方法,只是上下牙需要分开刷;上下前牙的切端对准咬住,用同样的圆弧形方式,刷前牙的唇面。此方法简单易学,不需要复杂的技巧,适用于年幼的儿童。

4)刷牙的顺序:刷牙时应从上颌最后一颗磨牙的远中面开始,顺着牙弓刷洗咬合面和切面,再刷洗颊(唇)面、腭(舌)面,直至刷完另一侧最后一颗牙。必须依照一定次序系统地刷牙,以免遗漏。使每一颗牙齿的每一个牙面都洁净,每个区位重复刷洗8~10次。以同样的方式刷洗下颌牙。

5)刷牙的次数和时间:由于牙菌斑在被去除后可不断在牙面重新形成,为了控制牙菌斑,保持口腔卫生与预防口臭,至少每天刷牙两次,有条件者最好三餐后都刷牙。晚上睡前刷牙更重要,睡眠时口腔的各种功能活动停止或减缓,唾液分泌减少,为细菌的繁殖和生长提供了良好的条件。每次宜刷牙3分钟。刷牙时间的长短应以能彻底控制菌斑而定。

2.牙线及牙间隙刷的使用方法

(1)牙线:牙线是用尼龙线、丝线或涤纶线制成的用来清洁牙齿邻面的一种有效洁牙工具,它有助于对牙刷不能到达的牙齿邻接面之间的间隙或牙龈乳头处的清洁,特别是对平的或凸的牙面效果最好。

牙线一般在刷牙后使用。取一段长 20~25cm 的牙线,将两端打结形成一个线圈。用双手示指和拇指绷紧长约 2cm 的一段,将绷紧的牙线沿牙齿的颊舌方向做拉锯式动作,把牙线紧贴在牙齿邻面上,呈"C"字形,将牙线上下移动,刮除牙面上的菌斑。重复 4~5 次后,清水漱口或再次刷牙。使用牙线时切勿用力过大,以免损伤牙龈。要用不同节段的牙线进入不同的牙缝内,保持始终以清洁的牙线去除邻面菌斑。

(2)牙间隙刷:牙间隙刷为单束毛刷,用于清除难以自洁的牙面和牙间隙中的牙菌斑。根据牙间隙的大小,可有多种不同型号的牙间隙刷以供选择。当遇到牙齿排列不齐、牙龈萎缩、牙根分叉处暴露的情况,或烤瓷冠、烤瓷桥、人工种植牙等修复体存在时,用一般的牙刷或牙线无法清洁,可使用特制的牙间隙刷,它能有效清除牙齿邻接面的牙菌斑,保持口腔清洁。

第四节　口腔常见药物及调拌方法

一、口腔常见药物名称及用途

1.牙体、牙髓病常用药物及材料

(1)防龋药物:75%氟化钠甘油糊剂。

成分:氟化钠、甘油。

性能:渗入牙釉质中降低牙釉质在酸中的溶解度,增加抗酸力,并可以促进牙釉质再矿化。

用途:预防龋齿,牙本质脱敏。

(2)消毒防腐药

1)丁香油

成分:丁香酚。

性能:镇痛作用较好,轻度消毒、防腐,刺激性和腐蚀性较小。

用途:安抚镇痛,也可作为硝酸银牙本质脱敏的还原剂。

注意事项:避光保存,避免与铁、锌等金属接触。

2)樟脑酚溶液(CP)

成分:樟脑、苯酚、95%乙醇。

性能:有较好的镇痛作用和弱防腐作用,渗透力强。

用途:消毒窝洞或感染较轻的根管。

3)75%酒精

成分:酒精、蒸馏水。

性能:杀菌剂,70%~75%酒精水溶液杀菌力最强。若浓度过高,会使菌体表层蛋白凝固成坚硬的保护膜,妨碍酒精向内渗透,反而不易杀灭细菌。

用途:牙面脱脂,窝洞消毒。

4)甲酚甲醛溶液(FC)

成分:甲醛、甲酚、乙醇。

性能:强力消毒剂。甲醛能凝固蛋白质,渗透性强,作用缓慢;甲酚有杀菌、止痛和腐蚀作用。

用途:消毒根管,残髓失活。

注意事项:刺激性较大,可引起渗出性炎症和坏死,限用于感染根管,避免连续多次使用。

(3)牙髓治疗药物:氢氧化钙糊剂。

成分:氢氧化钙、碘仿、生理盐水、盐酸丁卡因。

性能:强碱性,pH10~12。作用缓慢而持久,促进牙本质基质钙化,修复创面;中和酸性物质,减轻疼痛。

用途:直接或间接盖髓。

注意事项:盖髓术需严格无菌操作,糊剂现调现用,防止污染。

2.根管治疗常用材料

(1)根管冲洗剂

1)过氧化氢溶液(双氧水)

成分:过氧化氢、蒸馏水。

性能:强氧化剂,清洁、防腐、除臭,抗菌消毒作用强,并可改变厌氧环境。冲洗时产生气泡,使创面或根管中的脓块、血块或坏死组织松动而排出,并有轻微止血作用。

用途:1%~3%溶液作含漱剂;3%溶液作冲洗液,用于冲洗根管;30%溶液用于氧化疗法和牙面漂白。

注意事项:冲洗细窄根管时压力不宜过大,须保持通路溢出气泡;如大量气泡进入根尖孔外组织,易引起剧痛。宜避光、低温保存。

2)2.5%~5%次氯酸钠

成分:次氯酸钠、蒸馏水。

性能:一种强防腐剂,杀菌力强。通过游离出来的氯溶解残余物,可以使牙本质碎屑乳化。

用途:冲洗根管。

注意事项:高浓度的次氯酸钠有一定的刺激性,应在橡皮障隔湿环境下使用。

3)15%乙二胺四乙酸钠(EDTA)

成分:乙二胺四乙酸钠、蒸馏水、氢氧化钠溶液。

性能:抑菌作用强而持久,无毒,无刺激。去除牙本质玷污层,增强根管充填的密合性;软化根管内的牙本质壁,使之部分脱矿。

用途:润滑根管,尤其狭窄、钙化的根管或根管内异物。

注意事项:小心使用,防止根管壁悬突、侧穿或根管偏移;及时清除被软化的牙本质,以免影响根管充填。

(2)根管充填材料

1)碘仿糊剂

成分:三碘甲烷、氧化锌、丁香油。

性能:杀菌、防腐、除臭,减少渗出,无刺激,促进根尖区炎症消退、病灶修复与根尖孔闭合,促进伤口愈合。

用途:严重感染的根管的治疗,根尖未发育完成的根管诱导剂。

注意事项:避光、密闭保存。

2)氢氧化钙糊剂(如 Vitapex)

成分:氢氧化钙、碘仿、聚过氢烷油等。

性能:注射型黄色软糊剂,不需要调配,具有流动性;有良好的不透射线性和抗菌性,能中和酸性产物并促进牙本质、骨组织再生;性能不随时间而变化。

用途:乳牙根管充填,根尖诱导成形术。

注意事项:注入压力过大易引起疼痛;碘过敏或有过敏史者忌用。

3)牙胶尖

成分:牙胶、氧化锌、蜡、松香、重金属磷酸盐。

性能:有压缩性,使根管填压较紧;有组织亲和性,X 线阻射;有较好的伸展性和柔韧性,不易断裂,易取出;加热后软化,易溶于氯仿、乙醚和丙酮,微溶于桉油醇。分为标准牙胶尖、锥度牙胶尖和热牙胶尖。

用途:恒牙根管充填。

注意事项:禁用于乳牙根管充填;易氧化变脆,宜冰箱保存。

3.窝洞充填材料

(1)复合树脂

成分:基础树脂、强化填料、促进剂。

性能:抗压强度较高,热膨胀系数小,色泽稳定,与牙近似,不溶于唾液,抗弯强度和抗冲强度略高于银汞合金。

用途:Ⅰ类、Ⅲ类、Ⅳ类、Ⅴ类洞充填。

注意事项:操作时器械及窝洞防止酚及氧化锌类药物污染,以免影响效果;光固化时戴遮光镜保护眼睛;固化厚度不超过 2.5mm,太厚时可分层固化,保证效果。

(2)玻璃离子水门汀

成分:氟铝硅玻璃粉、聚丙烯酸和水。

性能:在粉和液调拌后,聚酸和玻璃粉之间发生酸碱反应,形成聚盐类基质。具有释氟性能和良好的黏接性能,生物相容性好。

用途:用于牙体组织充填修复、窝洞垫底、冠黏接。

(3)磷酸锌水门汀

成分:粉剂为氧化锌、氧化镁、二氧化硅、氧化铋、氧化钡、硫酸钡;液剂为磷酸、铝、锌、水。

性能:凝固后抗压强度为 $1000kg/cm^2$,可承受一定咀嚼力。黏接性小,固化后几乎不溶于水。收缩性优于其他水门汀。

用途:窝洞垫底,桩、钉黏固,暂时性充填。

注意事项:刺激牙髓,不能用于深窝洞直接垫底和充填;避免接触口腔黏膜。

(4)氧化锌丁香油黏固剂(丁氧膏)

成分:粉剂为氧化锌、松香、硬脂酸锌、醋酸锌;液剂为丁香油。

性能:调配后 4~10 分钟固化,抗压强度为 $140\sim300kg/cm^2$,具有水溶性,阻止温度传导,对牙髓有安抚、镇痛和防腐作用。

用途:安抚治疗,间接盖髓,暂时性充填,深龋垫底;糊剂可作乳牙根管充填剂。

注意事项:可导致牙髓慢性炎症,禁用于直接盖髓术。

(5)牙胶条

成分:树脂、氧化锌、氧化钙、白蜡。

性能:加热后变软,可塑性强;不刺激软组织,抗压强度低;易溶于氯仿、煤焦油、沸醚苯、松节油中。

用途:测试牙髓活力,暂时性充填。

注意事项:易氧化变脆,宜密闭、避光保存。

4.其他

(1)牙周塞治剂

成分:氧化锌、松香、丁香油。

性能:止血、安抚、镇痛、防腐,防止肉芽组织增生,保护手术创面,防止感染。

用途:牙龈切除术、牙龈翻瓣术后使用。

注意事项:密闭保存,避免受潮变质。

(2)2%碱性品红溶液

成分:碱性品红、95%乙醇、蒸馏水。

性能:黏附菌斑而达染色目的。

用途:口腔牙菌斑显色,检测洁治效果。

5.黏膜病常用药物

(1)氯己定溶液

成分:葡萄糖酸氯己定、甲硝唑、蒸馏水。

性能:对金黄色葡萄球菌、链球菌、大肠埃希菌、厌氧丙酸杆菌(短棒菌苗)以及白念珠菌有杀菌作用。

用途:治疗复发性和创伤性口疮等。

用法:含漱,每天3~5次,每次5~10mL,每次1分钟;湿敷,每天2~3次。

(2)碘伏

成分:单质碘、聚乙烯吡咯烷酮(Povidone)的不定型结合物、蒸馏水。

性能:具有广谱杀菌作用,可杀灭细菌繁殖体、真菌、原虫和部分病毒。

用途:治疗复发性和创伤性口疮等。

用法:含漱,每天3次。

(3)2%~4%碳酸氢钠溶液

成分:碳酸氢钠、蒸馏水。

性能:弱碱性,中和酸性物质,抑制假丝酵母(念珠菌)生长。

用途:①治疗口腔假丝酵母(念珠菌)或其他真菌感染;②预防化学、放射治疗或长期使用抗生素、糖皮质激素等引起的口腔黏膜病损,与氯己定溶液交替使用效果更佳。

用法:含漱,每天2~3次,或局部擦洗。

(4)复方硼砂溶液(朵贝尔液)

成分:硼砂、碳酸氢钠、液化苯酚、甘油、蒸馏水。

性能:弱碱性,溶解腐败组织,清洁、消毒、抗菌、防腐。

用途:治疗各类口腔黏膜充血、糜烂、溃疡性病损。

用法:加水 5 倍稀释后含漱,每天 3~4 次。

二、水门汀类药物调拌方法

水门汀类材料是口腔科临床进行黏接修复等治疗所使用的材料。临床上常用的材料包括:磷酸锌水门汀、氧化锌丁香油水门汀、聚羧酸锌水门汀、玻璃离子水门汀等。

1.磷酸锌水门汀调拌技术

(1)用物准备:磷酸锌水门汀粉和液、调拌板、调拌刀、治疗巾、75% 酒精棉球。

(2)环境评估:护士自身评估,检查、核对物品名称及有效期。

(3)操作方法

1)操作前铺治疗巾。

2)取材料:将玻璃板和金属调拌刀平放于治疗巾上,根据临床治疗内容取适量的粉和液放在调拌板上,两者相距 1~2cm。粉、液比例根据说明书要求准备。

3)调拌方法:一手固定调拌板,另一手持调拌刀,将粉末逐次加入液体中,用推拉或旋转研磨方法将粉、液充分混合,直至调成所需性状(垫底或充填时为面团状,黏接时为拉丝状),用折叠法将材料收拢并递给医师使用。

4)注意事项:操作后及时用酒精棉球或清水清洁调拌刀和调拌板。

2.氧化锌丁香油水门汀调拌技术

(1)用物准备:氧化锌粉、丁香油、调拌板、调拌刀、治疗巾、75% 酒精棉球。

(2)环境评估:护士自身评估,检查、核对物品名称及有效期。

(3)操作方法

1)操作前铺治疗巾。

2)取材料:取适量的氧化锌粉和丁香油液放在调拌板上,两者相距 1~2cm,粉、液比为 $(1.5~1.8)g:0.5mL$。

3)调拌方法:将粉末分为 3 份,逐次、逐量(首次 1/2、第二次 1/4、第三次为剩余的 1/4)加入丁香油中充分调匀,收集成团状递给医师。

4)注意事项:调拌完成后,调拌用具应立即用 75% 酒精棉球清洁,因丁香油不溶于水,不宜用清水清洁。材料需现用现调。

3.聚羧酸锌水门汀调拌技术

(1)用物准备:聚羧酸锌水门汀粉和液、调拌板、调拌刀、治疗巾、75% 酒精棉球。

(2)环境评估:护士自身评估,检查、核对物品名称及有效期。

(3)操作方法

1)操作前铺治疗巾。

2)取材料:将调拌板和调拌刀平放于治疗巾上,根据临床治疗内容取适量的粉和液放在调拌板上,两者相距 1~2cm。

3)调拌方法:用 1/2 三分法(用刀刃将粉平均分为两份,将外侧的粉再次平均分为两份)将粉分为 3 份,依次将粉加入液体中,充分旋转研磨,调拌成拉丝状(黏接用)或面团状(充填或垫底用),材料固化时间 2~6 分钟,调拌时间 30~40 秒。

4)注意事项:使用后及时用湿棉球去除多余材料。

4.玻璃离子水门汀调拌技术

（1）用物准备：玻璃离子水门汀黏固粉和液、塑料调拌刀、调拌纸、75%酒精棉球、治疗巾。

（2）环境评估：护士自身评估,检查、核对物品名称及有效期。

（3）操作方法

1）操作前铺治疗巾。

2）取材料：按产品说明书要求比例取粉、液,两者相距 1~2cm。

3）调拌方法：将粉剂分次加入液体中,充分旋转研磨,调拌成拉丝状（黏接用）或面团状（充填或垫底用）材料固化时间 3~5 分钟,调拌时间 30~60 秒。

4）注意事项：调拌时严禁使用金属调拌刀,操作完毕后用酒精棉球或清水及时清洁塑料调拌刀。

三、糊剂类药物调拌方法

根管封闭剂的作用：根管封闭剂可用来充填根管壁和固体根管充填材料之间的间隙,以及充填侧副根管和不规则根管系统,可提高根管充填的封闭性,并具有抑菌作用。

树脂类根管封闭剂的特点：树脂类根管封闭剂是以环氧树脂为基质的封闭剂（以登士柏 AH-Plus 根管充填材料为例）,与牙胶尖配合能永久性封闭恒牙列根管,具有很好的空间稳定性和密封性,同时具有无刺激性及优越的 X 线阻射性。操作时容易调拌,固化时间一般为 8 小时。

1.物品准备

登士柏 AH-Plus 根管充填糊剂、玻璃调拌板、调拌刀、无菌纱布。

2.环境评估

护士自身评估,检查、核对物品名称及效期。

3.操作方法

（1）准备操作台面,铺好无菌治疗巾。

（2）取材料：取玻璃调拌板、调拌刀,护士根据患牙根管数量取出 AH-Plus 糊剂 A 置于玻璃调拌板上,同时取出等量 AH-Plus 糊剂 B 置于玻璃调拌板上,两种糊剂相距 1~2cm。每取出一种糊剂后均需使用无菌纱布擦拭管口后盖上盖子,再放置于治疗巾上。

（3）调拌方法：护士一手固定玻璃调拌板,一手使调拌刀工作端的前 1/3~1/2 与玻璃调拌板充分接触。快速混合糊剂 A 和糊剂 B 后,可使用旋转法加压匀速研磨两种糊剂,也可使用推拉手法混合糊剂 A 和糊剂 B。调拌结束后护士应将糊剂收集到一起以方便蘸取,调拌好的糊剂应呈奶油状,细腻均匀,可拉起 1~2 cm 的丝。

（4）注意事项：操作完毕后用棉球及时清洁调拌刀;糊剂按照比例体积进行调拌,登士柏 AH-Plus 根管充填材料体积 1∶1;糊剂盖子不能交换;调拌过程要求在 1 分钟内完成。

四、自凝树脂调拌方法

1.用物准备

自凝树脂、自凝牙托水、调拌杯、调拌刀。

2.环境评估

护士自身评估,检查、核对物品名称及有效期。

3.操作方法

调拌用具应清洁干燥,无残留物。操作前评估病情、了解治疗牙位、用途及材料需要量。根据需要先将牙托水放入调拌杯内,然后再加入粉于杯内,粉、液比为2∶1(重量比)或5∶3(容量比)。一般以液体将粉充分溶化并略多一点为宜。稍加调和后加盖放置。待自凝树脂呈稀糊状时,即可在涂有分离剂的模型上塑形,树脂固化以前可适当加压。待树脂初步固化后连同模型或基托一起置于60℃热水中浸泡,以促进固化完全,冷却后打磨、抛光。

4.注意事项

(1)自凝树脂由于聚合较快,操作允许的时间是有限的,在室温下,自凝树脂的可塑时间一般在调和开始后的3.5~4.5分钟。

(2)一般在糊状期塑形,此期流动性好,不粘器具,不拉丝,容易塑形。

(3)室温低时其凝固太慢,可间接加热,加热不可过急,否则会出现气泡。

(4)用自凝树脂在口内直接进行义齿重衬时,叮嘱患者漱口,并用液状石蜡涂以口腔软组织,以免树脂聚合时产热灼伤口腔黏膜。

(5)用自凝树脂前应询问患者对该材料有无过敏史,以免发生意外。

五、印模材料调拌方法

1.藻酸盐印模材料

(1)用物准备:橡皮碗、调拌刀、藻酸盐印模材料、清水、量杯、托盘。

(2)诊前评估:操作前评估患者病情,了解治疗牙位、材料用途及材料需要量;护士着装整洁、洗手、戴口罩,检查、核对材料及用物的有效时间。

(3)操作方法

1)调拌方法:按藻酸盐说明书上水、粉比例取一定量藻酸盐置于橡皮碗内,然后开始调拌。调拌时,调拌刀与橡皮碗内壁平面接触,开始10~20秒时轻轻调和,转动橡皮碗,使粉剂与水均匀混合,然后加快调拌速度,调和时间一般为30~45秒,凝固时间为2~3分钟。冬季室温低时,可用温水调和,以缩短凝固时间。操作完成后整理用物,消毒备用。

2)上托盘的方法:将调和完成的材料移置于托盘前,需将材料刮收于橡皮碗的一侧,并反复用调拌刀在碗内折叠,挤压排气。置于上颌托盘时,将材料形成团状,用调拌刀取出,从托盘的腭顶向左右方向推入,防止产生气泡;置材料于下颌托盘时,将材料形成条状于调拌刀上,从托盘的一端向另一端旋转盛入。堆放在托盘上的材料应表面光滑,均匀适量,无气泡。材料凝固时间控制在3~5分钟。操作完成后整理用物,消毒备用。

2.硅橡胶印模材料(手混型)

(1)用物准备:硅橡胶印模材料、量勺、调拌刀、计时器、钢性托盘、一次性混合头、硅橡胶枪、硅橡胶修整刀。

(2)诊前评估:操作前评估患者病情、了解治疗牙位、材料用途及材料需要量;护士着装整洁、洗手、戴口罩,检查、核对材料及用物的有效时间。将计时器时间设定为3分30秒,并协助医师试托盘。

(3)操作方法:用量勺分别取出基质和催化剂,用调拌刀刮除多余材料,按1∶1的比例置于调拌纸上,清洁量勺,盖上盖子。用双手指腹将基质和催化剂进行混合揉捏,直至材料混合均匀无花斑纹。然后将混合好的材料放入托盘,用手指轻压出牙列形状并压出3mm左右的浅凹,工作区需压出6mm左右浅凹,然后递给医师放入患者口内取模,启动计时器。此时,护士应将轻体材料置于硅橡胶枪内,并旋转取下轻体材料盖,将一次性混合头旋入,挤出1cm左右材料待用。待医师把凝固材料从患者口内取出后,接过凝固的重体材料进行修整,刮出排溢道,再轻轻挤压硅橡胶枪并将混合头埋入轻体材料内,由非工作侧向工作侧缓缓挤压,直至充满整个托盘,然后再次将托盘递给医师,启动计时器。印模硬固后,用流动水冲洗,置30分钟后再进行模型灌注。操作完成后整理用物,消毒备用。

3.注意事项

(1)印模材料调拌时要保持调拌用具的清洁、干燥,若调拌用具残留陈旧印模材料或石膏碎屑等物质,将影响材料的质量。

(2)藻酸盐粉剂印模材料要严格按水、粉比例及调和时间的要求调拌。调和时间不足会使印模强度下降,调和的时间过长会破坏凝胶,同样造成强度下降。不能用改变调和比例的方式去改变凝固时间。

(3)硅橡胶印模材料调拌时需用清洁裸手或戴专用手套进行揉捏,防止油污、硫化物等污染材料,影响材料的凝固。同时要求用指尖进行揉捏,不能使用掌心进行操作。

(4)为使所调材料取量适宜,在调拌材料前,应了解患者失牙的部位及数量,以决定所需材料的用量及材料放置托盘的主要部位。例如,前牙缺失者,取模时材料应主要放置于托盘前部,有牙列处材料可适当少些;单侧后牙缺失者,材料在缺失部位稍多,其余部位略少;游离缺失及多个不相邻牙缺失,材料应多一些。此外,还应根据所选择托盘的大小及用途决定所需材料的多少。一般情况下,所取上颌印模的材料较下颌印模的材料稍多,取工作印模比对颌印模材料多,全口印模较部分牙缺失的印模材料稍多。

(5)印模材料应贮存在干燥、阴凉的环境中,使用后应注意密封,以免影响材料质量。同时,应注意材料的有效时间,防止材料失效造成浪费。

(6)根据不同印模材料的调拌要求,合理掌握调拌时间,避免因气温高材料凝固过快,给操作带来困难,或气温低材料凝固过慢,给患者造成不适。

(7)由于硅橡胶的硬度较大,为避免制取的模型变形,应选用钢性托盘进行印模制取。

(8)注意不同类型材料制取的印模,其灌注模型的时间要求不同。藻酸盐类印模制取后应立即灌注成模型,以防止印模水分丢失后体积收缩,对模型精确度造成影响。硅橡胶及聚醚橡胶材料因其凝固后有弹性回缩时间,所以制取的印模必须静置30分钟后再进行灌注。

第五节　口腔局部麻醉的护理配合技术

麻醉是指用药物或其他方法使患者完全或部分失去感觉,达到手术时无痛的目的。随着外科手术技术及麻醉学的发展,麻醉的应用范围已经不仅局限于消除手术中的切口疼痛,也包括了镇静镇痛、重症监测和急救复苏等领域。

口腔颌面外科的临床麻醉,根据麻醉方法、麻醉药物和麻醉部位的不同,可分为局部麻醉和全身麻醉。以下主要介绍局部麻醉。

局部麻醉,简称"局麻",是指用药物暂时阻断机体某一部分的感觉神经传导,从而使该区域痛觉消失,以便在完全无痛的情况下进行手术。常用于牙和牙槽骨手术、颌面部小手术和疼痛的治疗。局麻时患者意识清醒,是一种安全、简便、效果确切的麻醉方法。

但是,局麻不适合用于不合作的患者及局部有炎症的患者。

一、常用的局麻药物

口腔局麻药物的使用十分广泛,随着无痛治疗原则的要求不断提高,麻醉药物注射技术的研究也逐步深入。局麻药物的种类很多,按其化学结构可分为酯类和酰胺类。

目前国内常用的局麻药物有酯类的丁卡因,酰胺类的利多卡因和阿替卡因。

1.丁卡因(tetracaine)

又名地卡因(dicaine)、潘托卡因(pantocaine),易溶于水,穿透力强。主要用于黏膜表面麻醉,一般用1%~2%溶液,1~3分钟即可显效,一般不做浸润麻醉,口腔科临床常使用表麻膏。

2.利多卡因(lidocaine)

又名赛罗卡因(xylocaine),具有起效快、弥散广、穿透性强、对组织无刺激、无明显扩张血管作用的特点,维持时间1~2小时。利多卡因有迅速而安全的抗室性心律失常的作用,因而对心律失常的患者常作为首选局麻药物。用作表面麻醉时,药物浓度是2%~4%。临床上主要应用含1:100000肾上腺素的1%~2%利多卡因行浸润麻醉和阻滞麻醉。每次用量不超过0.4g,以防发生毒性反应。它是目前口腔临床应用最多的局麻药。

3.阿替卡因(articaine)

其制剂复方盐酸阿替卡因注射液(必兰麻)主要成分为4%盐酸阿替卡因加肾上腺素1:100000。其主要特点是局部的渗透能力比一般的麻醉药物强,对于一些麻醉效果不理想的患者采用阿替卡因进行麻醉,能够收到满意的效果。其毒性比利多卡因低,过敏反应少见。适用于成人及4岁以上儿童。目前已广泛用于临床。

二、局麻的方法

口腔颌面外科临床常用的局麻方法有表面麻醉法、浸润麻醉法和阻滞(传导)麻醉法。

1.表面麻醉

表面麻醉是将穿透力强的局麻药喷、滴或涂于手术区表面,麻醉药物被吸收,使末梢神经麻痹而达到镇痛效果的麻醉方法。常应用于表浅的黏膜下脓肿切开引流、松动乳牙或恒牙的拔除,以及舌根、软腭或咽部检查,气管插管前的黏膜表面麻醉。常用的药物为1%丁卡因或2%~4%利多卡因。

2.浸润麻醉

浸润麻醉是将局麻药物注射于组织内,以阻断组织中神经末梢的传导,产生镇痛的麻醉效果的麻醉方法。浸润麻醉适用于口腔颌面部软组织范围内的手术以及牙、牙槽骨的手术。常用的药物为1%~2%利多卡因。口腔颌面外科手术中,常用的浸润麻醉方法有以下两种。

(1)骨膜上浸润法:又名局部浸润法,是将麻醉药物注射到牙根尖部位的骨膜浅面。适用于拔除上颌及下颌前牙及牙槽骨手术。

(2)牙周膜注射法:该方法是用短而细的注射针头,自牙的近中和远中侧刺入牙周膜,深约0.5 cm,分别注入局麻药0.2mL,即可麻醉牙及牙周组织。

3.阻滞麻醉

阻滞麻醉是将局麻药液注射到神经干或其主要分支附近,以阻断神经末梢传入的刺激,使被阻滞的神经分布区域产生麻醉效果的麻醉方法。阻滞麻醉是口腔科拔牙或颌面部手术常用的麻醉方法,尤其适用于拔除下颌牙齿和上颌磨牙。在进行阻滞麻醉时应注意:①必须熟悉口腔颌面局部解剖及注射标志与有关解剖结构的关系;②严格遵守无菌原则,防止感染;③注射麻醉药物之前,应回抽针芯,无回血后才可注入麻醉药液。

常用的方法有上牙槽后神经阻滞麻醉、腭前神经阻滞麻醉、鼻腭神经阻滞麻醉、眶下神经阻滞麻醉及下牙槽神经阻滞麻醉等。

三、局麻常见的并发症

1.全身并发症

(1)昏厥:一种突发性、暂时性意识丧失。通常是由于一时性中枢缺血缺氧所致。一般可由恐惧、饥饿、疲劳、全身健康较差、疼痛及体位不良等因素诱发。早期表现为头晕、胸闷、面色苍白、全身冷汗、四肢厥冷、脉快而弱、恶心、呼吸短促,继而出现心率减慢、血压下降,重者可有短暂的意识丧失。昏厥是局麻最多见的并发症。

(2)过敏反应:过敏反应突出表现在酯类局麻药,但并不多见,并且在同类局麻药中有交叉现象。临床表现为即刻反应和延迟反应。即刻反应是用极少量药后,立即发生极严重的症状,突然惊厥、昏迷、呼吸心搏骤停。延迟反应主要表现为血管神经性水肿,偶见荨麻疹、哮喘、过敏性紫癜。

(3)中毒:在单位时间内血液中麻醉药物的浓度超过了机体的耐受力,引起各种程度的毒性反应。根据临床表现可分为兴奋型与抑制型两类。兴奋型表现为烦躁不安、话多、颤抖、气急、多汗、血压升高,重者出现发绀、全身抽搐;抑制型表现为上述症状不明显,但迅速出现脉搏细弱、血压下降、神志不清、呼吸心跳停止。

2.局部并发症

(1)注射区疼痛和水肿:常见的原因是局麻药变质,有杂质或溶液不等渗;注射针头钝、弯曲;注射针头刺入骨膜下,造成骨膜撕裂;患者对疼痛敏感等。

(2)血肿:在注射过程中刺破血管,导致组织内出血。多见于上牙槽后神经阻滞麻醉时,刺破翼静脉丛。偶尔见眶下神经阻滞麻醉,刺入眶下管,刺破眶下动脉和静脉,局部浸润麻醉时刺破小血管。血肿的临床表现开始为局部迅速肿胀,无疼痛,皮肤或黏膜出现紫红色瘀斑,数天后转变为黄绿色,最后吸收消失。

(3)感染:发生感染的主要原因是注射部位消毒不严、注射针被污染以及注射针穿过感染灶等,引起颌面深部间隙感染。一般在注射后1~5天局部出现红、肿、热、痛,甚至张口受限或吞咽困难等。有的患者会出现菌血症和脓毒血症,表现为白细胞计数增加、畏寒、发热等。

(4)暂时性面瘫:一般见于下牙槽神经经口内阻滞麻醉时,由于注射部位过深,将麻醉药物注入腮腺内,麻醉面神经,导致暂时性面瘫。注射后数分钟,患者感觉面部活动异常,注射侧眼睑不能闭合,口角下垂。

四、局麻患者的护理

1.心理护理

与患者亲切交流,告知局麻相关知识,向患者说明牙科无痛治疗的特点,消除患者的焦虑和恐惧。

2.常规护理

(1)做好局麻前的准备,详细询问患者有无麻醉药物过敏史,是否为过敏体质及进食情况。对酯类局麻药过敏和过敏体质的患者应改用酰胺类局麻药,并做药物过敏试验。利多卡因过敏试验的方法:2%利多卡因 0.1mL 稀释至 1mL,皮内注射 0.1mL,20 分钟后观察反应,局部红肿、红晕直径超过 1cm 者为阳性。进行药物过敏试验前,应备好肾上腺素、氧气等急救药物及用品。

(2)局麻前观察生命体征,包括测量体温、脉搏、呼吸、血压,观察神志变化。

(3)对于精神紧张的患者,麻醉前应给予解释和鼓励,消除恐惧情绪,避免空腹手术。

(4)做好各种急救物资的准备,如氧气、急救药品、输液用品等。

(5)注射麻醉药的过程中,应随时观察患者的全身及面部表情变化,一旦出现异常,应立即停止注射。

3.特殊护理

(1)昏厥患者护理:①立即停止注射;②迅速将患者平卧,松解衣领,置患者于头低足高位,保持呼吸道通畅;③意识丧失者立即嗅氨水或酒精,用针刺或指压人中穴等方法帮助苏醒;④吸氧、保暖;⑤根据血糖值遵医嘱静脉注射 50%葡萄糖或 10%葡萄糖液静脉滴注。

(2)过敏反应患者护理:轻症者可给抗组胺类药物、钙剂、激素等。严重过敏反应,立即注射肾上腺素;出现抽搐或惊厥时,应迅速静脉注射地西泮 10~20mg 或分次静脉推注 2.5%硫喷妥钠,每次 3~5mL,直到惊厥停止。

(3)血肿的处理:协助医师立即局部压迫止血,24 小时内冷敷,必要时给予止血和抗感染药物。

(4)感染患者护理:立即给予抗感染治疗;如果有脓肿形成,应及时切开引流。

(5)暂时性面瘫患者护理:耐心解释,告诉患者一般在麻醉药作用消失后,各项功能可恢复,无须特殊处理。

第十章 牙体牙髓病护理操作常规

第一节 光固化复合树脂黏接修复术护理常规

复合树脂直接黏接修复术是目前临床重要的操作项目之一,它通过酸蚀牙体缺损的表面,并使用黏接技术使复合树脂修复体固位于牙体缺损部位。本节以光固化复合树脂为例介绍复合树脂直接黏接修复术的护理配合。

一、适应证

1.牙体组织缺损的修复。

2.前牙形态异常的改形修复。

3.前牙色泽异常的直接贴面修复。

4.前牙小间隙关闭。

5.制作桩核冠的树脂核。

二、窝洞的分类

目前,国际上普遍采用的窝洞分类法为 Black 分类。1908 年,Black 根据龋洞发生的部位将其分为以下 5 类。

Ⅰ类洞:发生在所有牙面发育点、隙、裂沟的龋损所备成的窝洞。

Ⅱ类洞:发生在后牙邻面的龋损所备成的窝洞。

Ⅲ类洞:为前牙邻面未累及切角的龋损所备成的窝洞。

Ⅳ类洞:为前牙邻面累及切角的龋损所备成的窝洞。

Ⅴ类洞:所有牙的颊(唇)舌面颈 1/3 处的龋损所备成的窝洞。

三、窝洞的命名

窝洞以其所在牙面命名,颊面的洞叫作颊面洞,包括近中面和𬌗面的叫作近中邻面洞。临床为了便于记录,常以各牙面英文的第一个大写字母表示:颊面 B、腭面 P、𬌗面 O、近中面 M、远中面 D、舌面 L,唇面和颊面又统一以 F(facial)表示,近中邻面洞可记录为 MO,远中邻面洞为 DO。

四、用物准备

1.常规用物

一次性器械盘、吸唾管、防护膜、护目镜、口杯、三用枪头、敷料、凡士林棉签、光敏固化灯。

2.局部麻醉用物

表面麻醉剂、灭菌棉签、专用注射针头、卡局芯式麻醉剂、卡局式注射器或计算机控制无痛局麻注射仪、碘伏棉签。

3.橡皮障隔湿用物

橡皮障布打孔器、橡皮障夹钳、橡皮障夹、橡皮障支架、牙线、橡皮障固定楔线、橡皮障定位打孔模板、剪刀。

4.复合树脂充填用物

(1)制备器械:高、低速手机、车针。

(2)成形器械:邻𬌗面成形夹、邻面成形片夹、分段式成形片夹、豆瓣系统、木楔、排龈器、排龈线。

(3)黏接面处理材料、树脂材料及垫底材料:磷酸、树脂材料、双碟及毛刷、自酸蚀处理剂及黏接剂、光敏固化灯套、调拌刀及纸板、垫底用玻璃离子水门汀。

(4)充填及修形抛光器械:充填器械、咬合纸、抛光膏、抛光车针、牙髓镊、邻面砂条、精细抛光轮。

五、治疗流程及护理配合

1.治疗前

(1)心理护理:向患者简要交代治疗程序,消除紧张感,取得配合,签署知情同意书。

(2)患者准备:核对患者姓名、患者病历和牙位,将患牙的 X 线片放置在治疗椅的阅片灯上,安排患者坐在治疗椅上,然后系好胸巾,接好漱口水,叮嘱患者漱口,最后调整椅位及灯光源。

2.治疗中

(1)牙体预备:用蘸有凡士林油的棉签润滑口角,安装高速车针、低速球钻(根据需要准备麻药安装橡皮障),医师脚踏手机 30 秒,然后去腐备洞,同时护士左手持三用枪、右手持吸唾管进行操作区吸唾,并传递器械。

(2)比色流程:传递比色板→关闭灯光→选择树脂颜色。

(3)充填流程:医师用棉卷隔湿→护士用小刷子蘸适量黏接剂递送医师→医师在牙面上涂黏接剂→护士将光敏灯传递给医师→医师用光敏灯照射牙面 20 秒(或按说明书)→同时护士叮嘱患者闭眼(或戴保护镜)→护士用吸唾管吸出口腔内唾液→传递充填材料,光照 20秒→医师使用探针清理边缘多余材料→护士左手持棉球及时清洁探针。

(4)调𬌗抛光流程:安装金刚砂车针、矽粒子→传递咬合纸→医师为患者调𬌗抛光→护士用吸唾管吸出口腔内唾液→抛光后让患者漱口、用面巾纸擦净面部→传递患者镜子。

3.治疗后

医师(护士协助)嘱患者治疗后注意事项→整理用物→处理器械→水气路处理、椅位消毒→洗手→将物品放原处备用→预约患者复诊时间并互留电话。

六、护理要点

1.选择不同颜色的毛刷,分别蘸取处理剂和黏接剂,避免混淆。

2.适时挤出的黏接剂应遮光保存,防止光照提前固化。

3.根据窝洞的大小、形状、位置选择合适的充填器械。

4.树脂充填遵循分层充填、光照的原则,注意挖取树脂时要适量。

5.医师进行充填时,护士手持无菌棉球,靠近医师工作区域,及时为医师擦净器械。

6.取树脂时要注意接触过患者的充填器械不能重复取材,应事先估计树脂用量,一次取足,分次传递,如所取的树脂不够充填用量,应该用无菌器械重新取树脂材料。传递树脂时注意握持树脂末端,避免温度影响树脂。

7.定期检测光敏固化灯光强度,保证光敏固化灯输出功率高于$300mW/cm^2$。

七、术后宣教

1.治疗结束后告诉患者不要用患牙咬太硬的食物,以免牙齿劈裂。

2.如有充填物脱落、疼痛不适等情况,应及时就诊。

第二节 根管治疗护理常规

根管治疗术是通过清创、化学和机械预备彻底除去根管内感染源,并严密充填根管,以防止发生根尖周病变或促进根尖周病变的愈合的一种治疗方法。根管治疗术包括根管预备与根管充填两部分。根管预备是根管治疗术的关键步骤,其主要目的在于清理根管内病变牙髓组织及其分解物、细菌及各种毒素;去除根管壁表层感染的牙本质;清除根管内残留的物质和碎屑;同时完成根管的成形,为药物消毒和根管充填创造良好条件。根管充填是通过向根管中填入牙胶和根管封闭剂来实现对已清理和成形的根管系统的严密充填。牙胶为充填根管的主体部分,根管封闭剂用来充填根管壁和固体充填材料(牙胶)之间的缝隙以及侧副根管、峡部及不规则的根管。根管充填技术的分类方法有很多种,临床上常用的是冷牙胶侧方加压根管充填技术,其次为热牙胶垂直加压根管充填技术。

一、适应证

1.牙髓病

不可复性牙髓炎、牙髓坏死、牙髓钙化、牙根内吸收。

2.根尖周病

急性根尖周炎、慢性根尖周炎。

3.牙髓-牙周联合病变。

4.意向性牙髓摘除

因特殊需要而摘除牙髓的患牙。

二、根管预备护理配合

1.用物准备

(1)常规用物:一次性器械盘、吸唾管、防护膜、护目镜、口杯、三用枪头、敷料、凡士林棉签。

(2)局部麻醉用物:表面麻醉剂、灭菌棉签、专用注射针头、卡局芯式麻醉剂、卡局式注射器或计算机控制无痛局麻注射仪、碘伏棉签。

(3)橡皮障隔离系统:橡皮障布、打孔器、橡皮障夹钳、橡皮障夹、橡皮障支架、牙线、橡皮障固定楔线、橡皮障定位打孔模板、开口器、剪刀。

(4)显微镜防护用物:保鲜膜或锡纸。

(5)根管预备用物:高速手机、低速手机、拔髓针、髓针柄、根管口探针、牙髓镊、调拌刀、水门汀充填器、根管润滑剂（EDTA）、根管冲洗器、吸潮纸尖、根管锉、清洁台、调拌板、根管治疗测量尺、根尖定位仪、唇勾及夹持器、根管冲洗剂（次氯酸钠、17％EDTA、氯己定溶液等）、镍钛锉、低速马达、氢氧化钙糊剂、暂时封闭材料、显微镜平面反射口镜、超声手柄及荡洗针。

2.根管预备医护配合流程

（1）治疗前准备

1）询问患者病史，向患者交代病情、治疗过程、相关费用。根据治疗方法准备用物及 X 线片。用凡士林棉签润滑口角，防止口镜牵拉造成患者痛苦。

2）局部浸润麻醉或传导阻滞麻醉：递碘伏、棉签予医师消毒麻醉部位，遵医嘱准备麻醉剂及合适针头。检查注射器各关节是否连接紧密，核对麻醉剂的名称、浓度、剂量、有效期及患者姓名等，无误后抽吸或安装麻药递予医师。

3）放置橡皮障：协助医师放置橡皮障。

（2）髓腔冠部预备：应用高速手机去净龋坏组织及旧充填物，开髓、揭净髓室顶，用低速手机修整髓室侧壁、根管。在高速手机上安装裂钻或金刚砂车针，在低速手机上安装球钻后递予医师。及时用吸唾管吸净碎屑及冷却水，用三用枪水雾间断地快速冲净口镜，保证术野清晰，如遇钙化等复杂根管，则遵医嘱开启显微镜，递显微镜平面反射口镜。

（3）牙髓摘除：向髓腔内滴入 1％～5.25％次氯酸钠，使用拔髓针拔髓。将装有次氯酸钠液的冲洗器递予医师，将拔髓针安装在髓针柄上递予医师，同时协助清除残留在拔髓针上的牙髓组织。

（4）根管的预备和成形

1）定位根管口：用根管探针寻找、定位根管口，递根管探针予医师。

2）通畅根管：小号根管锉预弯，蘸根管润滑剂 EDTA，吹干髓腔。

3）测量根管长度：使用根管工作长度测量仪和根管锉测量根管长度，用根管治疗测量尺记录根管工作长度。传递小号根管锉，将根管润滑剂（EDTA）放置于玻璃板上递予医师。打开根管工作长度测量仪电源，连接唇勾后挂于患牙对侧口角，递根管锉和根尖定位仪的夹持器予医师，递根管治疗测量尺予医师，测量工作长度并记录数据。递冲洗器予医师冲洗根管并及时吸净冲洗液，注意是否有冲洗液漏至口腔。将根管锉的止动片标记为工作长度，按使用先后顺序插于清洁台。

4）预备根管：使用根管锉按顺序依次蘸根管润滑剂（EDTA）进行根管成形，同时用根管冲洗剂冲洗根管。在低速手机上安装根管锉依次递予医师，并将根管润滑剂（EDTA）置于玻璃板上递予医师，每根根管锉从根管内取出后，将冲洗液递予医师冲洗根管，并用吸唾管及时吸去冲洗液。同时准备酒精棉球或纱布，擦净根管锉表面的碎屑。

5）复测根管长度：用主锉测量根管工作长度，依次递根管主锉、夹持器、根管治疗测量尺予医师。

（5）根管消毒：受感染的根管有时需行根管封药，如不封药，应在根管预备后直接根管充填。

1）根管冲洗：递根管冲洗液予医师冲洗根管。

2）根管内封消毒剂：干燥根管并将消毒剂封于根管内，将吸潮纸尖递予医师擦干根管，在低速手机上安装螺旋充填器，将适量根管消毒剂置于玻璃板上递予医师。

3）暂时封闭冠部：用水门汀充填器将暂时封闭材料放于患牙缺损处封闭根管。根据患牙缺损大小,用水门汀充填器取适量暂时封闭材料递予医师暂封。

三、冷牙胶侧方加压根管充填的护理配合

1.用物准备

常规用物、局部麻醉用物、橡皮障隔离系统、显微镜防护用物见本章根管预备用物准备。

冷牙胶侧方加压根管充填用物:根管锉、显微镜平面反射口镜、水门汀充填器、调拌刀、根管冲洗器、根管封闭剂、大号垂直加压器、牙髓镊、吸潮纸尖、清洁台、暂时封闭材料、侧压器、调拌板、根管治疗测量尺、牙胶尖、携热器、根管冲洗剂、根尖定位仪、唇勾及夹持器。

2.冷牙胶侧方加压术根管充填医护配合流程

(1)根管充填前准备

1)选择ISO标准的主牙胶尖,将主牙胶尖插入根管内试验是否有"回拉阻力",试主尖选择与根管预备时主锉相同型号的ISO标准牙胶尖,用测量台将其测量为根管工作长度或较根管工作长度短0.5mm,以后做标记用。牙髓镊夹住牙胶尖递予医师,用牙胶尖修剪尺的锋利刀片根据医师要求修剪牙胶尖尖端。

2)选择侧压器:测压器标识工作长度。

(2)根管充填

1)充填主牙胶尖:将主牙胶尖蘸少许根管封闭剂插入根管,用侧压器向根管壁的一侧加压。参照说明书比例调拌根管封闭剂。用牙髓镊夹主牙胶尖蘸少许根管封闭剂后递予医师,接过牙髓镊后传递侧压器。

2)充填辅牙胶尖:在侧方加压形成的间隙中插入蘸有少许根管封闭剂的辅牙胶尖,继续侧方加压,交替向根管内插入辅牙胶尖并侧方加压,当侧压器只能进入根管口2~3mm时,完成根管充填;用垂直加压加热器烫断根管口多余的牙胶尖,再用垂直加压器压实根管口牙胶。用牙髓镊夹辅牙胶尖蘸少许根管封闭剂后递予医师,传递侧压器,交替传递辅牙胶尖及侧压器直至根管填满,将充填器垂直加压加热递予医师,交换垂直加压器。

(3)髓室处理:用酒精小棉球擦净髓室腔的糊剂,用牙髓镊夹酒精棉球递予医师。

(4)冠部暂时封闭:用水门汀充填器将暂时封闭材料放于患牙缺损处封闭冠部。根据患牙缺损大小用水门汀充填器取适量暂时封闭材料递予医师暂封。

(5)治疗结束:卸除橡皮障,拍摄X线片,评价根管充填效果。递橡皮障夹钳予医师,协助卸除橡皮障,引导患者拍摄X线片,整理用物。

四、热牙胶垂直加压充填护理配合

1.用物准备

常规用物、局部麻醉用物、橡皮障隔离系统、显微镜防护用物见本章根管预备用物准备。

热牙胶垂直加压充填术用物:钻针及根管锉、显微镜平面反射口镜、水门汀充填器、调拌刀、根管冲洗器、根管封闭剂、垂直加压器、牙髓镊、吸潮纸尖、清洁台、暂时封闭材料、调拌板、根管治疗测量尺、大锥度牙胶尖、携热器、回填仪、根管冲洗剂、根尖定位仪、唇勾及夹持器。

2.根管充填前准备

(1)试主牙胶尖:告知护士所需主牙胶尖的工作长度、工作宽度(尖端直径)以及锥度。将大锥度主牙胶尖插入根管试牙胶尖是否在根尖1/3处与根管壁紧密贴合,是否有明显的

"回拉阻力",在根管中1/3处和冠1/3处是否与根管形态相一致。按照医师要求准备合适锥度的牙胶尖,修剪尖端标记工作长度,用牙髓镊夹主牙胶尖递予医师。

(2)试垂直加压器:将量好长度的垂直加压器放入根管内,使其与根管壁相接触又不被卡紧。选择不同型号的2~3支垂直加压器,分别适用于根管口、根中部和距根尖4~5mm处的根管宽度。

(3)选择携热器工作尖:将携热器工作尖量至工作长度5mm,用止动片标记后递予医师。

3.根管充填

(1)将蘸有根管封闭剂的主牙胶尖插入根管:参照使用说明按比例调拌根管封闭剂,用牙髓镊夹取主牙胶尖蘸取少量根管封闭剂,使之裹满尖端5~6mm,递予医师。

(2)热压主牙胶尖:①用携热器工作尖与根管口并齐切断主牙胶尖,用垂直加压器压实;②用携热器加热,将根管内的主牙胶尖迅速(3~4秒)压至距根尖4~5mm,停止加热,继续加压,再加热1秒,快速去除上段牙胶,用垂直加压器压实根尖部的主牙胶尖。打开携热器,当温度升至160℃时,传递携热器手柄,交换大号垂直加压器;传递携热器,当医师取出上段牙胶后,传递小号垂直加压器并清理携热器工作尖上的牙胶,用酒精棉球擦净。

(3)回填牙胶:将回填仪升温至200~220℃,牙胶注射头标准工作长度5mm,插入根管回填至根管口,用大号垂直加压器在根管口压紧牙胶。传递中号垂直加压器,安装牙胶,标准牙胶回填仪注射头工作长度5mm,升温,传递,交换大号垂直加压器。

(4)髓室处理:用酒精小棉球擦净髓室腔的糊剂,用牙髓镊夹酒精棉球递予医师。

(5)冠部封闭:用水门汀充填器将暂时封闭材料剂放于患牙缺损处封闭冠部。根据患牙缺损大小用水门汀充填器取适量暂时封闭材料递予医师暂封。

4.治疗后

卸除橡皮障,照牙片,评价根管充填的效果递橡皮障夹钳予医师,协助卸除橡皮障,叮嘱患者拍摄牙片,整理用物。

五、护理要点

1.嘱患者操作时若有不适举左手示意,避免头部晃动造成组织损伤。

2.钻针安装好后应查对是否就位,以防操作时钻针从手机工作端脱落飞出。

3.注射麻药时,严密观察患者用药后反应。

4.使用橡皮障前,告知患者使用橡皮障是为了隔湿和防止唾液污染,防止异物误吞,以减轻患者的顾虑。

5.随时保持医师操作视野清晰。医师治疗时,水雾和碎屑会飞溅在口镜上,护士可左手持三用枪用水雾间断地快速冲洗口镜。

6.显微镜下配合

①显微镜旋钮、手柄等要用保鲜膜、锡纸等防护,防止交叉感染;②传递器械时,应用左手的小指先轻碰一下医师的右手,先有一定的接触,给予医师"传递信号",再传递器械,并在确认医师拿稳后再松手;传递时注意引导医师将器械工作端方向朝向髓腔;③保持正确坐姿,避免影响医师的操作视线。

7.抽取冲洗液时务必确认冲洗器接头是否安装紧密,防止冲洗时接头脱离,冲洗液溅出。

8.冲洗根管时,吸唾管不要离根管冲洗器针头太近,以免冲洗液直接被吸走,达不到冲洗的目的。

9.某些根管工作长度测量仪会影响心脏起搏器的工作,安装心脏起搏器的患者需慎用。

10.准确传递冲洗器、根管锉,防止锐器伤。

11.冷牙胶侧方加压根管充填技术

①选择与所备根管尺寸相匹配的侧压器;②严格遵守产品说明书的要求调拌根管封闭剂,现用现调;③若未使用橡皮障隔离技术,在烫断牙胶尖时,注意保护患者口角及口内组织,避免烫伤;④烫断根管口多余的牙胶尖时会产生烟雾,应用强吸吸唾管吸引,避免患者因烟雾而引起呛咳。

12.热牙胶垂直加压根管充填技术

①选择与所备根管尺寸相匹配的垂直加压器、携热器的工作尖、回填仪工作尖;②充填过程中若未用橡皮障隔离,护理配合要点与冷侧压充填相同;③每次使用垂直加压器、携热器、回填仪后应用酒精棉球及时擦拭器械的工作端,既可避免根管充填材料的带出又可避免牙胶冷却后附着不易去除;④使用前应预热回填仪工作尖并将针尖部分的冷却牙胶挤出3cm,保证注射于根管内的牙胶有更好的流动性。

13.携热器的维护与保养

①携热器机身宜用75%酒精棉球擦拭消毒,不宜用消毒液浸泡,避免仪器进水;②携热器工作尖宜用75%酒精棉球擦拭消毒并单独打包灭菌,避免与其他锐利器械接触,损坏工作尖表面的保护膜。

14.回填仪的维护与保养

①回填仪的工作尖在预弯前应将机器加热到200℃且工作尖不要反复弯折,导致工作尖折断;②回填仪清洁时应将机器加热到200℃,挤出所有牙胶尖后,使用专用清洁剂清理管腔内残留的牙胶并去除所有异物;③检查注射枪栓塞杆密封圈,如密封圈已磨损或丢失,应替换密封圈组件。

六、术后宣教

1.告知患者术后患牙出现轻度疼痛或不适感属于正常反应。如有剧痛反应随时就诊。

2.叮嘱患者在根管治疗期间避免用患侧咀嚼硬物。

3.叮嘱患者按时复诊。

七、健康教育

1.根管治疗后牙体组织逐渐变脆,叮嘱患者24小时内勿用患牙咀嚼。

2.向患者说明根管治疗后有不同程度的组织反应,如明显疼痛、肿胀等,应随时就诊治疗,必要时遵医嘱服用抗生素、止痛药物或理疗。

3.尽快做冠修复,若长时间未做牙体修复,暂封物松动或脱落产生渗漏,将影响根管充填效果。

4.保持良好的口腔卫生。

第三节　显微根尖手术护理常规

根尖手术的目的是去除牙齿根尖周病变,预防复发和促进骨愈合。

一、适应证

根尖周严重病变长期不愈者、根尖病变且根管治疗症状未改善的患牙、根尖肉芽肿等。

二、术前护理

1.评估

(1)患者年龄、健康状况及合作程度。

(2)手术室环境干净整齐,30分钟内停止打扫;术前1小时空气紫外线消毒;牙椅处于备用状态。

2.物品准备

(1)常规用物:检查盘、口杯、吸引器、凡士林棉签、消毒棉签、三用枪、高速手机。

(2)局部麻醉用物:阿替卡因肾上腺注射液注射器及针头。

(3)特殊用物:根尖手术包(刀柄、持针器、血管钳、剪刀、刮匙、牙龈分离器、骨膜分离器、组织镊、微型充填器、磨光器、倒预备器械、显微口镜、金属吸引器、口角拉钩)、冲洗器、无菌药杯、无菌洞巾、无菌手套、铺巾、手术衣。

(4)材料:刀片、缝合线、无菌盐水、倒充填材料。

3.接诊患者

(1)了解病情,查看口腔影像。为患者更换刷手服、帽子、鞋套;引导至手术室椅位;遵医嘱术前口服药,漱口液漱口,连接心电监护;调节舒适体位。术前向患者讲解治疗的主要过程及注意事项,取得配合;叮嘱患者不要紧张,如有不适请举左手示意;记录术前生命体征。

(2)消毒→铺巾→穿手术衣:凡士林棉签润滑口角,防止口镜牵拉造成患者痛苦;注意无菌原则;口外消毒面积:上至眼眶下缘,下至颌部下缘。凡士林棉签擦拭口角;打开消毒包,75%酒精纱球进行口外消毒,醋酸氯己定溶液纱球消毒口内;打开包头巾及铺巾;协助医师穿手术衣,戴无菌手套。

三、术中护理

1.局部麻醉

传递消毒棉签;安装麻醉药,传递医师;及时调整灯光。核对麻醉药的名称、浓度、剂量、有效期;注射器各关节连接紧密;安抚患者。

2.翻瓣去骨,刮除病变组织

启动显微镜仪器;安装刀片;及时吸除血液,保持视野清晰;传递剥离子、刮匙,刮除肉芽组织;协助牵拉口角。熟悉显微镜使用;牵拉口角时保护软组织,拉钩避免压迫黏膜。

3.截断根尖,染色

安装车针;及时吸唾,保持视野清晰,三用枪吹净口镜;准备肾上腺素棉球,协助止血;根尖染色。注意保护使用显微口镜镜面;可使用甲苯胺蓝染色;注意清点止血棉球。

4.根尖倒预备、充填

选择合适倒预备尖;准备倒充填材料。

5.严密缝合

传递持针器、缝合镊;配合剪线。缝合结束,湿纱布轻轻挤压伤口,有利于组织愈合。

四、术后护理

1.健康指导

(1)手术2小时后可进食温软食物,避免辛辣及刺激性食物。

(2)术后1周内避免使用患侧,术后3日内禁烟酒,避免剧烈运动。

(3)术后24小时内使用冰袋对手术区域进行冰敷,减少术后水肿。

(4)注意口腔卫生,饭后漱口,预防感染。

(5)遵医嘱服用糖皮质激素(地塞米松)、消炎药、镇痛药、漱口水等。

(6)术后1周复诊拆线。

2.用物整理

分拣用物,清点手术器械和敷料;擦拭牙椅,手术室紫外线消毒1小时备用;六步洗手法洗手。

第四节 冷光美白技术护理常规

一、适应证

1.一般生理性黄牙、轻度四环素牙、氟斑牙等。

2.牙齿因牙髓坏死引起的变色。

3.中重度变色牙进行树脂或瓷贴面前的治疗。

4.牙齿表面无缺损,轻度着色,四环素或氟斑牙。

5.患者自身对牙齿颜色不满意者。

二、术前护理

1.评估

(1)患者年龄、健康状况及合作程度,阅读并签署冷光美白知情同意书。

(2)诊室环境干净整齐,牙椅处于备用状态。

2.物品准备

(1)常规用物:检查盘、口杯、吸唾管、棉球、凡士林棉签、三用枪、低速弯手机、护目镜、遮光镜、镜子。

(2)特殊用物:抛光杯、VITA16色比色板、BEYOND冷光美白仪。

(3)材料:BEYOND冷光牙齿美白套装(开口器、抛光砂)、口服镇痛药或局部注射用药(必要时)。

三、术中护理

1.比色

传递比色板;关闭牙椅光源;为患者准备镜子,确认比色结果;记录比色结果。比色时在自然光源下最佳。

2.清洁牙面

为患者佩戴护目镜;安装抛光杯;取适量抛光砂;使用三用枪及吸引器清理残余,保持牙面清洁;及时调整灯光。取抛光膏适量,避免浪费。

3.安放开口器

放置开口器;护面纸巾固定开口器与面部之间;棉卷隔湿。放置时先放一侧再放另一侧,确保调整合适,对黏膜、系带无压痛;记录棉卷放置数量。

4.涂抹牙龈保护剂

吹干牙面,棉球隔湿;传递牙龈保护剂;更换遮光镜;光固化灯固化。前庭沟、唇内侧无牙龈保护剂处要涂抹均匀唇膏。

5.涂冷光美白剂

每次 10～15 分钟。传递冷光美白剂;调整美白仪角度;每次灯灭后吸引器吸掉牙面的美白剂;遵医嘱重复以上步骤 2～3 次。光照时嘱咐患者闭眼;注意随时观察患者表情;美白仪与牙齿表面 90°垂直,灯头尽量靠近开口器;随时吸出患者口中唾液,避免将唾液滴到美白凝胶的表面。

6.清理美白剂

吸净牙齿表面残留美白剂;取出牙龈保护剂及棉卷;取出开口器,嘱术后;牙面涂抹氟保护剂。涂抹氟保护剂后叮嘱患者 5～10 分钟后漱口。

7.术后比色

传递比色板;关闭牙椅光源;为患者准备镜子,确认比色结果;记录比色结果。比色时在自然光源下最佳。

四、术后护理

1.健康指导

(1)牙齿美白后 1 周内不能吸烟,避免饮用茶、咖啡、红酒等有色饮料及食用颜色较深的食品。

(2)避免使用彩色牙膏及有色漱口水。

(3)美白后可能会出现牙齿敏感的现象,避免食用过冷、过热的食物,一般可自行消失。

(4)术后若出现牙龈或唇黏膜变白,不用担心,在 24 小时内会自行消失。

(5)定期检查,定期洁牙,维持牙齿美白。

2.整理用物

分拣用物,擦拭牙椅,六步洗手法洗手。

第十一章 牙周疾病护理操作常规

第一节 龈上洁治术护理常规

龈上洁治术又称洗牙,是用洁治器械去除龈上牙石、菌斑及色渍并抛光牙面,从而延迟菌斑和牙石的再沉积。包括超声洁治和手工洁治,超声洁治使用的是超声洁牙机,利用超声波的空穴效应,能够对牙石、菌斑等产生冲刷作用,将震碎的牙石和血污冲走。手工洁治使用的是洁治器,临床常用超声洁治。

一、适应证

1.牙龈炎、牙周炎。

2.预防性治疗。

3.口腔内其他治疗前的准备。

二、术前护理

1.评估

(1)患者年龄、健康状况及合作程度。

(2)诊室环境干净整齐,牙椅处于备用状态。

2.物品准备

(1)常规用物:检查盘、口杯、吸引器(强、弱)、凡士林棉签、三用枪、低速弯手机、护目镜。

(2)特殊用物:牙周探针、超声波洁牙机及工作尖、抛光杯、喷砂机、冲洗器。

(3)材料:抛光膏、喷砂粉。

(4)药品:3%过氧化氢冲洗液、碘甘油。

三、术中护理

1.接诊患者

(1)呼叫患者:引导患者至椅位,系胸巾常规用物;指导患者正确漱口;调节舒适椅位;为患者佩戴护目镜。

(2)检查:凡士林棉签擦拭口角;棉球擦拭牙周探针;指导患者漱口液含漱。

2.术中配合

(1)超声清除牙石及部分色素

1)洁治上下前牙唇侧:安装超声洁牙手柄;灯光调整与水平面呈60°,直接照射牙面;强吸引器牵拉保护上下唇,开口平面距洁治器喷射点≤1cm,吸除喷溅的水雾;弱吸引器放在最低位后磨牙区域吸净唾液;三用枪保持口镜清晰。

2)洁治上前牙舌侧:灯光调整与水平面呈90°,直接照射牙面;强吸引器牵拉保护上唇,开口平面距洁治器喷射点≤1cm,吸除喷溅的水雾;弱吸引器放在最低位后磨牙区域吸净唾液;三用枪保持口镜清晰。

3)洁治下前牙舌侧:灯光调整与水平面呈 60°,直接照射牙面;强吸引器牵拉保护上下唇,开口平面距洁治器喷射点≤1cm,吸除喷溅的水雾;弱吸引器放在最低位后磨牙区域或下前牙舌侧吸净唾液;三用枪保持口镜清晰。

4)洁治左侧上下后牙颊侧:灯光从左侧与水平面呈 45°,直接照射牙面;强吸引器放在左侧口角外侧≤1cm,吸除喷溅水雾;弱吸引器放在最低位右侧磨牙舌侧吸净唾液;三用枪保持口镜清晰。

5)洁治左侧上下后牙舌侧:灯光从右侧与水平面呈 45°,直接照射牙面;强吸引器协助牵拉保护左侧颊黏膜,开口平面距洁治器喷射点≤1cm,吸除喷溅水雾;弱吸引器放在最低位右侧磨牙舌侧吸净唾液;三用枪保持口镜清晰。

6)洁治右侧上下后牙颊侧:灯光从右侧与水平面呈 45°,直接照射牙面;强吸引器放在舌侧,开口平面距喷射点≤1cm,吸除喷溅的水雾;弱吸引器放在最低位右侧磨牙舌侧吸净唾液;三用枪保持口镜清晰。

7)洁治右侧上下后牙舌侧:灯光从左侧与水平面呈 45°,直接照射牙面;强吸引器协助牵拉保护右侧颊黏膜,开口平面距洁治器喷射点≤1cm,吸除喷溅的水雾;弱吸引器放在最低位右侧磨牙舌侧吸净唾液;三用枪保持口镜清晰。

吸唾管置于洁牙区 1~2cm 处,避免碰到患者的舌咽部、软腭,引起恶心;洁治过程中,随时观察患者一般情况,如面色、表情、张口情况、是否疼痛等,如患者过于疲劳,可休息片刻后继续治疗。

（2）喷砂:取适量喷砂粉;为患者铺上洞巾保护面部;吸引器牵拉口角,吸除分散砂粉。

（3）抛光牙面:安装抛光杯;取适量抛光膏备用;三用枪及吸引器清理残余,保持牙面清洁;及时调整灯光。

（4）冲洗,局部上药:准备 3% 过氧化氢冲洗液,冲洗后嘱咐患者彻底漱口;使用三用枪及吸引器吸净冲洗 2.3% 过氧化氢液,保持视野清洁;取适量碘甘油局部牙龈上药,避免碘甘油滴落患者面部或衣服。

四、术后护理

1.健康指导

（1）嘱咐 30 分钟后漱口饮水。

（2）牙齿可能会出现冷热敏感现象,可使用脱敏牙膏,避免过冷或过热饮食。

（3）指导患者正确刷牙方法及牙线、牙间隙刷的使用。

（4）注意口腔卫生,常规每半年到一年进行定期洁治,口腔检查。

2.整理用物

分拣用物,擦拭牙椅,六步洗手法洗手。

第二节　龈下刮治术(根面平整)护理常规

龈下刮治术是用专用的刮治器械除去附着于牙周袋内根面上存在的龈下牙石和菌斑,并刮除牙根面的病变牙骨质上的细菌毒素,彻底清除引起炎症的刺激因素,它是牙周炎的基础治疗之一。

一、适应证

1.>4mm 的牙周袋内有龈下牙石,龈上洁治未能去除者。

2.牙周病手术前的准备。

3.种植及外科手术前治疗。

二、术前护理

1.评估

(1)患者年龄、健康状况及合作程度。

(2)诊室环境干净整齐,牙椅处于备用状态。

2.物品准备

(1)常规用物:检查盘、口杯、吸引器、棉球、凡士林棉签、消毒棉签、三用枪、护目镜。

(2)特殊用物:牙周探针、洁牙机手柄及龈下工作尖、龈下刮治器、冲洗器、阿替卡因肾上腺注射液注射器、牙周记录表。

(3)药品:碘甘油、阿替卡因肾上腺注射液、3%过氧化氢冲洗液。

三、术中护理

1.根据牙周袋深度局部麻醉

嘱咐患者用3%过氧化氢含漱1分钟,清水漱口;遵医嘱准备麻醉药。

2.超声龈下工作尖清除龈下牙石及菌斑

安装龈下工作尖;随时调整灯光;三用枪及吸引器吸净唾液,保持术野清晰。

3.手动去除龈下牙石、肉芽组织等

根据牙位传递相对应手动刮治器;三用枪及时清除术区血液、肉芽;随时调整灯光,保持视野清晰。注意刮治器的传递方向;5/6刮治前牙;7/8刮治后牙颊舌;11/12刮治后牙近中;13/14刮治后牙远中;密切观察患者表情变化。

4.冲洗牙周袋、局部上药

准备3%过氧化氢冲洗液,冲洗后嘱咐患者彻底漱口;使用三用枪及吸引器吸净冲洗液,保持视野清洁;适量碘甘油局部牙龈上药,避免碘甘油滴落患者面部或衣服。

四、术后护理

1.健康指导

(1)嘱咐30分钟后漱口饮水。

(2)牙齿可能会出现冷热敏感现象,可使用脱敏牙膏,避免过冷或过热饮食。

(3)指导患者正确刷牙方法及牙线、牙间隙刷的使用。

(4)注意口腔卫生,按约复查。

2.整理用物

分拣用物,擦拭牙椅,六步洗手法洗手。

第三节 冠延长术护理常规

冠延长术是在符合牙周生物学宽度的原则下,暴露更多的健康牙体组织,通过手术的方法,去除一定的牙龈和牙槽骨,使牙齿的暴露量增加,以进行下一步的修复或改善牙龈形态的美观。

一、适应证

1.牙折裂达龈下,影响牙体预备、取印模及修复。

2.龋坏达龈下,根管侧穿或牙根外吸收在牙颈1/3处,但尚有保留价值。

3.破坏了生物学宽度的修复体,需重建生物学宽度的,即残根边缘位于龈下,原本无法修复或修复后导致牙龈炎症的情况,也可以通过正畸牵引的方法使残根暴露,但是需要的时间较长,且有复发的可能性。

4.临床冠过短,修复体难以固位,或无法粘贴正畸装置者(需要患牙的牙根有足够的长度,即使手术取出部分牙槽骨后,但仍有足够的牙周支持,符合修复的原则)。

5.临床冠过短或露龈笑,需改善美观者。

二、术前护理

1.评估

(1)患者年龄、健康状况及合作程度,术前一周完成牙周基础治疗。

(2)手术室环境干净整齐,30分钟内停止走动、打扫;术前1小时空气紫外线消毒;牙椅处于备用状态。

2.物品准备

(1)消毒用物:消毒棉签、碘伏、75%酒精。

(2)局部麻醉用物:阿替卡因肾上腺注射液注射器、阿替卡因肾上腺注射液。

(3)手术用物:手术衣、无菌手套、铺巾、器械包(口镜、刀柄、剥离子、刮匙、牙龈刀、牙周探针、缝合镊、持针器、血管钳、剪刀、拉钩)、生理盐水、冲洗器、高速手机、心电监护仪。

(4)特殊用物:遵医嘱备人工骨、组织再生膜等。

三、术中护理

1.局部麻醉

传递消毒棉签;安装麻醉药;传递医师;及时调整灯光;嘱咐患者漱口水含漱1分钟。核对麻醉药名称、浓度、剂量、有效期;注射器各关节连接紧密;安抚患者。

2.口外消毒

准备碘伏纱球;必要时进行酒精托碘。消毒范围:上至眼眶下缘,下至颌部下缘。

3.穿手术衣、铺巾

协助医师穿手术衣、戴无菌手套;铺巾;打开器械包;按顺序摆放手术器械。铺巾与手术区域相连形成一个无菌区域;注意无菌原则。

4.切开牙龈,分离软组织

安装刀片;牵拉口角,及时吸唾;传递剥离子,协助剥离牙龈。巡回护士及时调整灯光;密切观察患者各项指标。

5.翻瓣

暴露病变区域,清除肉芽组织、牙石。根据牙位传递相应刮治器;纱布擦去器械上的血迹,保持术野清晰。

6.骨切除及修整

使骨嵴顶降至牙断缘根方至少3mm处,最后进行龈瓣复位。安装车针;及时吸唾;牵拉口角;冲洗术区;纱布压迫协助龈瓣复位。

7.严密缝合

传递持针器及缝线,协助医师剪线;牵拉口角,保持术野清晰。

四、术后护理

1.健康指导

(1)术后2小时可进食温软食物,避免过热及辛辣刺激饮食,避免用术区侧咀嚼。

(2)保持口腔卫生,刷牙时避开手术区域。

(3)遵医嘱服用消炎药,漱口水,防止伤口感染。

(4)术后1周复诊,遵医嘱2周拆线。

(5)不适随诊。

2.整理用物

分拣用物,清点手术器械和敷料;擦拭牙椅,手术室紫外线消毒1小时备用;六步洗手法洗手。

第十二章　口腔修复治疗护理操作常规

口腔修复学的临床内容包括牙体缺损、牙列缺损和牙列缺失的修复治疗,主要特征是通过人工制作的各种修复体,如冠桥、义齿、义颌等作为替代品固定在缺损部位恢复或重建原解剖形态,从而恢复正常的生理功能,促进全身健康,本章主要介绍几种常见修复治疗的四手操作流程。

第一节　基牙牙体预备护理常规

基牙牙体预备是指为恢复、改建和重建缺损或缺失牙的解剖外形及生理功能,通过牙科器械对患牙或邻牙进行外形的修整,以满足修复体的固定、支持、外形、美观及功能需要的操作技术。

一、适应证

1.牙体缺损严重,剩余牙体组织薄弱,充填材料不能为患牙提供足够的保护,而且由于充填材料本身所限,难以承受咀嚼力而易脱落者。

2.牙体缺损过大,充填材料无法获得足够的固位力而易脱落者。

3.需要加高或恢复咬合力者。

4.患者咬合力过大,有夜磨牙习惯,以及牙冠重度磨耗,牙本质过敏者。

5.牙体缺损的患者需要做固定义齿的固位体或可摘局部义齿的基牙者。

二、用物准备

1.常规检查用物

口镜、镊子、探针、三用枪喷头、一次性吸唾管、强吸管、棉球、棉签、一次性检查手套、一次性隔离膜、一次性头套、围巾、纸杯、凡士林、护目镜、防护面罩。

2.常规专科用物

牙科高速手机、牙科低速手机、磨头、车针、牙线、咬合纸、酒精棉球、局部麻醉用物。

3.器械及材料

材料混合枪、比色板、排龈刀、暂时冠桥树脂材料、暂时冠黏接剂、排龈线。

三、医护配合流程

1.术前准备

询问患者病史,完善术前相关检查,交代治疗计划及相关费用,签署知情同意书。准备治疗用物及患者病历资料,测量血压,在患者口角涂抹凡士林;交代注意事项。

2.术中配合

(1)麻醉:局部浸润麻醉或传导阻滞麻醉。协助医师进行麻醉。

(2)牙体预备:传递安装好车针的牙科高速手机,使用强、弱吸及时吸唾,保持术野清晰。

（3）排龈：排开牙龈，充分暴露预备基牙的肩台。用无菌镊子取长度合适的排龈线并传递排龈线及排龈刀予医师，协助医师排龈。

（4）制取硅橡胶印模：试托盘、制取藻酸盐印模。选择与患者牙弓大小合适的托盘传递给医师，协助医师制取藻酸盐印模。

（5）比色：用比色板在自然光线下选择与患牙颜色相近的色号。关闭牙椅治疗灯，传递比色板给医师，同时递镜子给患者，协助比色并记录。

（6）制作暂时冠（以印模法为例）：核对基牙牙位，在模型上注射适量暂时冠树脂材料后递予医师。

（7）调磨修形：传递安装好磨头的牙科低速手机及咬合纸给医师，使用强吸吸除粉末。

（8）暂时冠黏接：调拌暂时冠黏接材料，均匀放入暂时冠内递予医师

（9）去除多余黏接材料：传递探针，用棉球协助医师清洁器械上多余黏接材料。

3.术后护理

（1）协助患者漱口，整理面容，妥善安置患者。

（2）术后健康宣教及用物分类处置。

四、护理要点

1.传递前检查车针是否安装到位，防止操作时车针脱落。

2.对高血压、心脏病的患者不宜用含有盐酸肾上腺素的排龈线。

3.使用暂时冠树脂材料时，在材料未完全固化之前应取出，防止材料进入倒凹无法取出。

五、术后宣教

1.告知患者活髓牙牙体预备后，会出现敏感或不适，如疼痛加重及时复诊。

2.叮嘱患者避免患侧咬过硬或过黏的食物，以免暂时冠崩裂或脱落。

3.注意保持口腔卫生，定期进行口腔检查。

第二节　全冠修复体试戴及黏接护理常规

全冠是用牙科材料制成的覆盖整个牙冠表面的修复体，它是牙体缺损的主要修复形式。根据材料不同可分为非金属全冠、金属全冠、全瓷冠、树脂冠、混合全冠。

一、适应证

1.临床牙冠缺损大，无法获得足够固位形和抗力形者。

2.患者咬合力过大，有夜磨牙习惯以及牙冠重度磨耗或牙本质过敏者。

3.牙周病矫形治疗的固定夹板。

4.根管治疗后经桩核冠修复的残根残冠。

5.不宜或不能做正畸治疗的前后错位、扭转的患牙。

二、用物准备

1.常规检查用物

口镜、镊子、探针、三用枪喷头、一次性吸唾管、强吸管、棉球、棉签、一次性检查手套、一

次性隔离膜、一次性头套、围巾、纸杯、凡士林、护目镜、防护面罩。

2.常规专科用物

牙科高速手机、牙科低速手机、磨头、车针、牙线、酒精棉球。

3.器械及材料

玻璃离子水门汀、去冠器、咬合纸镊、调拌刀、咬合纸、调拌纸、牙线。

三、医护配合流程

1.术前准备

接诊患者,向患者交代治疗流程。准备患者病历资料及治疗用物,检查修复体并核对质保卡相关信息;在患者口角涂抹凡士林;交代术中注意事项。

2.术中配合

(1)取下暂时冠:传递去冠器,指导患者漱口。

(2)试戴:检查修复体口内就位情况,用酒精棉球消毒修复体并递予医师。

(3)调磨、抛光:传递咬合纸,传递安装好磨头的牙科低速手机给医师,使用强吸吸除粉末。

(4)隔湿及消毒基牙:传递干棉球及酒精棉球。

(5)修复体黏接:用酒精棉球消毒修复体,按要求调拌黏接材料并涂布于修复体黏接面。

(6)戴入修复体及清除多余黏接剂:传递修复体、探针,用棉球协助医师清除器械上多余黏接剂。

3.术后护理

(1)协助患者漱口,整理面容,妥善安置患者。

(2)术后健康宣教及用物分类处置。

四、护理要点

1.基牙是活髓牙时,在试戴前,应提前为患者准备好温水漱口,避免冷热刺激牙髓。

2.严格按照要求调拌黏接材料,将黏接材料涂布于修复体黏接面时应均匀无气泡。

3.黏接时保持修复体的黏接面干燥,以免影响黏接效果。

五、术后宣教

1.告知患者在 2 小时内禁止患侧咀嚼,避免食用过硬或过黏的食物,如有不适,及时复诊。

2.叮嘱患者出现自发痛,修复体松动、脱落等情况及时就诊。

3.固定修复后 6 个月、12 个月复查。

4.注意保持口腔卫生,定期进行口腔检查。

第三节　全口义齿初戴护理常规

全口义齿是为牙列缺失患者制作的义齿,俗称总义齿。全口义齿是由基托和人工牙两部分组成的。全口义齿靠义齿基托与黏膜紧密贴合及边缘封闭产生的吸附力与大气压力产生固位,吸附在上下颌牙槽嵴上,借基托和人工牙恢复患者的面部形态和功能。

一、适应证

牙列缺失者。

二、用物准备

1.常规检查用物

口镜、镊子、探针、三用枪喷头、一次性吸唾管、强吸管、棉球、棉签、一次性检查手套、一次性隔离膜、一次性头套、围巾、纸杯、凡士林、护目镜、防护面罩。

2.常规专科用物

牙科高速手机、牙科低速手机、磨头、酒精棉球。

3.器械及材料

咬合纸镊、咬合纸、抛光膏、抛光轮。

三、医护配合流程

1.术前准备

接诊患者,向患者交代治疗流程。准备患者病历资料及治疗用物,检查修复体并核对质保卡相关信息;在患者口角涂抹凡士林;交代注意事项。

2.术中配合

(1)全口义齿口内试戴:检查义齿就位,义齿基托贴合度及伸展范围。用酒精棉球消毒义齿后传递给医师。

(2)检查咬合关系:传递咬合纸。

(3)义齿调改:使用弓形咬合纸,避免患者单侧咀嚼。传递安装好磨头的牙科低速手机给医师;调磨时使用强吸及时吸除粉末。

(4)抛光:将调改过的部位进行抛光。涂抹抛光膏;安装抛光轮抛光;冲洗义齿后指导患者戴牙。

3.术后护理

(1)协助患者漱口、整理面容,妥善安置患者。

(2)术后宣教,用物分类处置。

四、护理要点

1.全口义齿患者多为老年人,就诊时需妥善安置,防止意外发生。

2.义齿打磨时有粉末产生,应使用强吸及时吸除粉末。

五、术后宣教

1.告知患者可能出现以下不适症状

(1)初戴义齿时会有异物感、恶心、发音不清、咀嚼无力等症状,请耐心试戴,数日内即可适应。

(2)初戴义齿可能出现黏膜压痛或黏膜溃疡,可暂时取下义齿于冷水中浸泡,及时复诊,切勿自行调改,复诊前2~3小时戴上义齿,以便医师准确找到痛点,便于调改。

2.全口义齿的饮食要求

由进软食开始,逐步过渡到咀嚼一般食物。

3.全口义齿的佩戴及保养

(1)佩戴义齿时应用手协助就位,再做咬合动作,以防义齿变形或折断。

(2)餐后应将义齿取出冲洗干净后再戴入;睡前应将义齿取出清洁干净后浸泡在冷水中,禁忌放在酒精或热水中。

(3)若义齿发生损坏或折断,应将折断的部分带回医院及时就诊。

第四节　纤维桩核修复护理常规

牙体缺损修复方法的选择应根据缺损范围而定,根据缺损范围由小到大,修复方法的选择顺序为嵌体→冠→桩核冠。当剩余的可利用牙体组织高度不足,无法形成足够的全冠固位形时,通常需要桩核来为最终的全冠修复体提供支持和固位。桩核修复根据材料不同可分为金属桩、陶瓷桩和纤维桩。本节以纤维桩修复的医护配合为例进行介绍。

一、适应证

1.临床牙冠中度以上缺损(2~4壁),剩余牙体无足够的固位条件,直接充填后无法提供冠修复体固位力。

2.临床牙冠重度缺损,断面达龈下,但牙根有足够长度,经冠延长术或牵引术后可暴露出断面以下至少1.5mm的根面高度,磨牙未暴露根分叉者。

3.畸形牙直接预备固位形不良者。

4.错位、扭转牙而非正畸适应证者。

二、用物准备

1.常规检查用物

口镜、镊子、探针、三用枪喷头、一次性吸唾管、强吸管、棉签、棉球、一次性检查手套、一次性隔离膜、一次性头套、围巾、纸杯、凡士林、护目镜、防护面罩。

2.常规专科用物

牙科高速手机、牙科低速手机、马达、车针、磨头、牙线、咬合纸、酒精棉球、藻酸盐印模用物、硅橡胶印模用物。

3.设备

树脂水门汀混合机、光固化灯。

4.器械及材料

纤维桩成型钻、树脂水门汀胶囊(含口内注射头)、纤维桩、避光盒、吸潮纸尖、调拌纸、一次性涂药棒、调拌刀、充填器、树脂、暂时冠黏接材料、光固化暂时冠材料、输送枪、手动混合器。

三、医护配合流程

1.术前准备

询问患者病史,完善术前相关检查,交代治疗计划及相关费用,签署知情同意书。准备患者病历资料及治疗用物;在患者口角涂抹凡士林;交代术中注意事项。

2.术中配合

(1)牙体预备:根据选择的全冠修复体进行牙体组织预备。将安装好车针的牙科高速手机传递给医师,同时使用强、弱吸保持术野清晰。

(2)去除暂封,桩道预备:去除部分根管充填材料,桩的直径在 1/4~1/3 根径范围内,根尖应保留 4mm 以上根充材料,预备到桩的适当直径及长度。安装牙科低速手机,依序传递纤维桩配套成型钻,协助医师桩道预备。

(3)试纤维桩:根据成型钻的型号选择纤维桩传递给医师进行试桩。

(4)冲洗及消毒桩道:三用枪冲洗桩道内碎屑,并用吸潮纸尖干燥桩道,酒精棉条消毒、吹干。传递吸潮纸尖及酒精棉条给医师,协助医师干燥桩道,同时酒精棉球消毒纤维桩待用。

(5)黏接纤维桩:①隔湿并注入树脂水门汀,传递隔湿棉卷,连接口内注射头与胶囊,将胶囊放入手动混合器里按压混合 3~5 秒,再放入混合机内混合 12 秒,后安装在输送枪上传递给医师;②将纤维桩插入桩道内就位,传递纤维桩;③去除多余树脂水门汀,传递涂药棒给医师,及时吸唾保持术区干燥;④光照固化,传递光固化灯给医师光照 40 秒至树脂水门汀完全固化。

(6)树脂核塑形:取适量树脂于避光盒内备用,传递充填器协助医师完成堆塑,传递光固化灯进行光照固化。

(7)牙体精修预备:将安装好车针的牙科高速手机传递给医师,同时使用强、弱吸保持术野清晰。

(8)制取印模(以加成型硅橡胶一步法为例):传递组装好的轻体注射枪给医师,再揉捏重体放入托盘递予医师,按下计时器协助计时,取好的印模用密封袋装好送技往工室或灌模间。

(9)制作暂时冠(以口内直接法为例):在口腔内制作,即刻恢复患牙形态。按牙体大小取适量光固化暂时冠材料传递给医师。

(10)光照固化:传递光固化灯,必要时传递去冠器。

(11)调磨修形:传递安装好磨头的牙科低速手机及咬合纸给医师并使用强吸管吸除粉末。

(12)暂时冠黏接:调拌暂时冠黏接材料,均匀放入暂时冠内递予医师。

(13)去除多余黏接材料:传递探针,用棉球协助医师去除器械上多余黏接材料。

3.术后护理

(1)协助患者漱口,整理面容,妥善安置患者。

(2)术后健康宣教及用物分类处置。

四、护理要点

1.安装一次性口内输送头后,需再次检查紧密度,防止操作中脱落。

2.传递纤维桩时应平稳,以免纤维桩掉落。

3.硅橡胶印模制取时,协助医师准确计时。

4.再次核对冠修复体材料,记录患者信息,待修复体制作完成后与患者预约复诊时间。

五、术后宣教

1.告知患者避免患侧咬过硬或过黏的食物,以免暂时冠崩裂或脱落,如有不适,及时复诊。

2.叮嘱患者如出现自发痛、修复体松动或脱落等情况及时就诊。

3.注意保持口腔卫生,定期进行口腔检查。

第五节　贴面修复黏接护理常规

贴面修复是采用黏接技术,对牙体表面缺损、着色、变色和畸形等,在保存活髓、少磨牙的情况下,用美容修复材料直接或间接黏接覆盖,以恢复牙体的正常形态和色泽的一种修复方法。

一、适应证

1.牙体缺损,包括牙面小缺损、前牙切角缺损、大面积浅表缺损、颈部楔状缺损。

2.染色牙和变色牙,包括四环素牙、氟斑釉质牙、死髓变色牙、釉质发育不良牙。

3.牙体形态异常牙,如畸形牙、过小牙、移动尖牙替代缺失的侧切牙等。

4.牙体排列异常,如轻度的舌侧错位牙、扭转牙;另外如间隙增大、轻度的中线偏移等。

二、用物准备

1.常规检查用物

口镜、镊子、探针、三用枪喷头、一次性吸唾管、强吸管、棉签、棉球、一次性检查手套、一次性隔离膜、一次性头套、围巾、纸杯、护目镜、凡士林、护目镜、防护面罩。

2.常规专科用物

牙科高速手机、牙科低速手机、马达、车针、磨头、牙线、咬合纸、酒精棉球、橡皮障套装。

3.设备

光固化灯。

4.器械及材料

纸杯、避光盒、黏接棒、中和粉、氢氟酸、硅烷偶联剂、牙本质处理剂、牙本质黏接剂、牙釉质黏接剂、不含氟抛光膏、排龈线、涂药棒、试色糊剂、充填器、树脂水门汀、酸蚀剂、阻氧剂。

三、医护配合流程

1.术前准备

接诊患者,向患者交代治疗流程。准备患者病历资料及治疗用物,检查修复体并核对质保卡相关信息;在患者口角涂抹凡士林;交代注意事项。

2.术中配合

(1)口内试戴:①协助安装橡皮障;②不含氟抛光膏清洁牙面并冲洗,传递蘸有不含氟抛光膏的牙科低速手机给医师,并协助冲洗牙面并及时吸唾;③贴面试戴,检查就位情况,遵医嘱按序传递贴面,协助试戴,传递镜子给患者查看贴面效果,满意后再进行黏接。

(2)贴面试色及冲洗:遵医嘱选择试色糊剂,传递试色糊剂协助试色并及时吸唾。

(3)贴面预处理:5%氢氟酸酸蚀贴面黏接面,冲洗吹干,超声波荡洗后吹干;硅烷偶联剂反复涂抹修复体黏接面60秒,吹干;牙釉质黏接剂均匀涂抹修复体组织面后吹薄,避光备用。

(4)基牙的处理:①排龈,无菌镊子取用长度合适的排龈线并传递排龈线及排龈刀,协助排龈;②酸蚀基牙:酸蚀基牙表面30秒后加压冲洗,吹干,传递酸蚀剂,同时使用强、弱吸管及时吸唾;③牙本质处理剂反复涂抹基牙15秒,吹匀;④牙本质黏接剂反复涂抹基牙10秒,弱风吹干;⑤牙釉质黏接剂涂抹于基牙表面,吹匀。

(5)树脂水门汀黏接就位:①黏接就位。按照就位方向就位于基牙上从唇侧、切端、轻微施压就位,使用黏接棒传递涂布好树脂水门汀的贴面殆给医师,协助贴面就位;②预固化。预固化时间2~3秒,并清除多余黏接材料,取出排龈线,传递光固化灯协助预固化;传递镊子协助取出排龈线;③涂布阻氧剂,封闭边缘;④永久固化。分区逐步完全固化各部位40秒;⑤冲洗阻氧剂,同时使用强、弱吸管及时吸唾;⑥协助拆除橡皮障。

(6)咬合检查:检查咬合高点,传递咬合纸。

(7)抛光:传递安装好抛光磨头的牙科低速手机给医师并及时吸唾。

3.术后护理

(1)协助患者漱口、整理面容,妥善安置患者。

(2)术后健康宣教,用物分类处置。

四、护理要点

1.如多颗贴面黏接时,护士应注意与医师核对牙位,按序进行黏接,避免混淆。

2.氢氟酸属于强酸,直接冲洗到下水道容易造成腐蚀和环境污染,故冲洗时应配合中和粉使用。

3.冲洗酸蚀剂时应强、弱吸管同时使用,及时吸尽唾液,避免酸蚀剂灼伤患者口腔黏膜。

4.贴面预处理及黏接时,应用黏接棒粘住贴面唇侧进行处理及传递。

5.配合中涂药棒应与黏接剂或处理剂对应使用,避免混用。

6.注意保持口腔卫生,定期进行口腔检查。

五、术后宣教

1.告知患者术后可能出现轻度不适,一般1~2天逐渐减轻,如不适感未减轻或加剧应及时复诊。

2叮嘱患者避免啃、咬硬物,如运动时可戴保护性牙套,避免贴面发生崩裂。

3.叮嘱患者6个月、12个月复查,不适及时随诊。

第十三章　口腔种植义齿修复护理操作常规

种植义齿是在牙种植体的支持、固位基础上完成的缺失牙修复体。种植义齿修复的治疗过程一般包括四个阶段:检查准备阶段、手术阶段、修复阶段和复查维护阶段。而口腔种植修复护理贯穿了整个治疗过程,本章主要介绍常规种植义齿修复护理常规及考评标准。

第一节　种植义齿Ⅰ期手术护理常规

种植手术的基本操作程序因不同种植系统而不同,目前绝大多数采用两期手术完成,Ⅰ期手术为植入种植体后,用黏骨膜瓣完全覆盖种植创面,并使种植体在无负重条件下于颌骨内顺利产生骨结合,本节以二段式骨内种植体为例介绍种植义齿Ⅰ期手术护理流程。

一、适应证

1.患者除局部病变外,无系统性疾病。

2.牙缺失,邻牙健康,局部软硬组织健康。

3.张口度正常,颞下颌关节功能无异常。

4.颌间间隙无明显异常。

5.全身健康状况能耐受种植体植入手术。

6.患者主动要求。

二、用物准备

1.常规手术用物

(1)常规手术器械:口镜、刀柄、牙龈分离器、骨膜剥离器、牙周探针、拉钩、有齿镊、吸引头、种植手机、血管钳、持针钳、巾钳、线剪、眼科剪。

(2)敷料包:纱布、线套、手术衣、铺巾、孔巾。

(3)一次性用物:0.9%氯化钠注射液、带针缝线、无菌刀片、无菌手套、连接吸引管、冷却水管。

(4)消毒用物:复方氯己定含漱液、消毒检查盘。

(5)局部麻醉用物:卡局芯式注射器、卡局芯式麻醉剂、专用注射针头。

2.手术设备及种植Ⅰ期手术特殊器械

种植机、吸引器、种植外科工具盒。

三、医护配合流程

1.术前准备

(1)术前沟通:向患者详细说明手术过程和风险、注意事项及相关费用,并签署手术同意书。

(2)术前评估:相关血液检查及口腔各项检查,了解患牙情况及患者既往史、过敏史等。

(3)交代患者术前使用复方氯己定含漱液含漱。

(4)口内及口周消毒。

(5)外科洗手、手消毒;穿无菌手术衣;戴无菌手套。

(6)铺无菌巾。

器械护士:做好患者及家属的沟通解释;准备手术同意书;测量患者生命体征;备齐患者病历及影像资料;准备含漱液,协助患者完善术前准备;传递安尔碘棉球;外科洗手、手消毒;穿无菌手术衣;戴无菌手套;与医师配合完成铺巾;按照使用顺序清点及整理器械;连接吸引器、连接种植机以及确认水路的通畅。

巡回护士:提交手术通知单预约手术;术前空气及物表消毒;检查各仪器设备是否处于备用状态;准备手术用物;准备消毒检查盘;打开手术包,提供手术所需用物,协助医师及器械护士穿手术衣;与器械护士清点器械;协助连接种植机及吸引器。

2.术中配合

(1)麻醉:局部浸润麻醉或传导阻滞麻醉

(2)切开:根据种植体植入位置做切口。

(3)翻瓣及骨面修整:剥离黏骨膜,暴露骨组织,必要时修整骨面。

(4)逐级备洞:①球钻定点;②先锋钻定方向;③确定方向;④扩孔钻逐级备洞,直到达到植入种植体所需的直径;⑤肩台成型钻钻形;⑥根据骨质条件选择攻丝钻、攻丝。

(5)种植体植入:选用机用或手用方式旋入种植体。

(6)安装覆盖螺丝或愈合基台。

(7)缝合。

(8)冲洗伤口,压迫止血。

器械护士:协助医师进行麻醉;与医师核对牙位后将安装好刀片的刀柄传递给医师;传递牙龈分离器及骨膜剥离器,必要时传递安装球钻的牙科低速手机;备洞过程中及时、有效吸唾。①将安装好球钻的种植手机传递给医师;②依次更换2mm、2.8mm的先锋钻传递给医师;③传递方向杆给医师;④按照直径依次更换扩孔钻,每备一级需传递方向杆;⑤遵医嘱传递相应型号的肩台成型钻;⑥遵医嘱传递相应型号的攻丝钻;根据医师植入方式传递对应的植入工具及相应型号的种植体;将覆盖螺丝或愈合基台用螺丝刀拧好后传递给医师;清点手术用物,无误后将夹好带针缝线的持针钳及齿镊同时传递给医师,并协助剪线;传递种植手机冲洗伤口,用无菌湿纱布清理伤口,叮嘱患者用无菌干纱布咬紧止血。

巡回护士:遵医嘱准备麻醉用物;遵医嘱提供手术刀片;遵医嘱调节种植机各参数及水流量;备洞过程中及时调节转速及扭矩,密切观察患者反应,及时做好心理护理;根据医师植入方式调节种植机转速及扭矩,与医师核对种植体型号,检查有效期及包装无误后打开种植体;遵医嘱准备相应型号的覆盖螺丝或愈合基台;遵医嘱准备缝线;调节种植机水流量。

3.术后护理

(1)协助患者整理面容,妥善安置患者。

(2)术后健康宣教及用物分类处理。

四、护理要点

1.器械护士护理要点

(1)术前、术后清点手术用物,熟悉手术步骤,严格遵循无菌操作原则。

（2）种植器械及钻针体积小而精细，边缘锋利易磨损，使用时应轻拿轻放。

（3）种植扳手等小器械应拴上安全线，以防误吞误吸。

（4）植入种植体时避免种植体直接接触软组织及器械，尽量减少种植体在空气中的暴露时间。

（5）备洞过程中为防止洞壁表面骨细胞因过度产热坏死，配合中应使用无菌生理盐水持续冷却后有效吸唾。

2.巡回护士护理要点

（1）严格执行查对制度，确保护理操作安全。

（2）遵医嘱调节种植机的转速、扭矩以及正/反转，正确调节冷却系统的水流量。

（3）打开种植体前，再次与医师核对型号，检查种植体的有效期及包装是否完整。

（4）术中注意观察患者生命体征，给予恰当护理。

五、术后宣教

1.术后引导患者拍摄 CBCT，了解种植体在牙槽骨内的位置。

2.告知患者可能出现以下不适症状

（1）告知患者术后 24 小时内创口有少量渗血为正常现象。

（2）麻醉药造成局部的麻木感觉可持续 2~3 小时。

（3）术后 3 天内局部肿胀疼痛较明显，3 天后逐步消退。

3.叮嘱患者术后咬纱布卷 40 分钟，24 小时内间歇用冰袋冷敷术区，24 小时后间断性热敷，可帮助缓解肿痛及出血；术后 24 小时内不要反复吸吮伤口及吐唾；手术当天避免进行剧烈运动或从事体力劳动。

4.饮食要求

术后 2 小时内禁食，24 小时内以温凉流食或软食为主，术后 1 周内不可用患侧咀嚼硬物，避免进食刺激、过热的食物，禁烟酒。

5.用药指导

遵医嘱合理使用抗生素，疼痛明显可酌情服用止痛药。

6.口腔卫生

术后当天禁止刷牙、漱口，24 小时后可用软毛牙刷刷牙，须避开手术区域。进食后用温开水漱口，早晚使用抗菌剂含漱。

7.复诊要求

7~14 天拆线，不适及时随诊。

第二节　种植义齿Ⅱ期手术护理常规

种植义齿Ⅱ期手术即采用环切刀非翻瓣法或切开后翻瓣法，从而暴露种植体顶端，连接愈合基台，缝合牙龈。本节将介绍临床常用的切开后翻瓣法护理常规。

一、种植义齿Ⅱ期手术的时机

种植Ⅰ期术后 3~9 个月。

二、用物准备

1.常规手术用物

(1)常规手术器械:口镜、刀柄、牙龈分离器、骨膜剥离器、牙周探针、止血钳、持针器、巾钳、眼科剪、线剪、有齿镊、拉钩、吸引头。

(2)敷料包:孔巾、手术衣、纱布。

(3)一次性用物:无菌手套、带针缝线、无菌刀片、连接吸引管。

(4)消毒用物:复方氯己定含漱液、消毒检查盘。

(5)局部麻醉用物:卡局芯式注射器、卡局芯式麻醉剂、专用注射针头。

2.种植Ⅱ期手术特殊器械

骨凿、骨刨、扳手、六角螺丝刀、愈合基台。

三、医护配合流程

1.术前准备

(1)查看患者病历及影像资料,了解种植体的系统、型号、植入位置以及牙槽骨愈合情况;准备手术用物,备齐患者病历及影像资料。

(2)消毒:用安尔碘棉球消毒。

(3)外科洗手、手消毒;穿无菌手术衣;戴无菌手套。

(4)整理台面:与医师配合铺洞巾,按照使用顺序清点及整理器械,连接吸引器。

2.术中配合

(1)麻醉:局部浸润麻醉或传导阻滞麻醉。

(2)切开:与医师核对牙位后,将安装好刀片的刀柄递予医师。

(3)翻瓣:传递牙龈分离器和骨膜剥离器。

(4)必要时去骨:必要时传递骨凿、骨刨。

(5)卸下覆盖螺丝,安装愈合基台。传递螺丝刀,遵医嘱选择愈合基台,将其拧紧在螺丝刀上递予医师。

(6)缝合:清点手术用物无误后,将夹好带针缝线的持针器及齿镊同时传递给医师,并协助剪线。

(7)冲洗伤口、压迫止血。传递0.9%氯化钠注射液冲洗伤口,用无菌湿纱布清理伤口,嘱患者咬紧无菌干纱布止血。

3.术后护理

(1)协助患者整理面容,妥善安置患者。

(2)术后健康宣教及用物分类处理。

四、护理要点

1.术前核对患者信息,了解患者Ⅰ期手术情况,牙位、种植系统。

2.熟练掌握各系统愈合基台的型号,遵医嘱备好愈合基台。

3.操作前嘱患者如有小器械掉到口内切勿吞咽;确保愈合基台与螺丝刀连接紧密后方可递给医师,防止滑脱发生误吞误吸。

五、术后宣教

1.告知患者可能出现以下不适症状

（1）告知患者术区已安装愈合基台，切勿自行拧动。如有松动或脱落请即刻复诊。

（2）麻醉药造成局部的麻木感觉可持续 2~3 小时。

2.叮嘱患者术后咬纱布卷 40 分钟。

3.饮食要求

术后 2 小时内禁食，24 小时内以温凉流食或软食为主，术后 1 周内不可用患侧咀嚼硬物，避免进食刺激、过热的食物，禁烟酒。

4.口腔卫生

术后当天禁止刷牙、漱口，24 小时后可用软毛牙刷刷牙，须避开手术区域。进食后用温开水漱口，早晚使用抗菌剂含漱。

5.复诊要求

7~14 天拆线，术后 4~6 周复诊，不适随诊。

第三节　种植义齿印模制取护理常规

牙列缺损者种植 II 期术后 4~6 周或种植体植入并安装愈合基台 3~9 个月后骨结合良好即可进行种植义齿印模制取。种植义齿印模制取分为种植体水平印模和基台水平印模，根据取模方式不同，可将种植体水平印模分为封闭式种植体水平印模和开窗式种植体水平印模。本节以开窗式种植体水平印模法为例讲解种植义齿印模制取护理常规。

一、适应证

1.牙列缺损者种植体植入 3~9 个月后骨结合良好。

2.II 期种植手术后牙龈袖口形成良好者。

二、用物准备

1.常规检查用物

口镜、镊子、探针、三用枪喷头、一次性吸唾管、强吸管、棉签、棉球、一次性检查手套、一次性隔离膜、一次性头套、围巾、纸杯、凡士林、护目镜、防护面罩。

2.常规专科用物

牙科低速手机、磨头、酒精棉球、0.9%氯化钠注射液、一次性注射器、藻酸盐印模用物。

3.器械及材料

硅橡胶重体、硅橡胶轻体、比色板、硅橡胶混合头、计时器、上下颌托盘、咬合记录硅橡胶、种植修复螺丝刀、转移杆及转移体、种植体替代体。

三、医护配合流程

1.术前准备

（1）查看患者病历及影像资料，了解种植体的系统、型号、植入位置。准备患者病历资料及治疗用物，核对患者信息，向患者介绍上部修复体材料及费用。

（2）检查口内愈合情况，向患者交代可行的种植修复设计方案。在患者口角涂抹凡士林,交代注意事项,在口外确认种植体替代体和开窗式转移杆是否匹配。

2.术中配合

(1)取下愈合基台:传递种植修复螺丝刀。

(2)用0.9%氯化钠注射液冲洗牙龈袖口:传递冲洗液,并及时吸唾。

(3)安放转移体,上紧转移杆:传递转移体、转移杆、螺丝刀。

(4)试托盘并根据牙位在托盘上开窗,开窗位置完全暴露出转移杆顶端。传递托盘并将安装好磨头的牙科低速手机传递给医师。

(5)制取工作印模:将轻体推注在转移杆周围,再将放置好重体的印模托盘放入口内就位,待印模固化。传递组装好的轻体注射枪给医师,再揉捏重体放入托盘递予医师,按下计时器协助计时,印模用密封袋装好送技工室或灌模间。

(6)拧松转移杆,取出托盘。

(7)再次冲洗牙龈袖口。传递0.9%氯化钠注射液冲洗液并及时吸唾。

(8)安装愈合基台。传递螺丝刀、愈合基台。

(9)在取下的印模中安装种植体替代体。传递种植体替代体及螺丝刀。

(10)制取对颌印模。调拌藻酸盐印模材料置于托盘中传递给医师。

(11)制取咬合记录。传递咬合记录硅橡胶。

(12)比色:用比色板在自然光线下选择与患牙颜色相近的色号。关闭牙椅治疗灯,传递比色板给医师,同时递镜子给患者,协助比色并记录。

3.术后护理

(1)协助患者漱口,整理面容,妥善安置患者。

(2)术后健康宣教及用物分类处置。

四、护理要点

1.种植修复螺丝刀使用前拴上安全线,防止其滑入患者口内而导致误吞误吸。

2.用物准备前应仔细阅读患者病历,以便准确备好相应型号的种植修复螺丝刀、转移杆及种植体替代体。

3.硅橡胶印模制取时,协助医师准确计时。

4.开窗式种植体水平印模时护士要协助医师暴露转移杆。

5.再次核对冠修复体材料,记录患者信息,待修复体制作完成后与患者预约复诊时间。

五、术后宣教

1.告知患者如发现愈合基台松动、牙龈发红、疼痛、刷牙出血等异常情况,应及时就诊。

2.叮嘱患者保持口腔卫生,正确使用牙线、牙刷。

第四节　种植义齿佩戴护理常规

牙列缺损常见的种植固定修复方式有单冠、联冠、固定桥等几类;常见的修复体固位方式有黏接固位、螺丝固位。本节以黏接固位种植单冠修复的护理配合为例讲解种植义齿佩戴护理常规。

一、适应证

牙列缺损者。

二、用物准备

1.常规检查用物

口镜、镊子、探针、三用枪喷头、一次性吸唾管、强吸管、棉签、棉球、一次性检查手套、一次性隔离膜、一次性头套、围巾、纸杯、凡士林、护目镜、防护面罩。

2.常规专科用物

牙科高速手机、牙科低速手机、磨头、车针、充填器、酒精棉球、纱布、0.9%氯化钠注射液。

3.器械及材料

玻璃离子黏固剂、牙胶、咬合纸、牙线、调拌纸、调拌刀、咬合纸镊、种植修复螺丝刀、种植修复扭矩扳手。

三、医护配合流程

1.术前准备

(1)询问患者全身情况及药物过敏史,阅读病历,检查种植义齿。准备患者病历资料及治疗用物,检查修复体并核对质保卡相关信息。

(2)检查口内情况:在患者口角涂抹凡士林,交代注意事项。

2.术中配合

(1)取下愈合基台:传递螺丝刀。

(2)0.9%氯化钠注射液冲洗牙龈袖口:传递冲洗液并及时吸唾。

(3)安放永久基台并拧紧:用酒精棉球消毒永久基台并传递给医师;传递螺丝刀、扭矩扳手。

(4)试戴牙冠,检查牙冠就位情况:用酒精棉球消毒牙冠并传递给医师传递牙线,协助医师检查牙冠就位情况。

(5)调整近远中接触点:传递邻面测试纸。

(6)试戴后拍 X 光片确认基台牙冠完全就位。

(7)调合:根据咬合纸的提示进行咬合调改。传递咬合纸及安装好磨头的牙科低速手机给医师;调磨时使用强吸吸除粉末。

(8)牙冠抛光、消毒:将安装好磨头的牙科低速手机传递给医师;用酒精棉球消毒牙冠并吹干。

(9)隔湿、消毒:传递棉卷隔湿,酒精棉球消毒基台。

(10)封闭基台螺丝孔:小棉球放于螺丝孔后用牙胶条封闭。传递小棉球及充填器,准备酒精灯传递牙胶条给医师。

(11)修复体黏接:按要求调拌黏接材料并涂布于修复体黏接面递予医师。

(12)修复体就位及清除多余黏接剂:传递探针及牙线,用棉球协助医师清除器械上多余黏接材料。

3.术后护理

(1)协助患者漱口,整理面容,妥善安置患者。

（2）术后健康宣教及用物分类处理。

四、护理要点

1.种植修复螺丝刀使用前拴上安全线,操作中将安全线绕于手指上防止其滑入患者口内而导致误吞误吸。

2.查看病历,核对质保卡上的姓名及修复体与病历记录是否相符。

3.黏固前,让患者通过镜面查看,征求患者对修复体意见,待其对颜色、形态满意后再进行永久黏固。

4.掌握黏接材料的性能并正确调拌。

5.黏接剂置于修复体黏接面必须均匀、无气泡。

五、术后宣教

1.告知患者忌用种植牙咬过硬、过黏的食物。

2.戴牙后发放健康教育卡片,叮嘱患者如发现种植牙松动、牙龈发红、疼痛、刷牙出血等异常情况,及时就诊。

3.注意口腔卫生,定期复查,戴牙后 1 个月、3 个月、6 个月、12 个月复查,以后每年复查一次。

第十四章　口腔正畸治疗护理操作常规

口腔正畸学是口腔医学的一个分支学科,它的学科内容是研究错𬌗畸形的病因机制、检查、诊断、预防和治疗等。正畸治疗包括资料收集、矫治方案制定、复诊及佩戴保持器等步骤,治疗疗程较长。在治疗过程中,医、护、患的良好配合与正畸疗程的长短和最终疗效密切相关。本章主要讲述正畸诊疗中常见的护理操作及医护配合流程。

第一节　正畸患者面𬌗像拍摄的操作技术

正畸面𬌗像是采用数码相机对患者进行矫治前的面型牙𬌗情况,以及治疗中和治疗后的变化情况进行拍摄记录。因此,在正畸治疗前、中、后均需常规拍摄患者的面𬌗像。

一、面𬌗像拍摄的临床意义

1.清晰地记录患者面部软组织的结构情况,以便进行容貌测量分析。

2.研究患者的面部比例、形态结构特征以及各类错𬌗畸形引起的面型和牙齿咬合的改变,为矫治计划的制订提供参考依据。

3.用于正畸治疗前后的疗效评估。

4.提供直观的教学、科研资料以及法律依据等重要的临床意义。

二、用物准备

1.配套单镜头数码相机

单反数码相机、微距定焦镜头、环形闪光灯。

2.拍照辅助用物

正位口角拉钩、侧位口角拉钩、反光镜。

三、操作流程

1.术前准备

(1)术前沟通:告知患者拍照的流程及注意事项,减轻患者的紧张情绪。

(2)检查口腔卫生:拍照前检查患者口腔卫生情况,必要时进行牙面清洁。

2.术中配合

(1)正面像。①坐姿:端坐于背景布前方,整理衣物及头发,露出面部轮廓及颈部,抬头挺胸,双眼平视正前方,习惯性咬合,唇部放松自然闭合;②聚焦:中心聚焦点在鼻根;③取景构图:面部位于画面正中,两眼连线与地面平行,两眼外眦到画面左右两边距离大致相等,头顶离画面上缘适当距离,画面下缘为两锁骨连线。

(2)正面微笑像:嘱咐患者自然微笑(露牙),其余同正面像拍摄。

(3)45°侧位像:拍摄者与患者呈45°。①坐姿:坐姿同正面像;②聚焦:中心聚焦点为眼的外眦;③取景构图:眶耳平面与地面平行,画面左右两侧适当留白,头顶离画面上缘适当距离,画面下缘为两锁骨连线。

(4)90°侧位像:拍摄者与患者呈90°。①坐姿:坐姿同正面像;②聚焦:中心聚焦点为耳屏前与同侧眼外眦连线的中点;③取景构图:面部侧适当留白,其余同45°侧位像

(5)正位咬合像:将正位拉钩放于患者两口角内,嘱向外向前拉开,上下牙列正中咬合,充分暴露口腔内的牙齿、牙龈黏膜等软硬组织,相机镜头的长轴与患者面部相垂直,避免角度偏斜。①聚焦:中心聚焦点为中切牙与假想平面交接处;②取景构图:上下左右拉钩边缘适当露出,患者中切牙与左右上颌第一磨牙所形成的假想平面和画面上下缘平行且距离相等。

(6)覆𬌗覆盖像:将正位拉钩放于患者两口角内,拍摄侧的拉钩向后拉开,对侧放松,相机镜头的长轴与右侧前牙段垂直。①聚焦:中心聚焦点为上中切牙与假想平面交接处;②取景构图:拍摄侧的中切牙为画面中点,前方适当留白,后方拉钩边缘适当露出。

(7)侧位咬合像:拍摄侧用侧位拉钩向后拉开,需至少暴露出第一磨牙,对侧放置正位拉钩,尽量放松,以减轻疼痛,相机镜头的长轴与被摄侧后牙段垂直。①聚焦:中心聚焦点为尖牙、第一前磨牙区与假想平面交接处;②取景构图:拍摄侧中切牙距画面前方适当距离,后方拉钩边缘适当露出,患者中切牙与左右上第一磨牙所形成的假想平面与画面上下缘平行且距离相等。

(8)上下𬌗面像:拍摄𬌗面像时,中切牙与画面两侧边缘距离相等,画面的视觉效果相当于相机垂直𬌗面拍摄。①聚焦:中心聚焦点为尖牙、第一前磨牙区与中线交界处;②取景构图:画面包含所有牙齿,周边适当留白。

3.术后护理

(1)协助患者整理面容,妥善安置患者。

(2)记录照片编号,用物分类处置。

四、注意事项

1.拍摄前与患者充分沟通,必要时可配合示意图进行讲解,取得配合。

2.拍摄前检查口腔卫生,必要时进行牙面清洁。

3.拍照前应拍摄照相单据(记录患者的姓名、性别、年龄等信息),避免照片混淆。

4.调节相机参数,使画面清晰,图像大小基本一致,保证照片质量。

5.拍摄时,嘱咐患者面部自然放松,以拍出最真实的状态。

6.拍正面像、覆𬌗覆盖像及左右侧咬合像时,嘱咐患者正中位咬合;拍上下颌𬌗面像时,嘱咐患者尽量张口,用鼻呼吸。

7.相机应定期检修,使处于备用状态,避免拍摄时出现故障。

第二节　活动矫治器佩戴护理常规

活动矫治器是一类依靠卡环的卡抱作用和黏膜的吸附作用进行固位,可由患者或医师自由摘戴的矫治错𬌗畸形的装置。医师可根据需要,在活动矫治器上增加弹簧等辅助装置,产生矫治力,达到矫治错𬌗畸形的目的。

一、适应证

1.早期错𬌗畸形的阻断治疗。

2.不适合进行固定矫治的乳牙期或替牙期错𬌗畸形患者。

3.口面肌功能异常导致的功能性错𬌗畸形和轻度骨性畸形。

二、用物准备

1.常规检查用物

口镜、镊子、探针、三用枪喷头、一次性吸唾管、强吸管、棉签、一次性检查手套、一次性隔离膜、一次性头套、围巾、纸杯、凡士林、护目镜、防护面罩。

2.器械及材料

活动矫治器、持针器、三德钳、牙科低速手机、磨头、咬合纸。

三、医护配合流程

1.术前准备

(1)查看病历,了解一般情况:核对患者信息,准备病历资料及治疗用物,矫治器消毒备用。

(2)术前沟通:在患者口角涂抹凡士林,交代注意事项。

2.术中治疗

(1)检查患者口内情况:调节光源,传递口镜、探针。

(2)试戴活动矫治器,根据情况对矫治器进行调整、调磨、抛光,直至矫治器完全贴合,固位良好。传递活动矫治器、咬合纸;将安装好磨头的牙科低速手机传递给医师;及时吸唾,使用强吸吸除打磨碎屑;遵医嘱传递三德钳。

(3)指导患者自行正确摘戴矫治器。

3.术后护理

(1)指导患者掌握正确取戴矫治器的方法,协助整理面容,妥善安置患者。

(2)术后健康宣教及用物分类处理。

四、护理要点

1.操作前检查器械的性能,发现异常及时更换。

2.准备矫治器时,核对患者及矫治器信息,避免出错。

3.椅旁指导患者掌握正确摘戴活动矫治器的方法,佩戴时以双手拇指、示指将卡环顶压就位;摘取时将手指放于固位卡环处取下,让患者反复练习直至能熟练摘戴,不可强行扭曲唇弓以免变形。

五、术后宣教

1.强调遵医嘱佩戴矫治器和佩戴时间的重要性,以保证良好的治疗效果。

2.初戴活动矫治器时会有发音不清、唾液增多、异物感、轻微疼痛等不适现象,一般不需要特殊处理,佩戴7天左右就能适应。切勿自行调整矫治器,以免矫治器变形,佩戴时造成牙体和牙周组织损伤。如出现影响发音的情况,则需多练习发音,一般7~14天后可逐渐适应。

3.叮嘱患者保持口腔卫生,早晚刷牙,餐后漱口。刷牙时取下矫治器,在冷水下用牙刷轻刷矫治器,不可用力过猛,损坏矫治器。忌用开水清洗,避免矫治器变形。

4.需要取下矫治器时,请放入专用盒子,妥善保管;如有损坏或丢失,及时复诊。

5.复诊要求

(1)活动矫治2周复诊1次。

(2)功能矫治器4~6周复诊1次。

(3)如出现疼痛、牙齿松动等情况,带矫治器及时就诊。

第三节 固定矫治器黏接护理常规

固定矫治器是指粘着或结扎而固定在牙面上的矫治器,具有固位良好、支抗充分,适合施加各类型矫治力,有利于多数牙齿移动,并且能有效控制牙齿移动方向等优点。固定矫治器通常由托槽、带环(颊管)、矫治弓丝及附件等组成。

一、适应证

使用固定矫治器治疗的错𬌗畸形。

二、用物准备

1.常规检查用物

口镜、镊子、探针、三用枪喷头、一次性吸唾管、棉签、棉球、一次性检查手套、一次性隔离膜、一次性头套、围巾、纸杯、凡士林、护目镜、防护面罩。

2.器械及材料

(1)黏接带环的器械及材料:玻璃离子水门汀、量勺、调拌刀、调拌纸、持针器、带环、带环推、带环挺、去带环钳。

(2)黏接托槽的器械及材料:托槽、开口器、矽离子、牙科低速手机、酸蚀剂、涂药棒、预处理液、黏接树脂、托槽专用镊、持针器、弓丝、打火机、末端切断钳、细丝切断钳、光固化灯。

三、医护配合流程

1.术前准备

(1)查看病历,了解一般情况,与患者确认托槽类型。核对患者信息,准备病历资料及治疗用物,遵医嘱准备托槽。

(2)术前沟通:在患者口角涂抹凡士林,交代注意事项。

2.术中操作

(1)黏接带环。①试戴,选择合适的带环:将已消毒的带环递予医师试戴,并传递带环就位器和去带环钳;②用酒精棉清洁牙面,干棉球隔湿:传递酒精棉球、干棉球给医师并协助隔湿,保持操作牙面干燥无污染。用酒精棉球消毒带环,吹干待用;③黏接带环:调拌玻璃离子水门汀至拉丝状,并将调拌好的水门汀涂抹至带环龈向1/2处,依次传递带环、纱球、带环推或带环挺;④玻璃离子水门汀固化后,用探针去除多余的材料,并检查黏接效果。传递探针给医师,做好器械的椅旁预处理;⑤冲洗牙面:及时吸唾。

(2)黏接托槽。①清洁牙面:用矽离子清洁牙面,冲洗吹干。将安装好矽离子的牙科低速手机传递给医师,及时吸唾;②开口器撑开口角:传递开口器,协助医师充分暴露所需黏接的牙面,调节光源,保持术野清晰;③酸蚀:取适量35%磷酸酸蚀剂涂抹于需黏接的牙面,

15~30秒后冲洗、吹干,牙面呈白垩色。传递酸蚀剂给医师,酸蚀后协助进行冲洗、隔湿,保持牙面干燥无污染;④涂预处理液:传递蘸有预处理液的涂药棒;⑤黏接托槽:将托槽依次黏接于已酸蚀的牙面上。托槽专用镊夹取托槽,根据托槽底板的大小挤出适量的黏接剂均匀涂于托槽底部,迅速传递给医师,接回镊子,传递探针调整托槽位置,做好器械椅旁预清洁,重复上述操作,直至托槽黏接完成;⑥固定:将弓丝固定于托槽槽沟内,用细丝切断钳剪去多余的结扎丝,持针器回弯结扎丝末端。遵医嘱准备弓丝,持针器夹持弓丝传递给医师,待弓丝就位后递末端切断钳。如为非自锁托槽用持针器夹持结扎丝递予医师,再依次传递细丝切断钳、持针器;⑦检查:检查托槽黏接效果,传递口镜、探针协助检查;⑧冲洗:及时吸唾。

3.术后护理

(1)协助患者漱口并整理面容,妥善安置患者。

(2)术后健康宣教及用物分类处理。

四、护理要点

1.向带环内放置玻璃离子水门汀黏接剂时,应从带环的近龈方放入,放入量至少为带环宽度的1/2。

2.固定矫治器黏接及固定过程中,嘱咐患者不要随意转动头部,如有不适可举左手示意,以免引起误吞、误伤。

3.根据不同牙位的托槽准备适量黏接剂,避免影响黏接效果及操作时间。

五、术后宣教

1.告知患者可能出现以下不适症状

(1)初戴固定矫治器时,可能会出现轻度不适或疼痛,一般持续5~7天可缓解,如疼痛感加剧,及时就诊。

(2)矫治器摩擦唇颊侧黏膜,可使用正畸保护蜡保护,防止黏膜溃疡。

2.口腔卫生

指导患者做到早晚刷牙,餐后刷牙或漱口,可配合使用牙线或间隙刷,防止出现龋齿、牙龈炎等问题。

3.饮食指导

不吃过硬和过粘的食物,带核的食物应去核,水果需切成小块,避免直接啃咬,以免矫治器脱落从而影响治疗效果。

4.不能自行调整或者扳动矫治器,如遇到矫治器脱落、弓丝变形及损坏等情况,及时就诊。

5.叮嘱患者遵医嘱按时复诊。

第四节　固定矫治器拆除护理常规

牙颌畸形矫治的目的是通过机械力、肌力、磁力等各种矫治力将错位的牙齿、颌骨、肌肉以及关节等各个部分矫正到正常位置,达到平衡、美观和稳定的治疗效果。待达到治疗目标后拆除矫治器,进入矫治后的保持阶段。

一、适应证

使用固定矫治器矫治结束,需要拆除矫治器的错𬌗畸形。

二、用物准备

1.常规检查用物

口镜、镊子、探针、三用枪喷头、一次性吸唾管、强吸管、棉签、棉球、一次性检查手套、一次性隔离膜、一次性头套、围巾、纸杯、凡士林、护目镜、防护面罩。

2.常规专科用物

持针器、去带环钳、去托槽钳、去黏接剂钳、牙科高速手机、去胶车针、牙科低速手机、抛光刷、抛光膏。

三、医护配合流程

1.术前准备

与患者及家属确认达到预期矫治效果,并签字确认同意拆除矫治器。核对患者信息,准备病历资料及治疗用物,在患者口角涂抹凡士林,交代注意事项。

2.术中治疗

(1)去除带环:传递去带环钳给医师。

(2)拆除托槽:传递去托槽钳给医师。

(3)去除牙面残留黏接剂:传递去黏接剂钳、将安装好去胶车针的牙科高速手机传递给医师,及时吸唾。

(4)牙面抛光:将安装好抛光杯的牙科低速手机传递给医师,同时传递抛光膏。

(5)留取矫治后的资料:遵医嘱留取矫治后资料;记存模型、面殆像、影像资料。

3.术后护理

(1)协助患者漱口并整理面容,妥善安置患者。

(2)术后健康宣教及用物分类处理。

四、护理要点

1.拆除矫治器前,与患者及家属充分沟通,待患者及家属满意治疗效果并签字确认后,方可拆除。

2.为防止操作中托槽掉入口中造成误吞、误吸,操作前,交代患者不要随意转动头部,用鼻呼吸,避免口呼吸和做吞咽动作,如出现不适,可举左手示意。

五、术后宣教

1.告知患者拆除固定矫治器后,遵医嘱认真佩戴保持器。

2.记录患者信息,待保持器制作完成后及时预约佩戴。

3.保持口腔卫生,早晚刷牙,餐后刷牙或漱口。

第五节　隐形矫治附件黏接护理常规

隐形矫治的附件是黏接于牙齿唇颊侧或腭侧的树脂小突起,起固位及辅助牙齿移动的作用。

一、适应证

采用无托槽隐形矫治的错殆畸形。

二、器械及材料

1.常规检查用物

口镜、镊子、探针、三用枪喷头、一次性吸唾管、强吸管、棉签、棉球、一次性检查手套、一次性隔离膜、一次性头套、围巾、纸杯、凡士林、护目镜、防护面罩、纸巾。

2.常规专科用物

开口器、酸蚀剂、涂药棒、预处理液、光固化复合树脂、附件黏接模板、牙科低速手机、矽粒子、牙科高速手机、车针、研光器、树脂雕刻刀、金冠剪、光固化灯。

三、医护配合流程

1.术前准备

(1)查看病历,了解一般情况,准备患者病历资料及治疗用物。

(2)核对患者附件黏接模板:准备附件黏接模板,在患者口角涂抹凡士林,交代注意事项。

2.术中配合

(1)清洁抛光:递开口器予医师,将安装好抛光杯的牙科低速手机及抛光膏传递给医师,协助吸唾。

(2)酸蚀牙面30秒左右,压力水冲洗,吹干,隔湿。传递35%磷酸酸蚀剂,记录酸蚀时间;填充适量树脂于矫治器模板上附件的陷窝中。协助吸去冲洗液,并进行隔湿。

(3)涂预处理液,光照固化:传递预处理液给医师,协助光照。

(4)附件模板就位、固化:传递充填好树脂的附件模板、研光器,协助光照固化。

(5)取下模板,检查附件是否全部黏接牢固,并去除多余的树脂。传递口镜、探针检查附件黏接效果,将安装好车针的牙科高速手机传递给医师,及时吸唾。

(6)佩戴矫治器并示范正确佩戴方法:传递矫治器给医师,递镜子予患者。

3.术后护理

(1)指导患者正确掌握取戴矫治器的方法,协助患者整理面容,妥善安置患者。

(2)术后健康宣教及用物分类处理。

四、护理要点

1.填充到模板附件中的光固化复合树脂量适中,避免影响黏接效果及操作时间。

2.及时吸唾,防止唾液污染,影响黏接效果。

五、术后宣教

1.告知患者佩戴矫治器后会出现牙齿酸胀疼痛等现象,属正常反应,如不能忍受应及时就诊。

2.指导患者正确佩戴并妥善保管矫治器。矫治器不能用热水浸泡,如有矫治器丢失、损坏,应及时就诊。

3.叮嘱患者进食、刷牙、使用牙线时摘下矫治器,每天至少佩戴矫治器22小时,并强调佩戴时间的重要性。

4.叮嘱患者保持口腔卫生,早晚刷牙,餐后漱口,矫治器取下后用软毛牙刷和牙膏在清水下刷洗,勿用酒精等消毒剂消毒。

第十五章 康复护理技术

康复护理技术包括一般基础护理技术和康复护理的专业技术。前者与其他专科护理（口腔护理、皮肤护理、饮食护理等）基本相似；后者有体位与体位转换、转移技术、放松训练、体位排痰技术、维持关节活动度训练等，还包括教会患者进行自我护理的方法，如帮助和训练患者独立完成日常生活活动的动作，以及掌握轮椅和拐杖的使用及护理。

第一节 体位与体位转换

体位是指人的身体位置，通常临床上是根据治疗、护理及康复的需要所采取并能保持的身体姿势与位置。常用的体位有仰卧位、侧卧位、俯卧位、半卧位、坐位、头低足高位、头高足低位、膝胸卧位等。以下主要介绍在康复护理中重要的体位与体位转换方法。

一、体位摆放

1.正确的体位摆放在康复治疗及护理中，对偏瘫患者保持正确的体位有助于预防和减轻痉挛的出现或加重，保护肩关节，诱发分离运动。

（1）仰卧位：取上肢各关节伸展位，下肢各关节屈曲位。即垫起患侧肩胛以防其后缩；肩关节前伸，手臂伸展、外旋，患臂放在枕上，掌心向上，手指伸展稍分开，必要时手握毛巾卷，以防止形成功能丧失的"猿手"。患腿外侧放置支撑物，以防止患髋后缩和下肢外旋。双足底抵住足板使踝关节背屈，足跟放一垫圈，足趾朝上。此体位可因骶尾部和外踝等骨突部位受压过多而导致压力性损伤，因此，在可能的情况下，不提倡长时间的仰卧位。

（2）患侧卧位：是最重要的体位，其可增加患侧的感觉输入，牵拉整个瘫痪侧肢体，有助于防止肌肉痉挛。头置舒适位，躯干稍后仰，腰背部垫枕头支撑，保持患肩前伸，避免受压与后缩，肘伸展。患腿放置舒适位，膝关节微屈，健腿屈曲并置于体前枕上。

（3）健侧卧位：是患者比较舒适的体位，患者胸前放一枕头，使肩前伸，肘关节伸展，腕、指关节伸展放于枕上，患腿屈曲向前，并以枕头支持，以保持髋、膝关节自然微屈，踝关节中立位，但避免出现足悬空现象（足内翻），此体位有利于对抗偏瘫侧上肢屈肌痉挛和下肢伸肌痉挛。

2.注意事项

（1）护理人员在进行体位摆放时应注意不能使患肢受压，踝关节要置于90°位置，防止被褥卷压足背而造成足下垂。

（2）在协助体位转换时，从患者的肩胛处托起患肢，以免因用力牵拉患肢而造成肩关节软组织的损伤和肩痛。

二、体位转换

体位转换是指通过一定方式改变身体的姿势和位置。定时变换体位有助于预防并发症，尤其是偏瘫患者体位转换训练应从急性期开始。体位转换是康复护理人员必须熟练掌握的一门最基本的技术,它对保障康复和促进康复效果有很重要的意义。适时的体位转换可以促进血液循环,预防压力性损伤、坠积性肺炎、尿路感染、肌肉萎缩、关节僵硬及变形、深静脉血栓等并发症的发生,真正达到康复训练的目的,实现康复治疗及康复护理的预期效果。

根据体位转换时是否有外力参与,体位转换的方式可分为:①自动体位转换:指患者无须外力相助,能够根据医疗护理及日常生活的需要,通过自己的能力完成体位变换,使身体达到并保持一定姿势和位置;②被动体位转换:指患者在外力协助或直接搬运摆放下交换体位,并利用支撑物保持身体的姿势和位置。

1.体位转换常用方法

体位转换的方法有很多,如翻身法、卧位与坐位间转换、坐位与站立位间转换、床-轮椅间转移等。床旁护栏、床上吊环和脚踏板等辅助设备,不仅有助于调整身体姿势,而且能发挥安全防护作用。

(1)从仰卧位向侧卧位转换法

1)被动转换:①先将患者移至床边,拉起床旁护栏保护;②护理人员绕至对侧,协助患者屈肘置于胸前,双腿屈曲;③护理人员一手置于患者远侧肩膀下,另一手置于远侧髋部下;④护理人员髋部下移,弯曲膝盖,保持背部平直,随着自己身体重心由前脚移向后脚,将患者转向自己;⑤调整姿势,保持舒适。

2)主动转换:偏瘫患者翻转侧卧,指导其利用健肢力量带动患肢,完成体位转换的动作。①健腿翻身法:嘱咐患者屈肘,健侧手前臂托住患肘,健侧腿伸入患腿下方,利用髋关节外旋转动身体,同时,以健侧肢体搬动患侧肢体转向健侧。此方法充分利用了髋关节力量;②伸肘摆动翻身法:患者伸肘,双手对掌相握(Bobath握手),十指交叉,患侧拇指在上;夹紧双肩,健臂带动患臂先摆向健侧,再反方向摆向患侧,利用重心转移完成侧翻,如翻向健侧,则摆动方向相反。此外,也可采用健肢拉住对侧的床旁护栏来调整卧姿,此方法充分利用了肩部力量。开始训练时,护理人员可辅助其骨盆旋转,协助完成翻身动作。或者辅助患侧下肢保持在髋关节屈曲,膝关节屈曲,全足底着床体位,在此基础上利用上肢摆动的惯性完成翻身动作。

(2)从仰卧位到坐位转换法:偏瘫患者及上肢肌力尚存的截瘫患者,可进行坐起训练。为预防直立性低血压,应逐渐调高床头的高度。

1)被动转换:①护理人员站在患者侧前方,弯腰前倾,指导患者双手勾住其颈项(上肢无力者则叮嘱其屈肘置于胸前);②护理人员一手自患者颈后部斜插,另一手跨过腹部插于背部与右手相交叉,根据护理人员发出的指令,护患同时发力,协助患者坐起(护士右脚在前,左脚在后,屈膝前倾);③调整姿势,保持舒适。

2)主动转换:即床边坐起,患者呈仰卧位,手放在腹部,健侧腿插入患腿之下;将身体横向移至床边;健侧手抓床栏或手掌支撑床面,侧身坐起。由坐位到卧位,程序相反。

(3)坐位向站立位转换法:有双人和单人扶抱转换以及患者主动转换。双人扶抱站起时,由2位护理人员分别站在患者两侧,手臂绕过患者后背支撑,另一手臂置于患者前臂下,握住患者的手,患者身体前倾,在口令下缓慢站起。单人帮助下站立主要有以下几种方法。

1)骨盆扶抱法:①将患者臀部移至椅前1/2,躯干前倾,双脚着地,健足稍靠后;②护理人员双脚一前一后,面向患者站立,前脚置于患者双脚之间,膝盖顶住患膝;③患者双手交叉抱住护理人员颈项或置于其肩胛部(上肢无力则垂于胸前,将下巴搭在护理人员肩上),护理人员屈膝身体前倾,双手托住患者臀部或提起裤腰,将患者向前向上拉起,使患者健足先着地,共同完成抬臀、伸腿至站立;④调整患者重心,使双下肢直立承重,维持站立平衡。

2)前臂扶抱法:①护理人员双脚一前一后,面向患者站立,前脚置于患者双脚之间,膝盖顶住患膝;②患者背伸直同时抬起双臂,双手置于护理人员肘上,而护理人员则将双前臂置于其前臂下,双手在肘下扶住患者;③叮嘱患者屈肘并随护理人员口令同时用力站起来。

3)肩胛后扶抱法:①患者双手交叉,臂前伸置于双膝之间;②护理人员双脚一前一后,面向患者站立,前脚置于患者双脚之间,膝盖顶住患膝;③手臂环绕,双手掌置于患者肩胛骨后,发出口令同时用力站起来。

4)侧方扶抱起立法:①护理人员立于患者患侧,弯腰、屈膝,身体前倾;②护理人员近侧手臂绕过患者后背托住其腰部,远侧手臂置于患者臂下,握住患侧手;③叮嘱患者健足着力,随护理人员口令同时用力站起来。

患者主动转换即独立起立训练,前提是患者已达到坐位静态或动态平衡。当起立辅助量减至最小后,可口头指导患者练习自己起立,必要时在患膝和髋部给予助力帮助。动作要领:①双足平放后移,两下肢稍分开,重心放于健肢;②采用 Bobath 式握手伸肘,肩充分前伸,躯干前倾,双臂前移,超过足尖,双膝前移,腿部用力臀部离开椅面缓慢站起,站稳后将身体重心移至患肢;③待站姿平稳后两足分开距离,轮流负重站立;④坐下时,伸髋屈膝,身体前倾,双膝前移屈曲,身体坐下。

2.体位转换注意事项

(1)转换方式得当:根据个体病情及需要,配合康复治疗和护理的要求,选择适合患者的体位及其转换的方法、限度及间隔时间等。

(2)强化宣教:体位转换前,应向患者及家属说明体位转换的目的、动作要领和注意事项,调动患者及家属的主观能动性,以取得理解和尽可能的配合。

(3)注意保暖:体位转换操作过程中注意保暖(尤其在寒冷天气);转换时,逐渐减少辅助力量,鼓励患者尽可能发挥自己的残存能力。

(4)节力原则:体位转换操作过程中,动作应稳妥协调,切忌使用蛮力;如两人或多人帮助时,注意动作一致,可在口令下进行。在被动转换时,护理人员要学会利用自己重心的转移来帮助患者移动,如两脚分开形成较大的支撑面,而非简单依靠上肢或腰腹的力量。

(5)安全舒适:体位转换后,应保持患者的舒适和安全。必要时使用其他辅助用具支撑,以保持关节的活动范围并使肢体处于最佳的功能位置。

第二节 转移技术

转移是人体活动的一种形式,患者借以从一处移动到另一处,人体的转移能力是进行各项活动的重要条件之一。转移训练的目的是使患者尽早学会独立完成日常生活活动,为今后回归家庭和社会创造良好的条件。因此,康复护理人员必须熟练掌握这项技术,并能指导患者及其家属进行转移技术的训练。转移中常用的辅助器具包括滑板、转移皮带、拐杖等。

一、床上转移

转移训练时机宜早,一旦患者生命体征平稳,即应开始。床上转移训练的目的是使患者通过床上的早期训练后,能主动完成床上体位转换,达到独立实施床上个人卫生清洁工作。

因此,一旦病情允许,即使患者仍被限制在床上,也应及早进行床上运动以增强肌力,提高平衡及协调能力。床上转移训练包括床上撑起,以及左右、前后的平行转移等。

1.床边坐起

(1)辅助转移法:对瘫痪患者可采用此方法,让患者利用健侧下肢将患侧下肢抬起移至床沿外侧,护理人员一手托住患侧肩胛骨,用上臂和前臂固定其头部,并使躯干屈曲旋转,另一手向床边移动交叉的下肢,以臀部为轴旋转,即完成床边坐起的动作。

(2)主动转移法:患者先侧移至床边,将健腿插入患腿之下,用健腿将患腿移于床边外,患膝自然屈曲,然后头向上抬起,躯干向患侧旋转,在胸前用健手支撑床面,将自己推至坐位,同时摆动健腿下床,必要时护理人员可一手放于患者健侧肩部(切忌拉患肩),另一手放于其臀部帮助患者起坐。

2.平行移动

患者卧床期间就应进行床上转移训练,随着其体力的恢复及自理能力的增强,从被动移向床头逐渐过渡到卧床主动平移及床上坐位的平移训练。

(1)被动转移:对滑至床尾的四肢无力患者,护理人员需要随时帮助其移向床头,保持体位舒适。根据需要施予辅助力量,选择一人或两人协助移向床头,转移中注意对患者头部予以支持。

1)一人协助:放平床头,取出枕头横立于床头;叮嘱患者仰卧屈膝,双手握住床头护栏(上肢无力者交叉置于胸前),双脚蹬床面;护理人员双脚稍分开立于床侧,上身前倾,一手伸入患者肩下,一手在臀部提供助力,随护士口令,同时用力移向床头;放回枕头。

2)两人协助:准备动作同上。两人分别站在床的两侧,交叉托住患者颈肩部和臀部,一人发出口令,同时发力,将患者抬起移向床头。也可两人站在同侧,一人托住患者颈、肩部及腰部,另一人托住患者臀部和腘窝,同时将患者抬起移向床头;放回枕头。

(2)主动转移:随着四肢肌力逐步恢复及腰背部肌力的增强,指导患者主动进行床上转移训练,自主调整体位,保持身体舒适,预防压力性损伤的发生。

1)卧位平移:患者取仰卧位,健足置于患足下方,Bobath 握手置于胸前,利用健侧下肢将患侧下肢抬起向一侧移动,再将臀部抬起向同侧移动,最后将上躯干向同方向移动。反复练习后患者可以较自如地仰卧在床上进行左右方向的移动。同样,健肢带动患肢,并借助床头护栏或系于床尾的布带,患者可自行完成移向床头和床尾的动作。

2)坐位平移:即床上撑起训练。患者坐于床上,身体稍向前倾,伸膝,两手掌置于身体两侧平放于床上,伸肘用力,将臀部撑起离开床面,并可向前后、左右移动。以双手和臀部为支撑点,完成身体在床上的转移,这是下肢麻痹患者在床上的基本训练动作。此外,偏瘫患者取坐位时,可以 Bobath 握手,健侧上肢带动患肢向前伸直,将身体重心转移到一侧臀部,对侧向前或向后移动。两侧臀部交替负重移动,完成身体在床上的转移训练。初始时,可由他人协助患者的重心转移。

3.拱桥移动

偏瘫患者进行拱桥训练,可提高床上自理能力,尤其方便取放便器,穿脱裤子和更换床单。若自身无力将患膝、患髋锁定在屈曲位,操作人员可协助完成。

除上述外,床旁架设护栏、床尾系绳梯或宽布带、床上悬挂吊环等辅助设施也有助于患者独立完成床上移动,如患者能拉绳坐起时,可在床头按上固定绳子,绳子上打几个结,教会患者拉绳坐起。患者主动加强床上移动训练,可以改善翻身、平衡及转移体重的能力,为立位转移做好体能储备。

二、床-轮椅间转移

床-轮椅间的转移是神经、肌肉运动障碍患者最早期、最常用的转移形式,其转移方式有立式转移和坐式转移。立式转移适用于偏瘫以及本体转移时能保持稳定站立的任何患者。坐式转移主要应用于截瘫以及其他下肢运动障碍的患者(如两侧截肢者)。

1.立式转移

(1)被动转移:护理人员协助患者从床边站起,双手抱住其臀部或拉住腰部系带,协助患者以健侧腿为轴心旋转躯干,背对轮椅慢慢坐下。

(2)主动转移:将轮椅置于患者健侧,患者从床边站起,以健侧腿为轴心旋转身体坐在轮椅上,调整好自己的位置。

2.坐式转移

当患者有良好的坐位平衡,且臂力足以将臀部从床上撑起时,可主动完成床-轮椅间的转移,前提是固定床与轮椅,且高度接近。转移方式有以下两种。

(1)侧方滑动转移:若轮椅扶手可拆卸,借助滑板作床与轮椅间转移,较省力、安全。①在患者健侧床边,轮椅紧邻床沿与床平行放置,近床沿一侧的扶手拆下,将滑板平稳驾在床与轮椅座位上;②患者两腿下垂坐于床沿,臀部朝向轮椅;③上肢用力平行移动,挪动臀部至滑板上并滑进轮椅;④躯干向一侧倾靠,使臀部抬离滑板并取出滑板;⑤装好轮椅扶手,调整好坐姿,双足放于脚踏板上。当患者熟练使用滑板后,可以不借助滑板进行徒手转移,最后依靠上肢支撑臀部进行垂直侧方转移,而不必再依靠滑动。

(2)垂直转移:①轮椅正面紧贴床沿,呈直角放置,刹住车闸;②患者背向轮椅而坐,用双手在床上撑起,将臀部移向床边,紧靠轮椅;③双手握住轮椅扶手中部,用力撑起上身,向后使臀部落在轮椅内;④松开车闸,挪动轮椅离床,直至足跟移到床沿,刹住车闸,将双足置于脚踏板上。

三、立位转移

神经系统疾病和运动系统疾病都可引发步行障碍,故对这些患者而言,步行功能的训练是康复治疗与护理中的重要措施。在此之前的准备包括:下肢肌力的训练、关节活动度训练、站立平衡训练及协调功能的训练。一旦患者能平稳站立,就应开始行走训练,且起立动作与行走动作训练同步进行。但无辅助的立位转移须有良好的坐位平衡能力,且无直立性低血压。训练中需注意髋、膝、踝的伸屈协调,降低外展肌张力,并及时纠正病理步态。

1.原地迈步练习

在平行杠内或扶手旁,扶好站稳,由患腿负重,健腿做前、后小幅度迈步,反复进行。利用台阶的最下一级阶梯,或面前放一稳固的踏板,尽量屈膝高抬腿部,踏上踏板再放回原位,健腿与患腿交替进行,反复多次。扶好站稳后,患腿屈膝抬起,靠向健腿,患足离开地面,然后伸髋、伸膝,尽量以患侧足跟部内侧着地。

2.扶持行走

平衡失调患者需要扶行,康复护理人员站在偏瘫侧进行扶持,先在扶持下站立练习患腿前后摆动、踏步、屈膝、伸髋、患腿负重等,康复护理人员一手握住患者患手,另一手从患侧腋下穿出置于胸前,手背靠在其胸前,掌心向前,五指分开,与患者一起缓慢向前步行,为了安全,也可在患者腰间缠一系带或安全把手。

3.扶杖架拐行走

扶杖架拐行走练习是使用假肢或瘫痪患者恢复行走能力的重要锻炼方法。患者首先卧位锻炼两上肢、肩部、腰背部和腹部肌力,如果没有足够的臂力就无法撑住拐杖,如肩带肌无力会出现耸肩,而腰背、腹肌力弱,就不能带动腹腔和下肢。然后再练习起坐、坐位平衡、拐杖练习。拐杖长度应按身高及上肢长度而定,拐杖训练应先由平地开始,以距离和速度为重点,注意安全,然后再训练耐力。

(1)双拐站立:置双拐于双足的前外侧约1脚远处,双肘微屈,双手抓握拐杖的横把,使拐的顶部与腋窝保留一定空隙,双肩自然放松,使上肢的支撑力落在横把上。然后练习重心的转移,背靠墙,提起一拐和提起双拐。

(2)架拐行走:截瘫患者常需使用两支拐杖才能行走,偏瘫患者一般只用单个手杖,两者的使用方法不同。

1)截瘫患者的双拐步行:根据拐杖和脚移动的顺序不同,分为以下几种:①迈至步训练,迈至步是最简单、最安全及稳定的一种步法;②迈越步训练,迈越步是一种最快、最实用的步法,需要较高的平衡技能;③四点步行,当患者双腿能支撑自身体重时常先用此方法,其特点是较安全,但速度较慢;④三点步行,采用此方法的前提是患者必须能够用臂力支撑其整个身体重量;⑤两点步行,此方法适用于躯干稳定性较好的患者,其特点是两点同时着地,速度较快。

2)偏瘫患者的单拐步行:一般健侧臂持拐。单拐步行一般包括:①三点步行,先伸出手杖,再伸出患足,然后健足跟上;②两点步行,即先同时伸出手杖和患足,再伸出健足。该方式步行速度快,适合于瘫痪程度较轻、平衡功能较好的患者。

4.独立行走

在进行独立行走前,需要患者有足够的肌力(下肢肌力先达到四级)和关节活动度,同时有良好的平衡与协调功能,患者在平行杠内练习站立和行走后,再做独立行走练习。行走时,伸髋屈膝,先抬一足跟部,重心转移到该下肢,再另一脚迈出,脚跟先着地,重心又转移到其上,开始下一个步态周期。步行时步幅均匀,频率适中,如此交替迈步,身体向前行进,可给予口令让患者有节律地步行,同时要注意观察,找出问题,改善其步行姿势。患者较好地完成了在平坦地面上短程行走后,可适当增加难度。复杂步行训练主要是增加训练难度,提高步行速度、稳定性和耐力,如越过障碍、上下斜坡等,以及实际生活环境下的实用步行训练,并逐渐将训练转移到日常生活中去。

5.上下阶梯

上下阶梯比平地步行难度大,但是与利用扶手步行与挂拐步行相比较,上下阶梯又显得比较容易。因此,当患者能较顺利和平稳地完成平地行走后即应开始进行上下阶梯练习,以健足先上、患足先下为原则。开始练习时应有护理人员的保护和协助,第一次练习上下阶梯,以不超过三个台阶为宜,随着能力的提高,再逐渐增加台阶数。

四、转移的注意事项

1.整体评估

对于任何一种转移方法,患者来回移动都要求有坚固而又平坦的地面,同时需要患者具有学会运动技巧的能力。

2.辅助设施

床上应当安装相当于床的 1/2 长度的床扶手(护栏),以防患者坠床,并作为把手,协助体位转换或床上移动时使用。

3.安全防护

立位转移时,护理人员应站于患侧;轮椅训练时位于前方保护其安全。在转移前应先确定移动的方法和方向,留有足够的移动空间,确保移动过程的安全。

4.动作要领

光足训练时注意全脚掌着地,并与地面垂直。完成动作时足跟不得离地。上下台阶训练则遵循"健足先上、患足先下"原则。

5.训练量适度

指导患者动作要领,逐渐减少辅助量。

6.注意观察

护理人员除帮助和指导外,还应注意观察患者表情和反应,动作是否正确,患者有无不适等,尽量使患者放松,如稍有进步就应及时予以鼓励。

第三节　体位排痰训练

体位引流是利用重力作用,将聚集在肺、支气管内的分泌物排出体外,又称重力引流。体位排痰法,即利用体位引流的原理,促使痰从肺部及支气管排出,从而改善肺通气。其目的是促进排痰,改善通气功能,促进肺膨胀,增加肺活量,预防肺部并发症。此方法适用于:①身体虚弱、高度疲乏、神经麻痹或术后并发症而不能咳出肺内分泌物者;②慢性阻塞性肺病患者,出现急性下呼吸道感染以及急性肺脓肿患者;③长期不能有效清除肺内分泌物的患者。

有明显呼吸困难和发绀者,近 1~2 周曾有大咯血史,严重心血管疾病或年老体弱而不能耐受者均禁用此方法。

一、体位引流原则

体位引流的总原则是病变部位处于高位,引流支气管开口向下。体位引流尽管可以使聚集在肺部支气管的痰液排出,但若运用不当,反而会给患者造成伤害。所以,护理人员在给患者进行体位引流前,必须遵循以下原则。

1.监测生命体征和肺部听诊,明确病变部位,以采取相应的体位引流。

2]2.凡分泌物较少者,每天可上、下午各 1 次;痰量较多者,可引流 3~4 次,并安排在饭前进行。

3.每次一个部位 5~10 分钟,有多个部位需引流时则分别进行,并从痰液较多处开始,但总时间不宜超过30~45分钟。

4.引流时应有护士或家人在旁协助,并观察患者反应,如有脸色苍白、发绀、心悸、呼吸困难、分泌物大量涌出等异常,可能导致窒息等意外,应立即停止,协助平卧或半坐卧位,给予吸氧。

5.病情严重者或体力较差的患者,可采取改良的体位引流,即仅腰臀部垫高的头低位。体力较好者则可以使用上身完全倾出床外的倒置体位。

6.痰液黏稠者引流前可先行雾化吸入;引流中配合叩背与震颤均能促进分泌物排出,但需防止粗暴手法引起肋骨骨折。

7.观察引流量是否逐日减少,当痰量减少至每日30mL时,可停止引流。

二、体位引流方法

根据病变部位和患者经验(自觉有利于咳痰的体位),采取病变部位较气管和喉部为高的体位,以利于潴留的分泌物随重力作用流入大支气管,然后再经口咳出。具体采取的肺段支气管顺位排痰体位见图15-1。

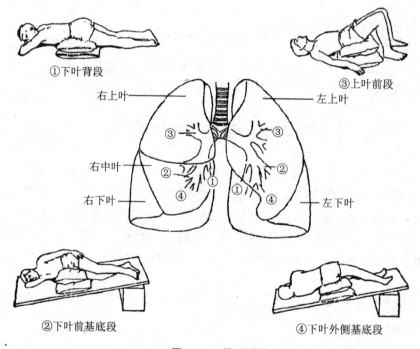

①下叶背段　　　　　　　　　　③上叶前段

右上叶　　　　　　　　左上叶

右中叶

右下叶　　　　　　　　左下叶

②下叶前基底段　　　　　　④下叶外侧基底段

图15-1　体位引流

三、辅助排痰的其他方法

1.多饮水

每天饮水总量不少于2000mL,少量多次,每次30~50mL。室内湿度维持在60%左右,可湿式清扫地面或室内放置加湿器。吸氧患者注意氧气的湿化和温化;痰液黏稠者,引流前15分钟先遵医嘱给予雾化吸入生理盐水。可加入硫酸庆大霉素、α糜蛋白酶、β_2受体激动剂等药物,以降低痰液黏稠度,避免支气管痉挛。雾化吸入时,叮嘱患者深呼吸,可使雾化物更深、更广地分布到肺底部。

2.有效咳痰

控制无效咳嗽,掌握有效咳嗽方法。咳嗽前先深吸气数次以诱发咳嗽,争取肺泡充分膨胀,增加咳嗽频率。咳嗽在晨起、临睡前和餐前半小时应加强。

(1)患者取坐位,双脚着地,胸部前倾,怀抱枕头,双臂交叉在胸前,利用胸腔内压和腹内压使膈肌上升,咳嗽时有较强的气流将痰液咳出。

(2)先做深呼吸,吸气末梢屏气,缩唇通过口腔尽可能地呼气,再深吸一口气后,屏气3~5秒,胸部前倾,从胸腔进行2~3次短促有力的咳嗽,用力把痰咳出,重复数次。具体方法和步骤:患者取坐位或立位,上身可略前倾,第一步先缓慢深吸气,以达到必要的吸气容量;第二步屏气几秒钟;第三步关闭声门,当气体分布达到最大范围后再紧闭声门,以进一步增强气道中的压力;第四步通过腹内压的增加来增加胸膜腔内压,使呼气时产生高速气流;第五步张开声门连咳3声,咳嗽时收缩腹肌,腹壁内缩,或用自己的手按压在上腹部,帮助咳嗽。停止咳嗽,缩唇尽力将余气尽量呼出。再缓慢深吸气,重复以上动作,连做2~3次,休息和正常呼吸几分钟后再重复开始。

3.哈咳技术

嘱咐患者深吸气,在用力呼气时说"哈",随气流引起哈咳。此方法可减轻患者疲劳,避免诱发支气管痉挛,提高咳嗽、咳痰的有效性。

4.胸部叩击

指导患者配合有效咳嗽,以提高引流效果。具体方法为:操作者五指并拢,掌心窝成杯状,依靠腕部的力量在引流部位胸壁上双手轮流叩击拍打30~45秒,叩击的力量视患者的耐受度而定。为避免患者不适,可在叩击部位垫上毛巾,患者放松,自由呼吸。叩击时应有节律地叩击背部,叩击顺序应沿支气管走行方向,自下而上由边缘到中央。胸部叩击时应注意:①饭后1小时内,不宜叩背,以免引起呕吐;②叩背时患者应侧卧位、去枕,有利于痰液引流;③近期出现以下情况,禁止拍打与震颤:严重的心脏病,如心肌梗死、脊柱损伤或脊柱不稳、肋骨骨折和咯血。

5.勤翻身

呼吸道分泌物多滞留在肺部低垂部位及疼痛部位,经常变换体位不仅减少分泌物滞留的倾向,促进痰液排出,而且可以防止肺泡萎缩和肺不张。一般每1~2小时翻身一次,若痰量过多,每10~20分钟翻身一次,也可起到体位引流的作用。翻身动作应缓慢,逐步翻到所需体位。翻身时应配合叩击背部、深呼吸而达到有效排痰。

6.辅助咳嗽技术

对于腹肌无力、不能进行有效咳嗽者,护理人员可协助完成。护理人员面对患者,双手压迫于患者肋骨下角,嘱咐其深吸气,并尽量屏住呼吸,当其准备咳嗽时,护理人员的手向上向里用力推,帮助患者快速呼气,引起咳嗽。

四、体位引流后的护理

1.保持室内空气新鲜,叮嘱患者静卧休息。

2.予清水或漱口剂漱口,去除痰液气味,保持口腔清洁,减少呼吸道感染机会。

3.注意观察痰液颜色、量、性状和气味,复查生命体征和肺部呼吸音及啰音变化,观察治疗效果。

4.颈髓损伤患者进行体位排痰躯干应保持过伸位。

第四节 放松训练技术

放松训练又称肌肉松弛训练或自我调整疗法,是一种通过一定的方式训练,使患者学会从心理上及躯体上放松的一组行为治疗方法。肌肉松弛是使骨骼肌纤维完全无收缩,处于伸长的状态,在肌电图上几乎无放电的显示。肌肉松弛训练可消除紧张、减轻焦虑,减少机体耗氧量,减慢呼吸和心率,使人处于休息、放松的状态。此方法常用于痉挛性瘫痪、高血压、神经官能症、帕金森综合征等疾病的患者,也可作为运动后放松身心的一种方法。

松弛训练可在任何方便的体位上进行,通常人体在躺卧时比较容易放松,其次是坐姿,最难的是站姿。因此,卧位和全靠椅(坐位)是最佳的体位。放松训练的种类很多,康复护理中主要采用渐进性放松、想象性放松和深呼吸放松训练。

一、渐进性放松训练

渐进性放松要求患者想象最令人松弛和愉快的情景,依靠自我暗示有顺序地放松各组肌肉,最后使全身肌肉得到深度放松。

1.训练前准备

(1)环境准备:居室安静,光线柔和,无外界干扰;必要时可播放优美、舒缓的音乐,但其节律与患者心律应保持相当水平。

(2)个人准备:宽松衣物,去除佩戴的项链、手表、皮带等束缚物;调整舒服轻松的姿势,可以躺在床上或靠在沙发上。

2.放松顺序

放松顺序可以自上而下,也可自下而上,或根据具体情况重新编组排序。在自我意念放松的暗示下,按手臂部→头部→躯干部→腿部的顺序依次放松肌肉。

3.放松的方法

一般放松过程包括:集中注意→肌肉紧张→保持肌肉紧张→解除肌肉紧张→肌肉松弛五个步骤。放松原则是最大限度地放松,或在肌肉先最大收缩的前提下,再予最大限度地松弛。此外,可在各组肌肉用力收缩的同时,配合深呼吸,即用力时吸气,放松时呼气。

(1)手臂部放松:训练分3部分:①伸出右手,握紧拳,紧张右前臂;②伸出左手,握紧拳,紧张左前臂;③双臂伸直,两手同时握紧拳头,紧张手和臂部。

(2)头部放松:训练分2部分:①皱起前额部肌肉,想象自己似年迈老人那样额头满布皱纹,皱起额部和眉头;②皱起鼻子和脸颊(可咬紧牙关,使嘴角尽量向两边咧,鼓起两腮,仿佛处于非常痛苦状态下使劲)。肌肉紧张后再放松,体会紧张和放松时两种不同的感受。

(3)躯干部放松:注意肩部、胸部、背部、腰部、腹部和臀部分组练习。①耸起双肩,紧张肩部肌肉;②挺起胸部,紧张胸部肌肉;③拱起背部,紧张背部肌肉;④屏住呼吸,紧张腹部肌肉。注意体会各部位紧张和松弛两种状态的不同感觉。

（4）腿部放松：从大腿到小腿，从脚踝到脚趾，先左后右或先右后左，仍然按紧张→放松依次训练。也可先伸出右腿，右脚向前用力像在蹬一堵墙，紧张右腿，体会大腿紧张是怎样影响膝盖和膝关节的。

4.语言导示

初始训练时，可先在康复人员指示语导引下学会整个训练程序及方法。具体如下："伸出你的右手，握紧拳，使劲握，就好像要握碎什么东西似的，注意手臂紧张的感觉（集中注意力和肌肉紧张）……坚持一下……再坚持一下（尽量保持紧张状态）……好，放松……现在感觉手臂很放松了……（解除紧张并使肌肉尽可能松弛）。"

当各部位肌肉放松都完成后，还可继续暗示自己：我现在感觉很安静、很放松……非常非常安静、非常非常放松……全身都放松了（默数数字，保持放松状态片刻）……睁开眼睛。训练中，根据个人情况，可采用自我暗示，也可聆听事先录制好的指示语语音带练习。

二、想象性放松训练

想象性放松比渐进性放松的程序更为容易。训练要领为：①在整个放松过程中要始终保持深慢而均匀的呼吸；②能体验随着想象有股暖流在身体内运动。

开始训练前，患者应明确自己在什么情景中最感到舒适、适意、轻松，如常见的情景是在一望无际的大海边、果实累累的田野旁或视野开阔的绿草地。训练前准备同渐进性放松训练。

指导语：我仰卧在水清沙白的海滩上，沙子细而柔软。我躺在温暖沙滩上，感到舒服、能感受到阳光的温暖，耳边听到海浪的拍击声，我静静地、静静地聆听着这永恒的波涛声……微风吹来，使我有说不出的舒畅感觉。微风带走我的思想，只剩下一片金黄阳光。海浪不停地拍打海岸，思绪随着节奏飘荡，涌上来又退下去。温暖海风吹来，又离去，带走了心中的思绪。我感到细沙柔软，阳光温暖，海风轻缓，只有蓝色天空和大海笼罩我的心。阳光照着我全身，身体感到暖洋洋……

随着景象越来越清晰，幻想自己越来越轻柔，飘飘悠悠离开躺着的沙滩，融进环境之中。阳光、微风轻拂着自己。自己已成为景象的一部分，没有事要做，没有压力，只有宁静和轻松。

在这种状态下停留一会儿，然后想象自己慢慢地又躺回海边，景象渐渐离去。再躺一会儿，周围是蓝天白云，碧涛沙滩。然后做好准备，睁开眼睛，回到现实。此时，头脑平静，全身轻松，非常舒服。

三、深呼吸放松训练

深呼吸放松训练方法虽简单，但常可起到很好的放松效果。具体做法：让对方站定或坐稳，双肩下垂，闭上双眼，然后慢慢地做深呼吸。医护人员可配合对方的呼吸节奏给予如下指示语：一呼……一吸……一呼……一吸，或深深地吸进来，慢慢地呼出去；深深地吸，慢慢地呼……在呼吸变慢，变得越来越轻松的同时，想象自己的心跳也在渐渐地变慢，变得越来越有力。一股轻松的暖流慢慢渗透进自己的心脏，心脏又将暖流送到全身。呼吸变深，越来越轻松。整个身体变得平静。心里安静极了，周围好像没有任何东西，自己感到轻松而自在，静默数分钟结束。

在进行放松训练前，应使患者充分理解训练的意义和要求，以取得合作。通常取最易放松的体位，护理人员指导患者如何放松，也可把训练方法教给患者，让其自己完成，以期通过有效的放松训练,缓解患者心理压力,淡化其对自己躯体疾病的过分关注,真正达到治疗效果。

第五节　呼吸功能训练

呼吸肌功能锻炼的目的是改变浅而快的呼吸为深而慢的有效呼吸,建立适应患者日常生活的有效呼吸模式,提高其生活能力,改善心理状态。腹式呼吸、缩唇呼气、膈肌起搏(体外膈神经电刺激)、吸气阻力(阈值)器呼吸锻炼等,可以加强胸、膈呼吸肌肌力和耐力,改善呼吸功能。

一、训练前准备

环境相对安静,尽量减少刺激。要求患者思想集中,肩背放松;先吸后呼,吸鼓呼瘪;吸时经鼻,呼时经口;深吸细呼,不可用力。

二、常用训练方法

1.缩唇呼吸

通过深吸慢呼,提高支气管内压,防止呼气时小气道过早陷闭,以利于肺泡气体排出。这是最常用的呼吸控制训练的方法。

(1)指导患者呼气时腹部内陷,胸部前倾,尽量吸气后,将口唇缩小(呈吹口哨样),缓慢尽量将气呼出,以延长呼气时间。

(2)呼气流量以能使距口唇15~20cm处的烛焰倾斜而不熄灭为度。以后可逐渐延长距离至90cm,并适当延长时间。

(3)吸气和呼气时间比为1∶2或1∶3,尽量深吸慢呼,每分钟7~8次,每次10~20分钟,每天训练2次。

2.腹式呼吸

也称膈式呼吸。训练腹式呼吸有助于提高肺的伸缩性,降低呼吸频率,同时通过腹肌主动的舒张与收缩来加强膈肌运动,提高肺泡通气量,减少功能残气量,并增加咳嗽、咳痰能力,缓解呼吸困难症状,改善换气功能。

(1)指导患者取立位、坐位或平卧位,初学时,以半卧位容易掌握。两膝半屈(或膝下垫小枕),使膈肌放松。

(2)两手分别放于前胸部和上腹部。

(3)用鼻缓慢吸气时,膈肌最大限度地下降,腹肌松弛,腹部手感向上抬起;胸部手原位不动,抑制胸廓运动;呼气时,腹肌收缩(腹部手感下降)帮助膈肌松弛,膈肌随腹腔内压增加而上抬,增加呼气潮气量。

(4)同时可配合缩唇呼气法,每天进行锻炼,时间由短到长,逐渐习惯于平稳而缓慢的腹式呼吸。

(5)当腹式呼吸能无意识进行时,即开始边行走,边做腹式呼吸练习,此时步调要配合呼吸,吸气两步,呼气四步,直至能做到一边步行一边腹式呼吸为止。

3.吹蜡烛或吹纸条训练

患者取坐位,嘴与桌上烛光(悬挂着的纸条)高度一致,相距20cm,缩唇缓慢呼气,使火苗(纸条)向对侧摆动,每次练习距离增加10cm,直至90cm为止。这种可量化的训练方式,让患者通过蜡烛(纸条)渐进移位,实实在在看到训练效果,增强其信心,提高训练积极性。

4.胸部扩张呼吸

治疗者对胸部局部施加一定压力,让患者对抗压力扩张局部胸壁,并进行积极的吸气,对肺不张或肺膨胀不全者,充分吸气后应保持3秒钟,治疗者用手掌在患者两侧下胸壁或胸背部加压,用力程度以患者能耐受为度,或在胸壁局部或腹部放置一定重量的沙袋让患者对抗。

5.呼吸训练器

常用的是诱发性肺量计(Triflo-Ⅱ)。护士协助患者半坐卧或坐位,嘱咐患者先呼气至不能再呼出为止,含住Triflo-Ⅱ的口含嘴。深吸气,使Triflo-Ⅱ的球保持在顶部2~3秒,将口含嘴拿开,以缩唇方式缓慢将气吐出。做两次正常呼吸,再重复以上动作,每小时做10次以上,可与腹式呼吸或胸式呼吸配合。

6.呼吸操训练

缩唇呼气配合肢体动作,吸气用鼻,呼气用嘴。不能进行上肢主动运动的患者,可进行被动上肢运动的呼吸操训练。

7.其他

有条件时,可指导康复期患者进行膈肌起搏、吸气阻力器呼吸锻炼,以锻炼后患者自觉舒适为宜,防止过度锻炼,使膈肌负担加重或CO_2排出过多。

第十六章　脊柱脊髓损伤康复护理

第一节　脊柱脊髓损伤的基础知识

随着经济水平的不断提高,由施工、交通意外以及各种运动所引发的脊柱损伤日益增多,大约 1/3 的病例伴有脊髓损伤,特别是颈段发生率最高,胸段次之。

一、定义

脊柱脊髓损伤(spinal cord injury,SCI)是脊柱骨折或脱位引起的脊髓结构和功能的损害,是指由各种致病原因引起的脊髓结构功能损害,造成损伤水平以下运动、感觉及自主神经功能障碍。颈髓损伤造成上下肢瘫痪时称为四肢瘫,胸段以下脊髓损伤造成躯干及下肢瘫痪而未累及上肢时称为截瘫。

1.脊髓的解剖结构

脊髓的外观为扁圆柱形状,全长 40~50cm,重 26~30g。上方在枕大孔与延髓相延续,下方呈圆锥形,间断伸出一细长之索状物,称为终丝。在颈髓与腰髓处各有一膨大区,上方颈膨大位于 C_4~T_1 节段,腰膨大则位于 T_{10}~L_1 处。于胎儿期脊髓与椎骨长度相差较小,胎生后脊髓末端相当于第 1 腰椎下缘或第 2 腰椎上缘。

在脊髓的横切面上可见中央部的灰质和其周围的白质,两者在颈段均较发达,尤以白质为甚。灰质外观呈"H"形,主要由神经细胞和部分胶质细胞构成,于中央管居中。在中央管前后的横行灰质称为灰质联合,并有前后之分。灰质联合的侧前方延伸部称为前角或前柱;而侧后方延伸部则称为后角或后柱。在颈髓前后角之间向外突出的灰质,即侧角或称侧柱。前角又细分为内侧细胞群、外侧细胞群和中间细胞群。后角细胞一般较小,属于传导感觉冲动的中间神经元。

白质是由密集的有髓纤维组成,以前、后外侧沟为界,一般将其分为前索、侧索和后索。在灰质联合的前方,有横行纤维构成白质前联合,在灰质联合的后方也有一条白质,称为白质后联合。白质中的神经纤维视其传导道路有所不同的走向可分为上行束、下行束。上行束包括脊髓丘脑束、脊髓小脑束、薄束、楔束等,下行束包括皮质脊髓束、红核脊髓束、顶盖脊髓束等。

2.脊神经根与脊神经

脊神经位于脊髓两侧,左右成对,在颈髓段有 8 对,胸段有 12 对,腰段有 5 对及骶尾段神经。脊神经根由前根和后根组成,在椎管内自脊髓侧方向椎间孔走行,在脊神经节外侧形成脊神经。脊神经根又分为腹侧根(又称前根)和背侧根(又称后根)。其走行呈水平且较短,可牵制脊髓不致过分活动而起到固定作用,此外因其走行在骨性管道中,易受刺激或压迫也容易形成粘连。脊神经根从椎间孔穿出后即为脊神经,其向身体两侧分布传递感觉运动信号。在其发生分支之前,先分出了脊膜支、后支(主要支配邻近皮肤)和前支(主要支配邻近肌肉）。

3.脊髓的生理功能

（1）感觉的传导：主要包括浅感觉、深感觉、内脏觉和负荷感觉等。

（2）运动的传导：人体肌肉均由脊髓前角大运动细胞所支配，每个细胞的轴突与其所支配肌肉纤维合成一个运动单位，此细胞一旦破坏则引起截瘫。

（3）营养作用：前角细胞对所支配的肌肉和骨关节具有营养作用，如果该细胞受损则受支配肌肉和骨骼会出现萎缩和骨质疏松等现象。

（4）支配内脏活动：其主要通过 $T_1 \sim L_1$ 的脊髓交感神经与副交感神经对血管的舒缩、腺体的分泌和立毛肌的收缩发挥作用。

（5）反射活动：包括伸反射和屈反射，其与脊髓的定位关系密切，结合临床意义较大。

二、流行病学情况

近年来的流行病学研究显示，SCI 发病率呈双峰分布，第一个高峰是青少年和青壮年，第二个高峰是年龄 65 岁以上的老年人群，最常见的损伤是不完全四肢瘫，约占 1/3，其次是完全截瘫、完全四肢瘫以及不完全截瘫。

三、病因

损伤可由直接暴力、间接暴力、肌肉拉力、病理性骨折等引起。主要包括车祸伤、坠落伤、运动性扭伤、脊柱扭伤、过重负荷等。

四、临床表现

脊柱脊髓损伤的主要临床表现为四肢、躯干感觉运动功能的完全性或不完全性缺失。如果损伤节段在 C_3、C_4 以上，还会出现因累及呼吸肌而出现呼吸衰竭。

脊髓轻度受创时可能会出现脊髓震荡（spinal cord concussion，SCC），是最轻的脊髓创伤表现，表现为软瘫，其后功能可逐渐恢复；若创伤严重则会出现脊髓休克，其表现以弛缓性瘫痪为特征，病理反射消失、二便功能丧失、低血压或心排出量降低、心动过缓、体温降低及呼吸功能障碍等。这是脊髓损伤的一个病理过程，预后往往残留脊髓损伤症状。

五、临床影像学检查

1.X 线

在目前情况下，脊柱 X 线平片检查视为脊柱伤患的常规检查，其临床意义较之 CT 及 MRI 更为重要，其可明确外伤的部位、范围、程度及分型，为治疗前后疗效对比的客观手段之一，其阴性结果也有助于诊断及鉴别诊断。

2.CT

CT 能更容易发现在 X 线平片上不易发现的骨折，断层片上可以对骨折片位移情况进行观察。此外，在病变早期，CT 对深部以及小关节的改变诊断更加精确。

3.MRI

MRI 对脊髓、椎管效果显像明显优于 X 线和 CT，能够矢状面和冠状面成像，对脊髓椎管整体显示有优势，对早期脊髓变性损伤都有较高的诊断价值。

六、治疗

1.治疗原则

脊柱脊髓损伤治疗原则已有共识,即早期用药、早期手术(彻底减压、合理固定和有效融合)、早期康复。脊髓损伤24小时内属于急性期,此期内治疗都属于早期治疗。

2.早期用药

由于脊髓血运障碍及代谢产物等对脊髓造成的继发性损伤是可以阻止或预防的,临床常联合应用药物来阻止或减少继发性损伤,或促进神经轴突的生长。

(1)糖皮质激素:大剂量甲泼尼龙冲击疗法被认为是目前治疗急性 SCI 经典有效药物。冲击疗法是指利用极短时间内超过通常口服剂量约 20 倍的大剂量糖皮质激素,充分发挥其抗炎及免疫抑制效应,强烈地抑制炎症反应、抑制细胞因子、黏附分子和趋化因子等多种炎症介质的释放,阻断炎症细胞活化及其黏附在组织中的聚集,使炎症反应得以控制。主要作用机制包括:减轻水肿,增加脊髓血流量,抑制氧自由基脂质过氧化反应,稳定溶酶体膜,增加钠钾依赖式 ATP 酶的活性,增加静息电位和脊髓运动纤维的兴奋性,促进脊髓冲动的产生和传导,提高神经系统兴奋性,抑制炎症反应等。作用快速、强大,甚至在若干小时内能使病情得以改善。尽早应用大剂量甲泼尼龙进行冲击疗法可预防由脊髓水肿及缺血造成的继发损伤。脊髓损伤时不能用于低于 L_2 或马尾神经的损伤。美国脊髓损伤协会规定,对脊髓损伤进行治疗必须在 8 小时之内,3 小时内最好,持续 24 小时。

应用糖皮质激素的护理要点如下。

1)12 岁以下的儿童慎用。患有结核、艾滋病或严重糖尿病、有溃疡病史的患者慎用。妊娠及哺乳期妇女慎用。

2)甲泼尼龙的不良反应:MPS 属类固醇类激素可发生免疫抑制继发感染、应激性溃疡、延缓伤口愈合等不良反应,还有发生急性应激性溃疡、便血、咯血的危险。

3)密切观察患者有无消化道出血的症状。如果发现有血便、咯血等症状,立即通知医师早期给予治疗。

(2)神经节苷脂(GL):代表药物有单唾液酸四己糖神经节苷脂钠,是位于细胞膜上含糖脂的唾液酸,存在于哺乳类动物细胞膜,神经系统中含量尤为丰富,是神经细胞膜的组成成分,在神经发生、生长、分化过程中起到必不可少的作用,对于损伤后的神经修复也非常重要,具有促进神经再生、促进神经轴突生长和突触形成、恢复神经支配功能;改善神经传导、促进脑电活动及其神经电生理指标的恢复;保护细胞膜、促进细胞膜各种酶活性恢复等作用。其作用机制主要通过稳定膜的结构与功能。减少神经细胞凋亡,促进 SCI 后神经功能的恢复。

(3)神经营养因子(NTF):实验证明,NTF 能够促进和维持神经元的生长、生存和分化,是神经元发育存活和执行功能所必需的一些蛋白质,可以促进神经功能的恢复。

3.早期手术

许多基础研究结果已表明早期减压能够促进神经功能的恢复,手术治疗的目的是通过解除脊髓压迫和(或)通过体内固定维持脊柱稳定性。早期脊髓内外减压术、结合牵引、过伸整复骨折脱位、椎间植骨融合、内固定稳定脊柱等是目前治疗脊髓损伤较理想的方法。

4.早期康复

康复治疗是脊髓损伤综合治疗策略的重要组成部分,是促进脊髓损伤患者功能改善、提高生活质量、回归家庭和社会必不可少的方法。在患者病情基本稳定后即可开展康复治疗,早期康复治疗主要在床边进行,内容包括关节被动运动、体位变换、呼吸及排痰训练、膀胱功能训练、坐起练习及站立训练等。早期进行高压氧治疗应用效果较好,有条件者可在伤后4~6小时使用,以2.5个大气压的高压氧治疗,每天1~2次,每次1~2小时。

第二节　脊柱脊髓损伤康复评定

一、主要功能障碍

1.运动障碍

表现为肌力、肌张力、反射的改变。

2.感觉障碍

主要表现为脊髓损伤平面以下感觉(痛温觉、触压觉及本体觉)的减退、消失或感觉异常。

3.括约肌功能障碍

主要表现为膀胱括约肌和肛门括约肌功能障碍,如尿潴留、尿失禁和排便障碍。

4.自主神经功能障碍表现

为排汗功能和血管运动功能障碍。出现高热、Guttmann 征(张口呼吸,鼻黏膜血管扩张、水肿而发生鼻塞)、心动过缓、直立性低血压、皮肤脱屑、水肿及指甲松脆等。

5.日常生活活动能力障碍

严重影响生活质量。

6.并发症

深静脉血栓、压力性损伤、异位骨化、关节挛缩、疼痛等。

二、评定

1.损伤平面的评定

保留身体双侧正常感觉、运动功能的最低脊髓节段,又称神经平面。神经平面依据运动平面及感觉平面确定。脊髓损伤神经功能的评定目前采用脊髓损伤神经学分类国际标准(international standards for neurological classification of spinal cord injury, ISNCSCI)2013 年修订,该标准由美国脊髓损伤协会(ASIA)和国际脊髓损伤学会(ISCOS)制定。标准描述了脊髓损伤的查体方法(即国际标准查体方法)及美国脊髓损伤协会(ASIA)残损分级。

(1)感觉平面的确定:感觉检查的必查部分是身体两侧各 28 对感觉关键点(表 16-1),每个关键点都要检查两种感觉:轻触觉和针刺觉,并按三个等级分别评定打分。0=完全缺失;1=障碍(包括感觉迟钝或感觉过敏);2=正常;NT=无法检查。面部是每个节段感觉检查的参考点。可疑的情况下,建议以 10 次中 8 次答案正确作为衡量标准。正常者两侧感觉总积分为 112 分。

表 16-1 感觉关键点

平面	部位	平面	部位
C_2	枕骨粗隆	T_8	第 8 肋间($T_2 \sim T_7$ 之间)
C_3	锁骨上窝	T_9	第 9 肋间($T_8 \sim T_{10}$ 之间)
C_4	肩锁关节的顶部	T_{10}	第 10 肋间(脐水平)
C_5	肘前窝的外侧面	T_{11}	第 11 肋间($T_{10} \sim T_{12}$ 之间)
C_6	拇指	T_{12}	腹股沟韧带中部
C_7	中指	L_1	$T_{12} \sim L_2$ 之间上 1/3 处
C_8	小指	L_2	大腿前中部
T_1	肘前窝的尺侧面	L_3	股骨内上髁
T_2	腋窝	L_4	内踝
T_3	第 3 肋间	L_5	足背第三跖趾关节
T_4	第 4 肋间(乳线)	S_1	足跟外侧
T_5	第 5 肋间(T_5 与 T_6 之间)	S_2	股腘窝中点
T_6	第 6 肋间(剑突水平)	S_3	坐骨结节
T_7	第 7 肋间(T_6 与 T_7 之间)	$S_4 \sim S_5$	肛门周围

（2）运动平面的确定：对身体两侧的 10 个运动关键肌采用传统的徒手肌力测试法进行检查（表 16-2）。以最低平面的关键肌肌力为 3 级来确定运动平面，该平面以上节段支配的关键肌肌力正常。对于临床上无法用徒手肌力测试法进行检查的运动平面可以参考感觉平面来确定。运动积分是将肌力的 0～5 级作为分值，将各关键肌的分值相加，正常两侧运动平面的最大运动积分为 100 分。评分越高肌肉功能越好，NT 表示无法检查，主要是因为疼痛、体位等导致该肌肉无法检查。

表 16-2 运动关键肌

平面	肌群	平面	部位
C_5	屈肘肌	L_2	屈髋肌
C_6	伸腕肌	L_3	伸膝肌
C_7	伸肘肌	L_4	踝背伸肌
C_8	指伸屈肌	L_5	拇长伸肌
T_1	小指外展肌	S_1	踝跖屈肌

2.损伤程度的评定

脊髓损伤分级采用 ASIA 损伤分级，分为完全性损伤和不完全性损伤。判定指标是脊髓的最低平面 $S_4 \sim S_5$ 有无感觉和运动功能的保留。骶部的感觉功能包括肛门皮肤、黏膜交界处的感觉及肛门的深感觉；运动功能包括肛门指检时肛门外括约肌的自主收缩。

（1）完全性脊髓损伤：在脊髓损伤平面以下最低位骶段（$S_4 \sim S_5$）的感觉、运动功能完全丧失。

（2）不完全性脊髓损伤：脊髓损伤平面以下的最低位骶段（$S_4 \sim S_5$）仍有运动和感觉功能

保留,即脊髓损伤平面未发生完全性的横贯性损害,有不同程度恢复的可能。

（3）部分功能保留区:只适用于完全性脊髓损伤患者。指在神经平面以下一些皮节和肌节保留部分神经支配。有部分感觉和运动功能的节段范围称为部分保留区,应按照身体两侧感觉和运动功能分别记录。如右侧感觉平面是 C_5,$C_5 \sim C_6$ 存在部分感觉,则 C_6 应被记录为右侧感觉部分保留区。

3.ADL 评定

截瘫患者可用改良的 Barthel 指数评定,四肢瘫患者可用四肢瘫功能指数(QIF)来评定。QIF 内容包括转移、梳洗、洗澡、进食、穿衣、坐轮椅、床上活动、膀胱功能、直肠功能和护理知识测试共 10 项,评分采用 0~4 分的 5 级制,每项最高分为 4 分。

4.心理社会评定

脊髓损伤后患者因存在不同程度的功能障碍,会产生严重的心理负担及社会压力。正确评估患者及家属对疾病与康复的认知程度、心理状况、家庭及社会的支持程度,对疾病的恢复有直接影响。

5.呼吸功能评定

脊髓损伤患者(特别是颈髓损伤患者)中,由于呼吸肌肌力减退或麻痹,导致胸闷、憋气、咳嗽咳痰能力低下、呼吸道阻塞等呼吸功能障碍,进行有效的评估,为制定个体化的呼吸训练方案提供客观依据。包括意识状况、呼吸频率、呼吸模式、营养状况、肺活量、最大吸气压、最大呼气压、膈肌功能、咳嗽有效性等。

6.功能恢复的预测

完全性脊髓损伤患者,脊髓损伤平面与功能预后有直接关系)。

第三节　脊柱脊髓损伤的康复护理

一、康复护理措施

1.康复护理原则

脊髓损伤的早期康复护理应以急救、制动固定、防止脊髓二次损伤及药物治疗为原则。

2.急性期康复护理措施

急性期是指脊髓损伤后 8 周内,主要问题是脊柱骨折尚不稳定,咳嗽无力、呼吸困难、脊髓休克。此期主要应防治并发症,其次维持关节活动度和肌肉的正常长度,进行肌力和耐力训练,为恢复期治疗做过渡准备。脊柱、脊髓损伤患者的早期急救处理极为重要,急救措施的正确及时与否决定了患者的预后。对颈脊髓损伤患者,损伤平面上升一个节段就意味着康复目标的降低及残疾程度的加重。

（1）体位摆放:急性期卧床阶段正确的体位摆放不仅有利于损伤部位的愈合,还有利于预防压力性损伤、关节挛缩及痉挛。

1）仰卧位:四肢瘫患者上肢体位摆放时应使双肩向上,以防止后缩,肩下枕头的高度应适宜;双上肢放在身体两侧的枕头上,肘伸展,腕关节背屈30°~45°以保持功能位,手指自然屈曲,手掌可握毛巾卷,以防形成功能丧失的"猿手"。截瘫患者的上肢功能正常,取自然体位即可。四肢瘫及截瘫患者下肢的体位摆放相同:髋关节伸展,可在两腿之间放 1~2 个枕头,保持髋关节轻度外展;膝关节伸展,膝关节下可放小枕头,以防膝关节过度伸展;双足底可垫软枕,以保持踝关节背屈,预防足下垂,足跟下放小软垫以避免出现压力性损伤。

2)侧卧位:四肢瘫患者应使双肩向前,肘关节屈曲,上侧的前臂放在胸前的枕头上,下侧的前臂旋后放在床上,腕关节自然伸展,手指自然屈曲,躯干背后放一枕头给予支持。四肢瘫及截瘫患者的下肢体位摆放相同:下侧的髋和膝关节伸展,上侧的髋和膝关节屈曲放在枕头上,与下侧的腿分开,踝关节自然背屈,上侧的踝关节下垫一软枕。

(2)被动运动:被动运动可促进血液循环,保持关节和组织的最大活动范围,防止发生关节畸形、肌肉缩短及挛缩。患者受伤后即应开始训练。患者处于休克期时,每天应进行2次被动运动,之后使患者靠自己的力量运动,逐渐减少到每天1次,并保证充分的关节活动度。进行被动运动时,关节从近端到远端的活动时间应在10分钟以上,每个关节都要进行全范围活动。外伤和脊柱骨折导致的脊髓损伤、脊柱稳定性差的患者禁止进行脊柱的屈曲和扭转活动。四肢瘫患者禁止进行头颈部及双肩的牵伸运动。截瘫患者禁止进行髋关节活动,以免加重胸椎、腰椎的损伤。肩关节屈曲、外展对上脊柱有影响,应控制在90°以内。做对下脊柱有影响的直腿抬高运动时抬腿角度应小于45°,做膝屈曲下髋关节屈曲运动时活动角度应小于90°。

(3)主动运动:加强患者肢体残存肌力的训练可以提高机体的运动功能,增强日常生活能力,为患者重返社会奠定基础。不同肌肉、不同肌力的训练方法不同,以循序渐进为原则,逐渐从被动运动过渡到主动运动,并尽早进行独立的功能性上肢运动,如手的功能训练。患者可借重力作用使腕关节屈曲,此时5根手指呈伸展位,将双手或单手示指和拇指放在要抓的物体上,靠桡侧腕伸肌收缩使腕关节伸展、屈指肌腱被动牵张,即可抓起较轻的物体。四肢瘫患者进行主动运动的重点是三角肌、肱二头肌和斜方肌的下部,以加强转移和行走的控制。主动运动包括以下3种。

1)助力运动:肌力小于3级的肌群可采取助力运动,患者可在治疗师或悬吊装置的帮助下进行肢体减重运动,提高肌力。

2)抗阻力运动:肌力大于3级的肌群需进行抗阻力运动,可用沙袋、滑轮提供阻力,或进行渐进性抗阻力运动。

3)等速肌力运动:等速训练仪在肌力大于3级时可以使用,以进行较快提高肌力训练。但抗阻力运动和等速肌力训练有一定的限制,最好在恢复早期或后期康复中进行。

(4)体位变换:变换体位前,护士应向患者及其家属说明目的和要求,取得其理解和配合。脊髓损伤患者应根据病情变换体位,一般每2小时变换一次,也可使用气垫床延长体位变换时间。变换体位时,护士应注意维持患者脊柱的稳定性,可由2~3人及轴向翻身,并仔细检查患者的全身皮肤有无局部压红、破溃、皮温及肢体血液循环情况,并按摩受压部位,避免托、拉、拽等动作。高颈髓损伤患者应特别注意轴向翻身,避免因脊柱的不对称性活动而造成二次损害。

(5)呼吸及排痰训练:颈段脊髓或高位胸段脊髓损伤患者伤后存在不同程度的呼吸功能障碍,影响呼吸肌的运动和协调功能,甚至导致呼吸衰竭。

1)呼吸训练:所有患者都要进行深呼吸锻炼。T_1以上脊髓节段损伤时,膈肌是唯一有神经支配的呼吸肌,故护士应鼓励患者充分利用膈肌进行呼吸锻炼。

2)辅助咳嗽:患者可用双手在膈肌下施加压力,以代替腹肌的功能,协助完成咳嗽动作。

①单人辅助法：护士两手张开放在患者的胸前下部和上腹部，在患者咳嗽时借助躯体力量均匀有力地向内上挤压其胸廓，注意力度，避免骨折处疼痛，以把痰排出为宜；②两人辅助法：操作者分别站在患者的两侧，将前臂错开横压在胸壁上或张开双手放在患者靠近自己一侧的胸壁上部和下部，手指朝向胸骨，待患者咳嗽时挤压胸壁。

在脊髓损伤后的最初2周内，每天可进行3~4次辅助咳嗽，以后可每天进行1次。此方法对颈脊髓损伤患者十分重要，可有效排出呼吸道分泌物，预防和治疗肺部感染。

（6）膀胱和肠道功能训练。脊髓损伤后出现的排尿障碍为神经源性膀胱。脊髓损伤后2周内多留置导尿，护士应指导并教会患者家属定期开放尿管，一般每3~4小时开放一次，嘱咐患者做排尿动作，主动增加腹压或用手按压下腹部使尿液排出。护士应叮嘱患者保证每日摄水量在2500~3000mL，使引流袋低于膀胱水平，避免尿液反流，预防泌尿系统感染。患者病情稳定后，应尽早停止留置导尿管，施行间歇导尿法。如患者有尿道狭窄、膀胱颈梗阻、尿道或膀胱损伤（表现为尿道出血、血尿）、膀胱容量小于200mL、认知障碍等，则禁用间歇导尿法。间歇导尿者应注意饮水，规律利尿，以达到每4~6小时导尿一次为宜。患者的残留尿量小于100mL时，经过系统的膀胱训练后，可停止间歇导尿，锻炼反射性排尿。便秘患者可用润滑剂、缓泻剂、灌肠等方法保持大便通畅，必要时护士应戴上指套，为患者人工排便，并指导患者合理膳食，帮助其养成良好的排便规律。

3.恢复期康复护理措施

经过约3个月的综合治疗，脊髓损伤患者的运动、平衡、转移及日常生活活动能力都有了一定程度的改善，因而恢复期应解决的问题是挛缩、各种功能性活动能力低下、日常生活不能自理。

（1）增强肌力训练，促进运动功能恢复。脊髓损伤患者为了应用轮椅、拐杖或自助器，可在卧床或坐位时进行肌力训练。

1）0级和1级肌力：主要训练方法为被动活动、肌肉电刺激和生物反馈治疗。

2）2~3级肌力：患者可进行较大范围的辅助、主动和器械性运动，根据肌力情况调节辅助量。

3）3~4级肌力：患者可进行抗阻力运动。

（2）垫上训练：患者的垫上训练主要是对躯干、四肢的灵活性、力量，以及功能性动作的训练。

1）翻身：患者平卧在垫上，头颈部屈曲旋转，双上肢上举，做节律性对称性摆动，借摆动惯性，头从一侧转向另一侧，随后双上肢、躯干、下肢顺势转向俯卧位。从俯卧位向仰卧位翻身时，护士可先在患者一侧骨盆或肩胛下放枕头，帮助其完成最初的旋转，如翻身仍困难，则可增加枕头。四肢瘫患者需帮助才能完成翻身，也可借助绳梯或吊环完成。

2）胸肘支撑：为改善床上活动，强化前锯肌和其他肩胛肌的肌力，促进头颈和肩胛肌的稳定，患者应在垫上进行胸肘支撑的练习。取俯卧位时，患者两肘交替移动，直到两肘撑起后肘位于肩的下方；也可做双肘伸直支撑、手支撑俯卧位胸肘支撑可用于床上移动。

3）双手支撑：进行垫上双手支撑的患者的上肢功能必须正常。双手支撑较适用于截瘫患者。患者双手放于体侧臀旁，支撑在垫上，使臀部充分抬起，这是日常生活动作的基础，能否做出有效的支撑动作取决于上肢力量、支撑手的位置和平衡能力。训练时，为保持坐位平衡，患者的头、肩、躯干要前屈，重心保持在髋关节前面，双上肢靠近身体两侧，手在髋关节前一点的垫上,手掌尽可能伸展,手指伸展,头的位置超过膝关节;双侧肘关节伸直,双手向下支撑;双肩下降,把臀部从垫上抬起。若患者上肢长度不足以使臀部抬离垫面,则可加用一段拐。

4)垫上移动:垫上移动包括侧方支撑移动、前方支撑移动和瘫痪肢体移动。患者可利用吊环进行坐起和躺下训练,其对改善患者的日常生活活动能力非常重要。截瘫患者因双上肢功能正常,垫上移动容易完成,而四肢瘫患者的垫上移动与损伤水平、上肢的长度有关。垫上移动的方法是先借助吊环自我坐起,双手放在体侧,躯干前屈、前倾,双手用力快速向下支撑,头及肩后伸,躯干及下肢向前移动,反复训练;以相同的方式进行向后和向两侧的移动。

(3)坐位训练:坐位训练包括静态平衡训练和动态平衡训练。在训练中,患者应逐步从在睁眼状态下训练逐步过渡到在闭眼状态下训练。

1)静态平衡训练:患者取长坐位,在前方放一姿势镜,以随时调整坐位姿势。当患者能保持坐位平衡后,护士可指导其将双上肢从前方、侧方抬起至水平位。

2)动态平衡训练:护士可与患者进行抛球、传球训练,加强患者的平衡能力,同时可强化患者双上肢、腹背肌的肌力及耐久力。

(4)转移训练:转移训练包括从轮椅到训练台、床、卫生间、汽车等。转移训练包括帮助转移训练和独立转移训练。

1)帮助转移训练:患者可由1人帮助进行双足不离地的躯干垂直转移,或2人帮助进行双足离地躯干水平移动。进行转移训练时,治疗师用双足及双膝抵住患者双脚及双膝的外面;患者躯干前倾、髋关节屈曲、髋后伸、伸膝、躯干伸展;治疗师双手抱住患者的臀下或提起患者的腰带,同步完成站立动作。治疗师应注意在患者站立时锁住其双脚及双膝,以防跌倒。

2)独立转移训练:独立转移训练包括臀部在轮椅上向前移动、将下肢移动到训练床上及躯干移动。从轮椅到床的转移方法如下。①向前方转移。训练前,治疗师应先演示、讲解,而后协助患者完成训练。患者可将轮椅靠近床边30cm,使轮椅制动,将双下肢放在床上,打开刹车靠近床边,刹车,用双上肢支撑将身体移至床上完成转移;②向侧方转移。患者可将轮椅侧方靠近床边,放下床挡,将双下肢放在床上,一只手支撑在扶手上,另一只手支撑在床上,使臀部移至床上;③斜向转移。患者可将轮椅斜向床边30°,刹车并将双脚放在地面上,利用支撑动作将臀部移动到床上。

上述转移过程中也可使用滑板。

(5)站立训练。坐位训练后,无直立性低血压等不良反应的患者即可在治疗师的指导下进行站立训练。训练时,治疗师应注意协助患者保持脊柱的稳定性,协助其佩戴腰围训练站立活动。T_{10}平面以下截瘫患者可借助矫形器与拐杖实现功能性步行。

(6)步行训练。脊髓损伤后3~5个月,已完成上述训练者可借助矫形器完成步行训练。尽早开始步行训练可防止下肢关节挛缩,减少骨质疏松症的发生,促进血液循环。患者可先在平行杠内站立,站立稳定后进行平行杠内行走训练。患者可采用迈至步、迈越步、四点步、二点步等方法训练,能够保持平稳后移至杠外训练,用双拐来代替平行杠。

(7)日常生活活动能力训练。日常生活活动能力训练包括进食、梳洗、如厕、更衣、沐浴、交流、家务劳动等的训练。

1）进食。不具备手的抓握功能的患者需要借助自助具来完成进餐动作。训练用的餐具(如碗、盘)应特殊制作。

2）梳洗。手功能受限的患者在刷牙、梳头时可将环套套在手上,将牙刷或梳子套在套内使用。在拧毛巾时,护士可指导患者将毛巾中部套在水龙头上,使毛巾两端合拢,将毛巾向同一个方向转动,将水挤出。

3）如厕。护士可遵照轮椅转换的动作指导患者完成如厕。

4）更衣。训练用的衣服宜宽大、简单,衣扣和带子可改为尼龙搭扣。以开襟衣服为例,患者的更衣方法如下。①穿法:患者可将衣服背面放在膝盖上,领子对着自己,衣服的前面向上并打开,将一只手伸入衣袖内并伸出手腕;用同样的方法穿另一只衣袖。患者低头将衣服举翻过头顶,手臂伸直,让衣服垂落至肩膀上,身体前倾,使衣服沿躯干与椅子之间的空隙滑下来;②脱法:解开衣服纽扣,躯干尽量前屈,双手由衣领处向上拉并使衣服过头,恢复躯干的伸展坐位,一只手拇指勾住对侧衣袖腋窝处使手退出衣袖,用同样的方法退出另一只手。

5）沐浴。患者一般取长坐位,身体向前倾,头颈部屈曲,可借助长柄的海绵刷等辅助用具,注意防止被烫伤。

6）交流。脊髓损伤患者通常语言交流无障碍。

7）家务。第1胸椎平面以下的脊髓损伤患者一般能做家务,但由于患者必须坐在轮椅上,因此需要对其生活环境进行改造。

(8)矫形器、辅助器具和环境改造的护理:①护士应指导患者及其家属如何正确佩戴和使用矫形器、辅助器具;②护士应告诉患者相关的注意事项,如使用轮椅的患者,训练时每30分钟进行一次臀部减压,不能完成者,由他人辅助,每次持续15秒,以防发生压力性损伤;③医务工作者应与患者及其家属一同对患者所处的环境进行无障碍设计和改造,并针对改造后的环境对患者及其家属进行指导。

(9)心理康复护理:脊髓损伤患者可因身体的残障而形成特殊心理,这种心理特征决定了心理康复的内容、方法与应注意的问题。患者大多都会经历震惊、否定、抑郁反应、对抗独立及适应阶段。各阶段多数情况无法截然划分,可能会交叉出现。康复护士应运用心理治疗方法减轻患者的心理障碍,减少其焦虑、抑郁、恐慌等不良情绪,帮助患者建立良好的人际关系,促进人格的正常形成,使其具有良好的社会适应能力。

4.家居无障碍环境设计和改造

为了使脊髓损伤患者能在家顺利完成日常生活活动,方便轮椅的出入,患者家属应对家居环境进行设计和改造,具体要求如下。

(1)屋内外出入口的地面宜平,若有高度差,则应用坡道连接,坡度不超过5°。

(2)最好采用推拉门或自动门,门开启的净宽不得少于0.8m。

(3)调整床和坐便池的高度,便于轮椅转移。

(4)卫生间的宽度不能少于0.8m,卫生间的门与坐便的距离不少于1.2m,在邻近便池的墙上安装可承受患者身体重量的安全扶手。

(5)厨房用具的台面需要调低,水龙头开关要求装有长柄,易开关,方便患者使用。

(6)床旁、厨房、沙发、饭桌旁均需安装扶手,以利于患者完成转移动作。

(7)家用电器需带有遥控装置,可使用专门设计的"环境控制系统"。

5.并发症的护理

（1）下肢深静脉血栓。护士应指导患者以踝关节为中心做足的上下运动,注意使运动角度不超过 30°,以发挥腓肠肌泵的作用。开始起床活动时需用弹力绷带或穿弹力袜适度压迫浅静脉,增加静脉回流,减轻水肿。

（2）疼痛。护士应观察患者疼痛的部位及性质,积极查找疼痛的原因,转移患者的注意力以减轻疼痛,必要时遵医嘱给予其止痛剂。

（3）异位骨化。异位骨化通常是指骨组织在软组织中形成。护士应注意在为患者做关节被动运动时不宜过度用力,避免过度屈伸、按压。异位骨化的好发部位是髋关节、膝关节、肩关节、肘关节及脊柱,局部多有炎症反应,患者可有低热。

（4）压力性损伤。长期坐轮椅的患者的臀部、肘部、瘫痪肢体等部位易形成压力性损伤,故护士应注意患者的全身营养状况,按时为其翻身,使患者及其家属掌握预防压力性损伤的知识和技能。

二、康复护理指导

脊髓损伤可造成终身残疾,但是患者不能终身住院治疗。因此,患者通过康复指导来掌握康复的基本知识、方法、技能,学会自我管理是回归家庭和社会的重要途径。

1.合理膳食

注意饮食调节,制订合理的膳食计划,保证各种营养物质的合理摄入是增强体能、机体抗病能力和免疫力的重要环节。

2.自我护理

（1）替代护理到自我护理的过渡。护士应指导患者及其家属在住院期间完成由替代护理到自我护理的过渡,其重点是患者学会如何自我护理。

（2）培养良好的卫生习惯。住院期间,护士应使患者养成良好的卫生习惯,掌握家居环境的设计与改造情况;叮嘱患者出院后定期复查,防止主要脏器发生并发症。

（3）用药指导。护士应指导患者遵医嘱按时、准确地服药,尤其要注意抗痉挛药物停药时应逐渐减量。

（4）二便护理。患者要掌握排尿、排便的管理方法,学会自己处理二便,高颈髓损伤患者的家属要学会协助患者处理二便问题。

（5）制订长远的康复计划。护士应使家属掌握基本的康复训练知识和技能,持之以恒,防止发生二次残疾。

3.心理调适

康复护士应使患者形成良好的心理素质,正确对待自身疾病,充分利用残存功能去代偿丧失的部分功能,尽最大努力独立完成各种生活活动,成为一个身残志坚、对社会有用的人。

4.回归社会

（1）护士应配合社会康复和职业康复部门协助患者做好回归社会的准备,帮助家庭和工作单位改造环境设施,使其适合患者生活和工作。

（2）护士应在康复医师的协助下对患者进行康复教育。残疾人的康复教育是维持家庭和谐稳定的重要手段,家属的支持和鼓励认可是其最大的精神支柱。护士应鼓励他们勇敢地面对未来。

第十七章　骨科疾病康复护理

第一节　颈椎病的康复护理

颈椎病是指由颈椎间盘退变、突出、颈椎骨质增生等退行性病变刺激或压迫其周围的神经、血管、脊髓引起的一系列症状。颈椎病是一种进展缓慢的颈椎退行性疾病，多见于中老年人，其发病近年来有年轻化的趋势，青少年患者逐年增多，性别间无差异。颈椎病是临床多发病、常见病，发病率为10%~20%，伏案工作人群的发病率较高。颈椎病的发病原因与颈椎间盘退行性病变、颈椎损伤、先天性椎管狭窄有关。其中，颈椎间盘退行性病变是颈椎病发生和发展的最基本原因。

一、分类及临床表现

颈椎病的临床表现多样，其分类根据被刺激及压迫的周围组织结构，如神经根、脊髓、交感神经、椎动脉等的不同而表现出一系列的症状及体征。

1.神经根型颈椎病

神经根型颈椎病占颈椎病的60%以上，是最常见的类型，由颈椎间盘向后外侧突出或椎体后外缘骨质增生，压迫或刺激颈神经根所致。其主要表现为颈部活动受限，颈及肩部疼痛，易引起上颈椎病变和下颈椎病变。上颈椎病变表现为颈椎疼痛，向枕部放射，枕部皮肤麻木及感觉障碍。下颈椎病变表现为颈肩部疼痛，可向前臂放射，手指呈神经根性分布的疼痛和麻木，同时患者可出现头痛、耳鸣、视物模糊等表现。检查可见患者颈部活动受限，有压痛点，一般在棘突、棘突旁或沿肩胛骨内缘出现。此类患者常伴有睡眠姿势不当、长时间从事伏案工作及外伤病史。

2.脊髓型颈椎病

脊髓型颈椎病占颈椎病的10%~15%，是颈椎病中最重的一种类型，易误诊和漏诊，可因颈椎病病变（膨出、突出、脱出）压迫脊髓而出现症状，多由颈椎间盘突出或椎体后缘骨赘压迫脊髓所致，也可由各种原因造成的椎管狭窄使脊髓受到反复磨损或脊髓血供障碍引起。其表现为颈肩痛伴有四肢麻木、肌力减弱或步态异常，严重者发展至四肢瘫痪、小便潴留、卧床不起。检查可见患者颈部活动受限不明显，肢体远端常有不规则的感觉障碍、腱反射亢进、肌张力增高和病理反射。

3.交感神经型颈椎病

交感神经型颈椎病的发病机制尚不清楚。多数患者有轻微的颈肩痛等交感神经刺激症状，表现为头晕、头痛、头沉、偏头痛、视物模糊、耳鸣、耳聋、心律失常、肢体或面部区域性麻木、出汗异常等。

4.椎动脉型颈椎病

椎动脉型颈椎病占颈椎病的10%~15%，由椎动脉受到骨刺压迫或刺激而发生痉挛，造成瞬间或长期血管管腔变窄，导致供血不足（椎基底动脉）所致。患者的主要症状为短暂阵发性眩晕,伴颈肩或颈枕部疼痛,可出现耳聋、耳鸣、视物不清、步态不稳等,卧床休息数小时至数日症状可消失。症状严重者或病程长久者可出现脑干供血不足、进食呛咳、咽部异物感、吐字不清,以及一过性耳聋、失明等症状。有时与交感颈椎病很难区别。

颈椎病除上述4种类型外,还可同时有两种或多种类型出现,有人将此称为复合型,但这类患者仍以某型为主,伴有其他类型的部分表现。

二、主要功能障碍

1.神经根型颈椎病

神经根型颈椎病的主要功能障碍为上肢、手的麻木、无力等,严重者可影响日常生活活动能力。

2.脊髓型颈椎病

脊髓型颈椎病依严重程度可表现为四肢麻木、无力、步态异常、影响上肢及下肢功能,严重者可发生截瘫。

3.交感神经型颈椎病

交感神经型颈椎病不影响四肢功能。

4.椎动脉型颈椎病

椎动脉型颈椎病不影响四肢功能,轻度影响患者的生活和工作,但头晕严重者也可影响日常生活活动能力。

三、康复护理评定

颈椎病的评估可以对疼痛程度、颈椎活动范围进行单项评定,也可从症状、体征及影响日常生活活动的程度进行综合性的评定。其中,针对疼痛程度可以采用 VAS 划线法;要针对颈椎活动范围,可以采用方盘量角器进行颈椎屈曲、伸展、侧弯,以及旋转度的具体测量。综合性评定有多种量表可以选用,但应注意针对不同的类型采用不同的量表。

1.神经根型颈椎病的康复评定

对神经根型颈椎病,日本学者田中靖久等的评定方法(表 17-1)较为全面而实用,其正常值为 20 分。

表 17-1 神经根型颈椎病评价

项目	评分
1.症状(9分)	
疼痛与麻木(包括颈肩部、上肢和手指,各3分)	
没有	3
时有	2
常有或有时加重	1
常很严重	0
2.体征(8分)	
(1)感觉	
正常	2

（续表）

项目	评分
轻度障碍	1
明显障碍	0
（2）肌力	
正常	2
轻度减退	1
明显减退	0
（3）腱反射	
正常	1
减弱或消失	0
（4）椎间孔挤压实验	
阴性	3
颈肩痛(+),颈椎活动受限(−)	2
颈肩手痛(+),颈椎活动受限(−)	1
颈肩痛(+),颈椎活动受限(+)	0
颈肩手痛(+),颈椎活动受限(+)	0
3.工作和生活能力(3分)	
正常	3
不能持续	2
轻度障碍	1
不能完成	0
4.手的功能(0分)	
正常	0
仅有无力、不适而无功能障碍	−1
有功能障碍	−2

2.脊髓型颈椎病的康复评定

脊髓型颈椎病的康复评定可采用量表进行,如表 17-2 所示。

表 17-2　脊髓型颈椎病评价

项目	评分
I.上肢运动功能(4分)	
不能持筷或勺进餐	0
能持勺,但不能持筷	1
能持筷,但很费力	2
能持筷,但笨拙	3

（续表）

项目	评分
正常	4
Ⅱ.下肢运动功能(4分)	
不能行走	0
走平地需用拐杖	1
仅上下楼梯时需用拐杖	2
行走或上下楼梯不需用拐杖,但缓慢	3
正常	4
Ⅲ.感觉(6分,包括上肢、下肢和躯干,各2分)	
有明显感觉障碍	0
轻度感觉障碍	1
正常	2
Ⅳ.膀胱功能(3分)	
尿潴留	0
严重排尿障碍(膀胱排空不充分,排尿费力及淋漓不尽)	1
轻度排尿障碍(尿频及排尿踌躇)	2
正常	3

3.颈椎病的特征性物理检查

(1)压顶试验(椎间孔挤压试验)。患者取坐位,全身放松,头向患侧倾斜。检查者双手重叠放在患者头顶,向下加压,如图17-1所示。患者出现颈肩臂放射性疼痛或麻木感为阳性。

(2)臂丛牵拉试验。患者取坐位,检查者一只手将患者的头推向健侧,另一只手提住患者的手腕向相反方向牵拉。患者出现放射性疼痛或麻木感为阳性。

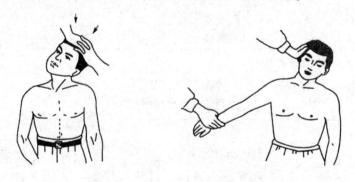

图17-1 压顶试验(椎间孔挤压试验)

(3)引颈试验(椎间孔分离试验)。患者端坐,检查者立于患者身后,双手分别托住患者的枕骨,向上牵拉颈椎。患者出现上肢麻痛症状减轻为阳性。

以上3种试验适用于神经根型颈椎病的检查。

（4）前屈旋颈试验。检查者嘱咐患者头部前屈并左右旋转颈部。患者颈椎处出现疼痛为阳性，提示颈椎小关节可能有退行性病变。

（5）低头试验（屈颈试验）。患者直立，双手自然下垂，双足并拢，低头看自己足尖1分钟。患者出现头痛、手麻、头晕、耳鸣、下肢无力、手出汗等症状为阳性。

（6）仰头试验（伸颈试验）。患者的姿势与低头试验相同，改低头为仰头看屋顶1分钟，出现低头试验阳性的各种症状者为阳性。

四、康复护理原则与目标

1.康复护理原则

（1）原则性与个体性。临床上，颈椎病的发病原因各不相同，颈椎病患者的情况也有所不同。因此，颈椎病患者进行治疗时一定要坚持原则性与个体性相结合。对不同的颈椎病患者，临床应当采取不同的方法，治疗方案应切实可行。

（2）强调局部与整体。颈椎病往往表现为局部疼痛，实则为全身性病变，因此，对颈椎病患者的康复护理要做到局部与整体相结合。

（3）循序渐进，持之以恒。颈椎病是一种慢性病，颈椎病患者要长期坚持科学的锻炼，以尽早康复。

（4）坚持自我锻炼。颈椎病的自我锻炼是极为重要的一种康复方法，包括牵引疗法、运动疗法等。患者要根据自身情况坚持锻炼。

2.康复护理目标

（1）患者的焦虑情绪有所减轻，疼痛得以解除。

（2）患者能独立或部分独立进行躯体活动。

（3）患者加强颈部姿势的调整，加强锻炼，不适症状减轻或得到控制。

五、康复护理措施

颈椎病的治疗一般采用手术治疗和非手术治疗。神经根、交感、椎动脉型颈椎病患者首选非手术治疗，行颈椎牵引，卧床休息，应用物理疗法、手法及药物对症治疗。而有以下表现者须手术治疗：通过半年以上合理的保守治疗无效或反复发作，影响正常休息和工作者；有剧烈的神经根性痛，对生活产生严重影响，保守治疗2周以上仍不减轻者。脊髓型颈椎病容易导致肢体不同程度的残疾。如果脊髓长期受到压迫及反复刺激，即使经手术治疗也达不到预期效果。因此，一旦诊断明确，患者应尽早手术治疗。

1.保持头颈部的正确姿势

为了保持颈部的正常生理弯曲，睡眠时患者以取仰卧位为最佳，头放于枕头中央；侧卧位次之，注意要左右交替。合适的枕头应该具有以下特点：曲线造型符合颈椎生理弯曲；枕芯可以承托颈椎全段，使颈部得到充分的放松和休息；枕芯的透气性良好，不会因潮湿而加重颈部不适。过高、过硬、过短、过窄、充填物不合适的枕头对颈椎的生理状况都是不适宜的。枕高一般以仰卧时头枕于枕上，枕中央在受压状态下高8~15cm为宜，而枕的两端应比中央高出10cm左右，以防止侧卧时肩部在下垫起，使颈椎弯曲，而增加枕两端高度则可消除不良影响，保证颈椎的生理弯曲。总之，个体醒后颈部无任何不适则枕头的高度最适宜。

2.颈椎牵引

临床常用颈椎牵引一般为枕颌带牵引。颈椎牵引适用于脊髓型颈椎病以外的各型颈椎病,具有可增大椎间隙、牵伸挛缩组织、纠正椎间小关节紊乱以恢复脊柱的正常排序、扩大椎间孔以减轻神经根压迫症状、恢复颈椎的正常排序等作用。牵引前,治疗师需为患者讲解颈椎牵引的方法、作用及注意事项,取得其主动配合。

(1)坐位牵引。患者颈部前屈 15°~20°,眩晕症状明显者保持头部中立位。牵引时间一般为每次 10~30 分钟,每天 1~2 次。牵引重量从 3~5kg 开始,根据患者体重、性别、体质等情况逐步增加牵引重量至 12~15kg,也可按体重的 1/12~1/8 计算。

(2)卧位牵引。患者颈部前屈 30°~45°,牵引重量从 2~3kg 开始逐步增加到 4~6kg,每 2 小时休息 10~15 分钟。症状缓解后逐渐缩短牵引时间,减少牵引重量或改为坐位牵引。年老体弱者可采用卧位牵引,但牵引时间要短、重量要轻。牵引过程中,治疗师要密切观察患者有无因牵引重量偏大引起的颞下颌关节痛、牙痛、头痛等不适反应。

3.应用颈托和围领

颈托和围领可在颈椎病急性发作时使用,用于限制颈椎的过度活动,患者的行动可不受影响。颈托和围领的使用有助于修复组织与缓解症状,使用时需选取合适的高度,以保持颈椎处于中立位为宜。但颈托和围领不宜长期应用,否则会导致颈背部肌肉萎缩及关节僵硬,不利于颈椎病的康复。

4.配合理疗

理疗是颈椎病常用的康复治疗方法之一。临床常用的理疗方法有蜡疗、红外线疗法、磁疗、微波及超声波疗法、运动疗法等。其作用是镇痛、消除炎症及组织水肿,减轻黏连,解除痉挛,改善局部组织与脑、脊髓的血液循环,调节自主神经功能、延缓肌肉萎缩并促使肌肉功能恢复。

5.推拿护理

推拿疗法对颈椎的病康复具有很好的效果,其可疏通脉络,减轻疼痛、麻木,缓解肌紧张与痉挛,加大椎间隙与椎间孔,整复滑膜嵌顿及小关节半脱位,改善关节活动度,但切忌手法粗暴。实施推拿疗法时,治疗师要观察患者的反应。

6.采用运动疗法

颈椎病的运动疗法是采用合适的运动方式对颈部进行锻炼。运动疗法可增强颈肩背肌的肌力,使颈椎稳定,改善椎间各关节的功能,增大颈椎的活动范围,减少神经刺激,消除疼痛等不适,矫正不良姿势。

(1)颈椎关节活动训练:颈部做前屈、后伸、侧屈、环转及侧转等运动,缓慢进行至最大关节活动范围,以不引起症状为宜。

(2)颈部肌力练习:①患者取坐位,双手交叉(掌面)置于枕后,头颈用力后伸,双手用力阻止,对抗 2~3 秒,重复 8~10 次;②患者取坐位,双手交叉(掌面)置于额前,头颈用力前屈,双手用力阻止,对抗 2~3 秒,重复 8~10 次;③患者取坐位,双手掌合抱于两侧颞部,颈分别用力向两侧旋转倾斜,双手用力阻止,对抗 2~3 秒,重复 8~10 次;④患者取坐位,两前臂于胸前交叉,分别用手掌握住对侧肩部,双肩同时做耸肩动作,双手用力阻止,对抗 2~3 秒,重复 8~10 次。

(3)肩部放松训练:患者可做扩胸训练、双肩环绕训练等。

(4)注意事项:①训练可在家中进行,每天 1~3 次,要持之以恒。康复训练在颈椎病急性期症状减轻后即可开始,应根据病情的不同阶段区别对待。急性期患者应进行小运动量的主动运动,慢性期或恢复期患者可进行大运动量的主动运动;②急性发作期且有明显脊髓受压者不宜运动;③椎动脉型患者应避免旋转动作或旋转动作要轻柔、缓慢;④脊髓型患者应避免做过度屈伸动作。

7.心理护理

护士要耐心倾听患者的诉说,对患者的悲观心理和急躁情绪表示理解与同情,对患者提出的问题给予明确、有效的回答。护士应与患者建立良好的护患关系,使其能够积极配合治疗;对患者进行心理疏导,使其了解病因,保持良好的心理状态;帮助并指导患者及其家属应用松弛疗法,如按摩、听音乐等。护士应为患者创造安静、无刺激的环境,限制患者与情绪焦虑的其他患者及亲友接触。

六、康复教育

1.保持良好的姿势和习惯

颈椎病的病理基础是颈肩部软组织慢性劳损,故保持良好的姿势和习惯,防止发生慢性损伤对颈椎病的防治尤为重要。颈椎病通常于低头位或长期伏案工作者多见。长期伏案工作者应定时改变头颈部体位,不宜长期低头伏案看书或工作,也不宜长期仰头工作,工作中注意纠正头、颈、肩、背的姿势,不要偏头耸肩;看书、谈话时要正面注视,不要过度扭曲颈部。在调整颈椎姿势的同时,个体还需加强颈肩部肌肉的锻炼,在工作间隙或空余时间做头及双上肢的前屈、后伸及旋转运动,这样既可缓解疲劳,又能使肌肉发达、韧性增强,有利于保持颈段脊柱的稳定性,增强颈肩顺应颈部突然变化的能力。

2.进行持续的、正确的体育锻炼

适度、合理的体育锻炼可以调整颈部组织间的相互关系,使相应的神经与肌肉得到有规律的牵拉,有助于恢复颈部功能活动、增强颈椎的稳定性,长期坚持体育锻炼对巩固疗效、预防复发有积极意义。但是,医疗体育锻炼的方法因人而异,主要包括脊椎运动、颈肩关节运动等。个体进行颈部运动时应注意运动的量和强度,运动时间每次为30~40分钟,以舒适为宜,避免因运动过度而引起损伤。

3.防止发生外伤

患者应尽量避免各种生活意外及运动损伤,如在乘车时睡眠,因为这样在急刹车时极易造成颈椎损伤。患者在劳动或走路时应避免发生闪挫伤。头颈部发生外伤后,患者应及时就医,进行早期诊断、早期治疗。

4.合理饮食

颈椎病患者应多摄取营养价值高的食品。例如,紫菜、木耳、海带、瘦肉、豆制品等可起到增强体质、延缓衰老的作用,尤其是富含维生素 C 的食品(如新鲜的蔬菜、水果等),有利于防止颈椎病的进一步发展。

第二节　肩周炎的康复护理

肩周炎是肩关节周围炎的总称,是肩关节周围软组织(肩周肌、肌腱、滑囊、关节囊等)病变引起的肩关节疼痛和运动功能障碍综合征。肩周炎多见于中老年人,发病年龄为 50 岁左右,故又称"五十肩",并且女性发病多于男性。

一、病因及病理

肩周炎的病因至今未明,一般认为随着年龄的增长,因肩关节及其周围软组织发生退行性改变,加上反复的微细损伤和肩部缺乏活动而致病。

任何慢性损伤累及肩关节囊及周围的肌肉、肌腱等软组织均可造成非特异性炎症反应。急性创伤(骨折、关节脱位、组织挫伤)、颈椎病、冠心病引起的肩部疼痛、肌肉痉挛均可造成关节囊周围粘连,诱发肩周炎。肩周炎起病隐匿,病程较长(2年左右),有自愈倾向,但处理不当会加重病情、延长病程,甚至遗留永久性功能障碍。肩周炎的病程根据病理变化可分为3个阶段,即凝结期、冻结期和解冻期(或疼痛期、僵硬期和恢复期)。

二、主要功能障碍

1.凝结期

肩周炎病变主要位于肩关节囊,肩关节造影常显示有关节囊挛缩,关节腔容积减小,肱二头肌腱粘连。肱二头肌腱伸展时患者有不适及束缚感,肩前外侧疼痛可扩展至三角肌止点。肩部自发性疼痛常呈持续性,夜间加重,影响睡眠。肩部在活动时疼痛,可导致活动受限。凝结期通常持续2~4周。

2.冻结期

除关节囊挛缩外,肩关节周围大部分软组织受累,胶原纤维变性,组织因纤维化而失去弹性。此期患者的肩痛逐渐减轻,肩部活动受限甚至"冻结",尤其是外展和内旋动作。冻结期持续数周至1年以上。

3.解冻期

解冻期炎症逐渐消退,疼痛逐渐减轻,肩部粘连逐步松解,肩关节活动度逐渐增加,肌萎缩逐渐改善。

三、康复护理评定

肩周炎早期的主要功能障碍是肩关节疼痛和活动受限,因此,对肩周炎的评估主要是疼痛程度的评估和肩关节 ROM 测量。此外,由于肩关节活动受限,患者的日常生活活动受到严重影响,故可进行综合评定。Constant-Murley 肩关节功能评分是一种全面、科学、简便的肩关节功能评定方法,如表 17-3 所示。

表 17-3 Constant-Murley 肩关节功能评分

项目	评分	项目	评分
1.疼痛(最高15分)		121°~150°	8
无疼痛	15	151°~180°	10
轻度疼痛	10	(2)外旋(最高10分)	
中度疼痛	5	手放在头后,肘部保持向前	2
严重疼痛	0	手放在头后,肘部保持向后	2
2.ADL(最高20分)		手放在头顶,肘部保持向前	2
(1)ADL 的水平		手放在头顶,肘部保持向后	2
全日工作	5	手放在头顶,再充分向上伸直上肢	2

（续表）

项目	评分	项目	评分
正常的娱乐和体育活动		（3）内旋（最高 10 分）	
不影响睡眠	2	手背可达大腿外侧	
（2）手的位置		手背可达臀部	2
举过头顶	10	手背可达腰骶部	4
上举到头顶	8	手背可达腰部（L_5 水平）	6
上举到颈部	6	手背可达肩胛下角水平（T_7 水平）	10
上抬到剑突	4	4.肌力（最高 25 分）	
上抬到腰部	2	MMT	
3.ROM（最高 40 分）		0 级	0
（1）前屈、后伸、外展、内收 4 种活动		Ⅰ 级	5
分别按下列标准评分（每种活动最高 10 分，4 项最高 40 分）		Ⅱ 级	10
0°~30°	0	Ⅲ 级	15
31°~60°	2	Ⅳ 级	20
61°~90°	4	Ⅴ 级	25
91°~120°	6		

四、康复护理原则与目标

1.康复护理原则

（1）凝结期护理。在凝结期，患者应避免过度使用患侧肩关节，以减轻肩关节的负荷，保证其有充足的休息时间，减轻疼痛。

（2）冻结期护理。患者疼痛明显减轻时，应尽快进行有效的肩关节功能训练。

（3）解冻期护理。此期以增加患者肩关节活动的训练为主。

2.康复护理目标

（1）患者肩关节周围组织及肌肉的疼痛得到有效缓解。

（2）患者的日常生活活动能力得到改善与提高。

（3）劳逸结合，纠正不良姿势，缩短患者病程。

（4）患者能够积极配合治疗，接受健康教育，加强功能锻炼，未发生并发症，未遗留永久性功能障碍。

五、康复护理措施

1.保持良肢位

取仰卧位时，患肩下垫一薄枕，以放松肩关节；取健侧卧位时，胸前放一软枕，将患肢放在上面。患者应避免使用患侧卧位，以防对肩关节造成挤压。

2.缓解疼痛

患者在早期疼痛明显时可服用消炎镇痛或舒筋活血的药物；也可外用止痛喷雾剂、红花油等,因为适当的物理治疗可以消除肌肉痉挛,防止肌肉粘连,改善血液循环等,并有一定的止痛作用。患者要尽量减少使用患侧的手提举重物或过多活动肩关节。

3.应用运动疗法

在疼痛明显减轻时,患者应尽快进行有效的肩关节功能训练,如下垂摆动练习、肩梯或爬墙练习、吊环练习等。进行练习时,患者应只在无痛或轻度疼痛范围内活动肩关节,以免反射性引起或加重肌痉挛,并在活动后引起疼痛加重。

(1)下垂摆动练习:患者躯体前倾90°左右,使患侧臂自然下垂,肩关节的肌肉、肌腱放松,做前后、内外、画圈摆动练习。摆动幅度应由小到大,每次摆动到手指微有发胀、麻木感为止。休息后,患者可手持1~2kg的重物重复上述练习。高血压患者应谨慎练习。

(2)肩梯或爬墙练习:患侧肩正对或侧对肩梯或墙,用手指逐步爬高,扩大肩的前屈及外展范围。患者可锻炼逐渐抬高患肢,直至正常。

(3)吊环练习:吊环练习主要利用健侧手拉动患侧手,使患侧肩关节做各个方向的运动,每次10~15分钟,每天1~2次。

4.保护肩关节

保护肩关节可预防肩关节损伤,避免肩周炎症状加重。保护肩关节的有效措施有:在同一体位下避免患侧肩关节长时间负重、维持良好的姿势、减轻对患肩的挤压、避免用患肢举重物等;维持足量的关节活动度和肌力训练;防止过多运动,疼痛明显时应注意休息患侧肩关节,同时避免发生疲劳性损伤;疼痛减轻后可尽量使用患侧进行日常生活活动技能训练。

5.关节松动术治疗

关节松动术主要用于活动、牵伸关节,可改善血液循环、减轻肌痉挛、松解关节粘连等。患者在进行关节松动术治疗时,身体要完全放松,以感到舒适为宜。实施者应切忌手法粗暴,抓握和推动关节不应引起疼痛。为达到预期效果,实施者应在做完关节松动术后叮嘱患者立即进行主动活动,注意避免骨折、脱位等并发症的发生。

六、康复教育

1.避免肩部受寒、受湿

患者特别要注意夏季不可靠窗睡觉,要避开空调直吹风的方向。

2.避免肩关节损伤

患者在日常生活中应注意劳逸结合,避免发生疲劳性损伤,如不使用患肢提举重物或过多地活动肩关节等。

3.合理运动

患者应避免肩部长时间不动,如因疼痛而自我制动,则可导致肩周炎的发生或加重;根据病情发展情况做主动运动或被动运动,以防发生粘连。患者可通过打太极拳、练太极剑、做保健操等适合自身特点的体育锻炼活动肩关节,但要注意运动量,以免造成肩关节及其周围软组织的损伤。

4.纠正不良姿势

长期伏案、双肩经常处于外展位的患者应注意调整姿势,避免长期保持不良姿势造成的慢性劳损和积累性损伤。

第三节　腰椎间盘突出症的康复护理

腰椎间盘突出症(lumbar disc herniation,LDH)是指在腰椎间盘退行性改变的基础上,在外力作用下纤维环破裂,髓核突出或脱出、膨出后刺激和压迫脊神经根或马尾等组织所引起的一系列临床综合征。腰椎间盘突出症是引起腰腿痛疾病最常见的病因之一。临床以 $L_4 \sim$ L_5、$L_5 \sim S_1$ 椎间盘突出较为最常见,占 90% 以上,多发生于 20 ~ 50 岁的青壮年人。腰椎间盘突出症的基本病因是腰椎间盘退行性改变,与损伤、遗传等因素也有一定的关系。其诱发因素包括职业因素、肥胖因素、妊娠、医源性损伤、体育活动、寒冷等。

一、主要功能障碍

1.症状

(1)腰痛:腰痛是大多数患者最先出现的症状。由于纤维环外层及后纵韧带受到髓核刺激,经窦椎神经传导而产生下腰部感应痛,有时可伴有臀部疼痛。

(2)坐骨神经痛:典型坐骨神经痛是从下腰部向臀部、大腿后方、小腿外侧直到足部的放射痛,在打喷嚏和咳嗽等腹压增高的情况下疼痛会加剧。有放射痛的肢体多为一侧,仅极少数中央型或中央旁型髓核突出者表现为双下肢症状。患者疼痛的性质一般为刺痛或电击样剧痛,常伴有麻木感。引起坐骨神经痛的原因:①破裂的椎间盘产生的化学物质刺激及自身免疫反应使神经根发生化学性炎症;②突出的髓核压迫或牵张已有炎症的神经根,使其静脉回流受阻,进一步加重水肿,使患者对疼痛的敏感性增高;③受压的神经根缺血。

上述 3 种因素相互关联,互为加重因素。

(3)马尾神经症状:髓核向正后方突出或脱垂、椎间盘组织游离压迫马尾神经可引起马尾神经症状。患者的主要表现为大小便障碍、会阴和肛周感觉异常;严重者可出现大小便失控及双下肢不完全性瘫痪等症状,临床上少见。

2.体征

(1)腰椎侧弯:腰椎侧弯是一种为减轻疼痛的姿势性代偿畸形,多数患者的腰椎弯向患侧。

(2)腰部活动受限:大部分患者有不同程度的腰部活动受限,在急性期尤为明显,其中以前屈受限为最明显,因为前屈位可进一步促使髓核向后移位,并增加对受压神经根的牵拉。

(3)存在压痛点:患者的体表压痛点基本上与病变椎间隙相一致,80% ~ 90% 的病例有压痛。叩痛以棘突处为明显,由叩击振动病变部所致。患者的压痛点主要位于椎旁 2cm 处,可出现沿坐骨神经走行的放射痛。约 1/3 的患者有腰部骶棘肌痉挛。

(4)直腿抬高试验及加强试验阳性:患者仰卧,伸膝,被动抬高患肢,下肢抬高到 60° ~ 70° 始感腘窝不适。腰椎间盘突出症患者神经根受压或粘连使滑动度下降或消失,下肢抬高角度在 60° 以内即可出现坐骨神经痛,称为直腿抬高试验阳性。在阳性患者中,缓慢降低患肢高度,待放射痛消失,被动屈曲患侧踝关节,再次诱发放射痛称为加强试验阳性。

(5)神经系统表现

1)感觉障碍:患者的感觉障碍早期多表现为皮肤感觉过敏,逐渐出现麻木感、刺痛及感觉减退。因受累神经根以单节单侧为多,故感觉障碍的范围较小;但如果马尾神经受累(中央型及中央旁型者),则感觉障碍的范围较大。

2)运动神经功能障碍:70%~75%的患者出现肌力下降。L_5神经根受累时,患者的踝及趾背伸力下降;S_1神经根受累时,趾及足跖屈力下降。

3)反射功能障碍:L_4神经根受累时,患者可出现膝跳反射障碍,早期表现为反射活跃,之后迅速变为反射减退;L_5神经根受损对反射多无影响;S_1神经根受累时可出现跟腱反射障碍。反射改变对受累神经的定位意义较大。

二、康复护理评定

1.疼痛的评定

护士应了解患者疼痛的性质、部位、程度、发作的次数,以及加重和缓解因素。腰椎间盘突出症的主要临床表现为腰痛和下肢放射痛。临床常用的疼痛评定法有视觉模拟评分法和数字疼痛评分法。

2.腰椎关节活动度评定

腰椎关节活动度评定包括前屈后伸、左右侧屈和旋转活动 3 个轴位运动。腰椎间盘突出症患者最常见的体征是脊柱活动受限。

3.肌力评定

腰痛患者大多伴有腰背肌及腹肌肌力减退,一般属于失用性改变。肌力评定可采用各组肌力的手法测试、耐力或等速肌力测试。其中,等速肌力测试可获得较精确的肌力水平。

4.步态评定

腰椎间盘突出症患者的步态称为疼痛步态。其特点是患肢足尖着地,并尽量缩短患肢的支撑期,重心迅速从患肢移向健肢。

5.日常生活活动能力评定

日常生活活动能力评定的内容包括卧位翻身、起坐、站立、行走、弯腰、举物等,应根据患者能独立完成、能独立完成但有困难、需依赖他人帮助完成或完全依赖他人等不同情况予以评定。

三、康复护理原则与目标

1.康复护理原则

(1)急性期患者主要通过使椎间盘承受的压力减小,促进突出物缩小、还纳,解除神经根受压或促进炎症水肿消退,松解粘连。

(2)后期患者的治疗在于增强脊柱的稳定性,恢复脊柱各轴位的运动功能,巩固疗效,减少复发。

2.康复护理目标

(1)患者的疼痛减轻或消失。

(2)患者能够使用适当的辅助器具增加活动范围。

(3)患者掌握预防腰椎间盘突出症的相关知识。

四、康复护理措施

1.卧床休息和制动

(1)急性期:腰椎间盘的压力在取弓背坐位时最高,取站位时居中,取卧位时最低。急性期卧床休息时椎间盘内压最低,而且肌肉松弛,在疼痛减轻的同时有利于突出物的复位及椎间盘的修复。患者卧床一般使用木板床,绝对卧床时间不宜超过1周,且卧床期间应适度活动。腰椎间盘因其突出的方向、位置与神经根的关系不同,即是否同时伴有椎管狭窄等决定了卧位的某种姿势,这种姿势可减轻对神经根、局部组织的压迫而缓解疼痛,被称为功能性姿势。腰椎间盘突出症患者的常见功能性姿势如下。

1)伸直倾向:患者在脊柱伸直姿势下症状减轻。具有这种倾向的患者可采用伸膝平卧位、自然俯卧位,取坐位时可在腰部增加靠垫支撑,自然站立。

2)屈曲倾向:患者在脊柱屈曲状态下症状减轻。此类患者常伴有椎管狭窄,可取屈膝仰卧位、腹部垫枕俯卧位;取坐位时可适当垫高足部;取站位时患侧足应踩在小凳上。

3)非承重倾向:患者在非承重姿势下疼痛缓解。此类患者可采用卧位牵引,必要时可使用腰围、助行器等减轻脊柱负荷。

(2)恢复期:护士应鼓励患者参加日常活动及运动,如散步、游泳等,但需强调动作的安全性和正确性。

2.腰椎牵引

腰椎牵引治疗腰椎间盘突出症效果显著,有助于缓解腰背肌痉挛,使椎间隙增宽、椎间孔增大,粘连的神经根松解。根据牵引的重量和持续时间,腰椎牵引可分为慢速牵引和快速牵引。

(1)慢速牵引:慢速牵引包括重力牵引、骨盆牵引、双下肢皮牵引等,每次20~30分钟,每天1~2次,牵引重量一般为体重的30%~70%。

(2)快速牵引:快速牵引每次1~3,重复2~3次,牵引重量根据患者腰部肌肉抵抗力的大小而定。若需再次牵引,则应间隔5~7天。

(3)牵引方法及注意事项:患者一般取仰卧位(也可取俯卧位),用牵引套分别围住骨盆和胸部,或围住腰部进行对抗牵引。牵引中患者应感到疼痛减轻或有舒适感;如疼痛加重或难以忍受,则应检查牵引方法是否正确或是否适合应用牵引。由于慢速牵引时间长,对胸腹部的压迫重,呼吸运动受到明显限制,所以老年人,特别是有心肺疾病的患者应慎用。快速牵引6~48小时后,部分患者会腰痛和下肢疼痛加重,或表现为腹胀、腹痛,护士应及时发现其不适,并通知医师。急性期腰痛和患侧下肢疼痛剧烈者不宜使用牵引治疗,应以卧床休息和服用消炎镇痛药为主要治疗措施。

3.应用物理因子疗法

物理因子疗法有助于炎症的消散和吸收,消除神经根水肿,加速组织修复,可起到止痛的作用,具体包括超短波理疗、超声波治疗、中频电治疗法和红外线治疗。

4.应用腰围

腰椎间盘突出症状减轻后,护士可适当允许患者起床活动。护士可用腰围保护患者的腰部,以助于减轻疼痛,便于其离床活动,但不宜长期应用。

5.应用运动疗法

(1)早期训练:患者在可以承受的情况下应尽早进行基础的脊柱核心肌训练,以减轻急性期症状。

1)缩腹运动:患者取屈膝仰卧位,双足踩在床面上,先吸气,呼气时和缓地将肚脐向内、向脊柱缩入,使腹部凹陷。

2)腰背肌练习:①五点支撑法。患者取仰卧位,用头、双肘及双足跟着床面,使臀部离床,腹部前凸如拱桥状,保持片刻后放下,重复练习;②三点支撑法。在前方法锻炼的基础上,待患者的腰背稍有力量后改为三点支撑法:取仰卧位,双手抱胸,用头和双足跟支撑身体,抬起臀部;③飞燕式。患者取俯卧位,双手后伸置于臀部,以腹部为支撑点,胸部和双下肢同时抬起,离开床面,如飞燕状,然后放松。

(2)恢复期训练

1)腰椎关节活动训练:神经根刺激症状消除后,患者可进行腰椎关节活动训练。患者身体直立,双腿分开与肩同宽,以髋关节为轴进行腰部前屈、后伸、侧屈、环转及侧转运动,每个方向重复5~10次。

2)后伸腿训练:患者双手扶一支撑物,挺胸抬头,双腿伸直,交替后伸摆动,摆动幅度可逐渐增加,重复10~20次。

3)蹬足训练:仰卧位,下肢屈曲,用力收缩腹肌,使膝关节尽量靠近胸部,然后足跟用力向斜上方蹬出,蹬出后持续5秒,回到起始位置,左右腿交替进行,每侧下肢重复10~20次。

4)仰卧起坐训练:仰卧位,双腿弯曲,双手上举,用力收缩腹肌,使上半身离开床面直到坐起,重复5~10次。

5)双膝触腋训练:仰卧位,腰背紧贴床面,用力收缩腹肌,双手抱持双膝,使之接近腋部,持续30秒左右,回到起始位置,重复10~20次。

(3)推拿疗法:对其作用机制目前有3种说法:迫使突出物还纳;使突出物移动位置,与神经根脱离接触;将突出的髓核挤破弄碎,使其内容物逸出,进入硬脊膜外腔,从而解除其对神经根的压迫。

(4)其他疗法:硬脊膜外注射止痛药适用于放射性剧痛、疼痛持续时间较长,以及其他方法治疗后疼痛无明显缓解者,可起到抑制神经末梢的兴奋性,消除神经根炎症和水肿,促进局部代谢产物的排泄,改善局部血液循环,止痛和修复损伤组织的作用。椎间盘髓核切割术较适用于病程较短的 L_4、L_5 椎间盘突出的青壮年患者。

五、康复教育

1.保持正确的姿势和习惯

(1)搬运重物:患者应先将身体向重物尽量靠近,然后屈膝、屈髋,再用双手持物,伸膝、伸髋,主要依靠臀大肌和股四头肌的收缩力量提拿重物,减少腰背肌的负荷,减少损伤机会。搬移重物时,患者要注意使双膝处于半屈曲状态,让物体量接近身体,减轻腰背肌的负担;转向时应将身体整体转动,避免上身扭转。放重物时,如果需要放置在比较高的位置,则患者应想办法尽量减少重物与高处的距离,如垫高足下。当重物较重,一个人搬运有困难时,患者应请人帮忙,不要一个人强行搬运。两个人或多人一起抬物时要注意动作协调,尤其是在抬起放下时,最好喊着口号,使动作协调一致。

(2)坐姿:如患者是办公室工作人员,则要使显示屏的高度与视线平行,并加靠垫支撑腰背部。患者要合理地使用空调,将温度调到26℃左右较适宜,避免空调的风口对着自己的腰部和背部。

(3)家务劳动:做家务劳动时,患者应避免腰部长时间过度屈曲,如洗衣服、择菜、切菜,应将物品置于齐腰的高度或调节座椅至合适高度;扫地、拖地时,应将扫帚或拖把的柄加长;

清扫较大的房间或多个房间时,应合理安排中途休息。

2.合理使用腰围

患者应根据病情灵活掌握腰围的佩戴,以保持腰椎良好的生理曲度为前提。患者经过牵引或长期卧床治疗后,为避免再次扭伤使病情加重和巩固治疗效果,下床活动时应佩戴腰围。当病情减轻,临床症状消失时,患者应及时取下腰围,以免对腰围产生依赖性。患者长期佩戴腰围会使腰背肌的肌力减退,甚至发生失用性肌萎缩。因此,在取下腰围后,患者应加强腰背肌锻炼,靠加强自身肌肉力量实现对腰椎的支撑和保护。

3.鞋的选择

为避免影响下腰椎的稳定性,腰痛患者不宜穿高跟鞋。患者应选择软底平跟鞋或低跟鞋,配合适当硬度的弹性鞋垫,以利于防治腰痛。

4.加强腰背部肌肉锻炼

腰背肌肌力的增强可改变和纠正异常力线,维持脊柱的稳定性,提高患者对身体的控制力和平衡性。

第四节　骨折的康复护理

一、骨折概述

骨折是指骨质的完整性遭到破坏或其连续性中断。引起骨折的原因有很多,包括直接暴力、间接暴力,以及肌肉的牵拉力或骨骼本身的病变。其中,以外力造成的骨折为多见,常伴有肌肉、肌腱、神经、韧带的损伤。因此,骨折具有病情严重、并发症多、恢复慢的特点,有遗留功能障碍的可能,严重者甚至会发生生命危险。骨能不断地进行新陈代谢,并有修复、再生和重塑能力。因此,患者在骨折复位固定后的早期即应开始康复治疗。

1.骨折愈合分期

(1)血肿炎症机化期:骨折可形成血肿,严重的损伤和血管断裂使骨折端缺血,引起无菌性炎症反应。而骨折两端的毛细血管和成纤维细胞可再生并向血肿内生长,最后清除积血,形成肉芽组织。肉芽组织内成纤维细胞合成和分泌大量胶原纤维,转化为纤维结缔组织,使骨折两端连接起来,经2~3周完成。

(2)原始骨痂形成期:骨折后1周,成骨细胞开始大量增生,将骨折断端间的纤维组织变成新生骨,即形成原始骨痂。这些骨痂不断钙化加强,当其足以抵抗肌收缩及剪力和旋转力时,则骨折达到临床愈合,需6~10周。此时,X线片上可见骨折处有梭形骨痂阴影,但骨折线仍隐约可见。此阶段负重易变形。

(3)骨板形成塑形期:骨折后8~12周,原始骨痂被板层骨所替代,使骨折部位形成坚实的骨性连接,这一过程需8~12周。随着肢体活动和负重,多余的骨痂逐渐被吸收而清除,骨折处恢复正常骨结构。X线片显示骨折线消失,骨痂与骨皮质的界限清晰。此时外力作用在骨折部位不易导致变形,故可负重。

2.骨折临床愈合的判定标准

临床愈合是骨折愈合的重要阶段,此时患者已可拆除外固定,通过功能锻炼逐渐恢复患肢功能。骨折临床愈合的判定标准如下。

（1）骨折断端无压痛和纵向叩击痛。

（2）局部无异常活动。

（3）X线片显示骨折处有连续性骨痂,骨折线模糊。

（4）外固定解除后,上肢向前伸出并持重1kg大约1分钟;下肢能不需要扶拐平地连续步行3分钟,行走不少于30步;连续观察2周,骨折断端不变形。

具备上述临床愈合的所有条件,且X线片显示骨痂通过骨折线,骨折线消失或接近消失,皮质骨界限消失,即骨折愈合。

3.临床表现

（1）全身表现

1）休克:多发性骨折、骨盆骨折、股骨骨折、脊柱骨折及严重的开放性骨折患者常因广泛的软组织损伤、大量出血、剧烈疼痛或并发内脏损伤等而发生休克。

2）发热:骨折处有大量内出血,血肿吸收时患者的体温略有升高,但一般不超过38℃。开放性骨折患者的体温升高应考虑有感染的可能。

（2）局部表现。

1）疼痛:骨折部位有明显的疼痛,移动患肢疼痛加剧,妥善固定后疼痛可减轻或消失。

2）肿胀:骨折处形成血肿,加之软组织损伤所形成的水肿,导致患肢严重肿胀;持续2周以上的肿胀易形成纤维化,妨碍运动功能的恢复。

（3）骨折的特有体征

1）畸形:骨折端移位可使患肢外形发生改变,主要表现为缩短、成角、延长。

2）异常活动:在正常情况下,肢体不能活动的部位在骨折后可出现不正常的活动。

3）骨擦音或骨擦感:骨折后两骨折断端相互摩擦、撞击,可产生骨擦音或骨擦感。

二、主要功能障碍

1.患肢功能部分或完全丧失

骨折致骨的完整性和连续性被破坏,加之局部肿胀、疼痛,使患肢功能部分或完全丧失。

2.受伤或邻近骨折处的关节活动受限

骨折患者长时间不恰当的制动可造成关节粘连乃至僵硬。

3.肌肉萎缩和肌力下降

骨折后肢体制动,肌肉收缩减少,导致肌肉萎缩和肌力下降。

4.日常生活活动能力下降

局部制动、卧床休息、关节活动受限、肌力下降、疼痛等导致患者的日常生活活动能力下降。

三、康复护理评定

康复护理评估可有效、准确地评估骨折后功能障碍的种类、性质、部位、范围、严重程度和预后,以及患者的心理、生理状况。

1.基本情况评定

其包括患者的生命体征、病因、治疗经过、有无并发症、心肺功能、实验室检查结果、精神心理状况,以及肢体疼痛、肿胀、皮肤颜色、远端血运情况、感觉等方面。

2.骨折影像学检查

骨折影像学检查包括骨折局部对位对线、骨痂生长、骨折固定情况。

3.运动功能评定

运动功能评定包括肌力、关节活动度、肌肉耐力及功能活动能力。

4.平衡与协调功能评定。

5.日常生活活动能力与社会功能评定。

四、康复护理原则与目标

1.康复护理原则

(1)确保固定的坚实可靠。

(2)肢体的固定和训练要同步进行,预防制动综合征。

(3)康复训练在骨折愈合的不同阶段有不同的重点。

(4)护士应为患者提供良好的康复环境、心理支持,帮助其最大限度地重返家庭和社会。

2.康复护理目标

(1)早期康复护理目标。消除肿胀,缓解疼痛;骨折无移位;未固定关节无僵硬现象;肌肉无萎缩迹象;无深静脉血栓形成;未发生压力性损伤。

(2)骨折愈合中期康复护理目标。受累关节无粘连和僵硬表现;肌肉无萎缩,患肢功能恢复与骨折愈合同步发展;肌力级别较前有所增加,能完成简单的职业性工作。

(3)骨折愈合后期康复护理目标。肌力达4级以上,关节功能恢复,日常生活活动能力正常。

五、康复护理措施

骨折的康复是一个重要过程,应从进入医院即开始。

1.骨折早期康复护理措施

骨折早期阶段(骨折后1~2周),患者的肢体肿胀、疼痛、骨折断端不稳定,容易移位。

(1)消肿止痛。在创伤早期,患者可采用抬高患肢、局部冷敷、缠绕弹力绷带、向心性按摩的方法减轻疼痛和局部的炎症反应,有效地防止肢体肿胀。肢体肿胀的处理要遵循PRICE治疗方案。P(protection),给予受伤肢体足够的保护,避免二次伤害;R(rest),给予受伤肢体适当的制动,防止骨折移位;I(ice),受伤或术后48小时内进行冰敷,可以减少出血和肿胀;C(compress),弹力细带包扎患肢,可以起到固定和促进静脉回流的作用;E(elevation),肢体远端高于近端且高于心脏,促进静脉回流,消除肿胀。

(2)未固定关节的主动和被动活动。患者未固定关节的主动和被动活动在术毕麻醉清醒后即可进行。这可以预防未固定关节的粘连和僵硬,而且肌肉的收缩活动有助于消除肿胀,预防肌肉萎缩。未固定关节应进行全幅度的运动,每日训练3次,每次5~10分钟。

(3)等长收缩练习。患者应进行固定部位肌肉的等长收缩练习,每天训练3~5次,每次5~10分钟,具体因人而异,以不影响骨折复位与固定为前提。

(4)受累关节的被动活动。如骨折部位有坚强的内固定,则术后早期即可开始关节的被动训练。骨折累及关节面时更易产生关节内粘连,影响关节功能,故患者应在恰当的保护下进行受累关节的不负重主动运动。

（5）充气压力治疗。充气压力治疗可促进静脉回流,减轻水肿,预防深静脉血栓形成。

（6）其他。日常生活活动能力训练和物理治疗等。

2.骨折愈合中期康复护理措施

骨折愈合中期阶段(骨折后3~8周),肢体肿胀逐渐消退,疼痛减轻,骨折断端有纤维连接,并逐渐形成骨痂,骨折处日趋稳定。

（1）受累关节的被动运动和主动运动。护士应鼓励患者进行受累关节各运动轴方向的主动运动和被动运动,根据患者的实际情况指导其逐渐加大运动幅度,遵循循序渐进的原则。被动运动以不引起明显的疼痛及肌肉痉挛为宜。

（2）肌力训练。外固定解除后,患者所采用的训练方法可逐渐由等长收缩练习过渡到等张收缩练习和等张抗阻练习。当肌力为0~1级时,患者可采用被动助力运动和主动助力运动等;肌力为2~3级时,以主动运动或主动助力运动为主;肌力达到3级以上时,应进行主动运动和抗阻运动。注意训练引起肌肉的适度疲劳。

（3）其他。日常生活活动能力训练和物理治疗等。

3.骨折愈合后期康复护理措施

骨折愈合后期阶段(骨折后8~12周或更长),骨折从临床愈合到骨痂改造塑形完毕,骨骼已逐步恢复其支撑力。此阶段康复护理目的是增强肌力,增大关节活动度,最大限度地恢复肢体的活动功能,使患者的日常生活活动能力和工作能力接近正常,可重返家庭及恢复正常工作。

（1）主动运动。主动运动的重点是维持并扩大关节的活动范围。受累关节的主动运动以不引起明显的疼痛为度。

（2）助力运动和被动运动。助力运动多用于刚拆去石膏、肢体僵硬难以进行主动运动的患者。护士帮助患者进行助力运动时动作应平稳、柔和,并随关节活动范围的增大而逐步减少辅助力量。被动运动多用于组织粘连、挛缩严重的患者。训练时,护士应注意手法和力量,尽量靠近受累关节,避免骨折线受力而造成再次骨折。护士的动作应平稳、缓和、有节奏,以不引起明显的疼痛及肌肉痉挛为宜。

（3）关节功能牵引。关节功能牵引多用于僵硬的关节。护士可配合热疗实施手法松动;将受累关节的近端固定,远端按正常的关节活动方向施加适当的力量进行牵引,使组成关节的骨端能在关节囊和韧带等软组织的弹性范围内发生移动。中度或重度关节挛缩者可在运动与牵伸的间歇期配合使用夹板,以减少纤维组织的回缩,维持治疗效果。关节功能牵引控制在每天2~3次,每次15分钟左右。牵引力量以患者感到可耐受的酸痛,但不产生肌肉痉挛为宜。

（4）恢复肌力,负重练习。患肢肌力为0~1级时,训练以被动运动及助力运动为主;患肢肌力为2~3级时,训练以主动运动为主,可适当进行助力运动;患肢肌力达到4级或4级以上时,患者可进行渐进抗阻力运动训练。

（5）站立、步行练习。患者可在站立练习的基础上依次做不负重、部分负重及充分负重的步行练习。不宜因无症状而过早恢复患肢的充分负重,以减少后期发生股骨头无菌性坏死的危险,并且患肢在2年内尚不宜过多、过长时间地负重,还应定期做X线检查。

（6）日常生活活动训练。患者可逐步增强日常生活活动能力训练和职业训练的方式及强度,辅以作业治疗,为重返正常的日常活动、社交活动和工作岗位做准备。

六、康复教育

1.康复训练指导

(1)炎症期以肌肉收缩锻炼为主,促进肿胀消退。

(2)骨痂形成期从单一关节活动开始,逐步加强关节功能训练,防止发生关节粘连和肌肉萎缩。

(3)塑形期以巩固性训练为主,目的是尽早恢复患肢的功能。

(4)功能锻炼原则上每天 3~4 次,每次肌肉收缩控制在 5~10 分钟,关节活动 10~15 分钟。合理的功能锻炼可促进患肢的血液循环,消除肿胀,减少肌肉萎缩的发生,保持肌肉力量,防止骨质疏松、关节僵硬,可促进骨折愈合,是恢复患肢功能的保证。

(5)锻炼时,患者应注意保持肢体的功能位及治疗的连续性,以不影响复位、固定为原则,同时量力而行。

2.饮食指导

绝大部分骨折患者会食欲下降,老年患者、体质较弱或心理承受能力差的患者表现更明显。护士应注重患者的营养供给,积极补钙,同时补充维生素 D 以协助钙的吸收。动物肝脏、海产品、黄豆、蘑菇等含锌较多,动物肝脏、鸡蛋、豆类、绿叶蔬菜等含铁较多,麦片、芥菜、蛋黄等含锰较多,骨折患者都要及时补充。此外,骨折患者要多吃卷心菜、萝卜等富含维生素 C 的蔬菜,以促进骨痂生长和伤口愈合。

3.定期复查

护士应指导一般患者于术后 1 个月、3 个月、6 个月进行复查,通过拍摄 X 线片了解骨折的愈合情况。有石膏外固定者应于术后 1 周复诊(或根据医嘱复诊),确定是否需要更换石膏,调整石膏的松紧度。进行功能锻炼者需要每 1~2 周进行复查,由专业人员进行功能训练指导和评定,并及时调整训练方案。

4.心理康复指导

骨折患者常因严重的失落感而心情慌乱,并会寄希望于用最好的药,以在最短的时间内恢复最佳状态。护士应鼓励患者调适好心理状态,以积极的心态参加康复训练,以利于功能的尽早恢复,重返社会。

第五节　关节置换术的康复护理

人工关节置换术是利用人工关节代替和置换人体已发生病变或损伤的关节,目的是缓解疼痛、矫正畸形、重建一个稳定的关节,恢复和改善关节的运动功能。

一、人工关节置换术的应用

人工关节置换术是目前治疗关节强直、严重的骨性关节炎、外伤或肿瘤切除后形成的大块骨缺损等的有效方法。目前,人工关节置换术已被应用于治疗肩关节、肘关节、腕关节、指间关节、髋关节、膝关节及踝关节等的病损,但以人工髋关节及膝关节置换最为普遍。

1.人工全髋关节置换术

人工全髋关节置换术(total hip arthroplasty,THA)是利用人工关节假体代替人体已发生病变的髋关节,以达到解除疼痛、恢复关节功能、提高患者生存质量的目的的方法。自 20 世纪60年代开展人工全髋关节置换术以来,这项技术的发展已日趋成熟,主要用于治疗髋关节炎、股骨颈骨折、股骨头缺血坏死、类风湿关节炎、先天性髋关节发育不良等。

2.人工全膝关节置换术

人工全膝关节置换术(total knee arthroplasty,TKA)主要适用于关节结构广泛破坏所致严重膝关节疼痛、不稳、畸形和功能障碍,且经保守治疗无效者。对膝关节骨性关节炎和类风湿关节炎造成的严重关节畸形和活动障碍,患者可以选择行人工关节置换术。

人工关节置换术后的康复治疗是很重要的。因为术后康复的目的不仅是最大限度地增加患者的活动范围及日常生活活动功能,还要最大限度地减少术后并发症,使患者早日回归社会,重返工作岗位。

二、主要功能障碍

1.疼痛

人工关节置换术实施后,由于原发病所致关节疼痛,加之关节置换术后手术创伤、血肿、组织反应等,患者会感受较为剧烈的急性疼痛;后期患者可因被动活动关节使部分挛缩的肌肉伸展而出现疼痛。

2.关节活动受限

术前缺乏活动的关节易出现粘连和僵硬。术后短期的关节制动、关节肿胀、功能训练不及时等因素均会引起关节活动障碍。

3.肌力低下

由于关节疼痛、水肿、关节活动受限,患者常有关节周围肌肉不同程度的萎缩、肌力下降,加上手术的损伤,关节周围肌肉的力量进一步降低。

4.神经损伤

人工全髋关节置换术后患者的神经损伤表现为患肢感觉及运动障碍,膝及足背伸展无力,具体表现为小腿后外侧麻木和足趾背伸肌力下降。

5.日常生活活动受限

疼痛、关节活动度减小等原因限制了患者的打理个人卫生、步行、上下楼梯等活动能力。

三、康复护理评定

1.术前评定

(1)肌力评定。临床常用徒手肌力评定患侧下肢的肌力。

(2)关节活动范围评定。关节活动范围评定主要用于评定患侧髋关节及患侧下肢其他关节的活动范围。

(3)步行功能评定。步行功能评定可用于观察患者的步态,确定其步态类型,是否需要使用助行器。

(4)身体形态评定。身体形态评定可用于测定手术肢体的长度。

(5)X线检查。X线检查可用于了解髋关节的对线、对位情况等。

2.术后评定

术后评定可分别在术后1~2天、1周、2周,以及术后1个月、3个月和6个月进行。其内容包括切口的愈合情况、关节肿胀的情况、关节疼痛情况、关节活动状况、下肢肌力、活动及转移的能力、步行功能、下肢功能性活动能力、X线检查(确定手术后髋关节正确对线情况;确定是否存在骨质疏松症,以免治疗时施力过大)、心肺功能检查(必要时进行)。

(1)髋关节功能评定。髋关节功能评定可采用人工全髋关节置换术 Harris 评分表。此表是目前国内外最常用的髋关节功能评估标准,内容包括疼痛、功能、关节活动度和畸形 4 个方面,主要强调功能和疼痛方面,满分为 100 分,90~99 分为优,80~89 分为良,70~79 分为可,70 分以下为差。

(2)膝关节功能评定。膝关节 HSS 评分标准(表 17-4)是人工全膝关节置换术后应用较早也最广泛的评分标准,是个百分制系统。

表 17-4 膝关节 HSS 评分标准

表现	评分	表现	评分
1.疼痛(30 分)		行走 1~5 个街区(500~2500 m)	8
任何时候均无疼痛	30	行走少于 1 个街区(500 m)	4
行走时无疼痛	15	不能行走	0
行走时轻微疼痛	10	能上楼梯	5
行走时中度疼痛	5	能上楼梯,但需要矫形器	2
行走时严重疼痛	0	屋内行走,不需要矫形器	5
休息时无疼痛	15	屋内行走,需要矫形器	2
休息时轻微疼痛	10	5.活动度(18 分)	
休息时中度疼痛	5	每活动 8 度得 1 分,最高 18 分	
休息时重度疼痛	0	6.稳定性(10 分)	
2.肌力(10 分)		正常	10
优:完全能对抗阻力	10	轻度不稳 0°~5°	8
良:部分对抗阻力	8	中度不稳 5°~15°	5
中:能带动关节活动	4	严重不稳大于 15°	0
差:不能带动关节活动	0	7.减分项目	
3.屈膝畸形(10 分)		单手拐	−1
无畸形	10	单拐杖	−2
小于 5°	8	双拐杖	−3
5°~10°	5	伸直滞缺 5°	−2
大于 10°	0	伸直滞缺 10°	−3
4.功能(22 分)		伸直滞缺 15°	−5
行走、站立无限制	12	每外翻 5°扣 1 分	−1
行走 5~10 个街区(2500~5000 m)	10	每内翻 5°扣 1 分	−1

四、康复护理原则与目标

1.康复护理原则

(1)个性化原则。因伤病的种类、体质及手术式等的不同,护士对术后患者应采取个性化的康复护理措施。

(2)循序渐进原则。术后不同时间段应采取的康复措施不同,应从易到难,从简单到复杂,同时考虑到病情恢复的快慢和有无并发症出现。

(3)早期开始。术后患者应早期开始康复训练。

(4)局部与全身相结合。

2.康复护理目标

(1)患者的恐惧、焦虑情绪减轻。

(2)患者的疼痛减轻,体力恢复。

(3)患者的平衡协调能力改善,日常生活活动能力恢复。

五、康复护理措施

1.人工全髋关节置换术后的康复护理措施

术后康复训练的目的是预防出血、感染、关节脱位等并发症,增强髋关节周围肌群的肌力,改善髋关节的活动度,维持髋关节稳定性,使髋关节的功能得以重建。

(1)术后搬运患者时,护士应在患者的双膝之间夹三角垫并捆绑好,使其髋关节外展10°~20°,防止搬运时发生关节脱位。

(2)术后当天晚上,护士应在患肢下加垫,将患侧髋膝关节置于稍屈曲外展位,或者继续在患者的双膝之间放三角垫并捆绑好,使髋关节外展。患者也可穿矫形防外旋鞋,但要防止被压伤。

(3)术后第1天,护士应撤除下肢软垫,帮助患者伸直患肢,防止髋屈曲畸形。

(4)术后48小时拔引流管,拔除引流管后经X线检查假体位置无变化者可开始练习髋、膝关节屈曲,由被动活动(可用CPM机)向主动辅助活动到完全主动活动过渡。临床一般将CPM开始的最大活动角度定为40°,以后每天增加5°~10°,每天训练3~4小时。至术后1周左右,CPM的最大活动角度应定为90°,髋关节活动范围为25°~85°。此时,患者可停用CPM,并以主动活动为主。

(5)防止深静脉血栓形成。术后患者应使用弹力绷带3天或足底静脉泵。一般术后患者应使用低分子肝素钠。如果患者以往有深静脉血栓形成史,则要适当延长应用时间。护士应注意监测患者的凝血酶原时间。

(6)肌力训练。肌力训练应从术前开始,一直持续到术后康复训练中。术后第2天患者即应开始患侧下肢肌肉的等长收缩训练。护士应鼓励患者做患肢踝关节背屈和跖屈活动,臀肌、股四头肌、腘绳肌的等长收缩训练。术后1周,患者应开始进行抗阻训练。另外,上肢肌力训练也不可忽略。

(7)关节活动度训练。术后第3天开始患者应在髋、膝关节伸直位下做内收和外展被动活动,要求动作缓慢,以不引起明显疼痛为宜。患者可以利用电动起立床进行站立练习,每天2次,每次20分钟,逐渐增加斜床角度及站立时间;还可以人工缓慢牵伸关节。

(8)转移能力训练。转移能力训练对提高患者日常生活活动能力水平至关重要。①卧位–起坐转移。护士应鼓励患者借助双上肢支撑坐起,切忌借助床头系带用双臂用力牵拉坐起;②长坐–床边坐位转移。护士应向患侧转位移动,以便于控制患侧髋关节内收,同时有利于提高髋外展肌肌力;③床上翻身。护士应多鼓励患者向患侧翻身,在确保安全的情况下独立完成。若向健侧翻身,则患者必须在他人的帮助下使患侧髋关节处于外展中立位,以免因外展肌力不足,受重力影响而使髋屈曲、内收和内旋,导致髋关节脱位;④坐-站转移。健侧下肢在后,患侧下肢在前,患者双手支撑扶手,保持在起立时躯干重心移动过程中患侧屈髋不能超过90°,防止髋关节脱位。取坐位时,患者的膝关节高度不能超过髋关节。

(9)负重练习。及早进行负重练习可减少深静脉血栓形成、压力性损伤等并发症的发生,其康复护理重点是改善患者的髋关节活动度,增加患肢的肌力,术后3周内的负重可逐步增加。患侧肢体一般按照不负重→少负重→部分负重→完全负重的顺序循序渐进地练习,同时进行重心转移训练、立位平衡训练。早期患者可借助平行杠或助行器练习,后可使用拐杖和手杖、踏固定自行车进行练习。除手术肢体的肌力锻炼外,患者还应视全身情况进行健侧下肢和双上肢训练。

(10)步态训练。步态训练可分为支撑相和摆动相。在支撑相,患者可训练髋关节伸展、膝关节屈、伸控制,髋、膝、踝关节的协调运动,以及患肢的负重。在摆动相,患者可训练摆动时屈髋、屈膝、伸髋、伸膝,足跟着地时伸膝和足背屈。除此之外,护士要仔细观察与分析患者骨盆的移动和旋转、行走时各关节的配合协调运动和行走姿势,必要时进行训练和矫正。

(11)功能性独立能力的训练。患者术后即应开始进行床上功能性活动,如桥式运动及翻身练习;术后1周,患者应自行穿衣、如厕、行走;术后5周,患者应开始做上下台阶、上下斜坡及乘车等活动。上楼时,健肢先上,患肢后上,拐随后或同时跟进;下楼时,拐先下。

2.人工全膝关节置换术后的康复护理措施

(1)术后早期(4天内)的康复训练。此期的康复目的是促进伤口愈合,改善关节活动度,增强肌力,防止肌肉萎缩,减少并发症的发生。

1)术后当天:为防止患肢外旋压迫腓总神经,护士可将患肢抬高,使之处于中立位;待麻醉清醒后,患者可做踝关节被动伸屈及旋转运动,可以使用静脉泵或患肢穿弹力袜的方式来促进血液循环。

2)术后第1~3天:待引流管拔出后,患者可进行股四头肌等长收缩训练、直腿抬高运动和膝关节屈伸练习。①股四头肌等长收缩训练。患者取仰卧位或坐位,患膝伸直,在不增加疼痛的前提下尽可能地等长收缩股四头肌;②直腿抬高练习。患者取仰卧位,尽可能地伸直膝关节,直腿抬离床面。患者的力量增强后可改为坐位,并可在踝关节处加适量负荷以强化练习;③膝关节屈伸练习。坐位或仰卧位,足跟垫高,空出小腿及膝关节,保持20~30分钟,必要时可于膝上加重物或进行CPM活动。CPM由0°~40°开始,然后每天逐渐增加5°~10°,每次1小时,每天2~3次。

(2)术后中期(4天~2周)的康复训练。此期的首要康复目的是训练关节活动度,其次是肌力训练。①患者应继续CPM和主动膝关节伸屈训练;②坐位主动伸膝练习主要应分段锻炼股中间肌及内、外侧肌,仰卧位抗阻和不抗阻直腿抬高练习主要锻炼股直肌;③术后第4天,使用骨水泥的患者可以开始练习下地行走;不用骨水泥的患者,为避免影响骨组织长入而达不到生物固定的目的,可推迟至术后5~6周再开始练习;④患者应训练髋关节活动度和髋肌肌力、健侧肢体,以及上肢、背部、腹部肌肉的肌力,恢复体力。

(3)术后晚期(2~6周)的康复训练。此期的康复目的是增强肌力及保持关节活动度。①主动抗阻力运动。患者可利用沙包、滑车、徒手、重锤或浮力、摩擦力、流体阻力等进行练习;②生活功能训练。生活功能训练包括下蹲起立、屈膝坐位起立、上下楼梯及静态自行车等;③患者可进行其他日常生活活动训练、理疗、作业治疗等。

六、康复教育

1.随访

人工关节置换术后,护士应做好患者的随访工作,若发现患者的手术关节有异常情况,应及时联系手术医师。护士应叮嘱患者在接受其他治疗或手术时告诉医师自己曾接受过人工关节置换术。按计划随诊第一次为术后 2 个月,第二次为术后 4 个月,第三次为术后 1 年,以后嘱咐患者每年复诊 1 次,其间如感不适应及时就诊。

2.日常护理教育

患者应避免在凹凸不平或过于光滑的路面上行走;家居地面要干爽,预防跌倒;鞋底宜用软胶,不穿高跟鞋或鞋底过滑的拖鞋等;座椅高度要适宜,不宜坐矮椅或跪下;适当控制体重,减轻关节负担;避免跑、跳、快速行走、爬山和一些球类运动等,这些体育活动会增加假体的负荷,导致其松动。护士应告诫患者在术后 8 周内避免性生活,性生活时要防止下肢极度外展,并避免受压;注意个人卫生,防止细菌通过血液循环感染患处,导致化脓性关节炎。

3.避免不良姿势

患者行人工全髋关节置换术后应避免在日常生活中取易导致髋关节脱位的体位,包括髋关节屈曲内收内旋位,如自坐位站起;双膝并拢双足分开身体向前倾斜,如取东西;髋关节过度屈曲内收内旋位,如坐凳动作、穿鞋动作、厕所坐便器高度过低或跷二郎腿时身体前倾;术侧髋关节伸直内收外旋位,如向健侧翻身时的动作(双膝靠拢双足分开的姿势)。

4.遵医嘱训练

护士应指导和鼓励患者坚持肌力和关节功能训练,最大限度地恢复关节活动功能。患者要继续进行残余髋屈伸、直腿抬高及单腿平衡练习,并逐步提高抗阻力强度,延长训练时间,提高肌肉的耐力。

第六节　截肢后的康复护理

截肢是指将已失去生存能力、危害生命安全或没有生理功能的肢体截除,其目的是挽救患者的生命,并通过残肢训练和安装假肢代偿失去肢体的功能。外伤、肿瘤、血管病、糖尿病、先天性畸形、肢体无功能、感染都会导致截肢,但外伤性截肢占截肢原因的首位。截肢一般包括截骨和关节离断两种。截肢后康复是以假肢装配和使用为中心,重建丧失肢体的功能,防止或减轻截肢对患者身心造成的不良影响,使其早日回归社会。

一、主要功能障碍

1.上肢截肢后的功能障碍

上肢的功能主要是通过手来完成的。手有非常灵巧的协调能力,可以从事精细作业。一根拇指的缺少可使手的功能丧失 50%,因为失去了对掌功能而不能握捏。仅残留手掌时,手就只有推、拉、拖、提、压的功能。当前臂截肢时,手的功能全部丧失,仅有在肩关节和肘关节的协同下完成按压和提物的能力。

2.下肢截肢后的功能障碍

(1)足部截肢后的功能障碍。大趾截肢后对正常步行中站立和行走虽然影响不大,但对快速行走或跑会产生影响,对跳跃的影响更大。第二趾截肢后可伴有拇外翻畸形,大趾容易向第三趾倾斜以填充存留的间隙。小趾截肢一般影响小。全部足趾截肢的患者一般在慢走时不太明显,但影响快速行走、跳跃、下蹲和踮脚尖。这类患者不需要穿戴假肢,只需要穿合适的鞋。跖骨截肢将造成残疾,其残疾程度与截肢的水平相关,越靠近跖骨近端残疾越重,患者一般需要佩戴假肢或矫形鞋。

(2)踝部截肢后的功能障碍。踝部截肢虽保留了负重的残端,但是全足的丧失使肢体短缩、负重面积减小,足的稳定作用减弱,对地面的缓冲机制丧失,后推和蹬踏功能丧失,故患者必须穿戴特殊的踝部假肢才能获得功能补偿。

(3)小腿截肢后的功能障碍。小腿截肢后的功能障碍比踝部截肢后更严重,患者必须穿戴小腿假肢才能完成双下肢站立平衡和行走活动。双小腿截肢的患者如果残肢条件好,在穿戴小腿假肢后仍然可以行走,不需要手杖等辅助也可以快步行走,甚至跑和跳。

(4)大腿截肢后的功能障碍。因丧失了膝关节,患者在穿戴假肢的康复训练方面较困难。大腿假肢的代偿功能比小腿假肢更差,步态的稳定性较差,对行走安全性和日常生活活动有很大的影响。

(5)髋关节离断后的功能障碍。全部下肢的缺如使患者的下肢功能完全丧失,髋离断假肢的稳定性和安全性比大腿假肢更差,这部分患者只能进行室内和室外的短距离活动,如果需要长距离活动,则需要拐杖和轮椅的帮助。

二、康复护理评定

1.一般情况的评定

护士应了解患者的年龄、性别、身高、体重、职业、家庭状况、经济状况、截肢时间、截肢原因、截肢水平、术后伤口情况、安装假肢的时间,以及全身身体状况、能否承受穿戴假肢后的康复训练和有无终身利用假肢活动的能力等。

2.残肢的评定

(1)残肢外形。为适应现代假肢技术要求,使截肢残端能够与接受腔全面接触,能广泛负重,残肢外形目前以圆柱形为佳,这会减少因残端的血液循环障碍而产生的一系列并发症。护士应评估患者有无肢体残端畸形,如果残肢关节畸形明显,则不宜安装假肢。假肢负重力线不良或假肢接受腔不合适都可造成患者步态异常。

(2)关节活动度。护士要检查患者髋、膝关节的活动范围,关节有无挛缩畸形。关节活动度下降会直接影响假肢的代偿功能。

(3)皮肤情况。护士要检查局部皮肤的颜色、亮度和感觉等,观察有无感染、溃疡、窦道,游离植皮,残肢皮肤松弛、皱缩,以及与骨残端粘连的瘢痕,这些都会影响假肢的穿戴。

(4)残肢畸形情况。如患者有残肢畸形,包括膝上截肢伴有关节严重屈曲外展畸形、膝下截肢伴有膝关节严重屈曲畸形,则均不宜穿戴假肢。

(5)肌力情况。护士应检查患者全身肌及患肢的肌力,尤其是维持站立和行走的主要肌群。

(6)残肢痛与幻肢痛。引起残肢痛的原因有很多,有自发痛、压痛、神经痛等。重者不能安装假肢。引起幻肢痛的原因可能是神经断端瘢痕等。

3.穿戴临时假肢的评定

(1)临时假肢接受腔适应程度的评定。此评定内容包括接受腔的松紧是否适宜;残肢与接受腔能否全面接触,能否全面承重,有无压迫、疼痛等。

（2）假肢悬吊情况的评定。护士应即时观察假肢有无上下窜动的现象。下肢假肢的悬吊能力可通过立位残肢负重与不负重时拍摄残肢 X 线片,测量残端皮肤与接受腔底的距离变化判断,其在负重与不负重状态下的变化不应超过 2cm。

（3）假肢对线评定。护士应评估患者的生理力线是否正常,站立时有无身体向前或向后倾倒的感觉。

（4）穿戴假肢后残肢情况的评定。护士应观察患者的皮肤有无红肿、硬结、破溃、皮炎,残端有无接受腔接触不良、腔内负压造成的肿胀,等等。

（5）步态评定。护士应观察患者行走时的异常步态。

4.安装永久假肢的评定

（1）上肢假肢评定。其评定内容包括假肢的长度、肘关节的屈伸活动范围、前臂的旋转活动范围、肘关节完全屈曲所需要的肩关节屈曲角度,以及穿戴后的活动控制能力、有无不适应问题存在。例如,前臂假肢要求控制系统的效率在 70% 以上,屈肘 90° 时机械手能完全张开和闭合,在向接收面加压时前臂无不适和疼痛,穿戴和不穿戴时肘关节的屈曲度数相等,其旋转角度可达到不穿戴时的 1/2。

（2）下肢假肢评定。护士应评定患者安装假肢后有无不适、承重点是否正确、活塞运动是否正常,站立和行走的姿势是评定下肢假肢合理与否的主要内容。

（3）假肢部件及质量评定。护士应评定假肢能否达到满意的代偿功能,降低其给患者带来的风险。

三、康复护理原则与目标

1.康复护理原则

（1）尽可能地重建患者丧失的肢体功能,防止或减轻截肢对患者身体健康和心理活动造成的不良影响。

（2）刺激患者潜在能力的恢复或代偿已丧失的功能。

（3）尽快使患者恢复正常的功能。

2.康复护理目标

（1）患者能正视现实,能进行自我修饰,配合治疗与护理。

（2）患者的疼痛和残肢痛改善及消除。

（3）患者未出现明显的残肢畸形。

（4）患者接受穿戴假肢,掌握肢体残端的皮肤护理、假肢的维护和保养的方法。

（5）患者无截肢后并发症发生。

（6）让患者及其家属了解功能锻炼的必要性与方法,会使用相关辅助器具。

四、康复护理措施

1.截肢术前康复护理

（1）上肢。如果需要截肢的为利手,则患者需要进行将利手功能改变到对侧手的利手交换训练。患者可从日常生活活动开始,进行手指精细功能训练,增强残端肌力和提高关节活动度。

（2）下肢。单侧截肢者应进行健侧单足站立平衡和持拐（手杖）训练。在身体允许的情况下,护士应指导患者进行俯卧撑、健侧肢体抗阻训练。

2.截肢术后康复护理

截肢术后的康复训练主要是功能恢复锻炼和假肢的装配。

(1)正确放置残肢体位。截肢后合理的残肢体位摆放对避免发生关节挛缩是十分重要的。

1)大腿截肢。术后患者应注意把残肢伸平,尽量向身体中间靠拢。平时面朝上躺着时,患者应避免把残肢垫高。

2)膝上截肢。患者的髋关节应伸直且不要外展,避免在两大腿间放置枕头。

3)膝下截肢。患者的膝关节应处于伸直位。患者应避免将残肢悬于床沿,取坐位和卧位时屈膝时间不能过长,不宜屈膝躺在床上。

4)前臂截肢。肘下截肢时,肘关节应保持在45°屈曲位。

(2)绷带包扎技术。术后残肢用石膏绷带包扎能有效地减少渗出和肿胀,有利于残肢定型,使截肢手术后残端是圆柱形而不是圆锥形。一般术后2周待切口愈合拆线后改为软绷带包扎,具体方法为:用15~20cm宽的弹性绷带包扎残肢,包扎时先顺着残肢长轴包绕2~3次,再从远端开始斜行向近端包扎,缠绕时应以斜"8"字形进行。护士应注意不能环状缠绕,包扎的压力应从远端向近端逐渐减小,以不影响残端的血液循环为宜;每4小时更换缠绕一次,夜间可持续包扎。大腿残肢应缠绕至骨盆,小腿残肢应缠绕至大腿。持续进行弹性绷带包扎是预防和减少过多的脂肪组织堆积,促进残肢成熟定型的关键步骤。

(3)残肢末端承重及皮肤角化训练。为了加强残肢末端的承受能力,患者开始可用手掌拍打残肢和残肢末端或用粗布摩擦残端,待皮肤适应后进一步用沙袋与皮肤相冲撞、施加负荷,逐渐增加沙袋的重量。

(4)关节活动度训练

1)髋关节活动训练。大腿截肢易造成髋关节屈曲外展畸形,故患者应早期进行髋关节伸展、内收训练。

2)膝关节活动训练。患者应从手术后第2天开始进行膝关节屈伸训练,尤其要注重在坐位、卧位时主动伸直膝关节的练习。

3)上肢关节活动训练。上肢截肢,特别是上臂截肢后,由于肌力不平衡,肩胛胸壁关节活动受限,影响假肢的使用,故患者需要进行肩关节各方向的活动训练及肩胛胸壁关节活动训练。

(5)肌力训练。安装假肢后,患者要有足够的肌力进行控制。截肢后残肢的肌肉在短期内会出现萎缩,为避免肌肉萎缩,患者应尽快安装假肢,尽早进行肌力训练。对在截肢术中没有被截断的肌肉可早期进行主动强化训练;术中被截断的肌肉应术后2周开始主动收缩训练,术后6周开始肌肉强化训练。

1)大腿截肢残肢肌力训练。大腿截肢者易出现髋关节屈曲外展挛缩畸形,故应加强髋关节伸展、内收的训练,尽早开始臀大肌和内收肌的等长收缩训练。患者可于术后6天开始做伸髋练习;术后2周,若残肢愈合良好,则应开始进行髋关节内收肌和外展肌的抗阻训练。

2)小腿截肢残肢肌力训练。小腿截肢者易出现膝关节屈曲挛缩畸形,应做增强膝关节屈伸肌,尤其是股四头肌肌力训练。患者应早期进行股四头肌等长收缩训练,之后开始屈伸肌的主动和抗阻运动,同时注意双上肢及健侧肢体的肌力训练。

3)髋关节离断肌力训练。患者应进行腹背肌和髂腰肌的训练。

4)躯干肌肌力训练。患者应进行腹背部肌肉训练,并辅以躯干回旋、侧向移动和骨盆提举等动作。

5)健侧下肢肌力训练。下肢截肢后,残肢侧的骨盆大多向下倾斜,致使脊柱侧弯,患者初装假肢时往往感觉假肢较长,应尽早在镜子前做站立训练,矫正不正确的姿势,并以在无支撑的情况下保持站 10 分钟为目标。患者可练习连续单腿跳,循序渐进地进行。站立位膝关节屈伸训练的目标是至少能连续伸膝关节 10 次。

(6)截肢后穿戴临时假肢的训练。假肢是为补偿肢体缺损而制造的人工肢体,可代偿已失肢体的部分功能,使患者恢复一定的生活自理和工作能力。下肢假肢可以代偿站立、行走功能,上肢假肢主要代偿人手的两三种基本功能。一般在术后 3 周内,患者的切口愈合良好,拆线后即可开始进行穿戴假肢的训练。

(7)穿戴正式假肢后的训练。进行临时假肢训练后,假肢的代偿功能已达到预期目标,术后 6 个月左右便可更换正式假肢。穿戴正式假肢主要是进行适应性训练,假肢的控制训练,以及使患者尽快接受正式假肢成为身体的一部分。

(8)截肢并发症的护理。

1)幻肢痛的康复护理:①早期佩戴临时假肢。截肢后尽早佩戴假肢有助于促进幻肢痛的缓解或消失。假肢穿用越早,幻肢痛消失得越快;②残肢弹力绷带包扎。术后及时进行弹力绷带包扎可避免和消除残肢肿胀,可以部分缓解幻肢痛;③物理治疗。临床常用物理治疗方法包括经皮或直接的神经电刺激、电频疗法、红外线疗法、石蜡疗法等;④心理支持。心理治疗在幻肢痛的治疗中有不可忽视的地位。临床应根据心理评估、疼痛测评的结果制定心理治疗方案;幻肢痛严重者可以配合采用暗示疗法、睡眠疗法;联合应用三环类抗抑郁药阿米替林和抗癫痫药等,但应避免长期使用毒麻药品。

2)关节挛缩:导致残肢关节挛缩的主要原因如下。①术后关节长期置于不合理的体位;②术后残肢关节未得到合理固定;③残端瘢痕挛缩。其护理措施主要有加强主动和被动关节活动、更换体位、关节加压与牵伸、手术治疗等。如发生膝关节屈曲挛缩畸形,则患者应及时做膝关节的被动伸直训练,并可将 5~10kg 的沙袋压在膝关节上,每天 3 次,每次 30~60 分钟。如发生髋关节屈曲挛缩畸形,则患者应使用被动牵引法,即患者仰卧,残肢悬于床尾外,将 5~10kg 的沙袋放在残肢大腿的中部,每天 3 次,每次 30 分钟。

3)肌肉萎缩:如果残肢肌肉得不到训练,残肢就会继续萎缩,这对假肢接受腔的适配及功能代偿都不利。小腿截肢者要训练小腿残肢的肌肉,做幻足的屈伸训练;大腿截肢者要做幻膝关节的伸直和屈曲训练。

4)残肢肿胀:佩戴假肢的截肢者,在不穿戴假肢时残端一定要缠绕弹力绷带,包括睡眠时。

(9)心理护理:截肢患者常出现精神痛苦、情绪低落、悲观、沮丧、后悔、对生活失去信心、拒绝治疗甚至轻生的表现,严重影响身心健康。康复护理人员应认真分析患者的心理状态,拟订适合其个人的康复计划,帮助患者面对现实,使其能够积极配合医护人员进行康复训练,以最佳的心理状态面对现实,最终重返社会。

第十八章　血管通路的护理

血管通路是专门为血液净化治疗使用,是将患者血液引出与回输体内的途径,是需要通过手术或穿刺等技术手段,在患者身体内制作并建立起来的一种便于体外循环顺利进行的有效通路,一个理想的血管通路应当具备手术成功率高、血流通畅、血液流量充足、安全、能够频繁使用且长期通畅率高、并发症少等特点。

第一节　血管通路分类

通常根据血管通路的使用时间和手术操作方式,大致将血液净化用的血管通路分为两大类,即临时性血管通路和长期性血管通路。

一、临时性血管通路

临时性血管通路包括直接外周动静脉穿刺和经皮中心静脉置管。

1.直接外周动静脉穿刺

此方法由于并发症多、压迫止血困难、影响患者日后内瘘手术,目前在临床很少采用。

2.无隧道、无涤纶套中心静脉留置导管

一般适用于肢体血管条件不好的患者和临时需要接受一定疗程血液净化治疗的患者。置管部位包括:颈内静脉、锁骨下静脉、股静脉。

(1)颈内静脉留置导管:是最常用的临时血管通路,优点为:①避免损伤锁骨下静脉,血栓形成和血管狭窄发生率低,一般同侧上肢仍可做动静脉内瘘及血管移植术;②气胸的意外发生率比锁骨下静脉留置导管少;③因颈内静脉管腔较大,几乎不引起静脉损伤;④留置导管后患者活动自由,不易感染,可留置3~4周。

(2)股静脉留置导管:优点是技术难度小,相对安全,罕见致死性并发症,不能平卧者可在半卧位状态下完成,如急性肺水肿、并发各种呼吸系统疾病的患者。缺点是患者下肢活动相对受限,易污染。导管留置时间原则上不超过1周,长期卧床患者可以延长至2~4周,但仍不是维持性血液透析过渡性血管通路的最佳选择。

(3)锁骨下静脉留置导管:早年使用此法,优点是患者活动不受限,易于固定,不易感染,可保持较长时间,但穿刺技术难度较高,易发生血、气胸,并可形成锁骨下静脉狭窄,影响同侧上肢动静脉内瘘的功能,因此近年逐渐被颈内静脉置管取代。

二、长期性血管通路

长期性血管通路包括自体动静脉内瘘、移植物内瘘和带隧道、带涤纶套的双腔导管。

1.自体动静脉内瘘(autogenous arteriovenous fistula,AVF)

因其方便、安全、使用寿命长、并发症少等特点,成为维持性血液透析患者血管通路的首选。

2.移植物内瘘(arteriovenous graft,AVG)

当自体动静脉内瘘无法建立的时候,次选应该为移植物内瘘。常见的有自身血管移植、同种异体血管移植、异种血管移植和人造血管移植。目前应用最广泛的人造血管材料为聚四氟乙烯(E-PTEE)。E-PTEE柔软、多孔、生物相容性好,抗感染性能优于涤纶,易于穿刺及处理。

3.带隧道、带涤纶套双腔导管

适用于长期透析,因曾实施多次动静脉内瘘术,或人造血管搭桥术无法再用动静脉内瘘作为血管通路的患者,或心功能较差不能耐受动静脉内瘘分流的患者。置管部位最常用为颈内静脉、股静脉、锁骨下静脉。

第二节　血管通路的常规护理

建立和维持一个功能良好的血管通路,是保证血液净化顺利进行和透析充分的关键,因而血管通路被称为血液透析患者的"生命线"。近年来,维持性血液透析患者数量急剧增加、生存期延长、老龄化趋势明显,糖尿病、心血管疾病成为透析人群中的常见疾病,使维持性血液透析患者血管通路的建立和维护难度增加。因此,如何延长维持性血液透析患者的血管通路使用寿命,减少血管通路并发症的发生,成为血液净化专业医护人员面临的严峻考验与挑战。血液净化护士作为血管通路的使用者和维护者,不仅需要正确地掌握护理方法和相关知识,更要通过科学的护理管理加强对血管通路的监测与长期维护,提高血液净化的疗效及患者长期生存率。

一、中心静脉置管

1.术前护理

(1)向患者介绍置管目的,取得合作。

(2)测量生命体征,有心力衰竭者做好吸氧及抢救准备。

(3)病情许可条件下,洗头、清洁皮肤。股静脉留置导管术前另需备皮。

(4)体位:颈内静脉置管患者去枕平卧,头转向对侧,肩背部垫一薄枕,取头低位10°~15°;股静脉置管患者取仰卧位,屈膝、大腿外旋外展45°,注意保护患者隐私部位。特殊患者如有心力衰竭,不能平卧可采用半坐位。

2.术后护理

(1)穿刺过程中如误穿动脉或反复穿刺,应沿皮肤血管穿刺点进行有效按压,如有血肿可用冰袋冷敷,如需立即透析,应减少或避免使用抗凝剂。

(2)透析前要检查导管出口处、监测体温,如发现感染的迹象应及时干预。

(3)浅昏迷或不能控制行为的患者,应加强看护,防止脱管。

(4)若不慎脱管,应立即压迫止血,及时就诊。

(5)若非抢救,禁止用中心静脉导管输血、输液治疗。

(6)建议长期中心静脉导管每2周管腔内尿激酶封管,每月尿激酶泵入。溶栓泵入需签署溶栓知情同意书,非透析日泵入,遵医嘱使用抗凝药物。

(7)应定期对中心静脉导管进行系统评估,待其他长期通路成熟后,无须使用导管时应尽快拔除。

(8)股静脉导管患者应尽量减少活动,防止导管打折扭曲,保持会阴部清洁、干燥。

(9)颈部导管者着装宜宽松,避免牵扯导管,防止脱出。

(10)指导患者注意个人卫生,保持局部清洁干燥,敷料定期更换。

二、自体动静脉内瘘

自体动静脉内瘘成形术是通过外科手术,吻合患者的外周动脉和浅表静脉,使动脉血液流至浅表静脉,达到血液净化所需的血流量,便于血管穿刺,从而建立有效的体外循环。

1.手术时机

(1)当慢性肾衰竭患者肾小球滤过率<25mL/min 或血清肌酐>4mg/dL(352μmol/L),并预计 3~6 个月内需进入血液透析治疗,建议实施自体动静脉内瘘成形术,以利于内瘘成熟。

(2)尿毒症相关症状及体征明显者、支持治疗难以控制者。

(3)老年患者,糖尿病、系统性红斑狼疮以及合并其他脏器功能不全的患者,更应尽早实施手术。

2.术前评估

(1)病史评估:了解患者是否有中心静脉置管、安装起搏器、手术或外伤、糖尿病等病史,是否考虑肾移植和优势手等方面。

(2)全身状态评估:对心、肺、肝等重要脏器功能和循环血流动力学状态进行充分评估,检查血常规、出凝血指标,评估患者的凝血功能。

(3)物理检查:动脉系统包括双上肢血压、动脉弹性、动脉搏动、Allen 试验等检查;静脉系统包括流出静脉的连续性和可扩张性、中心静脉(水肿、侧支循环、既往中心或外周静脉置管瘢痕)等检查。

(4)血管条件评估:选择的静脉直径要≥2.0mm,静脉通路无节段性狭窄或梗阻;选择的动脉直径要≥1.5mm,两上肢的动脉压不超过 20mmHg,如装有心脏起搏器、有胸部手术者应避免选择同侧上肢部位;选择前臂端-端吻合术式者,同肢体的掌动脉弓应完整。

(5)手术部位及血管吻合方式

1)原则:先上肢后下肢;先非惯用侧手臂后惯用侧手臂;先肢体远心端后近心端。

2)可选用的血管:①腕部内瘘:桡动脉—头静脉(首选)、桡动脉—贵要静脉、尺动脉—贵要静脉、尺动脉—头静脉;②肘部内瘘:肱动脉—贵要静脉、肱动脉—头静脉、肱动脉—肘正中静脉(也称高位动静脉内瘘);③下肢内瘘:大隐静脉—足背动脉、大隐静脉—胫前或胫后动脉;④鼻咽窝内瘘等。

3)血管吻合方式:端-侧吻合法(首选)、端-端吻合法、侧-侧吻合法。

3.围术期护理

(1)术前护理

1)向患者说明手术的目的、方法,消除患者的焦虑不安、紧张恐惧的心理,积极配合。

2)告知患者保护好术侧血管,切勿在术侧手臂进行动静脉穿刺,并注意保持术侧手臂皮肤的清洁,切勿抓伤、碰伤皮肤,以利于手术顺利进行。

3)术前不宜使用肝素等抗凝剂,以防术中或术后出血。

4)术前用肥皂水彻底清洗术侧手臂,剪短指甲,做好皮肤准备。

（2）术后护理

1）AVF 成形术后，将患者术侧肢体抬高至水平以上 30°，以利于静脉血液回流，减少术侧手臂的肿胀。

2）术后 24 小时内密切观察内瘘是否通畅及全身情况，观察以下各项指标：①患者心率、心律、呼吸是否有改变，询问患者是否有胸闷、心悸等症状；②术侧肢体末梢血运情况，注意患者手指有无麻木、发冷、疼痛、缺血等异常感觉；③内瘘吻合口处有无血肿，局部有无渗血；④内瘘血管通畅情况，触摸内瘘有无震颤或听诊有无血管杂音，若有异常，应检查局部敷料是否包扎过紧，以致吻合口及静脉侧受压。

3）禁止在术侧手臂测血压、静脉注射、输液、抽血等。

4）告知患者保持术侧手臂的清洁，保持敷料清洁、干燥，防止敷料潮湿，以免引起伤口感染。

5）防止术侧手臂受压，衣袖要宽松，睡眠时避免侧卧于术侧。

6）教会患者自行判断内瘘是否通畅的方法，每日触摸内瘘有无震颤，如扪及震颤则表示内瘘通畅。反之，则应及时告知医护人员。

7）术后 2~3 日伤口无渗血，可指导患者进行早期功能锻炼，如握拳、松拳、指端活动等。术后 1 周伤口愈合良好的情况下，每天用术侧手捏握皮球或橡皮圈数次，每次 3~5 分钟；术后 2 周可在上臂捆扎止血带或血压表袖套，术侧手做握拳或握球锻炼，每次 1~2 分钟，每天可重复 10~20 次，以促使内瘘尽快"成熟"。

4.动静脉内瘘的成熟及使用

（1）动静脉内瘘成熟的定义：指内瘘透析时易于穿刺，穿刺时渗血风险最小，在整个透析过程中均能提供充足的血流，能满足每周 3 次以上的血液透析治疗。

（2）内瘘成熟的判断

1）物理检查：触诊血管壁弹性良好，吻合口愈合好，震颤良好，无异常增强、减弱或消失；视诊瘘体段静脉走行平直表浅、管壁均匀扩张，有足够可供穿刺的区域和长度；听诊可闻及连续、低调的节律性轰鸣音。

2）彩色多普勒超声监测通路血流量：自然血流量>500mL/min，内径≥5mm，距皮深度<5mm。

（3）内瘘成熟不良的判断：术后 8 周静脉还未充分扩张，血流量不足，透析时实际血流量达不到 200mL/min，不能满足透析需要，则为内瘘成熟不良。术后 3 个月尚未成熟，则认为手术失败，需考虑介入治疗或重建内瘘。过早使用不成熟的内瘘易致血肿，缩短内瘘寿命。

（4）内瘘穿刺时机：建议最好在术后 8~12 周开始穿刺，特殊情况也要至少 1 个月内瘘成熟后开始穿刺。

（5）穿刺方法：从内瘘的远心端到近心端进行绳梯式或纽扣式穿刺，不推荐定点穿刺；动脉穿刺点距吻合口 3cm 以上；内瘘穿刺针与皮肤呈 20°~30°。建议穿刺部位早期可选择在肘正中静脉或贵要静脉向心方向穿刺做动脉引血，可选择下肢静脉作为静脉回路或穿刺内瘘上方的两根静脉（贵要静脉、肘正中静脉或头静脉），即采用平行向心穿刺法。其优点：血管表浅易于穿刺，穿刺渗血风险小，易于压迫，待内瘘进一步成熟后逐渐向内瘘近心端穿刺。

（6）内瘘穿刺针选择及流量设定：在动静脉内瘘使用的最初阶段，建议使用小号（17G 或 16G）穿刺针，并采用较低的血流量（200~250mL/min），以降低对内瘘血管内膜的刺激与损伤。穿刺3~5次后,经血管通路维护小组成员评估可改用较粗的穿刺针(16G或15G),并在患者耐受的情况下,尽量提高血流量(250~350mL/min)。

(7)建议使用可视设备如掌上超声等进行评估、引导穿刺。

1)超声纵切联合横切描记整个内瘘走行,了解是否存在迂曲等,选定穿刺点,测量内径、距皮距离等,在超声引导下清晰地显示内瘘血管。

2)横切超声直视下穿刺,见到穿刺针刺破血管后,降低进针角度平行推入;纵切确认穿刺针位置在管腔中央。

5.内瘘常规护理

(1)初期内瘘(新建立的6个月以内AVF、AVG)的使用遵循"四定一给予"原则,即定人、定部位(做标记)、定穿刺针、定穿刺时间(做标记)、给予首次内瘘使用教育。

(2)指导患者监测内瘘血管通畅情况,定时检查内瘘震颤、搏动、杂音情况。

(3)注意内瘘侧肢体保暖,避免受凉、受压。

(4)内瘘侧肢体不要佩戴手表或过紧的饰物;避免内瘘侧肢体受伤;避免持续持重。

(5)尽量穿袖口宽松、棉质、柔软的衣服。穿衣时先穿有内瘘侧的手臂,脱衣时要后脱该侧手臂。

(6)拔针、压迫止血:拔针时,穿刺针与血管要保持平行,与穿刺角度相同或接近。穿刺针全部拔出后,瞬间压迫力度、压迫面积要大,忌先按压后拔针,避免斜面侧位,划伤血管及皮肤;压迫时间在20~30秒后逐渐缓慢减轻压力,确保血流通畅又没有出血,根据患者血压及内瘘情况控制按压时间。如果使用弹力绷带,先紧后松,5~10分钟后适当放松弹力绷带;有出血时则继续压迫止血,分析原因。

(7)每日2次沿着血管周围涂抹消肿、软化瘢痕类软膏,避开穿刺针眼,用热水袋或热毛巾热敷15~20分钟。热水袋(糖尿病患者禁用)温度不宜过高,避免烫伤皮肤;推荐使用非热型红外线照射,能修复血管损伤,改善末梢循环,增强血管弹性,尤其是在血管损伤4小时内使用,效果更佳。

(8)每次透析前清洗内瘘侧肢体。

(9)透析间期异常情况早期处理

1)在受凉、低血压、低血糖的状态下,如果内瘘处疼痛,杂音减弱或消失,应首先给予保暖、握拳运动,采用活血类软膏局部揉搓,肢体近心端间断给予加压,并及时就诊。

2)当患者出现低血压、腹泻、高热、大汗等情况时,要增加内瘘监测频率,必要时可适当补充液体,避免引起内瘘堵塞。

3)穿刺处发现渗血,轻压局部止血。如有血肿,必要时给予冰袋冷敷,透析后24小时内禁止热敷,24小时后确认不再渗血时可热敷消肿。

三、移植物内瘘

1.术前评估

(1)全身状态评估:应对患者心、肺、肝等重要脏器功能和循环血流动力学状态进行充分评估;检查血常规、出凝血指标以便评估患者的凝血功能;对患者病情进行评估,对于既往有上肢深静脉留置导管史(如锁骨下静脉、颈内静脉)的患者,须了解置管时间、方法,并排除该静脉狭窄;对有胸部、腋下(如乳腺癌的根治术)等手术的患者,应排除人造血管内瘘术后引起的回流受阻。

（2）血管条件评估：准备搭桥的动脉必须有足够的内径（≥3.0mm），保证血流量至少在300mL/min。通过术前和术中仔细检查（包括物理检查、超声、血管造影和术中观察）确定血管内径；准备搭桥的静脉流出道内径≥4.0mm，以减少回流阻力，并保证近心端通畅无阻。

2.手术部位

首选非惯用侧上肢前臂，然后依次为惯用侧上肢前臂、非惯用侧上肢上臂、惯用侧上肢上臂及下肢大腿。

3.吻合方式

（1）直桥式吻合（直桥式 J 形）：用已扩张的桡动脉或肱动脉作为动脉吻合。

（2）袢式吻合（袢式 U 形）：可选用肱动脉—头静脉吻合。现临床上大多应用袢式吻合。

4.术前护理

详见本章"自体动静脉内瘘术前护理"内容。

5.术后护理

（1）术后抬高患肢；保持敷料清洁、干燥，防止伤口感染；发现伤口处渗血不止、疼痛难忍时，应及时通知医师。

（2）术后早期，观察有无血管性水肿，给予对症处理。

（3）造瘘肢体术后 5~7 日可适当做握拳动作或腕关节运动，以促进血液流动，防止血栓形成。若是高凝状态者，必要时遵医嘱服用抗凝剂。

（4）感染是引起移植物内瘘失败的第二位主要原因，一旦感染需将移植血管全部切除，故不建议在 2 周内使用内瘘。

6.移植物内瘘的使用及护理

（1）穿刺时机：移植物内瘘不需要成熟期。根据不同类型的移植物，推荐 4~6 周血清性水肿消退后再开始穿刺，以上穿刺时机是确保移植物周围组织包绕，在穿刺或拔针时移植物周围没有血肿，可清晰触及血管走行，听诊杂音清晰、触诊有明显震颤，有条件可在超声引导下确定穿刺点或实时引导穿刺。自体移植血管成熟时间 6~8 周，建议 2~3 个月后使用。

（2）穿刺顺序：由远心端到近心端进行绳梯式穿刺，避免在吻合口附近及袢形转角处穿刺。

（3）穿刺位置与方法：判断好血流方向，通过按压血管 U 形袢的部位，感觉到最强烈搏动端可确定为动脉端，U 形人工血管在袢的两侧分别向吻合口方向（向心方向）穿刺，穿刺点距离吻合口至少 3cm；建议首次穿刺取移植物血管作为动脉通路，另取外周血管作为静脉回路（血管条件许可，此方法适用于长期方案选择，可延长移植物血管使用寿命）。穿刺针与皮肤呈 30°~45°，可使人造血管穿刺部位形成"皮片"效应，这种效应可于穿刺针拔出时发挥类似瓣膜的功能，以减少穿刺点的出血。

（4）穿刺针选择及流量设定：移植物内瘘使用最初阶段，建议使用小号（17G）穿刺针，较低的血流量（200~250mL/min）。

（5）穿刺点分散原则：对移植物内瘘进行反复穿刺时，穿刺部位必须充分分散，避免在同一区域多次穿刺。

（6）移植物内瘘穿刺失败，不要在原进针点反复穿刺。不推荐使用止血带，或根据临床情况综合考虑。

（7）指导患者自己指压止血。此方法对人造血管损伤最小，止血效果最好。指压方法是指在拔针的同时在皮肤穿刺点上方 0.2～0.3cm 处进行指压(此处正好为血管进针点),应做到拔针和按压动作协调,以减少血管的损伤。必须注意人造血管内瘘止血,不能采用传统的压脉带压迫止血。

7.内瘘管理

(1)建立血管通路维护小组对内瘘进行定期评估与监测

1)基线评估:新建立的动静脉内瘘成熟后,首次穿刺使用前,需要血管通路小组成员共同完成基线评估,采用物理评估和辅助检查手段如多普勒超声等,了解血管通路外观、血流速度、血管通路的内部结构等。评估内容应当记录在患者的档案中,建立血管示意图或影像资料,为今后动态评估提供基础资料。

2)动态评估:由通路维护小组成员每 3～6 个月评估 1 次。在基线评估的基础上,采用物理评估和辅助检查手段,动态监测动静脉内瘘的变化,了解并发症的发生原因、时间、发展程度、干预的时机、效果评价等;出现血管狭窄、栓塞、瘤样扩张等问题时,可采用核磁三维成像、血管造影等检查手段,明确并发症的严重程度。记录评估内容,并与基线资料对照,动态监测血管变化。

3)常规评估:每次穿刺前,护士都要进行内瘘评估,发现异常及时通知医师。

(2)评估的具体操作方法

1)视诊内瘘穿刺部位有无红肿、渗血、硬结等。

2)触诊内瘘血管走向和搏动、震颤强度、血管壁弹性。

3)听诊用听诊器沿内瘘血管听诊杂音大小、清晰度、音调。

4)内瘘流入道(动脉端)病变检查方法:搏动增强实验,即阻断流出道,触摸内瘘搏动是否增强。

5)内瘘流出道(静脉端)病变检查方法:当静脉狭窄时,搏动增强,震颤消失。

6)抬臂试验:正常状况下抬起手臂后,内瘘血管塌陷;如果流出道有狭窄,则抬起手臂后狭窄下游血管塌陷,狭窄上游血管仍扩张。此方法不适用于移植物内瘘。

(3)动静脉内瘘的监测方法及频率

1)多普勒超声监测通路血流量,当自体动静脉内瘘血流量<500mL/min、移植物内瘘血流量<600mL/min 时,可进行早期干预。建议自体动静脉内瘘每 3 个月 1 次,移植物内瘘每个月 1 次。

2)非尿素稀释法测定再循环,建议每 3 个月 1 次。

3)直接或间接的静态静脉压检测,建议每 3 个月 1 次。

第三节　动静脉内瘘穿刺操作流程

一、目的

建立血管通路,维持足够的血流量进行血液净化治疗。

二、准备

1.人员准备

仪表大方,举止端庄,服装、鞋帽整洁;佩戴胸卡;修剪指甲,洗手。

2.物品准备

(1)治疗车上层:消毒物品、内瘘穿刺针、一次性血管通路护理包(无菌纱布、治疗巾、弯盘、手套、创可贴、压迫棉球)、抗凝剂、透析治疗单、止血带、胶布、血压计、听诊器、洗手液、手套、防护用具。

(2)治疗车下层:锐器盒、止血带回收盒、医用垃圾桶(袋)、生活垃圾桶(袋)。

三、操作流程

1.备齐用物

推车至床旁。

2.核对信息

自我介绍,核对患者姓名、床号。

3.告知

告知患者内瘘穿刺的目的、方法、注意事项,取得患者配合。

4.评估

神志、生命体征、出血倾向等;内瘘既往使用状况、有无感觉异常;视:内瘘侧肢体有无肿胀,皮肤完整性,有无红肿热痛、硬结、渗血及过敏等;触:内瘘震颤强弱,摸清动静脉血管走向、血流方向、血管壁弹性;听:内瘘杂音强弱、音调。

5.摆体位

取舒适体位。

6.洗手、戴口罩;七步洗手法。

7.准备一次性血管通路护理包

打开血管通路护理包,铺治疗巾。

8.穿刺动静脉

距穿刺点上方8~10cm扎止血带(必要时),AVG禁用,确认穿刺点、松止血带、准备胶布、戴手套;确定穿刺方向,以穿刺点为中心,消毒范围≥10cm,消毒(2次),自然待干;扎止血带,动脉穿刺点距吻合口>3cm,一手固定皮肤,一手持内瘘穿刺针,斜面向上与皮肤呈20°~30°进针(移植物内瘘30°~45°),进针点与上次穿刺点距离>0.5cm,进入血管后再平行进针1~2cm;松止血带,用胶布妥善固定,穿刺点用无菌方纱覆盖;穿刺静脉:动静脉穿刺针针尖距离>5cm,具体步骤见动脉穿刺;确认穿刺成功。

9.抗凝

核对患者信息,遵医嘱抗凝。

10.整理

协助患者取舒适、安全体位,整理用物;记录。

11.脱手套、洗手、摘口罩。

12.宣教

向患者宣教穿刺侧肢体应减少活动,翻身时保护穿刺侧肢体,以免穿刺针扭曲、移位、滑脱。

四、注意事项

1.自体动静脉内瘘

（1）仔细评估血管走向,避免在皮下组织穿刺找血管。

（2）穿刺时,在血管上方进针。如在血管侧面进针,容易发生渗漏和血肿,而且拔针后止血困难。

（3）根据患者血管情况选择适合的穿刺方式(绳梯式、纽扣式),内瘘动静脉尽量避免穿刺于同一血管上,以减少血液再循环。

（4）初期内瘘首次穿刺应由资深护士执行,避免反复穿刺引起血肿,损伤血管内膜。

2.移植物内瘘

（1）移植物血管首次使用前评估要由手术医师和穿刺护士共同完成,确定血管走行,如果发现血管深度、皮下脂肪异常,移植血管在肘部出现打折现象,可结合超声引导确定穿刺部位。前4周需要固定护士进行穿刺,并详细记录血管使用情况。

（2）移植血管忌定点穿刺,在同一区域多次穿刺,可能导致人工血管材料的破裂,形成移植物周围血肿或假性动脉瘤。

第四节　中心静脉导管护理操作流程

一、目的

建立血管通路,维持足够的血流量进行血液净化治疗。

二、准备

1.人员准备

仪表大方,举止端庄,服装、衣帽整洁;佩戴胸卡;修剪指甲、洗手。

2.物品准备

（1）治疗车上层:消毒物品、一次性血管通路护理包、肝素帽、无菌纱布、透析治疗单、注射器、手套、血压计、听诊器、洗手液、防护用具。

（2）治疗车下层:锐器盒、生活垃圾桶(袋)、医用垃圾桶(袋)。

三、操作流程

1.上机护理

（1）备齐用物:推车至床旁。

（2）核对信息:自我介绍,核对患者姓名、床号。

（3）告知:告知置管目的、方法、注意事项,取得患者合作。

（4）评估:询问患者中心静脉导管以往使用状况,有无感觉异常、有无出血倾向;观察导管周围皮肤完整性,有无红肿、出血、渗液、局部有无压痛等;查看导管固定情况,导管有无牵拉、脱出的现象。

（5）摆体位:取舒适体位,暴露置管位置;颈部导管患者要戴口罩,头偏向一侧。

（6）洗手、戴口罩;七步洗手法。

（7）准备一次性血管通路护理包:打开中心静脉导管外层敷料;打开血管通路护理包,戴手套;打开无菌治疗巾 1/4 面垫于中心静脉导管下。

（8）分离动、静脉端肝素帽:消毒动脉端导管保护帽及管口、管夹两遍,检查导管夹子处于夹闭状态,分离肝素帽并弃掉,消毒接头平面后将导管置于治疗巾 1/2 无菌面,再次消毒管口,回抽封管液2mL,推注在纱布上,观察有无血凝块,如有再次回抽1mL,推注在纱布上,导管端口连接注射器。同方法操作静脉端。

（9）核对:确认导管通畅;核对患者及抗凝方式、剂量。

（10）连接体外循环:遵医嘱导管静脉端推注抗凝剂;连接体外循环;中心静脉导管处治疗巾包裹,妥善固定。

（11）整理:协助患者取舒适、安全卧位,整理床单位及用物;记录。

（12）脱手套、洗手、摘口罩。

（13）宣教:向患者宣教中心静脉导管固定的重要性,翻身时勿用力、拉扯导管,以免导管扭曲、滑脱。

（14）透析中监护:定时测血压、脉搏,询问患者自我感觉,观察中心静脉导管局部状况、病情变化、透析机运转等情况。

2.下机护理

（1）备齐用物:治疗结束,做下机准备。

（2）核对信息:核对患者信息及确认封管液量,确认血液净化治疗目标完成。

（3）评估:生命体征,导管功能。

（4）告知:告知患者透析即将结束及注意事项,取得患者配合。

（5）洗手、戴口罩、戴手套。

（6）封管:回血完毕后,夹闭管路动静脉端夹子与导管动静脉端夹子后依次断离;消毒动脉端导管横截面和螺纹口,用脉冲式方法注入10mL生理盐水冲洗导管,肉眼观察外露部分无残血,夹闭导管动脉端。同方法操作静脉端。

（7）整理:遵医嘱弹丸式推注封管液,无菌肝素帽封闭动静脉导管;双层无菌纱布包扎,妥善固定;整理用物。

（8）脱手套、洗手、摘口罩。

（9）宣教中心静脉导管维护的注意事项。

四、注意事项

1.导管部位如为颈部,操作时协助患者戴口罩或使用治疗巾遮盖口鼻,头偏向对侧。

2.根据导管容积定量抽取中心静脉导管内封管液。

3.导管端口连接紧密,防止空气进入体内。

4.打开保护帽前,检查夹子处于夹闭状态,避免发生空气栓塞。

5.导管保护帽为透析专用的无菌螺帽,不能重复使用。

6.伤口敷料保持清洁、干燥、粘贴位置准确。

7.由于透析用导管粗大,封管液量少,无法实现脉冲式推注,因此采用弹丸式推注方法,即快速、一次性完成推注动作,同时夹闭夹子,保持管腔内正压。

8.回抽中心静脉导管内封管液时禁止使用同一注射器。

9.静脉导管的出口是一个潜在感染源,操作时始终不要触摸导管末端螺旋口,并注意导管端口最大限度地缩短暴露时间。

第五节　血管通路并发症的护理

一、自体动静脉内瘘并发症的护理

1.血栓形成

（1）原因

1）原发性血管解剖因素：动脉功能不良，大多因动脉内径过细、粥样硬化（糖尿病、高血压等）、血管钙化（继发性甲状旁腺功能亢进、痛风性肾病）等所致。静脉功能不良，静脉口径小，大多因静脉血管发育不佳或肥胖患者静脉深埋影响建瘘后静脉延伸、扩张和动脉化所致；静脉纤维化则常见于术前做过化疗或留置过静脉导管者，也偶见于无任何静脉创伤的患者。

2）继发性因素：动静脉内瘘血栓形成可分为早期和晚期。①早期（术后4~6周内）血栓形成的原因有手术因素，如吻合口过小或血管成角、扭转导致狭窄；静脉纤维化、瓣膜硬化、外膜束带、内瘘过早使用等；其他因素如低血压、低血容量、睡眠时不适当压迫瘘管等；伴静脉系统狭窄性病变者更易形成；②晚期（术后超过6周）血栓约91%伴解剖方面的因素，如内膜增生肥厚、静脉狭窄、中心静脉缩窄、动脉瘤等。其他因素如压迫止血时间过长、压力过大，反复定点穿刺、穿刺失败引起血肿等。

3）全身性因素：①促凝血因子增多：血小板活化、血管内皮组织因子高表达、血液浓缩、内皮损伤、促红细胞生成素作用等；②抗凝因子抑制：前列腺素I_2产生缺乏、抗血栓素Ⅲ（AT Ⅲ）缺少、组织血浆素原活化降低、血栓调控物减少等；③代谢因素：低蛋白血症（<30g/L）、高脂血症（脂蛋白A>57mg/dL）、抗磷脂抗体致高凝状态（如抗磷脂综合征、系统性红斑狼疮）、C蛋白或S蛋白缺陷、凝血因子X增加等。

4）其他因素：包括种族、年龄、性别等，例如黑种人、老年人、女性易发生血栓。

（2）临床表现

1）动静脉内瘘部分血栓形成时表现为透析时血流量不足，内瘘震颤及血管杂音减弱，部分患者主诉吻合口周围疼痛；血栓完全阻塞时，震颤及血管杂音完全消失，吻合口处血管可变硬，弹性消失。

2）超声显示局部血流减弱或无血流通过、有血栓形成。

（3）防治及护理

1）首先应选择较好的血管，手术操作要细致，吻合后仔细检查有无压迫、成角等问题。术后包扎不可过紧，避免受压，护士每日3~4次检查内瘘是否通畅。

2）衣袖宜宽松，术侧避免受力及寒冷刺激；严禁在术侧肢体测量血压、输液、抽血等操作；术侧肢体避免受压，夜间睡眠时尤其要注意。

3）避免过早使用内瘘。建议最好在手术8~12周以后开始穿刺内瘘，特殊情况也应该大于1个月，内瘘成熟后开始穿刺。老年人、糖尿病及血管条件差者适当延长时间。

4）切忌定点穿刺（使用钝针的扣眼穿刺法除外），科学、合理、个性化地制订穿刺计划，力求一次穿刺成功。

5)透析结束后要等穿刺针完全拔出后立即压迫,压迫力度要适宜,以不出血且能扪及血管震颤为宜,压迫时间不宜太长,一般 15 分钟即可,建议根据患者个体差异决定压迫止血时间。

6)避免超滤过多引起血容量不足、低血压。

7)控制血压在理想范围;定期监测血脂,控制饱和脂肪酸和胆固醇的摄入,减轻血管粥样硬化,防止血液黏稠度增高;高凝状态时可根据医嘱应用抗凝药物治疗(但不建议长期进行抗血栓治疗来延长血管通路通畅率)。

8)当内瘘震颤及血管杂音减弱(任何物理检查、血流量测定或是静态静脉压有持续异常)时,需尽快做影像学检查,包括彩色超声、CT 血管成像(CTA)及数字减影血管造影技术(DSA),DSA 是诊断金标准。一旦发现血栓应尽早干预。在血栓形成 6~12 小时内,可采用局部血管内注射尿激酶等进行药物溶栓(建立血管通路 7 天内的早期血栓形成者不建议进行溶栓),此为溶栓黄金时间。也可在超声引导下行动静脉内瘘球囊扩张碎栓术或 X 线下溶栓导管插入血栓部位灌注溶栓剂。此外,也可采用 Fogarty 导管取栓、手术切开取栓、内瘘重建术等。近年来,经皮血管成形术(percutaneous transluminal angioplasty,PTA)是治疗血栓形成的新的、有效的治疗方法。与药物溶栓法比较,具有操作简单、创伤小、再通率高、不良反应少、并发症低的优点,内瘘闭塞后 72 小时以内均可实施。

2.内瘘非血栓性狭窄

(1)原因

1)由于年龄、血压变化、基础病、血流动力学等因素导致血管内膜损伤、破坏、增生。

2)手术中对血管内膜破坏,缝合材料相容性差,缝合不平整,术后瘢痕形成。

3)在同一部位或局部区域性反复穿刺,造成血管内膜损伤。

4)感染、血肿压迫等引起血管狭窄。

(2)临床表现

1)流入段狭窄:透析时血流量不足,吻合口震颤减弱,血管塌陷,周围缺血性疼痛,搏动增强试验阳性(即无搏动增强表现)等。

2)瘘体狭窄:穿刺部位多段的管壁增厚、管腔狭窄、血管内膜增生、管壁纤维化,穿刺时进针困难,血流量不稳定,难以满足长期透析血流量。

3)流出段狭窄:静脉近心端狭窄可使静脉压升高,再循环增加,透析充分性下降,内瘘张力增高,静脉穿刺针处渗血,拔针后压迫时间延长。

(3)防治及护理

1)充分评估狭窄程度,明确狭窄部位。如果内瘘的内径狭窄>50%,并且有下列临床和生理异常,应当行狭窄处经皮腔内血管成形术(可在 DSA 或超声引导下进行)或外科手术治疗:①血管通路此前发生过血栓;②透析时静脉压力明显升高;③再循环测定明显异常;④体格检查异常;⑤无法解释的 Kt/V 下降;⑥血管通路血流量下降。

2)推荐经皮腔内血管成形术作为任何类型血管通路动脉狭窄的主要治疗方法;头静脉弓狭窄及中央静脉狭窄可考虑使用支架植入治疗。

3)术后尽早进行内瘘功能锻炼。指导患者禁忌内瘘侧肢体受压、测量血压、采血、输液、负重等。控制体重增长过多,以免透析中低血压。

4)避免过早使用内瘘。穿刺时应避开狭窄,选择合适的穿刺部位。穿刺失败时禁忌盲目多次进针造成血肿和血肿机化,机械性压迫血管,引起狭窄。

5)流入段狭窄时,谨防低血压发生,拔针后一般轻压即可止血。

6)流出段狭窄时往往有静脉压增高,可适当延长止血时间。

3.动脉瘤或瘤样扩张

(1)原因

1)内瘘吻合口过大,瘘口血流速度高,压力大。

2)内瘘过早使用,血管壁薄,穿刺时血管内膜损伤。

3)吻合时过多剥离血管外膜,使吻合口失去收缩功能。

4)静脉流出道逐渐狭窄,血液回流阻力增大。

5)长期区域式穿刺或动脉穿刺点离吻合口过近致血流冲力大;穿刺技术不佳或压迫止血不当,反复形成血肿。

(2)临床表现

1)内瘘血管隆起,管腔粗大,呈球状、条块状或囊状,明显粗于周围血管,部分患者血管迂曲,侧支血管建立扩张,易发生于吻合口、穿刺部位、非穿刺部位的静脉流出道、全程。

2)大部分无症状,但巨大的动脉瘤可引起胀痛,并有破裂出血及感染的风险。

3)瘤内部血液形成漩涡,易形成血栓。

4)血管表面的皮肤变薄可出现色素脱落甚至破溃。

(3)防治及护理

1)内瘘术后指导患者循序渐进地进行锻炼,使血管充分扩张,同时使静脉血管弹性增强,减少血管瘤发生。

2)避免内瘘未成熟提前使用,老年人、糖尿病患者及血管条件差者适当延长时间。

3)保证穿刺成功率,动脉穿刺点应远离吻合口,减少血肿和出血的发生。

4)有计划地更换穿刺点,防止血管壁因使用过多而受损、弹性减弱、血管壁变薄、形成血管瘤。

5)如动脉瘤较小可用弹力护腕轻轻压迫保护,避免继续穿刺该区域。

6)如动脉瘤明显扩大,直径超过30mm,有破溃、出血、感染等危险时,可结合发生部位及患者自身血管条件选择处理方法,如外科手术,合并瘤后狭窄可首选PTA,弹性回缩时行支架置入等。

4.血流量不足

(1)原因

1)反复定点穿刺引起使用多的血管管壁纤维化,弹性减弱,硬结、瘢痕形成,管腔狭窄,而未用的血管因长期不使用也形成狭窄。

2)患者自身血管条件不佳,造成动静脉内瘘纤细,血流量不足。

3)动静脉内瘘有部分血栓形成。

(2)临床表现

1)血流量增大时,可见血管明显塌陷,患者血管处有触电感。

2)动脉管道负压增大时泡沫形成,静脉壶上血流回弹,并伴动脉压、静脉压报警。

3)内瘘震颤及杂音减弱。

（3）防治及护理

1）严格执行正确的穿刺技术，切忌反复定点穿刺，提高穿刺水平及穿刺成功率。

2）术后可考虑手部结构化训练，以促使动静脉内瘘成熟。动静脉内瘘6周未成熟者，应考虑进行相关检查（如多普勒超声检查）以及时诊断和治疗。

3）处理方法：可采用经皮腔内血管成形术、血管扩张术或用手术方法将狭窄部分切除后再吻合，或不切除而用移植血管搭桥等。

5.感染

（1）原因

1）穿刺时未严格执行无菌操作，穿刺点周围皮肤消毒不规范，穿刺针污染。

2）患者个人卫生习惯不良、透析结束后穿刺点过早接触水或用不洁之手搔抓，引起皮肤感染。

3）动静脉内瘘周围皮肤过敏，皮肤破损、溃烂，引起皮肤感染。

4）局部血肿后形成感染。

（2）临床表现

1）轻度感染可表现为局部血管变硬，皮肤外观有轻度的红肿，患者体温正常。

2）重度感染可表现为内瘘处较为严重的红、肿、热、痛或周围有脓性分泌物，波及范围广，患者可有发热、寒战，严重者可发生败血症。

（3）防治及护理

1）动静脉内瘘术后，保持术侧肢体清洁，避免潮湿，勿随意去除包扎敷料、抓挠吻合口处。

2）血液透析前要求患者用肥皂水清洗穿刺部位皮肤，沐浴最好在下次透析前进行，并在穿刺部位贴防水创可贴保护。告知患者切勿抓挠穿刺处，平时保持内衣干净。

3）内瘘穿刺时应严格无菌操作，消毒范围要广，防止医源性感染。

4）自体动静脉内瘘的感染少见，且较易控制。轻度感染可继续使用内瘘，但应避开感染部位穿刺，加强局部护理，按医嘱口服或局部外用抗生素；早期动静脉内瘘感染，具有全身性症状，出血、吻合口受累者，应行内瘘结扎；严重感染者少见，《KDOQI》指南规定应按亚急性细菌性心内膜炎治疗，使用抗生素6周。如果有脓栓形成，应当放弃内瘘。

6.肿胀手综合征

（1）原因

1）动静脉侧-侧吻合时，由于部分动脉血流入吻合静脉的远端支，手背处静脉压升高，静脉回流障碍，并干扰淋巴回流，相应的毛细血管压力也升高而产生肿胀。

2）与动脉吻合的静脉侧支未结扎，动脉血未按照预想的方向流向静脉主干，而是沿着静脉侧支流向静脉远心端的手部静脉，手部静脉压力增高，导致手部肿胀。

3）内瘘肢体近心端静脉狭窄或闭塞，如血栓形成、静脉炎、曾经行中心静脉置管引起狭窄、静脉回流受阻，动静脉吻合后，加重静脉回流阻力，引起手部肿胀。

（2）临床表现

1）手背静脉曲张，手部肿胀，手指淤血，色泽暗红，严重时出现皮肤溃疡或坏死。

2）前臂及上肢肿胀及疼痛，皮肤发红，色素沉着，严重者可发生肢端溃疡和神经病变，静脉瘤样扩张和迂曲，大量侧支循环的形成可表现为上肢、颈部、胸壁静脉扩张。

3）透析时静脉压升高，再循环增加，透析不充分。

4)穿刺处出血时间延长。

(3)防治及护理

1)内瘘侧手臂勿负重,防受压,给予抬高位促进回流。

2)指导患者注意肿胀是否加重及皮肤颜色、温度、感觉、活动度的变化,有无前臂、上臂肿胀及颈部、胸部静脉扩张等。

3)预防方法是做腕部内瘘时避免做侧-侧吻合;避免锁骨下静脉置管或颈内静脉置管过久,避免感染。

4)早期可通过握拳增加回流,减轻肿胀。中心静脉狭窄首选的治疗是PTA,在以下情况时可以考虑支架植入:①血管成形术后弹性回缩(狭窄超过50%);②3个月以内狭窄复发,严重者根据血管具体情况采取合适的外科手术治疗。

7.通路相关性缺血综合征

(1)原因

1)伴有糖尿病、高血压、冠心病、高龄、动脉硬化等透析患者的远端静脉血管系统循环不佳,随着透析时间延长,肢体远端供血不足。其发生率远远高于其他人群。

2)既往多次行动、静脉内瘘手术患者往往远端静脉系统破坏严重,影响肢体远端供血。

3)桡动脉-头静脉,侧-侧吻合时吻合口过大,前臂血流大部分经吻合口回流,引起肢体远端缺血。

(2)临床表现:依据临床缺血程度可分为四级。①0级:无缺血症状;②Ⅰ级:轻度,手指末端发凉,几乎不伴有其他临床症状;③Ⅱ级:中度,透析或运动时出现肢体缺血性疼痛;④Ⅲ级:重度,静息状态下出现疼痛或组织出现溃疡、坏疽等症状。

(3)防治及护理

1)动静脉内瘘成形术后应严密监测肢体的缺血情况,特别是高危人群(糖尿病、老人、在同侧肢体多次进行内瘘成形手术者)。①患者的自觉症状:包括肢体发冷、麻木、针刺样感觉障碍;②客观检查:皮肤温度、感觉功能检查,运动功能、远端波动与对侧比较;③告知患者如有发冷、不能运动、感觉异常时及时通知医师处理。

2)指导患者应每月对内瘘进行自我评价,注意手部有无苍白或发绀加重;温度变化;有无疼痛及感觉、活动度的下降;有无大、小鱼际萎缩,病情加重要应及时就诊。

3)保守治疗:症状较轻、临床分级为Ⅰ级者。手部保暖、功能锻炼及改善血液循环的药物治疗。

4)手术治疗:缺血症状严重、临床分级为Ⅱ~Ⅲ级者需手术治疗。可采用如下方法:①吻合口远端桡动脉结扎术:适用于存在窃血现象者;②PTA:适用于内瘘动脉存在狭窄者;③内瘘限流术:适用于内瘘流量过高者;④流入动脉重塑术;⑤结扎内瘘。

8.高输出量性心力衰竭

(1)原因

1)内瘘吻合口过大,血液分流量过多,超过心排血量的20%时,可增加回心血流,引起心脏前负荷的增加。

2)上臂高位血管或下肢血管的内瘘手术,由于血管粗,压力大,回心血量多,增加心脏负荷。

3)合并基础病变,如各种原因的充血性心力衰竭、高血压、冠心病、心律失常、严重贫血等。

（2）临床表现

1）内瘘血管粗大迂曲,震颤明显,传导距离延长,血管张力较大,血管杂音宏大,上肢甚至颈部均可听到杂音。

2）轻者导致胸闷、心悸、活动耐力下降,严重者静息状态下即可出现呼吸困难、端坐呼吸、发作性夜间呼吸困难、运动耐力下降、肢体水肿、肺水肿、心脏增大、血容量增加、心动过速等。

（3）防治及护理

1）上臂动静脉内瘘吻合口直径限制在 4mm 以下,同时应积极治疗基础疾病。

2）临床可利用内瘘自然血流量（Qa）与心排血量（CO）比值评估内瘘相关的心血管风险:当 Qa≥1500mL/min,Qa/CO≥20% 为高流量内瘘。

3）对于 Qa≥1500mL/min,Qa/CO≥20% 暂无心脏负荷过大相关症状的患者应常规每 3 个月 1 次胸片、心脏彩超评估左心室参数（如左心室收缩与舒张末内径、左心室体积和射血分数）,如果患者心胸比例、左心室容积、心排血量进行性增加,应采取干预措施。

4）对有高输出量风险内瘘的患者,指导其限制水钠摄入,防止加重容量负荷。

5）前臂内瘘发生心力衰竭比较少见,一旦发生,可采用内瘘包扎压迫,必要时采取外科手术减少内瘘流量,方法包括缩窄内瘘流出道和建立旁路减流、结扎内瘘等。反复心力衰竭者必须闭合内瘘,改用长期留置导管或腹透的方式治疗。

二、移植血管内瘘并发症及护理

移植血管内瘘并发症与自体动静脉内瘘基本相同,常见并发症为血栓形成和狭窄、感染、出血和血肿、缺血综合征、高输出量性心力衰竭、动脉瘤（详见本章"自体动静脉内瘘并发症的护理"内容）。最常见的并发症为血栓形成和狭窄;感染是该种内瘘的严重并发症,有时甚至威胁生命;血管性水肿仅见于移植血管内瘘。

1.血栓形成和狭窄

（1）原因

1）移植物血管血栓形成 90% 因静脉狭窄。流入或流出道血流不足可引起术后血管立即闭塞,其中解剖因素占 58%~81%,主要是中心静脉及吻合口 2~3cm 内静脉狭窄或移植物本身狭窄。

2）低血压、容量缺失、压迫过久等也是血栓形成的因素,急性血栓形成也是引起增生的原因。

（2）防治及护理

1）移植血管不同于自身血管,其损伤后修复慢,故对穿刺技术要求高,为了提高移植血管的使用寿命,穿刺者应具有专业资格证书且为临床经验丰富的护士。

2）教会患者自我保护,如定时检测内瘘有无震颤、搏动及血管杂音;保持血红蛋白浓度不宜过高;定期随访抗凝指标,可根据医嘱服用华法林、双嘧达莫、阿司匹林等抗凝剂;注意个人卫生,防止感染;移植血管手臂勿受压,如测血压、提重物、佩戴饰物等,特别注意睡眠时勿受压。

3）透析中易发生低血压的患者应注意控制水分,及时调整干体重或调整透析方法,出现低血压应及时处理。

4)指导患者透析结束后用自己的拇指、示指或中指压迫穿刺点,力度以既能止血,又能扪及震颤为宜,此方法对移植血管创伤最小,且止血效果好,禁用弹力绷带压迫。

5)局部出现血肿时,应立即指压止血并给予冷敷,并以祛瘀软膏按摩,24 小时后热敷。

6)不伴有血栓形成的狭窄,当狭窄超过内瘘内径的 50%并且出现以下异常:①移植物内瘘血流量减少(<600mL/min);②移植物内瘘静脉压升高等,应予 PTA 或外科手术(移植物补片血管成形、移植物搭桥)。处理后,需监测治疗效果。如果 3 个月内需要进行 2 次以上PTA,在病情允许情况下建议行外科手术处理。如果 PTA 失败,在以下情况下可使用支架:手术无法到达的病变、有手术禁忌证、PTA 所致血管破裂。

7)伴血栓形成的狭窄应尽快处理,推荐术中结合影像学评价内瘘,可采用经皮介入技术取栓,并行血管成形术,或外科手术取栓并纠正血管狭窄。

2.感染

(1)原因

1)移植血管内瘘感染较自体动静脉内瘘感染常见,是引起移植物内瘘失败的第二位主要原因。主要由革兰阳性金黄色葡萄球菌所致,不太多见的是表皮链球菌和其他革兰阳性菌。许多易感因素超出肾科医师能控制的范围。

2)静脉内用药、移植物上的皮炎、个人卫生较差、穿刺时未严格无菌操作均可诱发感染。股静脉部位移植瘘感染率较高,与移植物接近会阴有关。

(2)临床表现

1)移植物血管感染的最初体征可能是移植血管皮肤被腐蚀后的出血。

2)表浅的皮肤炎症、蜂窝组织炎、脓肿。若波及移植血管周围组织间隙、管壁和吻合口,可能引起血栓形成、管壁出血、细菌入血而导致败血症。

(3)防治及护理

1)皮肤清洁很重要,建议患者每次透析前要用肥皂水清洗移植物上的皮肤。

2)在建立血液透析连接时要严格遵守无菌操作。

3)动静脉移植物置入前应给予广谱抗生素,预防金黄色葡萄球菌等细菌。

4)单纯抗感染治疗效果不佳,最初抗生素选择应覆盖革兰阴性和革兰阳性菌,并能覆盖肠球菌,其后根据药敏结果选择抗生素。

5)有脓肿、脓疮者需手术处理,手术方法按感染范围来定,可单纯切开引流、移植血管切除加旁路移植或移植物全切除。

6)早期围术期(<30 天)动静脉移植物感染伴败血症,脓性分泌物,脓肿或出血者应去除移植物,并配合抗生素治疗。

3.血清性水肿

(1)原因:手术后无菌性血清样液体聚集在移植血管周围,液体外周由无分泌性纤维软组织假包膜包裹。

(2)临床表现:主要发生于移植血管吻合口处,其中袢式移植的发生率可高达 90%以上,表现为移植血管周围弥漫性肿胀血清性水肿多在术后 1~3 天开始出现,持续 3~6 周可自行消退,但也有患者持续数月或数年。

(3)防治及护理

1)术后 1 周内肝素化透析可加重血清性水肿,此时透析应采用无肝素或低分子肝素透析。

2)保守治疗,血管性水肿的患者一般无须做特殊处理,可在术后抬高术侧肢体,局部持续加压包扎等,对消退较慢的患者,可采用红外线灯照射,每日 2~3 次,每次 20~30 分钟。

3)保守治疗无效者,不建议单纯穿刺放液、包膜切除,需同时处理发生血清肿段移植血管,方法可采用生物蛋白胶或医用胶局部涂抹、跨越血清肿段移植血管搭桥。

三、中心静脉留置导管并发症及护理

1.出血和(或)血肿

(1)原因和临床表现

1)穿刺不顺利,误穿动脉或反复穿刺造成静脉损伤或损伤了穿刺路径上的血管。

2)透析患者由于造血功能障碍,红细胞和血小板大多低于正常,加之透析中应用抗凝剂等,留置导管伤口处易出现渗血、皮下淤血及血肿。

3)留置导管时间过长,造成出血和渗血。

(2)防治及护理

1)穿刺过程中如误穿动脉,一旦血肿形成,尤其是出血量较多时,应立即拔管,并有效按压穿刺部位 30 分钟以上,然后用沙袋压迫,以免继续出血。严密观察血肿是否继续增大,同时应适当推迟透析。如需急诊透析,可选其他部位并用无肝素透析。

2)了解患者是否有贫血、凝血功能障碍。严重贫血及血小板较低的患者,透析过程中少用或慎用抗凝剂,视病情可采用小剂量或无抗凝剂透析。

3)每次透析应严格检查导管位置,导管固定,缝线是否断裂,导管局部有无出血、瘀斑、血肿等,及时发现问题并解决。

4)穿刺部位出现渗血、血肿时,先指压、冷敷,待无继续出血时,再行血液透析,局部血肿较大难以压迫或症状严重者,需拔管止血,并严密观察。

5)告知患者留置导管的自我护理,除股静脉留置导管不宜过多起床活动外,其余活动均不受限,但也不宜剧烈活动,减少牵拉,以防留置导管滑脱;同时提醒患者,尽量穿对襟上衣,以免脱衣服时将导管拔出。一旦滑脱,应压迫止血并立即就医。

6)血液透析患者的中心静脉导管,一般不宜他用,如抽血、输液等。

2.感染

(1)原因

1)中心静脉导管感染分为导管出口部感染(导管距离出口 2cm 以内的感染)、隧道感染(导管皮下隧道内距离出口 2cm 以上的感染)和导管相关性血流感染。

2)感染的局部危险因素包括患者皮肤不清洁、使用不透气敷料、伤口出汗、鼻腔及皮肤葡萄球菌定植;感染的全身危险因素包括导管使用不当和管理不当。

3)感染的其他因素包括出口周围渗血、血液流量不畅或处理血流量不畅过程中导管的反复开放及导管留置时间过长、创伤性重建手术(如取栓)等。另外,导管留置部位不同,感染发生率也不同,如股静脉导管较颈内静脉导管感染发生率高。

(2)临床表现

1)导管出口部位感染:导管出口处或周围皮肤红、肿、热,并有脓性分泌物。

2)隧道感染:皮下隧道肿胀,轻轻按压出口处可见脓性分泌物。

3)导管相关血流感染:血透开始数分钟至数十分钟,出现畏寒、发热,持续 5~12 小时消

退,下次透析时症状再次出现。少数患者可以出现延迟发热,即血液透析结束后低热,这与感染的细菌数量和毒力有关。

（3）防治及护理

1）指导患者养成良好的卫生习惯,伤口敷料保持清洁干燥,清除鼻腔葡萄球菌等的携带状态,操作时颈部导管的患者应戴口罩。

2）严格无菌操作,导管口上机时严格消毒,尽量减少开放状态的导管长时间暴露于空气中。每次使用导管后应更换透气性较好的敷料及新的无菌肝素帽,妥善固定。

3）注意观察患者体温变化,有无发冷、发热、寒战等;观察穿刺部位有无早期感染迹象。

4）颈部无隧道、无涤纶套导管使用原则上不得超过 4 周,如果预计需要留置 4 周以上,应当采用带隧道、带涤纶套的导管;股静脉无隧道、无涤纶套导管使用原则上不超过 1 周,长期卧床患者可以延长至 2~4 周。避免导管用于非血液净化用途,如采血、输液等。当没有使用导管适应证时,应尽快拔除。

5）轻微的创口感染不合并菌血症和（或）隧道感染时,加强出口处的护理,并予局部抗生素治疗或口服抗生素,一般炎症即可消退。

6）如果隧道内流液,除了局部处理措施,应当经非肠道途径给予抗生素治疗。积极抗感染后 72 小时仍不能控制住,必须拔管。隧道感染一般不在原位更换导管,除非排除静脉入口部位无感染,此时可以使用相同的静脉入口点,重新做隧道可以更换新的隧道式导管,需要创建一个新的隧道,同时使用有效抗生素治疗 1~2 周。

7）临床怀疑为导管相关菌血症或导管相关性血流感染可能时,立即采血培养,通常导管动静脉腔内和外周血各采血标本进行培养并比较细菌生长时间,一般认为导管内血液细菌生长时间早于外周血细菌生长时间 2 小时以上,可考虑为导管相关感染。留取血标本后,立即通过静脉及导管途径经验性应用抗生素,之后根据培养结果调整抗生素（不建议带隧道、带涤纶套导管感染未经判断而草率拔管,以避免损失透析通路）。如果患者全身症状持续时间超过 48~72 小时,应当拔除导管。抗生素疗程至少 3 周,抗生素疗程完成后,血培养阴性至少 48 小时后才考虑新的长期导管的置入。

3.导管功能不良

（1）原因

1）早期导管功能不良:常见于导管贴壁、导管过长或过短、导管尖端位置不佳、导管扭转等。

2）晚期导管功能不良:主要由于留置导管使用时间长;患者高凝状态或抗凝剂用量不足、封管方法不当;导管腔内血栓形成、管周纤维蛋白鞘形成等。

（2）临床表现

1）成年人导管血流量<200mL/min,或血泵流量<200mL/min 时,动脉压<-250mmHg,或者静脉压>250mmHg,无法达到充分性透析,可确定为导管功能不良。

2）血液透析过程中血流不畅,无血液引出或一侧阻塞。

3）抽吸导管过程中,导管有"吸力",出现不畅或引血困难,但回血时无阻力。

4）纤维蛋白鞘形成时行造影检查可在导管的尖端发现充盈缺损。

（3）防治及护理

1）良好的置管技术和理想位置可以大大减少导管功能不良的发生率;采用标准的封管

技术,根据导管容量正确使用封管液浓度和容量,也是减少导管功能不良的重要环节。封管时先采用脉冲式方法推注 10mL 生理盐水冲洗导管,观察导管外露部分无血液残留后,遵医嘱采用弹丸式推注抗凝剂封管液,即快速地、一次性完成推注动作,同时关闭夹子,保持管腔内正压。

2)透析中出现血流不畅时,可尝试用暂停血泵,利用重力向动脉导管注入少量生理盐水或变换体位、适当旋转导管变换导管位置等方法来改善血液流量。

3)抽吸过程中出现血流不畅,切忌强行向导管内推注液体,以免血凝块脱落而引起栓塞。

4)若一侧导管堵塞,可将通畅一侧作为动脉引血,另穿刺一条周围静脉作为静脉回路。

5)血栓形成或纤维蛋白鞘形成时可采用尿激酶导管内溶栓,建议采用 5000IU/mL 的尿激酶。尿激酶溶栓时在导管内保持 25~30 分钟,也可以保留 10 分钟后每隔 3~5 分钟推注尿激酶溶液 0.3mL;还可以采用 t-PA 溶栓,根据药品或器械厂家的说明书处理。反复发生血栓和流量不畅通常需要尿激酶持续滴注,建议方案为尿激酶 25000~50000IU/48mL 生理盐水浓度,以 2~4mL/h 流量经每支透析导管缓慢注入,持续时间至少 6 小时。

如溶栓仍无效,视导管动静脉腔血栓情况,可以考虑通过导丝原位更换导管。如果动静脉双腔均血栓形成栓塞,则予以拔管,另选部位重新置管。

6)当出现抽吸不畅时,建议血液透析结束时应用尿激酶加肝素封管。

7)建议每 2 周管腔内尿激酶封管,每月尿激酶泵入,溶栓泵入需签订溶栓知情同意书,非透析日泵入,停服当日抗凝药或遵医嘱。

4.特殊并发症

(1)股静脉置管的并发症:腹膜后血肿,这是与操作有关的严重并发症,如穿刺部位在腹股沟韧带上方,很可能发生此并发症。

(2)锁骨下静脉和(或)颈内静脉置管的特殊并发症:气胸、血胸、气管胸膜损伤、胸导管损伤、锁骨下静脉狭窄(或)血栓形成、喉部血肿和喉返神经损伤、空气栓塞。

以上并发症较少见,一般建议由肾科专科医师操作或有经验人员穿刺置管,正确掌握穿刺方法。一旦发生并发症,应立即停止继续操作,及时请相关科室协同处理。

第十九章　血液透析抗凝技术及护理

第一节　普通肝素抗凝技术及护理

一、适应证

1.无出血性疾病的发生和风险的患者。

2.无显著的脂代谢和骨代谢异常的患者。

3.血浆抗凝血酶Ⅲ活性大于50%的患者。

4.血小板计数、血浆部分凝血活酶时间、凝血酶原时间、国际标准化比值、D-二聚体正常或升高的患者。

二、禁忌证

1.既往有肝素过敏史的患者。

2.既往曾诊断肝素诱发的血小板减少症的患者。

3.检测血液中血浆抗凝血酶Ⅲ活性小于50%的患者。

4.有合并出血性疾病的患者。

三、普通肝素剂量的选择

1.血液透析、血液滤过或血液透析滤过

一般首剂量 0.3~0.5mg/kg,追加剂量 5~10mg/h,间歇性静脉注射或持续性输注,治疗结束前 30~60 分钟停止追加。

2.血液灌流、血浆吸附或血浆置换

一般首剂量 0.5~1.0mg/kg,追加剂量 10~20mg/h,间歇性静脉注射或持续性输注,治疗结束前 30 分钟停止追加。实施治疗前给予 40mg/L 的肝素生理盐水预冲(配制方法为:生理盐水 500mL 加入普通肝素 20mg),保留 20 分钟后,再给予生理盐水 500mL 冲洗,有助于增强抗凝效果。根据患者的凝血状态个体化调整使用剂量。

3.持续性肾脏替代治疗(CRRT)

采用前稀释治疗的患者,一般首剂量 15~20mg,追加剂量 5~10mg/h,静脉注射或持续性透析器/滤器前输注(常用);采用后稀释治疗的患者,一般首剂量 20~30mg,追加剂量 8~15mg/h,静脉注射或持续性输注(常用)。治疗结束前 30~60 分钟停止追加。抗凝药物的剂量依据患者的凝血状态个体化调整;治疗时间越长,给予的追加剂量应逐渐减少。

四、普通肝素抗凝治疗的监测和护理

1.血液净化治疗前评估

(1)详细询问患者是否有出血倾向或出血现象,女性患者是否在月经期。

(2)查看血液净化记录单,了解前一次的治疗情况。

(3)了解患者既往史、用药史、过敏史,若患者近期有出血现象、外伤史或手术等,应立即

通知医师,遵医嘱使用其他抗凝方案或调整抗凝剂量。

(4)核对抗凝剂的使用剂量、浓度、用法,避免护理差错发生。

2.血液净化治疗过程中的观察和护理

(1)严密观察患者生命体征,是否有新的出血倾向。

(2)观察肝素追加剂量是否正确,肝素泵是否正常输入,药量不足时立即更换。

(3)观察机器各压力值的变化,如动脉压、静脉压及跨膜压等,发现异常,立即处理。

(4)观察体外循环管路及滤器内血液循环的颜色情况,如有异常,及时发现,立即处理。

(5)保证血流量充足,根据治疗方式设定合适的血流速度。

(6)确保治疗结束前 30~60 分钟关闭肝素泵及肝素管路上夹子。

3.血液净化治疗结束后护理

(1)观察体外循环管路及透析器是否有凝血,并将凝血级别记录在血液净化记录单中,告知医师,调整抗凝剂的治疗方案。

(2)治疗结束后叮嘱患者休息 30 分钟,无不适症状,穿刺部位或中心静脉置管部位无出血,方可离开。

4.健康教育

(1)避免碰撞、擦伤、摔伤等外伤。

(2)不慎外伤,可局部按压止血;出现皮下血肿,可用冰袋外敷;如出血量大应立即到医院就诊。

(3)创伤性检查与治疗应在治疗结束 4~6 小时后进行。

(4)避免进食过硬、过烫的食物,保持大便通畅,以防消化道出血。

(5)出现新的出血倾向及出血现象应立即到医院就医。

第二节　低分子肝素抗凝技术及护理

一、适应证

1.无活动性出血性疾病,血浆抗凝血酶Ⅲ活性在 50% 以上,血小板数量基本正常的患者。

2.脂代谢和骨代谢异常程度较重的患者。

3.有潜在出血风险的患者。

4.长期卧床有血栓栓塞性疾病发生风险的患者。

二、禁忌证

1.既往出现低分子肝素过敏史的患者。

2.既往曾诊断肝素诱发的血小板减少症的患者。

3.检测血液中血浆抗凝血酶Ⅲ活性小于 50% 的患者。

4.有合并出血性疾病的患者。

三、低分子肝素剂量的选择

1.血液透析、血液灌流、血浆吸附或血浆置换一般给予 60～80IU/kg,在治疗开始前20～30 分钟给药,无须追加剂量。特殊治疗方式实施前给予 40mg/L 的肝素生理盐水预冲(配制方法为:生理盐水 500mL 加入普通肝素20mg),保留 20 分钟后,再给予生理盐水 500mL 冲洗,有助于增强抗凝效果。

2.CRRT

一般给予 60～80IU/kg 静脉注射,推荐在治疗前 20～30 分钟静脉注射;需每4～6 小时追加 30～40IU/kg 静脉注射,治疗时间越长,给予的追加剂量应逐渐减少。应监测血浆抗凝血因子Ⅹa 活性,根据测定结果调整剂量。

四、抗凝治疗的监测和护理

详见本章"普通肝素抗凝治疗的监测和护理"内容。

第三节　局部枸橼酸钠抗凝技术及护理

一、适应证

1.对于临床上存在明确的活动性出血性疾病或明显的出血倾向,或血浆部分凝血活酶时间、凝血酶原时间和国际标准化比值明显延长的患者。

2.合并肝素诱发的血小板减少症或先天性、后天性抗凝血酶Ⅲ活性在 50% 以下的患者。

二、禁忌证

1.严重肝功能障碍的患者。

2.低氧血症(动脉氧分压<60mmHg)和(或)组织灌注不足的患者。

3.代谢性碱中毒、高钠血症的患者。

三、局部枸橼酸钠剂量的选择

血液透析、血液滤过、血液透析滤过或 CRRT 临床常用的一般给予 4% 枸橼酸钠 180mL/h滤器前持续注入,控制滤器后的游离钙离子浓度 0.25～0.35mmol/L;在静脉端给予氯化钙生理盐水(10%氯化钙 80mL 加入 1000mL 生理盐水中)40mL/h,或 10% 葡萄糖酸钙 25～30mL/h控制患者体内游离钙离子浓度 1.0～1.35mmol/L,直至治疗结束。也可采用枸橼酸透析液/置换液实施,或采用含钙透析液/置管液进行体外枸橼酸局部抗凝。单纯血液灌流,单纯血浆吸附或双重血浆置换时,不宜采用枸橼酸钠抗凝。

四、抗凝治疗的监测和护理

详见本章"普通肝素抗凝治疗的监测和护理"内容。除此之外,治疗过程中还需询问患者有无肌肉抽搐、四肢麻木、痉挛等低钙症状,可遵医嘱外周静脉推注 10% 的葡萄糖酸钙及调整枸橼酸钠的输入速度;保证血流量充足。治疗结束后观察患者有无碱中毒等并发症的出现。

第二十章 血液净化技术临床操作及护理

第一节 血液透析操作流程及护理

一、定义

血液透析是指利用弥散、超滤和对流原理清除血液中有害物质和过多水分，是最常用的终末期肾脏病患者肾脏替代疗法之一，也可用于治疗药物或毒物中毒等。

二、适应证和禁忌证

患者是否需要血液透析治疗应由有资质的肾脏专科医师决定。

1.适应证

（1）终末期肾病：非糖尿病肾病 eGFR<10mL/（min·1.73m²）；糖尿病肾病 eGFR<15mL/（min·1.73m²）。当有下列情况时，可酌情提前开始透析治疗：①严重并发症经药物治疗等不能有效控制者，如容量过多包括急性心力衰竭、顽固性高血压；②高钾血症；③代谢性酸中毒；④尿毒症性心包炎；⑤尿毒症性脑病和进展性神经病变；⑥体重明显下降和营养状况恶化，尤其是伴有恶心、呕吐等。

（2）急性肾损伤。

（3）药物或毒物中毒。

（4）严重水、电解质和酸碱平衡紊乱。

（5）其他：如严重高热、低体温，以及常规内科治疗无效的严重水肿、心力衰竭、肝功能障碍等。

2.禁忌证

无绝对禁忌证，但下列情况应慎用。

（1）颅内出血或颅内压增高。

（2）药物难以纠正的严重休克。

（3）严重心肌病变并有难治性心力衰竭。

（4）严重活动性出血。

（5）精神障碍不能配合血液透析治疗者。

三、治疗前患者评估

1.了解患者病史（原发病、治疗方法、治疗时间）、透析间期自觉症状及饮食情况，查看患者之前的透析记录。

2.评估患者神志、生命体征、合作程度。

3.评估患者干体重。

4.评估患者有无出血倾向。

5.评估血管通路。

6.危重患者应详细了解病情,进行风险评估并做好相应的风险防范准备,如备齐抢救用品及药物等。

四、治疗方式及处方

1.治疗方式

根据患者病情需要,选用适宜的治疗方式如低通量透析、高通量透析、高效透析、序贯透析、杂合式透析(如血液透析联合血液灌流)等。

2.处方

(1)透析器:根据患者情况选择合适的透析器。诱导透析患者、有失衡表现的患者宜选用膜面积小、低效率的透析器,防止发生失衡综合征。

(2)抗凝方案:治疗前患者凝血状态评估和抗凝药物的选择:详见"血液透析抗凝技术及护理"内容。

(3)超滤量

1)干体重的设定:由于患者营养状态等的变化会影响体重,故建议每2周评估一次干体重。

2)超滤量的计算:每次透析前根据患者既往透析过程中血压和透析前血压情况、机体容量状况、心肺功能、残肾功能以及透析前实际体重,计算需要超滤量。建议每次透析超滤总量不超过干体重的5%,超滤速度不超过0.35mL/(kg·min)。存在严重水肿、急性肺水肿等情况时,超滤量可适当提高。在1~3个月内逐步使患者透后体重达到"干体重"。

(4)透析治疗时间:依据透析治疗频率,设定治疗时间。建议首次透析时间不超过2~3小时,以后每次逐渐延长透析时间,直至到达目标治疗时间。每周透析时间至少10小时。

(5)透析治疗频率:一般建议每周3次透析,诱导透析期建议适当调高患者每周透析频率。一些新的血液透析治疗方法已应用于临床,如每天血液透析(DHD),DHD包括每天日间短时透析、每天夜间长时透析和每天持续低效透析等。

(6)血流速度:每次透析时,先予150mL/min血流速度治疗15分钟左右,如无不适反应,调整血流速度至200~400mL/min。要求每次透析时血流速度最低为200~250mL/min。但高龄、婴幼儿或存在严重心律失常患者,可酌情减慢血流速度,并密切监测患者治疗中生命体征的变化,首次透析血流速度宜适当减慢,可设定为150~200mL/min。

(7)透析液

1)透析液流速:一般设定为500mL/min。如果用高通量透析,可提高透析液流速至800mL/min。透析液流速为血流速度2倍时,透析效果最好。如首次透析中发生严重透析失衡表现,可调低透析液流速。

2)透析液溶质浓度:①钠浓度:为135~145mmol/L,应根据患者情况选择。顽固性高血压时可降低透析液钠浓度,但应注意肌肉痉挛、透析失衡综合征及透析中低血压或高血压的发生危险;反复透析中低血压可提高透析液钠浓度,但易并发口渴、透析间期体重增长过多、顽固性高血压等,也可选用透析液钠浓度由高到低的序贯钠浓度透析;②钾浓度:为0~4.0mmol/L,常设定为2.0mmol/L。特殊患者根据血清钾离子浓度,遵医嘱调整透析液处方;③钙浓度:透析液钙浓度1.25~1.75mmol/L。密切监测血钙、血磷、甲状旁腺激素水平,及时调整透析液钙浓度。

3)透析液温度:为35.5℃~37.5℃,常设定为36.5℃。如反复发作透析低血压且与血管反应性有关,可适当调低透析液温度。对于高热患者,可适当调低透析液温度,以达到降低体温作用。

五、血液透析操作流程

(一)目的

1.排除体内毒素。

2.清除体内多余水分。

3.纠正电解质及酸碱紊乱。

(二)准备

1.人员准备

仪表大方,举止端庄,服装、鞋帽整洁;佩戴胸卡;修剪指甲,洗手。

2.物品准备

(1)治疗车上层:消毒物品、透析器、透析管路、生理盐水1500mL、肝素钠注射液、透析治疗单、内瘘穿刺针、一次性血管通路护理包(无菌纱布、治疗巾、弯盘、手套、创可贴、压迫棉球)、止血带、胶布、血压计、听诊器、洗手液、手套、防护用具。

(2)治疗车下层:锐器盒、止血带回收盒、医用垃圾桶(袋)、生活垃圾桶(袋)。

(3)透析浓缩液。

(三)操作流程

1.预冲

(1)备齐用物:推车至床旁。

(2)核对信息:患者姓名、床号、机器、透析器、管路型号及有效期、治疗方式、透析浓缩液等。

(3)开机自检:七步洗手法,戴口罩;检查透析机电源线连接是否正常打开机器电源总开关;连接透析浓缩液;按要求进行机器自检。

(4)安装管路及透析器:检查透析器及管路有无破损,外包装是否完好;检查生理盐水有效期和质量,挂在输液架上;按照体外循环的血流方向依次安装透析器及管路。

(5)预冲:透析器静脉端向上,泵速100mL/min,用生理盐水排净透析器膜内及管路气体,生理盐水流向为管路动脉端→透析器→管路静脉端;待透析器及管路充满生理盐水后,将泵速调至200~300mL/min;预冲量达到500~600mL时,连接透析器旁路,将透析器翻转180°,动脉端向上,略倾斜,排净透析器膜外气体后,透析器静脉端向上,膜内预冲量为800~1000mL。

(6)密闭循环:连接动静脉管路,进行闭式循环/密闭循环超滤(必要时肝素生理盐水预冲),闭式循环时血流量300mL/min。

(7)洗手、摘口罩:七步洗手法。

2.上机

(1)核对信息:接诊、自我介绍,核对患者姓名、床号、机器、透析器、管路型号、治疗方式、透析浓缩液浓度等。

(2)告知患者血液透析治疗的目的、方法、注意事项,取得患者配合。

(3)评估:患者神志、生命体征、水负荷状况、有无出血倾向及透析器过敏史等;患者透析间期状况;患者穿刺部位皮肤及血管通路状况。

(4)摆体位:取舒适体位。

(5)洗手、戴口罩:七步洗手法。

(6)建立血管通路:以动静脉内瘘为例,具体方法见血管通路操作流程。

(7)抗凝:遵医嘱抗凝。

(7)设置治疗参数:遵医嘱设定超滤量、时间、电导度、抗凝剂维持量等。

(9)上机前核对:核对患者信息及治疗参数;按照血流方向检查体外循环系统连接情况。

(10)建立体外循环:设置血泵流速≤100mL/min;按照血流方向连接体外循环,开始透析治疗,患者无不适,遵医嘱调至目标血流量。

(11)操作后核对:核对患者信息、治疗参数、透析浓缩液浓度、体外循环系统连接情况、机器运转情况等。

(12)整理:取舒适体位、整理床单位;测量血压、脉搏,询问患者感受;整理用物。

(13)脱手套、洗手、摘口罩:记录透析治疗单。

(14)宣教:向患者宣教透析中注意事项,如有不适及时告知医护人员;翻身时勿用力牵拉穿刺针及管路,以免其受压、扭曲、滑脱。

(15)双人查对:双人查对并签字。

(16)治疗中监护:定时测血压、脉搏,询问患者自我感觉,观察患者血管通路、病情变化、透析机运转情况,如有异常情况应及时处理。

3.回血下机

(1)下机前准备:①物品准备:胶布、无菌压迫用纸球、弹力绷带、血压计、听诊器;②人员准备:着装整齐、洗手、戴口罩、戴手套;③药物准备。

(2)核对治疗参数,确认治疗完成。

(3)密闭式回血:血流速≤100mL/min 回血,夹闭血泵前动脉管路,打开动脉管路预冲侧管,将存留在侧管内的血液回输至动脉壶;停泵,用自然重力回输动脉管路泵前段血液后夹闭动脉端穿刺针及动脉管路;打开血泵回血,可轻轻揉搓透析器,协助回血;回血完毕后,夹闭静脉端穿刺针及静脉管路;测量血压、脉搏;拔针,予纸球压迫止血,胶布妥善固定,根据患者血压及内瘘情况控制按压时间,通常为 10~20 分钟。

(4)评估:检查穿刺部位有无出血或血肿,评估患者血管通路状况。

(5)废液排放:按压排空键,进行排液。

(6)整理用物:垃圾分类处理;擦拭消毒机器表面;脱手套、洗手、摘口罩;协助患者称体重;记录透析治疗单。

(7)宣教:向患者交代注意事项;叮嘱患者透析结束后休息 10~20 分钟,待生命体征平稳,血管通路无异常,方可离开。

(四)注意事项

1.预冲

(1)取出管路前,检查所有接头并拧紧,防止取出后脱落。

（2）采用密闭式预冲,预冲液直接流入废液收集袋中。废液收集袋放于机器液体架上,不得低于操作者腰部以下。

（3）安装步骤一次完成,所有监测部件安装到位(动静脉压力监测,静脉壶下段管路放入安全阀内)。

（4）膜内排气时,透析器旁路开口不得打开,避免暴露于空气中。膜外冲洗必须在膜内气体排净后方可进行,以防挤压透析器纤维丝。

（5）只有在膜外排气和透析治疗开始后,才需要翻转透析器动脉端向上(或按照透析器标识的血流方向),其他时间静脉端向上,便于排净透析器内气体。

（6）连接患者前,要确保透析器、管路内无气泡,管路无扭曲,所有开口均为双保险,夹好夹子,盖好保护帽。

2.回血

（1）回血过程中注意力集中,不得离开患者。

（2）全程生理盐水回血,严禁空气回血。

（3）回血过程中,严禁使用锤子、止血钳等工具敲打透析器、管路。

（4）动脉管路泵前段血液靠自然重力回输,严禁先回血泵后段的血液,再回泵前动脉端管路血液,避免动脉管路形成凝血块直接进入内瘘。

（5）如患者内瘘压力过高,或处于高凝状态、无肝素透析的患者,可使用断开动脉穿刺针的方法回输(先断开,用注射器推注穿刺针内的血液,再回输)。

（6）回血过程中,禁止将透析管路从安全夹中强制取出。

（7）回血完毕后,测量血压,如果血压过低,保留静脉通路。

（8）拔除内瘘穿刺针后,待患者生命体征平稳,评估内瘘正常,交代注意事项后,患者方可离开。

3.废液排放

（1）严格遵循废液排放原则,排放中避免产生二次污染。

（2）依靠机器的自身功能排放,避免人为干预。

（3）透析器原帽覆盖要紧密,避免漏气,造成排液不畅,如果膜内废液排出不畅,可将管路抬高至滤器之上。

（4）如果压力不足,可重复开关透析液旁路盖2~3次加压排放,避免液体外流。

六、患者监测和护理

1.血液透析治疗前准备

（1）初诊患者确认已签署了透析医疗风险知情同意书,已做肝炎病毒标志物、HIV和梅毒病毒标志物等检查,并根据检验结果确定患者透析区域。

（2）指导、协助患者做好透析治疗前的准备工作,如准确测量体重,穿刺部位的清洁,更衣、换鞋等。

（3）引导患者有序进入病室。为患者安置舒适安全卧位,核对患者信息。住院患者做好与病房护士交接。

2.治疗中患者监测和护理

（1）体外循环监测

1)核对:体外循环建立后,确认机器已处于透析治疗状态;抗凝泵已启动;各项参数设置准确。

2）观察机器运转情况：动静脉压及跨膜压等压力监测是否正常；机器有无异常报警；体外循环有无凝血情况等。如有异常及早发现、及时处理。

（2）病情观察和护理

1）加强监测与巡视：根据病情，每30～60分钟测量一次血压和脉搏，对于容量负荷过多、心血管功能不稳定、年老体弱、首次透析、重症患者应加强生命体征、意识状态的监测，危重患者可应用心电监护仪连续监护。

2）风险防范：对躁动、不配合治疗的患者严加看护，防止坠床、脱管等。

3）预防急性并发症：询问患者感觉，重视患者主诉，如有异常，及早发现并通知医师，根据医嘱及时采取处理措施。

4）健康教育。

（3）血管通路的观察：观察穿刺或中心静脉导管部位有无渗血、出血；管路固定可靠，有无扭曲、受压，各连接处是否衔接紧密。

3.治疗后患者护理

（1）内瘘：正确压迫止血并确认内瘘通畅；中心静脉导管操作应严格遵循无菌原则，按医嘱封管，妥善固定并交代注意事项。

（2）协助患者测量下机体重，评估是否达到理想干体重。

（3）测量血压、脉搏，预防跌倒及直立性低血压。病情不稳定者，待血压稳定、症状改善、交代注意事项后由家属陪护离开，住院患者应护送回病房并做详细交班。

七、废液排放

血液透析废液是指治疗结束后存留在血液透析器膜内、膜外和血液透析管路中的液体。治疗过程中产生的废液都是通过机器内部的负压装置通过废液管路自动排放到污水管路中，此过程是全密闭式的排放。而治疗结束后留在透析器及管路内的液体需要经过人工操作机器进行密闭式排放。

废液排放在降低医疗垃圾处理成本的同时，又可以减少污染环节。废液排放需严格遵循密闭式排放原则，操作中不可断开体外循环，避免二次污染，依靠机器自有的功能排放。现血液透析机种类较多，部分新款机器已自带一键排放废液功能，避免人为干预，具体流程详见各种类型机器的排放说明。

第二节　血液透析滤过操作流程及护理

一、定义

血液透析滤过（hemodiafiltration，HDF）是血液透析和血液滤过的结合，具有两种治疗模式的优点，可通过弥散和对流两种机制清除溶质，在单位时间内比单独的血液透析或血液滤过清除更多的中小分子物质。

二、适应证和禁忌证

1.适应证

血液透析滤过除适用于急慢性肾衰竭患者外，更适用于有下列情况的维持性血液透析患者:①透析不充分;②透析相关的淀粉样变;③心血管功能不稳定;④神经系统并发症。

2.禁忌证

(1)颅内出血或颅内压增高。

(2)药物难以纠正的严重休克。

(3)严重心肌病变并有难治性心力衰竭。

(4)严重活动性出血。

(5)伴急性呼吸衰竭、低氧血症者。

(6)精神障碍及不能配合治疗者。

三、治疗前患者评估

1.了解患者病史(原发病、治疗方法、治疗时间)、透析间期自觉症状及饮食情况,查看患者之前的透析记录。

2.评估患者神志、生命体征、合作程度。

3.评估患者干体重。

4.评估患者有无出血倾向。

5.血管通路的评估。

6.对危重患者应详细了解病情,进行风险评估,并做好相应的风险防范准备,如备齐抢救用品及药物等。

四、治疗方式及处方

1.治疗方式

临床应根据患者病情需要,选用适宜的治疗方式:前稀释、后稀释、混合稀释置换法。

2.处方

血液滤过和血液透析滤过清除溶质的效果取决于血流量、滤过器面积、滤过膜筛选系数、超滤率和每次治疗时的置换液总量。通常每次治疗时间 3~4 小时。

(1)血液透析滤过器/透析器的选择:滤过器/透析器的超滤系数必须达到≥50mL/(h·mmHg)的标准,并具有以下特点:①生物相容性好,无毒性;②理化性质稳定;③截留分子量通常<60×10³,能截留血清蛋白;④具有清除并吸附中分子毒素的能力;⑤能截留内毒素。

(2)抗凝方案:治疗前患者凝血状态评估和抗凝药物的选择,详见"血液透析抗凝技术及护理"内容。若应用前稀释疗法,抗凝剂用量可相对减少。

(3)血流速度:血管通路的建立同血液透析,一般要求血流量>250mL/min。如患者因心血管功能低下而不能耐受治疗要求的血流量,可先将血流量设置于能够耐受的流量,通过一段时间治疗后心功能状况得到改善,再将血流量调节至要求范围。

(4)超滤量设置:正确评估患者干体重,根据其体重增长及水潴留情况设置超滤量。具体方法可详见"血液透析"中超滤量设置。

(5)置换液:血液透析滤过时由于大量血浆中的溶质和水被滤出,故必须补充相应量的与正常细胞外液组成相似的置换液,一般每次治疗需 18~50L。置换液因直接容入血,因此必须保证无菌、无致热原。保证置换液质量是提高疗效、减少并发症、改善患者长期预后的重要环节。置换液可以是袋装无菌液体或联机使透析液通过内毒素滤器或卫生学处理产生,现今临床上应用较为普遍的为在线血液透析滤过(on-line HDF),已实现了可即时生成大量洁净无致热原、低成本且符合生理的碳酸氢盐置换液,这一装置也便于透析液及置换液处方的个体化。

1)置换液补充方法:置换液在血液滤过器前或滤过器后输入,滤过器前输入叫前稀释,滤过器后输入叫后稀释,不同的方法对可清除物质的清除率及置换液的需求量不一样。

前稀释置换法:置换液于滤过器前的动脉端输入,由于血液在进入滤器前即稀释,血流阻力小,可减少肝素用量,血流量要求相对低,滤过量稳定,不易在膜上形成蛋白覆盖层,清除率相对低,所需置换液量大,价格高。

后稀释置换法:置换液于滤器后静脉端输入。后稀释法较前稀释法清除率高,减少了置换液用量,降低了成本,临床上最为常用。但滤过器内水分大量被超滤后致血液浓缩,血流阻力大,抗凝要求高,肝素用量大,而且滤器内易形成蛋白覆盖层,导致滤过率的逐步下降。后稀释时,置换液速度应低于血流量的30%。有高凝倾向的患者不宜选择此方法。

混合稀释置换法:为了克服前稀释和后稀释的不足,寻找一种新的、更有效的 HDF 模式,设计了混合稀释 HDF,方法为将置换液分别在前、后稀释的部位同步输入,清除效率高,滤器不易堵塞。

2)透析液流速:可设定为 500~800mL/min。

3)置换液补充量:后稀释置换法为 18~25L/4h,前稀释置换法为 30~50L/4h。为防止跨膜压报警,置换量的设定需根据血流速度进行调整。

五、基本操作流程

(一)目的

1.排除体内中小分子毒素。

2.清除体内多余水分。

3.纠正电解质及酸碱紊乱。

(二)准备

1.人员准备

仪表大方,举止端庄,服装、鞋帽整洁;佩戴胸卡;修剪指甲,洗手。

2.物品准备

(1)治疗车上层:消毒物品、生理盐水(非在线预冲)、透析滤过器、透析滤过管路、内瘘穿刺针、一次性血管通路护理包(无菌纱布、治疗巾、弯盘、手套、创可贴、压迫棉球)、肝素钠注射液、止血带、胶布、血压计、听诊器、手套、洗手液、血液净化治疗单、防护用具。

(2)治疗车下层:锐器盒、止血带回收盒、医用垃圾桶(袋)、生活垃圾桶(袋)。

(3)透析浓缩液。

(4)常规准备地塞米松、肾上腺素等急救药品,心电监护仪和其他急救设备。

3.其他准备

准备并检查设备运转情况,按照设备出厂说明书进行。

(三)操作流程

1.预冲

血液透析滤过的预冲形式可分为在线预冲和非在线预冲,凡具备在线预冲功能的机器,首选在线预冲。

（1）备齐用物：推车至床旁。

（2）核对信息：患者姓名、床号、机器、透析器、管路型号及有效期、治疗方式、透析浓缩液等。

（3）开机自检：七步洗手法，戴口罩；检查透析机电源线连接是否正常打开机器电源总开关；连接透析浓缩液；按要求进行机器自检；选择 HDF 治疗模式。

（4）安装管路及透析器：检查透析器及管路有无破损，外包装是否完好；按照体外循环的血流方向依次安装透析器及管路。

（5）密闭式预冲：泵速≤100mL/min，用生理盐水排净滤器膜内及管路气体，生理盐水流向为管路动脉端→滤器→管路静脉端；参照血液透析流程；预冲量为 1000mL。

（6）洗手、摘口罩：七步洗手法。

2.上机

（1）核对信息：接诊、自我介绍，核对患者姓名、床号、机器、透析器、管路型号、治疗方式、透析浓缩液浓度等。

（2）告知患者血液透析滤过治疗的目的、方法、注意事项，取得患者配合。

（3）评估：患者神志、生命体征、水负荷状况、有无出血倾向及透析器过敏史等；患者透析间期状况；患者穿刺部位皮肤及血管通路状况。

（4）摆体位：取舒适体位。

（5）洗手、戴口罩：七步洗手法。

（6）建立血管通路：具体方法见血管通路操作流程。

（7）抗凝：遵医嘱抗凝。

（7）设置治疗参数：遵医嘱选择治疗模式，设置置换液量、超滤量、时间、电导度等。

（9）上机前核对：核对患者信息及治疗参数；按照血流方向检查体外循环系统连接情况。

（10）建立体外循环：按照血流方向连接体外循环，开始血液透析滤过治疗；设置血泵流速≤100mL/min 引血，患者无不适，治疗时的血流量要>250mL/min。

（11）操作后核对：核对患者信息、治疗参数、透析浓缩液浓度体外循环系统连接情况、机器运转情况等。

（12）整理：取舒适体位、整理床单位；测量血压、脉搏，询问患者感受；整理用物。

（13）脱手套、洗手、摘口罩：记录血液净化治疗单。

（14）宣教：向患者宣教透析中注意事项，如有不适及时告知医护人员；翻身时勿用力牵拉穿刺针及管路，以免其受压、扭曲、滑脱。

（15）双人查对：双人查对并签字。

（16）治疗中监护：定时测血压、脉搏，询问患者自我感觉，观察患者血管通路、病情变化、透析机运转情况，如有异常情况及时处理。

3.回血下机

（1）下机前准备：①物品准备：胶布、无菌压迫用纸球、弹力绷带、血压计、听诊器；②人员准备：着装整齐、洗手、戴口罩、戴手套；③药物准备。

（2）核对治疗参数，确认治疗完成。

（3）密闭式回血：血流速≤100mL/min 回血，夹闭血泵前动脉管路，打开动脉管路预冲侧管,将存留在侧管内的血液回输至动脉壶;停泵,用自然重力回输动脉管路泵前段血液后夹闭动脉端穿刺针及动脉管路;打开血泵回血,可轻轻揉搓滤过器,协助回血;回血完毕后,夹闭静脉端穿刺针及静脉管路观察患者血压、脉搏变化,询问有无不适症状拔针,压迫穿刺部位2~3分钟,并加压包扎穿刺部位10~20分钟后放松。

(4)评估:检查穿刺部位有无出血或血肿,评估患者血管通路状况。

(5)废液排放:按压排空键,进行排液。

(6)整理用物:垃圾分类处理;擦拭消毒机器表面;脱手套、洗手、摘口罩;协助患者称体重;记录透析治疗单。

(7)宣教:向患者交代注意事项;叮嘱患者透析结束后休息10~20分钟,待生命体征平稳,血管通路无异常,方可离开。

(四)注意事项

1.预冲

(1)安装及连接管路时严格遵守无菌操作规范,按要求做好手卫生。

(2)生理盐水预冲量应严格按照血液透析滤过器说明书中的要求,若需要进行闭式循环或肝素生理盐水预冲,应在生理盐水预冲量达到后再进行。

(3)非在线预冲建议加大预冲量,以保证有效清除气泡和不溶性微粒,并建议密闭循环时设置超滤量。

(4)取出管路前,检查所有接头并拧紧,防止取出后脱落。安装步骤一次完成,所有监测安装到位(动静脉压力监测、静脉壶下段管路放入安全阀内)。

(5)如采用非在线预冲,预冲液直接流入废液收集袋中。废液收集袋放于机器液体架上,不得低于操作者腰部以下。

(6)连接患者前,要确保透析滤过器、管路内无气泡,管路无扭曲,所有开口均为双保险,夹好夹子,盖好保护帽。

2.回血下机

(1)回血过程中注意力集中,不得离开患者。

(2)全程置换液或生理盐水回血,严禁空气回血。

(3)回血过程中,严禁使用锤子、止血钳等工具敲打透析滤过器、管路。

(4)动脉管路泵前段血液靠自然重力回输,严禁先回血泵后段的血液,再回泵前动脉端管路血液,避免动脉管路形成凝血块直接进入内瘘。

(5)如患者内瘘压力过高,或处于高凝状态、无肝素透析的患者,可使用断开动脉穿刺针的方法回输(先断开,用注射器推注穿刺针内的血液,再回输)。

(6)回血过程中,禁止将静脉管路从安全夹中强制取出。

(7)回血完毕后,测量血压,如果血压过低,保留静脉通路。

(8)拔除内瘘穿刺针后,待患者生命体征平稳,评估内瘘正常,交代注意事项后,患者方可离开。

六、患者监测和护理

1.血液透析滤过治疗前准备

(1)初诊患者确认已签署了透析医疗风险知情同意书,已做肝炎病毒标志物、HIV 和

RPR 等检查,并根据检验结果确定患者治疗区域。

(2)指导、协助患者做好透析滤过治疗前的准备工作,如准确测量体重,穿刺部位的清洁,更衣、换鞋等。

(3)引导患者有序进入病室。为患者安置舒适安全卧位,核对患者信息。住院患者做好与病房护士交接班。

2.治疗中患者监测和护理

(1)体外循环监测

1)核对:体外循环建立后,确认机器已处于血液透析滤过治疗状态;抗凝泵已启动;各项参数设置准确。严格执行操作规范,做到操作前、操作中、操作后查对。

2)密切观察机器运转情况:护士应熟悉机器的性能,治疗过程中密切监测动、静脉压及跨膜压的变化,及时发现管路及滤器内血栓形成情况,同时,护士应熟悉并能够及时处理各种机器报警,以保持治疗时血流的通畅,减少血流中断。对于处理失败的报警,应立即通知医师进行解决,避免长时间或反复血流中断导致凝血。

3)血液透析滤过需补充大量置换液,如果液体平衡有误,则会导致患者发生危及生命的容量性循环衰竭,因此上机前需仔细检查并确认置换液泵管与机器置换液出口端连接紧密,没有渗漏,确保患者液体出入量的平衡和保障治疗安全。所有的治疗参数与临床情况应每小时详细记录 1 次。

(2)病情观察和护理

1)加强监测与巡视:根据病情,每 30～60 分钟测量 1 次血压和脉搏,对于容量负荷过多、心血管功能不稳定、年老体弱、首次透析滤过、重症患者,更应加强生命体征、意识状态的监测,危重患者可应用心电监护仪连续监护。

2)风险防范:对躁动、不配合治疗的患者严加看护,防止坠床、脱管等。

3)预防急性并发症:生命体征的变化往往是急性并发症的先兆,护士在巡视中要密切注意患者的主诉和临床反应,如有恶心、呕吐、心慌、胸闷、寒战、出血倾向,应立即通知医师,及时处理。

4)枸橼酸钠局部抗凝患者:护士应关注患者是否出现口唇麻木、四肢抽搐、恶心呕吐、心律失常、心率减慢等异常表现,预防并及时发现枸橼酸钠蓄积及其他代谢并发症。

5)健康教育:血液透析滤过在大量清除液体的同时,会丢失大量蛋白质、氨基酸、维生素,患者在饮食中应增加优质蛋白质的摄入并多食富含维生素的蔬菜,蛋白质的摄入量最好能达到每日每千克体重 1.5g,为保证患者达到这一摄入水平,必须加强对患者的饮食指导和宣传教育。

(3)血管通路的观察:做好血管通路的维护,加强血管通路的管理,注意观察穿刺部位有无红肿、渗出等,穿刺点应选择透气性好的无菌透明贴膜或无菌纱布覆盖,中心静脉导管定期消毒并更换敷料,敷料出现潮湿、松动、污染时应立即更换;皮肤的消毒面积一般为 10cm×10cm。导管使用应规范化,治疗过程中要保持血液透析滤过管路的密闭性。

3.治疗后患者护理

(1)内瘘正确按压止血,保持血管通路通畅,无出血、渗血,同时让患者检查内瘘通畅情况;中心静脉置管严格无菌操作,按医嘱封管,妥善固定并交代注意事项。

(2)协助患者测量下机体重,评估是否达到理想干体重。

（3）测量血压、脉搏，防跌倒、直立性低血压。病情不稳定者，待血压稳定、症状改善、交代注意事项后由家属陪护离开，住院患者应护送回病房并做详细交班。

第三节　血液灌流操作流程及护理

一、定义

血液灌流（hemoperfusion,HP），也称为血液吸附，是指全血流经灌流器与固相的吸附剂接触，通过吸附作用清除内源性或外源性毒素，之后将净化后的血液回输到患者体内，以达到治疗的目的。血液吸附与其他血液净化方式结合可形成不同的杂合式血液净化疗法。

二、适应证和禁忌证

1.适应证

（1）急性药物中毒：常见可以清除的药物有巴比妥类、安定类、抗抑郁药物、有机磷等。

（2）肝性脑病。

（3）尿毒症。

（4）脓毒症等重症感染。

（5）急性重症胰腺炎。

（6）风湿免疫性疾病。

（7）其他：毒品中毒及戒毒、精神分裂症、高脂血症、甲状旁腺功能亢进、甲状腺危象等。

2.禁忌证

（1）严重血小板减少及严重凝血障碍者慎用。

（2）对吸附器及相关材料过敏者禁用。

三、治疗前患者评估

1.评估患者病情、治疗目的以及是否签署知情同意书，根据要清除的目标溶质选择相应型号的灌流器。

2.评估患者神志、生命体征、有无出血倾向。

3.评估患者合作程度，对烦躁、昏迷、神志不清等患者应加强安全护理，防止坠床，必要时进行约束。

4.评估患者有无灌流器过敏史。

5.糖尿病患者评估进食情况，防止低血糖的发生。

6.血管通路的评估。

7.危重患者应详细了解病情，进行风险评估，并做好相应的风险防范准备，如备齐抢救用品及药物等。

四、治疗方式及处方

1.治疗方式

根据患者病情需要，选用适宜的治疗方式如血液灌流、血液灌流联合血液透析、连续性肾脏替代疗法或血液透析滤过等杂合式血液净化方法。

2.处方

(1)灌流器:治疗中发挥关键作用的是其内部的吸附剂,吸附剂与血液直接接触,吸附血液中的目标物质,目前常用的吸附剂有活性炭和树脂两种。临床上要根据清除的目标溶质来选择相应型号的灌流器。

(2)抗凝方案

1)目前常用的抗凝方案主要是普通肝素全身抗凝,由于血液灌流治疗时间较短,也可以选用低分子肝素全身抗凝。因此,治疗前应做好患者凝血状态的评估并选择好抗凝药物,对发生肝素诱导的血小板减少症(heparin induced thrombocytopenia,HIT)的患者可以选择阿加曲班抗凝。有出血风险的患者也可考虑使用局部枸橼酸抗凝。由于吸附器易生成血栓,不推荐使用无抗凝技术进行血液灌流治疗。抗凝剂量的选择可见"血液透析抗凝技术及护理"内容。

2)由于吸附器可激活血小板,与滤器和透析器相比,吸附器更容易发生凝血,所以血液灌流对抗凝的要求更加严格,抗凝剂的用量相较于其他血液净化方式更大。

3)在血液灌流治疗过程中,血小板与凝血因子会被激活和消耗,因此必须监测血小板计数和凝血功能,必要时及时补充,避免出血等并发症。

(3)参数设置

1)血液流速:治疗初始时血流速应慢,设置为50~100mL/min,观察几分钟患者无不良反应、循环稳定、机器运行正常后可增加至150~200mL/min,降低凝血的概率。血流速太慢,凝血机会相对增加,应适当提升肝素剂量。

2)血液灌流的时间:大部分灌流器由于吸附速率比较快,灌流2小时吸附剂已接近饱和,所以一般单次治疗时间为2~3小时,如病情需要,可每间隔2小时更换一个血液灌流器,但一次血液灌流时间应不超过6小时。

(4)血液灌流治疗频率:由于药物或毒物具有高脂活性而在脂肪中蓄积,常常在灌流后一段时间,药物或毒物的血浓度又可回升导致病情反复,可根据不同物质的特性间隔一定时间后再次进行灌流治疗。

五、基本操作流程

(一)目的

清除体内某些代谢产物以及外源性药物或毒物。

(二)准备

1.人员准备

仪表大方,举止端庄,服装、鞋帽整洁;佩戴胸卡;修剪指甲,洗手。

2.物品准备

(1)机器准备:可选用CRRT机器、血液透析机或血液灌流机。

(2)治疗车上层:消毒物品、灌流器、配套的循环管路、生理盐水2500mL(联合血液透析时3500mL)、肝素钠注射液、20mL注射器、5mL注射器、胶布、血压计、听诊器、手套、洗手液、血液净化治疗单;中心静脉导管:无菌纱布、治疗巾、肝素帽2个;动静脉内瘘:内瘘穿刺针2个、一次性血管通路护理包(无菌纱布、治疗巾、弯盘、手套、创可贴、压迫棉球)、止血带、防护用具。

(3)治疗车下层:锐器盒、止血带回收盒、医用垃圾桶(袋)、生活垃圾桶(袋)。

(4)常规准备地塞米松、肾上腺素等急救药品、心电监护仪和其他急救设备。

3.其他准备

准备并检查设备运转情况,按照设备出厂说明书进行。

(三)操作流程

1.预冲

按血液灌流产品说明书预冲;血液灌流器静态肝素化预冲(中华护理学会推荐)。

(1)物品准备:以静态肝素化预冲方法为例;推车至床旁。

(2)核对信息:核对患者姓名、床号、机器、灌流器型号、管路型号及有效期、治疗方式。

(3)开机自检:洗手、戴口罩;检查透析机(灌流机或 CRRT 机)电源线连接是否正常;打开机器电源总开关,按要求进行机器自检。

(4)灌流器静态肝素:检查灌流器及管路有无破损,外包装是否完好;使用一次性注射器(5mL)抽取肝素钠注射液 100mg;轻拍灌流器后,打开灌流器上端保护螺帽放置于无菌治疗巾中,将抽取的肝素注射液去除针头,直接注入灌流器内保存液中;取出治疗巾中的保护螺帽,覆盖拧紧;在灌流器标签上注明加入抗凝剂的药名、剂量、时间;将灌流器上下 180°缓慢反转 10 次,约 20 秒;将灌流器放置于无菌治疗巾内,静置 30 分钟,待用。

(5)密闭式预冲:检查生理盐水质量、有效期,挂于输液架上;将动脉端管路与生理盐水相连接;启动血泵 100mL/min,将动脉端管路充满生理盐水;取出静态肝素化的灌流器;一端与动脉端管路连接,另一端与静脉端管路连接;静脉端向上启动血泵 200~300mL/min,轻拍灌流器,排净灌流器里气体,预冲生理盐水量 2000mL,排出液排放至废液收集袋中;若与血液透析结合进行血液净化治疗,需要以下步骤:①血液灌流器预冲结束后与透析器连接;②启动血泵 100mL/min,透析器预冲同"血液透析"预冲方法,预冲生理盐水量 1000mL,排出液体至废液收集袋中。

(6)洗手,摘口罩:七步洗手法。

2.上机

(1)核对信息:接诊、自我介绍,核对患者姓名、床号、机器、灌流器型号、管路型号、治疗方式等。

(2)告知患者血液灌流治疗的目的、方法、注意事项,取得患者配合。

(3)评估者神志、生命体征、出血倾向、有无灌流器过敏史等;评估患者穿刺部位皮肤及血管通路状况;糖尿病患者评估进食情况,以防低血糖发生。

(4)取舒适体位。

(5)洗手,戴口罩、手套。

(6)建立血管通路。

(7)抗凝:遵医嘱使用抗凝剂。

(8)设置治疗参数:遵医嘱设置血流量、治疗时间、抗凝剂维持量等。

(9)上机前核对:核对患者信息、灌流器、管路型号及治疗参数;按照血流方向检查体外循环系统连接情况。

（10）建立体外循环：按照血流方向连接体外循环，开始血液灌流治疗，设置血泵流速≤100mL/min引血；患者无不适，治疗时的血流量调至150~200mL/min。

（11）操作后核对：核对患者信息、治疗参数、体外循环系统连接情况、机器运转情况等。

（12）整理：舒适体位、整理床单位；测量血压、脉搏，询问患者感觉；整理用物。

3.回血下机

（1）下机前准备：①物品准备，胶布、无菌压迫用纸球、弹力绷带；②人员准备，着装整齐、洗手、戴口罩、戴手套；③药物准备。

（2）核对：核对治疗参数，确认治疗完毕。

（3）密闭式回血：血流速≤100mL/min回血，夹闭血泵前动脉管路，打开动脉管路预冲侧管，将存留在侧管内的血液回输至动脉壶；停泵，用自然重力回输动脉管路泵前段血液后夹闭动脉端穿刺针及动脉管路；打开血泵回血；回血完毕后，夹闭静脉端穿刺针及静脉管路；测量血压、脉搏；拔针，压迫穿刺部位2~3分钟，加压包扎穿刺部位10~20分钟后放松；中心静脉导管患者遵医嘱进行封管。

（4）评估：检查穿刺部位有无出血或血肿，听诊内瘘，评估患者血管通路。

（5）整理用物：垃圾分类处理；擦拭消毒机器表面；脱手套、洗手、摘口罩；记录血液净化治疗单。

（6）宣教：向患者交代注意事项；叮嘱患者治疗结束后休息10~20分钟，待生命体征平稳，血管通路无异常，方可离开。

（四）注意事项

1.预冲

（1）目前临床上采用的常规预冲方法为循环式、流动式、开放式的预冲方法，其液体、抗凝剂等在体外循环管路中呈动态流动状态，此方法操作烦琐复杂，耗时长，影响护理工作效率，为保证患者安全，便于临床护士操作，推荐灌流器静态肝素化预冲法。

（2）当血液灌流与其他血液净化治疗联合应用时，必须先进行血液灌流器的冲洗，再与其他透析器等进行串联预冲，严格按照预冲剂量和顺序进行连接。

（3）这种方法由于断开环节较多，严禁液体滴洒，注意不要在空气中暴露时间过长。

（4）灌流器垂直固定在支架上，位置高度相当于患者右心房水平。血液入口在灌流器底部，血流方向与灌流器标识方向一致。

（5）如果患者处于休克或低血容量状态时，可于灌流治疗开始前进行体外预冲，预冲液可采用生理盐水、羧甲淀粉、新鲜血浆或5%白蛋白。

（6）血液灌流联合血液透析时，灌流器应置于透析器之前，以免经透析器脱水后血液浓缩发生凝血，并且有利于透析器对电解质和酸碱平衡的调节。

2.上机

（1）紧急灌流治疗的患者应建立临时血管通路，首选股静脉、颈内静脉。血液透析联合血液灌流治疗尿毒症患者，可采用原有的血管通路，如动静脉内瘘。

（2）根据患者血流动力学的稳定程度，可采用单接或双接的方式上机。对于血流动力学稳定的患者可采用单接方式；对于血流动力学不稳定的患者应采用双接的方式。

（3）治疗过程中应做好抢救物品和药物的准备。在血液灌流的整个治疗过程中应密切观察患者的血压、脉搏,保持呼吸道通畅,监测凝血时间以及管路的动静脉压的变化等。

(4)注意管路和灌流器固定牢固,防止导管滑脱,各管路接头应紧密连接。

3.回血

(1)回血过程中注意力应集中,不得离开患者。

(2)全程生理盐水回血,严禁空气回血;撤灌流器时避免液体滴洒。

(3)回血过程中,严禁使用锤子、止血钳等工具敲打灌流器及管路。

(4)血液灌流联合血液透析,灌流治疗结束后继续透析治疗可卸下灌流器后继续透析。

六、患者监测和护理

1.治疗前患者准备

(1)初诊患者确认已签署知情同意书。

(2)指导协助患者做好治疗前的准备工作,为患者安置舒适安全的卧位,核对患者信息。

(3)根据患者的心理状态及合作程度、病情的危重程度进行风险评估,并做好相应的风险防范准备,如适当约束、给予心电监护及备好抢救物品。

2.治疗中患者监测和护理

(1)体外循环监测

1)核对:体外循环建立后,确认机器处于治疗状态,抗凝泵已启动,各项参数设置准确。

2)严密观察体外循环情况:观察机器静脉压、动脉压及血液颜色,静脉壶是否有血栓。

(2)病情观察和护理

1)生命体征的监测:在灌流治疗的过程中应密切观察患者血压、脉搏等生命体征,如发现血压下降,应立即减慢血泵速度,保持患者头低足高位,扩充血容量,必要时遵医嘱应用升压药物。如非血容量减少引起的血压降低,可边滴注升压药边进行灌流治疗,尤其是对药物中毒的患者不要轻易停止灌流治疗,以免丧失抢救时机。

2)判断患者神志状况:血液灌流前大多数患者由于药物影响处于昏迷状态,随着血液灌流的治疗,药物被逐渐吸附,1~1.5小时后患者出现躁动不安,故应加强安全护理,防止坠床及脱管,必要时进行约束并保持呼吸道通畅。

3)血液灌流联合血液透析治疗的患者,在开始引血时,体外循环量增加,应注意防止低血压的发生。

4)注意观察患者的不良反应:观察患者治疗中是否出现寒战、发热、胸闷、呼吸困难等症状,如果发生上述不良反应可能是灌流器生物相容性所致,建议遵医嘱用药,给予吸氧,密切观察病情,以免延误抢救时机。

3.治疗后患者护理

(1)观察反跳现象:部分脂溶性较高的药物(如安眠药或有机磷类)中毒经血液灌流后,可以很快降低外周循环的药物或毒物水平,患者临床症状与体征得到暂时性缓解,治疗结束后数小时或次日,外周组织中的药物或毒物再次被释放入血,可导致患者二次症状的加重。护士需密切观察病情变化,一旦出现反跳现象,可以再次进行血液灌流。

(2)血管通路的护理:详见"血管通路"内容。

(3)心理护理:对于有自杀倾向的服毒患者在清醒时,护士应给予心理疏导,使其情绪稳定,从而积极配合治疗。

第四节 连续性肾脏替代治疗(CRRT)操作流程及护理

一、定义

连续性肾脏替代治疗(continuous renal replace treatment,CRRT)是指一组体外血液净化的治疗技术,是所有连续、缓慢清除水分和溶质治疗方式的总称。传统 CRRT 应持续治疗 24 小时以上,但临床上可根据患者的治疗需求灵活调整治疗时间。CRRT 治疗目的不仅仅局限于替代功能受损的肾脏,近年来更扩展到常见危重疾病的急救,成为各种危重病救治中最重要的支持治疗措施之一。

二、适应证和禁忌证

1.适应证

(1)肾脏疾病适应证

1)急性肾衰竭并发以下情况:①血流动力学不稳定;②液体负荷过重;③高钾血症或严重代谢性酸中毒;④高分解代谢状态;⑤脑水肿;⑥需要大量输液;⑦急性呼吸窘迫综合征;⑧脓毒症;⑨心脏外科手术、心肌梗死。

2)慢性肾功能不全合并以下并发症:①尿毒症脑病;②尿毒症心包炎;③尿毒症性神经病变;④高分解代谢状态;⑤脑水肿;⑥少尿或者需要大量补液;⑦慢性液体潴留;⑧全静脉营养;⑨各种药物治疗。

3)慢性肾衰竭维持性血液透析。

(2)非肾脏疾病适应证:①酸碱和电解质紊乱;②全身炎症反应综合征;③急性失代偿性心力衰竭;④急性呼吸窘迫综合征;⑤重症急性胰腺炎;⑥挤压综合征和横纹肌溶解;⑦肝衰竭;⑧中毒。

2.禁忌证

连续性肾脏替代治疗无绝对的禁忌证。但在下述情况下有可能加重病情而危及生命。

(1)休克或低血压状况。

(2)有严重出血倾向。

(3)重度贫血(血红蛋白≤60g/L)状态。

(4)心功能不全或严重心律失常不能耐受体外循环者。

(5)恶性肿瘤晚期。

(6)脑血管意外。

(7)未控制的严重糖尿病者。

(8)精神异常,不能合作者。

三、治疗前患者评估

1.评估患者是否需要 CRRT 治疗应由有资质的肾脏专科或 ICU 医师决定,并签署知情同意书等。

2.评估患者年龄、意识、生命体征。

3.评估患者血常规、出凝血指标、血电解质(钠、钾、氯、钙、磷)、肝功能、肝炎病毒、肾功能及与原发病相关的指标等。

4.评估血管通路。

5.评估患者是否有滤器、灌流器过敏史等情况。

6.评估患者心理状态及合作程度,危重患者应详细了解病情,进行风险评估并做好相应的风险防范准备。

四、治疗方式及处方

1.治疗方式

根据患者具体病情选择治疗方式。

(1)缓慢连续超滤(slow continuous ultrafiltration,SCUF)。

(2)连续静—静脉血液滤过(continuous venovenous hemofiltration,CVVHF)。

(3)连续静—静脉血液透析(continuous venovenous hemodialysis,CVVHD)。

(4)连续静—静脉血液透析滤过(continuous venovenous hemodiafiltration,CVVHDF)。

(5)连续性高通量透析(continuous high flux dialysis,CHFD)。

(6)连续性高通量血液滤过(high volume hemofiltration,HVHF)。

(7)连续性血浆滤过吸附(continuous plasma filtration adsorption,CPFA)。

2.处方

(1)血液滤过器:除 CVVHD 模式使用低通量透析器外,其余应用高通量血液滤过器。

(2)抗凝方案:详见"血液透析抗凝技术及护理"内容。

(3)参数设置

1)血液流速:常规设置为 150~200mL/min,高容量血滤由于置换液流速较高,所需的血流速往往也较高,常为 250~300mL/min。

2)置换液速度:前稀释时置换液速度通常低于血流速 50%,后稀释时置换液速度通常低于血流速 20%~30%,《血液净化标准操作规程》推荐 35~45mL/(kg·h)才能获得理想的效果。

临床上现在常用的置换液有碳酸盐置换液、乳酸盐置换液及枸橼酸盐置换液。

3)超滤量:超滤量是指单位时间内额外超滤出的液体量。

患者的液体平衡=除外置换液和透析液的总入量−除外废液的总出量−脱水量。确定每日超滤量需要考虑以下 3 个因素:①患者当前的液体平衡情况,是水钠潴留还是负水平衡;②当日治疗需要的液体量,包括营养所需的液体量;③预期患者当日尿量。

4)置换液输入途径:分为前稀释和后稀释两种方式。后稀释时溶质清除效率高,血液浓缩比较明显,滤器内凝血风险较大;而前稀释由于血液先被稀释,滤器相对不容易发生凝血,但溶质清除效率会下降。

5)温度控制:置换液温度控制在 36~37℃,如颅脑外伤、高热等,在进行血液净化治疗时,可以利用体外管路的散热作用,降低患者的体温。

五、基本操作流程

(一)目的

1.连续、缓慢清除水分和溶质。

2.支持脏器功能作用。

(二)准备

1.人员准备

仪表大方,举止端庄,服装、鞋帽整洁;佩戴胸卡;修剪指甲,洗手。

2.物品准备

(1)机器准备:CRRT机器。

(2)治疗车上层:消毒物品、血液滤过器、配套的循环管路、生理盐水500mL、置换液、抗凝剂、肝素盐水2000mL(4mg/dL)、20mL注射器、5mL注射器、胶布、听诊器、手套、洗手液、血液净化治疗单;中心静脉导管:无菌纱布、治疗巾、肝素帽2个;动静脉内瘘:内瘘穿刺针2个、一次性血管通路护理包(无菌纱布、治疗巾、弯盘、手套、创可贴、压迫棉球)、止血带、防护用具。

(3)治疗车下层:锐器盒、医用垃圾桶(袋)、生活垃圾桶(袋)。

(4)常规准备地塞米松、肾上腺素等急救药品、心电监护仪和其他急救设备。

3.其他准备

(1)准备并检查设备运转情况,按照设备出厂说明书进行。

(2)按照医嘱配制置换液。

(三)操作流程

1.预冲

(1)备齐用物:推车和CRRT机至床旁。

(2)核对信息:核对患者姓名、床号、机器、血液滤过器、管路型号及有效期、治疗方式。

(3)洗手,戴口罩。

(4)开机自检:检查CRRT机电源线连接是否正常;打开机器电源总开关;按要求进行机器自检。

(4)安装血滤器及管路:检查血滤器及管路有无破损,外包装是否完好;检查置换液、肝素盐水质量、有效期;选择治疗模式;安装血滤器及血滤管路;将预冲液(肝素生理盐水)挂在输液架上,将动脉端管路与肝素生理盐水相连接;将置换液管路或透析液管路与生理盐水相连接;安装肝素注射器。

(5)密闭式预冲:启动预冲前检查并打开监测管路夹,点击进入预冲模式;预冲前检查滤器及各管路是否连接紧密无漏气;滤器及管路充分预冲、排气;预冲结束,在主菜单中选择连接患者,准备上机。

(6)洗手、摘口罩。

2.上机

(1)核对信息:接诊、自我介绍,核对患者姓名、床号、机器、血滤器、管路型号、治疗方式等。

(2)告知:告知患者CRRT治疗的目的、方法、注意事项,取得患者配合。

(3)评估:评估患者病情、神志、生命体征、出血倾向、有无滤器过敏史等;评估血管通路状况;评估治疗安全性,评估患者对治疗的耐受性。

(4)摆体位:协助患者大小便,取舒适体位。

（5）洗手、戴口罩、戴手套。

（6）建立血管通路：具体方法详见"血管通路"。

（7）抗凝：遵医嘱使用抗凝剂。

（8）设置治疗参数：遵医嘱设置血流速、置换液量、超滤量、抗凝剂量、加热温度等。

（9）上机前核对：核对患者信息及治疗参数；按照血流方向检查体外循环系统连接情况。

（10）建立体外循环：按照血流方向连接体外循环，开始 CRRT 治疗，开始血流速 ≤100mL/min；患者无不适，治疗时血流量调至 150~200mL/min。

（11）操作后核对：核对患者姓名、床号、机器、治疗参数、治疗方式；按血流方向对体外循环进行自我查对，同时查对各治疗参数及压力指标。

（12）整理：舒适体位、整理床单位；测量血压、脉搏，询问患者感觉；整理用物；记录血液净化治疗单。

（13）脱手套、洗手、摘口罩。

（14）宣教：向患者宣教 CRRT 注意事项，如有不适及时告知医护人员，翻身时勿用力拉扯血滤管路，以免其受压、扭曲、松脱。

（15）双人查对并签字。

（16）治疗中监护：持续监测患者生命体征、有无出血倾向，及时调整抗凝剂量，准确记录出入液量及各项参数，维持液体平衡；监测机器运转情况及各压力值的变化；及时采取血液标本并送检。

3.回血下机

（1）下机前准备：①物品准备：500mL 生理盐水、注射器、封管液、肝素帽 2 个、无菌纱布、胶布、手套；②人员准备：着装整齐、洗手、戴口罩、戴手套。

（2）核对：核对治疗参数，确认治疗完成。

（3）密闭式回血：血流速 ≤100mL/min，夹闭血泵前动脉管路，打开动脉管路预冲侧管，用生理盐水将存留在侧管内的血液回输至动脉壶，关泵。用自然重力将泵前段血液回输至体内后，夹闭动脉管路及导管动脉夹；开启血泵继续回血，可左右轻轻揉搓血滤器，协助回血；当生理盐水回输至静脉壶，液体为淡粉色或接近无色时关闭血泵，夹闭静脉管路夹和导管静脉夹；与循环管路连接处断开；中心静脉导管封管。

（4）评估：检查穿刺部位有无出血或血肿现象；评估滤器及循环管路的残血、凝血状况；评估患者下机过程中生命体征及神志的变化；准确计算治疗过程中的出入液量。

（5）整理用物：关机、关电源；垃圾分类处理；擦拭消毒机器表面；脱手套、洗手、摘口罩；记录血液净化治疗单。

（6）宣教：向患者交代注意事项；叮嘱患者治疗结束后休息 10~20 分钟，待生命体征平稳，穿刺点无出血、血管通路正常方可离开。

（四）注意事项

1.预冲

（1）严格执行无菌操作及查对制度。

（2）预冲液的量和流速以参照产品的相关说明书为宜，从而保证充分肝素化。充分的预冲和密闭循环可有效防止首次使用综合征，减少凝血和残血的发生。

（3）安装管路顺序按照机器提示顺序进行；逐一打开管路保护帽与另一个接头连接，避免接头污染或暴露时间过长；安装管路过程中，每个接口处都要拧紧，避免因接口断开而污染管路、液体流出或进气；侧路或未使用的管路开口应加帽密闭和夹闭管路夹，以形成密闭式循环管路。

（4）肝素盐水预冲完毕后应予以 500mL 生理盐水将滤器及循环管路中的肝素预冲液冲净。

（5）对于高危出血风险患者采用无抗凝策略，CVVHF 模式时尽量采取前稀释模式。

2.上机

（1）低血压患者在治疗开始时暂时不设置超滤量，待患者血压平稳后再根据情况设置。

（2）可采用单接或双接的方式上机。对于血流动力学稳定的患者可采用单接方式；对于血流动力学不稳定的患者应采用双接方式。

（3）注意管路和滤器固定牢固，各管路接头应紧密连接，防止导管滑脱。

（4）在治疗过程中，要注意维持动脉壶和静脉壶的液面高度，防止管路进气。

3.回血下机

（1）下机过程中必须监测患者生命体征及神志变化，心功能差的患者回血速度要更缓慢。

（2）全程生理盐水回血，严禁空气回血。

（3）回血过程中，严禁使用锤子、止血钳等工具敲打滤器及管路。

（4）勿使用自排气式精密过滤输液器进行回血，易导致空气进入滤器和管路。

六、患者监测和护理

1.CRRT 治疗前患者准备

（1）初诊患者确认已签署知情同意书。

（2）指导协助患者做好治疗前的准备工作，为患者安置舒适安全的卧位，核对患者信息。

（3）根据患者的心理状态、合作程度及病情的危重程度，进行风险评估并做好相应的风险防范准备，如适当约束、给予心电监护及备好抢救物品。

2.治疗中患者监测和护理

（1）体外循环监测

1）核对：体外循环建立后，确认机器处于治疗状态；抗凝泵已启动；各项参数设置准确。

2）严密监测血滤机各项治疗参数并记录，如静脉压、动脉压、跨膜压、超滤速度、超滤量、置换液速度等，及时发现和处理各种异常情况并观察疗效。

3）液体平衡的管理，严密监测机器每小时置换液入量与超滤量，保证进出平衡。同时严密监测每小时尿量，各种引流量、排出量和患者输入液量，根据以上情况正确设定、及时调整超滤量。

4）动脉管路的泵前侧路口常规接生理盐水，以备导管持续贴中心静脉管壁、引血负压过高时的压力解除。

（2）病情观察和护理

1）持续监测患者血压、心率、呼吸、血氧饱和度；密切观察神志、意识的变化。当参数发生变化时，如心率增快、血压下降，可能是超滤速度过快，导致低血容量状态，应立即对患者的病情进行重新评估,并及时调整治疗方案。

2)治疗过程中如果出现低血压,可采取头低位,停止超滤,补充生理盐水,补充置换液或遵医嘱使用白蛋白等措施。如血压好转,缓慢恢复超滤,同时观察血压的变化。

3)判断患者神志状况,对烦躁、昏迷、神志不清等患者应加强安全护理,防止坠床,必要时进行约束并保持呼吸道通畅。

4)正确采集各类标本,密切监测血电解质及肝、肾功能及动脉血气等变化,发现异常及时根据医嘱进行调整。

5)抗凝剂的应用使出血危险明显增加,因此需加强观察患者的各种引流液及伤口渗血情况,监测凝血参数,及时调整抗凝剂量或改用其他抗凝方法。

6)加强血管通路的管理,预防感染,治疗期间保证血管通路固定、通畅,无脱落、打折、贴壁、漏血等现象;中心静脉导管口局部敷料应保持清洁、干燥,避免感染。

3.治疗后患者护理

(1)当患者外出检查、急诊手术或有短时间难以解除的报警或临床问题,需要暂停血液净化治疗时,可临时用生理盐水回血,使血液净化设备处于自循环运行状态,将中心静脉导管临时封管。

(2)血管通路的护理:详见"血管通路"内容。

(3)对使用后的血滤器及管路的凝血状态做好评估,为患者下一次治疗提供参考依据。

第五节　血浆置换操作流程及护理

一、定义

血浆置换(plasma exchange,PE)是一种用来清除血液中大分子物质的血液净化疗法。其基本过程是将患者血液经血泵引出,经过血浆分离器,分离血浆和细胞成分,去除致病血浆或选择性地去除血浆中的某些致病因子,然后将细胞成分、净化后血浆及所需补充的置换液输回体内。

血浆置换包括单重血浆置换、双重血浆置换(double filtration plasma pheresis,DFPP)。单重血浆置换是利用离心或膜分离技术分离并丢弃体内含有高浓度致病因子的血浆,同时补充同等体积的新鲜冰冻血浆或新鲜冰冻血浆加少量白蛋白溶液。双重血浆置换是使血浆分离器分离出来的血浆再通过膜孔径更小的血浆成分分离器,将患者血浆中相对分子质量远远大于白蛋白的致病因子,如免疫球蛋白、免疫复合物、脂蛋白等丢弃,将含有大量白蛋白的血浆成分回输至体内,它可以利用不同孔径的血浆成分分离器来控制血浆蛋白的除去范围。

二、适应证和禁忌证

1.适应证

目前血浆置换的诊疗范畴已经扩展至神经系统疾病、结缔组织病、血液病、肾脏病、代谢性疾病、肝脏疾病、急性中毒及移植等领域大约200多种疾病,其主要适应证如下。

(1)肾脏疾病:抗肾小球基底膜肾病、ANCA相关的急进性肾小球肾炎、肾移植术后复发局灶节段性肾小球硬化症、骨髓瘤性肾病、新月体性IgA肾病、新月体性紫癜性肾炎、重症狼疮性肾炎等。

（2）免疫性神经系统疾病：重症肌无力、急性炎症性脱髓鞘性多发性神经病（Guillain-Barrè syndrome，GBS）、Lambert-Eaton 肌无力综合征、多发性硬化病、慢性炎症性脱髓鞘性多发性神经病等。

（3）风湿免疫性疾病：重症系统性红斑狼疮、乙型肝炎病毒相关性结节性多动脉炎、嗜酸性粒细胞肉芽肿性血管炎、重症过敏性紫癜、抗磷脂抗体综合征、白塞病等。

（4）消化系统疾病：重症肝炎、急性肝衰竭、肝性脑病、胆汁淤积性肝病、高胆红素血症等。

（5）血液系统疾病：多发性骨髓瘤、高 γ-球蛋白血症、冷球蛋白血症、高黏滞综合征（巨球蛋白血症）、血栓性微血管病［血栓性血小板减少性紫癜/溶血性尿毒综合征（TTP/HUS）］、新生儿溶血性疾病、白血病、淋巴瘤、重度血型不合的妊娠、自身免疫性血友病甲等。

（6）器官移植：器官移植前去除抗体（ABO 血型不兼容移植、免疫高致敏受者移植等）、器官移植后排斥反应等。

（7）自身免疫性皮肤疾病：大疱性皮肤病、天疱疮、类天疱疮、中毒性表皮坏死松解症、坏疽性脓皮病等。

（8）代谢性疾病：家族性高胆固醇血症和高脂蛋白血症。

（9）药物/毒物中毒：药物过量（如洋地黄中毒等）、与蛋白结合率高的毒物中毒、毒蕈中毒、动物毒液中毒等。

（10）其他：威尔逊病、干性年龄相关性黄斑变性、特发性与扩张型心肌病、突发性感音神经性聋、新生儿狼疮性心脏病、甲状腺危象、脓毒血症致多脏器功能衰竭等。

2.禁忌证

无绝对禁忌证，以下为相对禁忌证。

（1）对血浆、人血清白蛋白、肝素、血浆分离器、透析管路等有严重过敏史。

（2）药物难以纠正的全身循环衰竭。

（3）非稳定期的心、脑梗死。

（4）颅内出血或重度脑水肿伴有脑疝。

（5）存在精神障碍而不能很好地配合治疗。

三、治疗前患者评估

1.了解患者病史、输血史和过敏史。

2.评估患者体重、生命体征、神志、治疗依从性。

3.评估患者血常规、出凝血指标、血清白蛋白、血清球蛋白、血电解质（钠、钾、氯、钙、磷）、肝功能、肾功能、免疫指标、免疫功能（淋巴细胞亚群）及与原发病相关的指标等。

4.评估患者血管通路及血流量，确认静脉回路通畅，以免静脉压升高而引起血浆分离器破膜或再循环。

5.危重患者应详细了解病情，进行风险评估并做好相应的风险防范准备，并备齐抢救用品及药物等。

四、治疗方式及处方

1.治疗方式

根据患者病情需要，选用单重血浆置换或双重血浆置换。

2.处方

（1）血浆置换频度：取决于原发病、病情的严重程度、治疗效果及所清除致病因子的分子量、血浆中的浓度与半衰期，应个性化制定治疗方案，一般血浆置换疗法的频度是每次间隔1~2天，一般5~7次为1个疗程，或直到致病抗体转阴。

（2）血浆置换剂量：单次置换剂量以患者血浆容量的1~1.5倍为宜，不建议超过2倍。患者的血浆容量按照下述两种公式进行计算和估计。

1）根据患者的性别、血细胞比容和体重计算：

血浆容量＝(1-血细胞比容)×[b+(c×体重)]

其中：血浆容量的单位为mL，体重的单位为kg。

b值：男性为1530，女性为864。

c值：男性为41，女性为47.2。

2）根据患者的血细胞比容和体重计算：

血浆容量＝0.065×体重×(1-血细胞比容)

其中：体重的单位为kg。

（3）抗凝：单次血浆置换的时间不长，通常在2小时左右，普通肝素或低分子肝素是首选，如有出血倾向，也可用枸橼酸局部抗凝。

1）治疗前患者凝血状态评估和抗凝药物的选择及方案：详见"血液透析抗凝技术及护理"内容。

2）出血风险高的患者，也可在监测活化部分凝血活酶时间（APTT）下，给予阿加曲班治疗。

3）抗凝治疗的监测和并发症处理：详见"血液透析抗凝技术及护理"内容。

（4）置换液的种类

1）晶体液：生理盐水、葡萄糖生理盐水、林格液，用于补充血浆中各种电解质的丢失。晶体液的补充一般为丢失血浆的1/3~1/2，为500~1000mL。

2）新鲜血浆：首选新鲜冰冻血浆，因其含有大部分的凝血因子、白蛋白和免疫球蛋白，对于存在凝血因子缺乏或其他因子缺乏的患者，可考虑使用。新鲜冰冻血浆含枸橼酸盐，治疗过程中需补充钙剂。

3）人血清白蛋白溶液：常用浓度为4%~5%。白蛋白中钾、钙、镁浓度均较低，应注意调整，以免引起低钾和（或）低钙血症；尤其是应用枸橼酸钠抗凝者，更应注意避免低钙血症的发生。

4）其他：低分子右旋糖酐等合成的胶体替代物，可减少治疗的费用；但在体内的半衰期只有数小时，故总量不能超过总置换量的20%，并应在治疗起始阶段使用。适用于高黏滞血症。

（5）置换液补充原则

1）置换液补充顺序：一般采用先晶体后胶体的顺序，即先补充电解质或血浆代用品，再补充血浆或血浆和白蛋白溶液。

2）置换液补充方式：血浆置换时必须选择后稀释法。

3）置换液补充量：与去除血浆量进行等量置换，以保持血浆胶体渗透压正常，维持水电解质平衡，适当补充凝血因子和免疫球蛋白，应用血浆时注意可能增加病毒感染的风险。

五、基本操作流程

(一)目的

1.清除循环中的疾病相关致病因子。

2.从置换液中补充机体所需物质。

3.增强某些疾病状态下机体的单核-吞噬细胞系统功能。

(二)准备

1.人员准备

仪表大方,举止端庄,服装、鞋帽整洁;佩戴胸卡;修剪指甲,洗手。

2.物品准备

(1)治疗车上层:消毒物品、膜型血浆分离器、膜型血浆成分分离器、专用血浆置换管路、肝素帽2个、注射器、无菌纱布、一次性血管通路护理包(无菌纱布、治疗巾、弯盘、手套、创可贴、压迫棉球)、新鲜冰冻血浆或补充液(白蛋白),生理盐水2000~3000mL、肝素钠注射液、无菌废液收集袋、止血钳、手套、洗手液、血浆置换治疗单。

(2)治疗车下层:锐器盒、止血带回收盒、医用垃圾桶(袋)、生活垃圾桶(袋)。

(3)常规准备地塞米松、肾上腺素等急救药品、心电监护仪和其他急救设备。

3.其他准备

(1)准备并检查设备运转情况,按照设备出厂说明书进行。

(2)按照医嘱配制置换液。

(3)根据病情需要选择单重或双重血浆置换。

(三)操作流程

由于血浆置换存在不同的治疗模式,并且不同的设备其操作程序也有所不同,所以应根据不同的治疗方法,按照机器及其所用的管路、血浆分离器或血浆成分分离器等耗材的相关说明书进行。

1.单重血浆置换流程

(1)预冲

1)备齐用物:推车至床旁。

2)核对信息:核对患者姓名、床号、机器;核对治疗方式;核对分离器、管路型号及有效期;按《安全输血管理制度》双人查对血制品并登记。

3)洗手,戴口罩。

4)开机自检:评估设备是否处于备用状态;检查电源线连接是否正常;开机自检。

5)安装管路及分离器:检查分离器与管路,包装是否完整,管路保护帽有无脱落、损坏;检查预冲生理盐水包装是否完好,是否在有效期内,液体有无浑浊沉淀;根据医嘱选择治疗方式;根据机器提示,按照血流方向安装血浆分离器和管路,确保连接紧密无漏气;按分离器要求配制预冲肝素盐水。

6)密闭式预冲:分离器充分排气;按机器提示对血浆分离器和管路进行全自动预冲。

7)洗手、摘口罩。

（2）上机

1）核对信息：接诊、自我介绍，核对患者姓名、床号、机器、血浆分离器和管路型号、治疗方式、药品及置换液。

2）告知：告知患者血浆置换目的、方法、注意事项，取得患者配合。

3）评估：评估患者神志、生命体征、病情；评估患者血管通路状况；评估患者输血史、过敏史；评估患者合作程度。

4）摆体位：协助患者大小便，取舒适卧位。

5）洗手，戴口罩、手套。

6）建立血管通路：具体方法详见"血管通路"内容。

7）抗凝：遵医嘱使用抗凝剂。

8）设置治疗参数：遵医嘱设定血流速度、血浆分离速度、置换液补液速度、目标血浆处理量、抗凝剂用量；设置加温器温度；设置各种报警参数。

9）上机前核对：核对患者信息及治疗参数；按照血流方向检查体外循环系统连接情况。

10）建立体外循环：设置引血流速≤100mL/min；按照血流方向连接体外循环；治疗起始血流速度宜慢，观察2~5分钟，无不良反应且体外循环稳定后再以正常速度运行；设定血浆分离器的血流速度80~150mL/min。

11）操作后核对：核对患者姓名、床号、机器、血浆分离器、管路型号、治疗方式、药品及置换液；按血流方向、液体方向对体外循环进行自我查对，同时查对各治疗参数及压力指标。

12）整理：舒适体位、整理床单位；测量血压、脉搏，询问患者感觉；整理用物；记录血浆置换治疗单。

13）洗手、脱手套、摘口罩。

14）宣教：向患者宣教治疗中注意事项，如有不适及时告知医护人员；翻身时勿用力拉扯穿刺针、置管及管路，以免其受压、扭曲、滑脱。

15）双人查对：治疗开始15分钟内完成双人查对并签字。

16）治疗中监护：观察患者生命体征，每30分钟测血压、脉搏等；观察机器运行情况，包括全血流速、血浆流速、动脉压、静脉压、跨膜压变化、加温器温度等；观察体外循环有无漏血、漏气、凝血、溶血发生；观察血浆分离情况，包括血浆分离速度、量及颜色等；观察电解质及容量平衡；观察过敏反应及低钙反应，及时记录并处理并发症。

（3）回血下机

1）下机前准备：①物品准备：消毒物品、导管护理物品；②人员准备：着装整齐、洗手、戴口罩、戴手套；③药物准备。

2）核对：确认置换量达到目标量；观察患者生命体征；进行标本采集（必要时）。

3）密闭式回血：根据机器提示进入回血程序；调节血流速50~100mL/min，按照机器程序回收血液与血浆（置换液）；回血完毕按要求进行血管通路处理（具体详见"血管通路"内容）；测量患者血压、脉搏。

4）整理用物：垃圾分类处理；擦拭消毒机器表面；脱手套、洗手、摘口罩；记录血浆置换治疗单。

5）宣教：向患者交代注意事项；指导患者对血管通路的保护。

2.双重血浆置换流程

（1）预冲

1）备齐用物：推车至床旁。

2）核对信息：核对患者姓名、床号、机器；核对治疗方式；核对血浆分离器、血浆成分分离器、管路型号及有效期。

3）洗手，戴口罩。

4）开机自检：评估设备是否处于备用状态；检查电源线连接是否正常；开机自检。

5）安装管路及分离器：检查血浆分离器、血浆成分分离器与管路有无破损，外包装是否完好；检查预冲生理盐水外包装、有效期，液体有无浑浊沉淀等；根据医嘱选择治疗方式；根据机器提示，按照液体流向安装血浆分离器和管路，确保连接紧密无漏气。

6）密闭式预冲：按照机器提示对血浆分离器、血浆成分分离器和管路进行全自动预冲；血浆分离器和血浆成分分离器要充分排气。

7）洗手、摘口罩。

（2）上机

1）核对信息：接诊、自我介绍，核对患者姓名、床号、机器、血浆分离器、血浆成分分离器、管路型号、治疗方式、药品及置换液。

2）告知：告知患者血浆置换目的、方法、注意事项，取得患者配合。

3）评估：评估患者神志、生命体征、病情；评估患者血管通路状况；评估患者合作程度。

4）摆体位：协助患者大小便，取舒适卧位。

5）洗手，戴口罩、手套。

6）建立血管通路：具体方法详见"血管通路"内容。

7）抗凝：遵医嘱使用抗凝剂。

8）设置治疗参数：遵医嘱设定血流速度、血浆分离速度、弃浆速度、置换液补液速度、目标血浆处理量、抗凝剂量；设置加温器温度；设置各种报警参数。

9）上机前核对：核对患者信息及治疗参数；按照血流方向检查体外循环系统连接情况。

10）建立体外循环：设置引血流速≤100mL/min；按照血流方向连接体外循环；治疗起始血流速度宜慢，观察2～5min，无不良反应且体外循环稳定后再以正常速度运行；设定血浆分离器的血流速度80～100mL/min，血浆分离速度一般为25～30mL/min，弃浆/返浆泵速度5～10mL/min。

11）操作后核对：核对患者姓名、床号、机器、血浆分离器、血浆成分分离器、管路型号、治疗方式、药品及置换液；按血流方向、液体方向对体外循环进行自我查对，同时查对各治疗参数及压力指标。

12）整理：舒适体位、整理床单位；测量血压、脉搏，询问患者感觉；垃圾分类处理；记录血浆置换治疗单。

13）脱手套、洗手、摘口罩。

14）双人查对：治疗开始15分钟内完成双人查对并签字。

15）治疗中监护：观察患者生命体征，每30分钟测血压、心率等；观察机器运行情况，包括全血流速、分浆流速、弃浆/补浆流速、动脉压、静脉压、跨膜压变化、加温器温度等；观察体外循环有无漏血、漏气、凝血、溶血发生；观察血浆分离和弃浆情况，包括分离速度、弃浆量及颜色等;观察电解质及容量平衡;及时记录并处理并发症。

（3）回血下机

1）下机前准备:①物品准备。消毒物品、导管护理物品;②人员准备。着装整齐、洗手、戴口罩、戴手套;③药物准备。

2）评估:确认置换量达到目标量;观察患者生命体征;进行标本采集（必要时）。

3）密闭式回血:根据机器提示进入回血程序;调节血流速≤100mL/min,按机器程序回收血液;血浆（置换液）回收速度25~30mL/min;回血完毕按要求进行血管通路处理（详见"血管通路"内容）。

4）整理用物:垃圾分类处理;擦拭消毒机器表面;脱手套、洗手、摘口罩;记录血浆置换治疗单。

5）宣教:向患者交代注意事项;指导患者对血管通路的保护。

（四）注意事项

1.预冲

（1）取出管路前,检查所有接头并拧紧,防止取出后脱落。

（2）采用密闭式预冲,预冲液直接流入废液收集袋中。

（3）安装步骤一次完成,所有监测部件安装到位（尤其是各种压力监测和管路安全阀）。

（4）连接患者前,要确保分离器、管路内无气泡,管路无扭曲,所有开口均为双保险,夹好夹子,盖好保护帽。

2.回血

（1）回血过程中注意力集中,不得离开患者,密切观察患者生命体征及病情变化。

（2）全程生理盐水回血,严禁空气回血。

（3）置换液（血浆）回输速度宜慢,建议25~30mL/min。

（4）回血过程中,严禁使用锤子、止血钳等工具敲打分离器和血路管。

（5）回血完成,确认患者生命体征平稳,交代注意事项后,患者方可离开。

六、患者监测和护理

1.血浆置换治疗前准备

（1）医院资质:建议双重血浆置换应在三级综合性医院或二级肾脏病专科医院及以上进行。

（2）由有资质的肾脏专科医师负责综合评估患者适应证和禁忌证,确认治疗模式,制定血浆置换治疗方案。

（3）初诊患者确认已签署了血浆置换风险知情同意书,已做肝炎病毒标志物、HIV 和RPR 等检查,并根据检验结果确定患者治疗区域。

（4）指导、协助患者做好血浆置换治疗前的准备工作,确保患者全面了解治疗目的、方式及效果,减少其心理压力,取得配合。此外,要详细了解患者的用药禁忌,有无过敏史,以做好应对措施,保证治疗的顺利进行。

（5）为患者安置舒适安全卧位,核对患者信息。住院患者做好与病房医护人员交接班。

（6）置换液如为血制品,需按照《安全输血管理制度》双人查对血制品并登记。

2.治疗中患者监测和护理

（1）体外循环监测

1）核对：体外循环建立后，确认机器已处于治疗状态，各项参数设置准确。

2）观察机器运转情况：血流速，血浆流速，动静脉压、二级膜压及跨膜压等压力监测是否正常；机器有无异常报警，体外循环有无漏血、漏气、凝血、溶血情况等，如有异常及早发现、及时处理。

（2）病情观察和护理

1）加强监测与巡视：患者需应用心电监护仪连续监测生命体征，根据病情，每15～30分钟测量1次血压和脉搏，对于过敏体质、心血管功能不稳定、年老体弱、幼儿、重症患者更应加强生命体征、意识状态的监测。

2）对于幼儿等低体重患者，应注意体外循环量、血液成分的清除量以及药物使用量，并对血液量和患者体温进行严密的管理。

3）治疗中密切观察血浆分离情况，包括血浆分离速度、量及颜色等，补浆及弃浆出入量是否平衡。

4）风险防范：对躁动、不配合治疗的患者应严加看护，防止坠床、脱管等。

5）预防并发症：询问患者感觉，重视患者主诉，及早发现，通知医师，根据医嘱及时采取处理措施。

（3）血管通路的观察：观察穿刺或中心静脉导管部位有无渗血、出血；管路是否固定可靠，有无扭曲、受压，各连接处是否衔接紧密。

3.治疗后患者护理

（1）正确处理患者血管通路，妥善固定并交代注意事项。

（2）测量脉搏、血压等，做好预防跌倒及直立性低血压的防护措施。

4.并发症及处理

（1）置换相关的并发症

1）过敏和变态反应：是大量输入异体血浆所致，表现为皮疹、皮肤瘙痒、畏寒、高热，严重者出现过敏性休克。可在血浆输入前适量应用糖皮质激素预防；出现上述症状时减慢或停止血泵，停止输入可疑血浆或血浆成分，予以糖皮质激素、抗组胺类药物治疗，出现过敏性休克者按休克处理。

2）低血压：与置换液补充量不足、血管活性药物清除或过敏反应有关，应根据不同的原因进行相应处理、考虑置换液补充量不足者，应正确计算需要补充的血浆量，治疗开始时，减慢引血速度，阶梯式增加，逐渐至目标流量。对于治疗前已经有严重低蛋白血症患者，根据患者情况可酌情使用人血清白蛋白、血浆，以提高血浆胶体渗透压，增加有效血容量，管路用生理盐水预冲。考虑血管活性药物清除所致者，必要时适量使用血管活性药物。考虑过敏者按过敏处理。

3）溶血：查明原因，予以纠正，特别注意所输注血浆的血型，停止输注可疑血浆；应严密监测血钾，避免发生高血钾等。

4）低钙血症：由于新鲜血浆含有枸橼酸钠，输入血浆过多、过快容易导致低钙血症，患者可出现口麻、腿麻、小腿肌肉抽搐等表现，严重时可发生心律失常。血浆置换最大血流速度不宜超过150mL/min，血浆分离量/血流量的比率不超过30%，避免枸橼酸盐过多、过快地进入体内引起血清游离钙急剧下降。治疗过程中严密观察患者有无低钙血症表现及血液游离钙改变,必要时需要应用适量的葡萄糖酸钙。

5)重症感染:在大量使用白蛋白置换液进行血浆置换时,导致体内免疫球蛋白和补体成分缺乏。高危患者可适量补充新鲜血浆或静脉注射大剂量免疫球蛋白。

6)血行传播病毒感染:主要与输入血浆有关,患者有感染肝炎病毒和人免疫缺陷病毒的潜在风险。

7)出血倾向:血浆置换过程中血小板破坏、抗凝药物过量或大量使用白蛋白置换液置换血浆导致凝血因子缺乏。对于高危患者及短期内多次、大量置换者,必须补充适量新鲜血浆。

8)破膜:血浆分离的滤器因为制作工艺的原因而受到血流量及跨膜压的限制,如置换时血流量过大或置换量增大,往往会导致破膜。故注意血流速度应控制在 80~150mL/min,血浆分离速度一般为 25~30mL/min,控制跨膜压在安全范围内(建议<50mmHg)。预冲分离器时注意不要用血管钳敲打,防止破膜。

(2)抗凝剂相关的并发症:详见"血液透析抗凝技术及护理"内容。

(3)血管通路相关的并发症:详见"血管通路"内容。

第二十一章 血液透析患者常见并发症处理

并发症是指一种疾病在发展过程中引起另一种疾病和症状的发生,后者产生的疾病和症状就被称为前者的并发症。对于接受血液透析的患者来说,血液透析并不能完全代替肾脏全部的生理功能,并且伴随透析年限的增长所面临的考验就越多,其并发症的发生率也随之升高。并发症的出现是不可避免的,但可通过药物治疗、充分透析等来减缓并发症发生的时间和严重程度。接受血液透析的患者所产生的并发症分为两类:即刻并发症和远期并发症。即刻并发症是指在很短的时间内就会发生或出现的症状;远期并发症发生的时间相对来说较晚。无论是即刻并发症还是远期并发症,对血液透析患者来说危害性都很大。在并发症出现之前,要做的是有效预防它的出现。疾病的预防大于治疗,因此要竭力采取一些有效的措施预防并发症的发生,对于一些不可避免的血液透析并发症,要延缓并发症发生的时间。

第一节 首次使用综合征

首次使用综合征是指在使用新的透析器时血液与透析膜接触之后,血液透析患者所产生不舒服的感觉,一般会发生在刚开始进行血液透析治疗的患者中。

患者首次接触血液透析器进行血液透析,血液可能会与透析器中的某种物质发生反应,例如过敏反应或其他一些不适应情况;另一种情况就是突然更换透析器,之前在透析中一直使用一种透析器,在更换了另一种透析器时,会产生不适的状况。这种情况是因为不同生产厂家所生产的透析器内含有的物质不同、透析膜不同、消毒灭菌的方式也不同,就有可能会产生不适的状况。这种情况在临床上又称为透析器过敏综合征或新透析器综合征。出现首次使用综合征的时候,血液透析患者往往会出现以下症状:出汗、打喷嚏、流清涕、咳嗽、腹痛、腹泻、皮肤瘙痒、荨麻疹、胸痛、背痛,严重者会出现呼吸困难、休克、死亡等。首次使用综合征在临床上又可以分为 A 型和 B 型两种类型。

一、A 型首次使用综合征

1.A 型首次使用综合征发生的原因

原因目前尚不清楚,主要认为发病机制为快速的变态反应,属于超敏反应型,一般发生于血液透析开始后 5~30 分钟。

导致这类情况发生的原因可能与透析器、透析膜、透析管路的材质和消毒剂有关,例如用于消毒的消毒剂——环氧乙烷。据有关文献报道,使用环氧乙烷消毒剂的透析器,约有 2/3 血液透析患者发生 A 型首次使用综合征,原因是对环氧乙烷产生抗体,即 IgE 抗体。血液与透析器、透析膜、透析管路产生各种生物学的反应,补体激活后释放过敏毒素,导致平滑肌收缩,血管通透性增加,肥大细胞释放组胺产生过敏反应。此外,这类情况还与透析液污染、肝素过敏等有关。在血液透析过程中,需要有大量的透析液来完成透析,透析所使用的透析液中的各种微量元素对人体存在潜在的危险,当透析液中存在毒素或其他致病物质时,就会引起人体的相关抵抗反应。另外,在透析过程中,需要使用抗凝剂肝素进行抗凝血治疗,但是部分人会存在对肝素过敏的情况。有过敏病史或易敏感体质的患者容易发生 A 型首次使用综合征。

2.A 型首次使用综合征的临床表现

在血液透析开始后 5~30 分钟内出现,患者表现为无法平躺或端坐位、呼吸困难、全身有发热感、皮肤瘙痒、荨麻疹;流泪、流涕、咳嗽、打喷嚏;局部绞痛、腹肌痉挛,严重者可出现心搏骤停甚至死亡。当出现以上临床表现时,血液透析患者应当及时告知护士。

3.A 型首次使用综合征的处理

(1)当出现以上反应时,应及时告知护士,方便护士在发生初期做出有效的判断。

(2)出现呼吸循环障碍,如心脏呼吸骤停时,可能需要给予心脏呼吸支持治疗。

(3)如果血液透析患者产生了严重反应,应对本次治疗给予停止,丢弃整套的血液管路和透析器。因为此时管路内的血液再回到血液透析患者的体内会加重不适感,产生更加严重的不良反应。

二、B 型首次使用综合征

B 型首次使用综合征是非特异性的,与 A 型首次使用综合征相比较,B 型首次使用综合征更常见,多发生于透析开始后几分钟至 1 小时,其临床表现症状轻,发生率为(3~5 次)/100 透析例次。

1.B 型首次使用综合征发生的原因

B 型原因尚不清楚,大多数学者认为是补体激活所致,以及应用新的透析器及生物相容性较差的透析器有关。另外也有学者认为与治疗前预充量不足及透析器和管路中残留消毒剂有关。

2.B 型首次使用综合征的临床表现

发作程度常较轻,一般表现为低血压、恶心、呕吐、荨麻疹、喉头水肿、心绞痛、心包炎等;也会出现胸痛和背痛。所以透析中出现胸痛和背痛,首先在排除心脏等器质性疾病后,要考虑是否发生了首次使用综合征。

3.B 型首次使用综合征的处理

(1)发作程度较轻的情况下,常不需终止透析,在后续的血液透析过程中严密观察即可。如果不舒服的情况加重或未得到缓解应及时告知护士。

(2)发生以上症状时要遵医嘱给予血液透析患者鼻导管吸氧和对症处理。

(3)出现严重反应者可参照 A 型首次使用综合征做出紧急处理。

4.B 型首次使用综合征的预防

(1)透析治疗前使用 1000mL 的 0.9%氯化钠注射液预充透析器和管路,再用 500mL 的 0.9%氯化钠注射液闭式循环 20~30 分钟脱水。

(2)远离过敏原,使用膜通透性高、生物相容性好的合成膜透析器。

第二节　低血压

低血压是血液透析过程中常见的急性并发症之一,血液透析低血压是指在透析过程中发生有症状的收缩压突然下降,收缩压<90mmHg(1mmHg=0.133kPa)或血压较前下降幅度≥20mmHg,是血液透析中比较常见的严重并发症,其发生率为25%~50%。低血压可造成血流量不足,以至超滤困难、透析不充分等。透析中低血压的发生与患者的死亡率密切相关。

低血压的判断及临床诊断:透析过程中低血压的常见症状有肌肉痉挛、昏厥、恶心、呕吐、腹痛,有时还会表现为意识丧失,甚至心肌梗死。大多数患者有不同程度的头晕、出冷汗、打哈欠、心慌、胸闷、面色苍白、便意、肌肉痉挛性疼痛、呼吸困难、不能言语,也有个别患者早期无任何症状而出现血压下降。

一、透析相关性低血压原因

1.有效血容量减少

主要原因是体外循环血流量增加,血管收缩反应低下,引起有效血容量不足所导致。透析中晚期低血压,多与超滤量和超滤速度有关,超滤量越大,超滤速度越快,患者在透析过程中血压波动性越大。当溶质清除过快时,血浆胶体渗透压迅速下降,驱使水分向组织间和细胞内转移,导致有效血容量减少而发生低血压。

2.透析液成分

血清电解质及透析液钾、钠、钙水平,通过影响维持血液透析患者的心肌收缩功能及外周血管阻力,造成透析中血压波动。对血压造成影响的因素主要有钠、钙离子浓度和碱基醋酸盐。钠离子是决定透析液晶体渗透压高低的主要因素。透析液中的钠离子过低(低于135mmol/L),可使血浆渗透压降低。为了维持渗透压的平衡,水分就会从血管内移向组织间隙,引起急性血容量下降和低血压。透析液常用钙离子的浓度为1.25~1.5mmol/L,研究表明使用钙离子浓度为1.25mmol/L的透析液时,平均动脉压及心脏指数降低,提高透析液钙离子浓度可以减少低血压的发生。透析液中的醋酸盐有扩张血管、减少外周阻力的作用,其代谢产物腺苷可抑制心肌收缩,减少心排血量,引起低血压。

3.透析膜生物兼容性较差

血液与透析膜接触时会产生一系列反应,如激活补体,单个核细胞释放多种细胞因子和酶类,激活的补体片段C3a、C5a及溶酶体酶可使肺毛细血管通透性增加,肺通气功能降低,出现低氧血症,前列腺素I释放增加,引起血管扩张,诱发低血压。

4.患者自身因素引起的低血压

自主神经功能紊乱(心血管代偿机制障碍,血压不稳定);内分泌因素(心钠素、前列腺素失衡及激素功能障碍);使用降压药物(透析前服用降压药物,会降低机体对容量减少而引发的缩血管反应,容易发生透析中和透析后直立性低血压);尿毒症所致的心包炎、心功能不全、心律不齐等;患者自身存在严重感染、重度贫血、低蛋白血症、严重创伤、出血剧痛等。

二、透析相关性低血压的处理

透析患者发生低血压时应迅速将患者平卧,取头低足高位,同时降低血流量,调整超滤并立即快速静脉滴注生理盐水100~200mL,必要时可给予高渗溶液,如1.5%~3%氯化钠、50%葡萄糖溶液或5%碳酸氢钠溶液以提高血浆渗透压。鼻导管吸氧,有助于改善心肌功能,减少组织缺血和腺嘌呤核苷的释放。多数患者可自行缓解,上述处理仍不能缓解者应立即使用升压药物,密切观察病情变化,以便采取相应的急救措施。

三、透析相关性低血压的预防

1.减少透析脱水量

合理设置超滤量。透析过程中每小时超滤量不应超过体重的1%,每次透析的超滤量不应超过体重的4%~5%,同样透析患者在透析期间体重的增长不应超过干体重的4%~5%。

2.低温透析

通过提高血浆儿茶酚胺水平,使血管收缩和末梢血管阻力增加,从而使血压升高,预防低血压的发生。透析患者对低温的耐受性与透析前体温有关,低温透析对于低于正常体温的透析患者才会有预防低血压的作用,而基础体温高者用冷透析液不会得到有益的心血管效应。

3.改变透析模式

采用高-低钠透析、序贯透析、血液滤过。

4.使用生物相容性较好的透析器

透析膜的生物相容性是透析器质量的重要指标。透析膜与血液反应主要后果是激活补体,补体活化后释放过敏毒素,可导致平滑肌收缩,血管通透性增加,肥大细胞释放组胺,产生过敏反应。近年来出现许多高分子合成材料,如聚砜、聚丙烯腈膜不断的被制造出来,高分子合成膜具有超滤性能好、生物相容性好等优点,临床应用越来越多。近年来国内外出现了高通量透析器和超高通量透析器,生物相容性明显改善,通过改变透析器纤维素膜的厚度和孔径大小,增加膜的面积,具有高渗透性和高超滤能力,明显提高了透析效率、减少了治疗时间。

5.合理使用降压药和镇静剂

透析患者在透析前应避免服用降压药尤其是血管扩张剂,可指导患者在透析前停服降压药或减量,也可在透析后根据患者血压服用降压药;对于习惯性透析低血压患者,可在透析器和血液管道预充生理盐水以免血容量减少而发生不适。

6.避免或限制在透析中进食

在透析中进食会使流向消化系统的血容量增加,外周有效血容量减少,从而引发低血压。如患者需要,最好在透析开始1~2小时内进食,血液透析清除的溶质和水分只占预期目标的20%~40%,不会直接引起血压下降。

第三节　高血压

高血压在临床上的诊断标准为:经非同日3次测量血压,收缩压≥140mmHg和(或)舒张压≥90mmHg。正常高值:120mmHg≤收缩压<140mmHg和(或)80mmHg≤舒张压<90mmHg。

一、透析中高血压常见的原因

1.有效血容量的增高。血容量增高的原因有饮食、饮水不规律,干体重控制不理想,透析不规律,未遵医嘱配合治疗,造成出入不平衡,使血管内暂存大量积水,血液容积增高,引起血压升高。就像前面低血压所说的杯子里的水清除过多引起低血压,那么杯子里存在过多的水就会引起高血压。

2.失衡综合征使颅内压增高。透析过程中发生失衡综合征(溶质浓度降低,使血液和脑组织间产生渗透压差)使颅内压增高,造成血压升高。

3.兴奋使外周血管收缩,造成血压升高。在透析治疗过程中受到外界、心理等因素的影响使精神紧张、焦虑而导致交感神经兴奋,使外周血管收缩,造成血压升高。

4.在血液透析过程中透析器滤过膜可以清除降压药物,造成药效丧失,使血压回升。

5.钠离子和钙离子浓度较高,造成血压升高。透析液的成分有钠、钙、钾、镁、葡萄糖等物质,其中钠、钙离子浓度较高时,会造成血压升高。

6.肾实质性高血压、肾血管性高血压。肾实质性高血压是由肾小球肾炎、慢性肾盂肾炎、糖尿病肾病、多囊肾等肾脏疾病引起的高血压,主要由于肾单位的缺损导致水、钠潴留,肾脏肾素–血管紧张素–醛固酮系统(RAAS)激活与排钠减少。超滤后血浆中钠离子浓度下降,肾素增多,使血管收缩,血压增高。肾血管性高血压的发生主要由肾动脉的狭窄引起。

7.促红细胞生成素。有研究表明,应用促红细胞生成素治疗的患者有 30%~35% 发生血压升高,或者使原来的高血压加重。使用促红细胞生成素治疗后血液黏稠度增高,导致外周阻力增加,血压升高。

二、临床症状

在透析过程中,患者血压轻度升高没有自觉症状,如果达到 2 级或 3 级高血压,可有头痛、头晕、恶心、呕吐的现象,甚至达到了难以忍受的程度,有可能会出现高血压危象,即高血压急剧恶化的同时伴有心、脑、肾、视网膜功能不全。

高血压可引起左心室肥厚和扩张,左心室肥厚使冠状动脉供血不足,导致心肌缺氧、缺血。长期高血压使脑血管变性病变与缺血,形成微小动脉瘤,容易破裂而发生脑出血,尤其是血液透析患者长时间使用抗凝剂。如果发生脑出血,所产生的后果会很严重。高血压会使视网膜小动脉痉挛、硬化,血压升高引发眼底出血。

三、治疗与处理

1.当透析过程中出现高血压时,就要及时降低血压。选择适宜、有效的降压药物,轻、中度高血压透析患者可舌下含服硝苯地平,同时监测血压情况,了解血压动向。

2.控制性降压。高血压不能短时间内急骤下降,可能会使重要器官血流灌注减少造成缺血,应采取逐步控制性降压。

3.合理控制血压。遵医嘱按时、按量服用降压药,合理饮食,控制饮水,常规血液透析治疗,合理设定超滤量,定期化验、检查。

第四节　失衡综合征

失衡综合征是指透析过程中血液中的溶质(肌酐、尿素等的物质)浓度迅速降低,使血液和脑组织间产生渗透压(渗透压恰好能阻止水分通过半透膜,从浓度较低的溶液移向浓度较高的溶液,在较高浓度溶液的液面上施加的额外压强称为渗透压)。失衡综合征对于首次透析的患者较为常见,首次透析患者血液中的毒素通过透析器快速排出体外,而由于人体中有一个"血脑屏障"的半透膜,而颅内的毒素没有排出体外,使在"血脑屏障"的两侧形成一个渗透压,水分子从低浓度向高浓度转移,导致颅内压力增高,严重的患者形成脑水肿。高效能透析器的使用和超滤量过大、过快等都是促成失衡综合征的因素。失衡综合征多发生在透析过程中，也可发生在透析结束后数小时内。

血脑屏障是指脑毛细血管壁与神经胶质细胞形成的血浆和脑脊液之间的屏障，这些屏障能够阻止某些物质（多半是有害物质）由血液进入脑组织。

一、失衡综合征的原因

目前为止对失衡综合征的发生机制尚未明确，一般有下列几种说法。

1.血脑屏障学说

大多学者认为其与脑水肿有关。透析过程中脑组织及脑脊液中尿素和肌酐等物质浓度下降较快，血浆渗透压相对于脑细胞而言呈低渗状态，水从外周转入脑细胞中，引起脑水肿。

2.弥散学说

透析时酸中毒纠正过快，而 CO_2、HCO_3^- 的弥散速度不同，从而使脑脊液的 pH 下降，导致脑脊液及脑组织反常性酸中毒等。

3.其他学说

脑组织钙过高、甲状旁腺素功能亢进、低血糖和低血钠等因素也可导致失衡综合征的发生。

二、症状及分型

1.脑型

轻者有头痛、烦躁不安、恶心呕吐和肌肉痉挛。重者可发生定向障碍、癫痫、昏迷、惊厥、扑翼样震颤、癫痫样发作、木僵、昏迷甚至死亡等。

2.肺型

呼吸困难、不能平卧、大汗淋漓，严重者发生急性肺水肿或急性左心衰竭。

三、失衡综合征的处理措施

对轻度失衡综合征可采用吸氧、高渗盐水或高渗葡萄糖液静脉注射，提高透析液钠的浓度，减慢血流量或改变透析模式；对于严重失衡综合征患者，应立即终止透析，静脉滴注20%的甘露醇（甘露醇，又名为脱水药，用于治疗各种原因引起的脑水肿，降低颅内压，防止脑疝等），并根据病情采取必要的措施抢救，并且要积极对症治疗。

四、失衡综合征的预防

吸氧有助于预防透析患者的失衡综合征发生。对于新诊断为尿毒症的人群，透析初期应采取诱导透析，静脉给予甘露醇或高渗糖等溶液，逐渐过渡到规律性透析中。对于规律透析的人群可改变血液净化方式，如血液透析滤过、低钠透析或序贯透析，必要时透析前使用苯妥英钠或使用通透性低、膜面积小的透析器进行血液透析治疗。

第二十二章　手术室护理技术

第一节　无菌技术

一、概念及规定

1.概念

(1)无菌技术:无菌技术是指在执行医疗、护理操作过程中,防止一切微生物侵入人体和防止无菌物品、无菌区域被污染的操作技术。

(2)手卫生:医务人员洗手、卫生手消毒和外科手消毒的总称。

(3)外科手消毒:指外科手术前医务人员用洗手液和流动水洗手,再用手消毒剂清除或者杀灭手部暂居菌和减少常居菌的过程。使用的手消毒剂常具有持续抗菌活性。

(4)无接触式戴手套:指手术人员在穿无菌手术衣时手不露出袖口独自完成或由他人协助完成戴手套的方法。

2.规定

(1)刷手人员应严格按照手术室无菌技术操作的有关规定执行。

(2)刷手人员只能碰触无菌物品和无菌区,非刷手人员只能碰触非无菌物品和非无菌区。

(3)非刷手人员应尽量避免进入无菌区;刷手人员则应避免倚靠非无菌区,且应面向无菌区。穿戴好无菌衣、手套后,双手要在胸部以下、腰部以上的前方操作,同时无菌手术衣只有胸部以下、腰部以上的前缘和袖子视为无菌。

(4)刷手人员术中无菌操作范围为本人胸部至无菌台面或手术床两侧边缘以上。

(5)非刷手人员向刷手人员传递无菌物品时不应跨越无菌区。

(6)术中刷手人员更换位置时,应保持背靠背或面对面旋转的原则。

(7)铺置无菌台的时间应尽量接近手术开始时间。无菌台只有台面高度视为无菌,且应保持台面干燥。

(8)打开无菌包或容器前,应双人检查包外灭菌标识和失效日期,且须注意外包装是否潮湿、破损;开台后打开无菌物品前,由开包者唱读灭菌日期和失效期,两人核对灭菌标识。

(9)无菌单覆盖范围为距切口 2~3cm,至少 4 层,患者两侧下垂不少于 30cm,距地不少于 20cm。

(10)无菌区内只允许使用无菌物品,若对物品的无菌性有怀疑,应视为污染。

二、手术室人员着装规范

着装管理的目的:人体是手术室生物污染的主要来源,通过规范手术室穿着建立工作人员与患者之间的保护性屏障。手术室着装包括刷手服、帽子、口罩、拖鞋、防护眼罩等。

1.所有进入手术室清洁和洁净区的人员服装必须符合穿着规定。

2.所有人员应穿着上下两件式衣裤或单件式裙装,不得套穿个人长内衣裤,穿着两件式手术衣时应将上衣扎进裤内,非刷手人员穿长袖外套时应系好全部纽扣。

3.在清洁和洁净区内必须戴手术帽,手术帽应尽量同时覆盖所有头面部的毛发,长发者应先将长发固定好后再戴帽子,可重复使用的帽子应在每次使用后清洗干净。

4.所有进入洁净手术区的人员必须戴口罩,潮湿或污染时应及时更换。

5.所有进入清洁和洁净区的人员佩戴的饰物须为手术衣所覆盖或摘除。

6.手术衣一旦潮湿或污染,必须及时更换。

7.手术衣不能在手术室以外区域穿着,外出时必须外罩一件手术室专用外出衣,回到手术室后必须将外出衣挂于指定位置,不得穿入手术室。

8.手术衣每次穿着后放于指定位置由专人收集、打包,由洗衣房集中清洗。

9.鞋的管理手术室应设立专门的区域分隔标志,以此为界,将清洁区和污染区分隔,从而达到对外穿鞋和手术室内穿鞋管理的目的。进入手术室人员须在分隔标志外脱去外穿鞋,在标志内穿内穿鞋。内、外鞋不能混淆。拖鞋、私人鞋及外出鞋应分别存放。

10.工作人员必须注重个人卫生,勤修指甲、不可涂指甲油或戴人工指甲,注意正确手卫生,不浓妆艳抹,不佩戴首饰,眼镜于手术前要清洗擦拭。

11.手术室配备、提供各类防护用具如手套、眼罩、面罩、鞋套、防水围裙等供医务人员使用。

三、铺置无菌台规范

铺置无菌器械台的目的:使用无菌单建立无菌区域、无菌屏障,防止无菌手术器械及敷料再污染,最大限度地减少微生物由非无菌区域转移至无菌区域;同时可以加强手术器械管理。正确的手术器械传递方法,可以准确、迅速地配合手术医师,缩短手术时间,降低手术部位感染概率,预防职业暴露。

1.操作前准备

环境和物品符合无菌操作原则,服装整洁。备齐用物、并按节力及无菌操作要求放置用物。

2.规范更衣、戴帽子、戴口罩,检查指甲长度,按六步洗手法洗手。

3.无菌台的铺置(各医院手术室按各自特点进行无菌台的铺置,方法不同,但均需按照国家的相关规范,在不违反无菌原则的前提下进行铺置)。

(1)检查无菌包及无菌物品名称、日期和包外化学指示物、包装是否完整、干燥、有无破损,合格后打开持物钳的外包装:检查开台包的灭菌标识及有无破损及潮湿,确定符合要求后,将开台包置于桌面中央,同方法检查持物钳外包装后打开,使之处于备用状态。

(2)洗手护士打开无菌包:将无菌包外消毒指示胶带全部撕下,打开无菌包外层及内层,检查包内指示卡,将包外信息码完整地粘贴于护理记录单上。用无菌持物钳打开内层无菌单,将无菌物品大致无菌器械台内(也可由巡回护士协助),操作过程中严格遵循“无菌技术规范”,需特别注意持物钳应始终保持在无菌台面上,不可超过无菌区域边缘,也不可跨越无菌区。

(3)将铺置有无菌台的两辆室内车安全放置:移动有无菌台的室内车于人员走动少且相对安全的区域,注意移动时应下蹲,且保证手不能触及下垂的无菌单,保持与墙面的距离大于30cm,同时,两辆车不能靠在一起,中间需留有缝隙,放置好后告知巡回护士帮助看管无菌台面,处理完毕后洗手护士方可离开手术间进行外科手消毒操作。

(4)洗手护士进行外科手消毒,在巡回护士协助下穿好无菌手术衣、戴无菌手套。面对无菌区,按照手术配合要求按需整理无菌台内器械及物品。

(5)将台上所需清点数目的用物置于无菌台上:打开软垫、方垫、显(骨)纱等敷料置于手术中单范围内,以方便原位清点。

(6)将台上所需非清点数目的用物置于无菌台上:如灯把、吸引器管、冲洗管等用物,使其置于无菌台面的右上角。如需使用护皮膜,应将其放置于水盆与大车边缘之间。

(7)打开缝针、刀片、缝线、注射器、电刀头等细小物品置于弯盘内。

(8)巡回护士协助倒取消毒液及无菌盐水:检查消毒液及无菌盐水的有效期及溶液性状,标签朝手掌心,冲洗瓶口,高度约20cm,缓慢倒入,切莫使水花四溅。

(9)手术用物清点

1)洗手及巡回护士需按照原位清点原则将物品共同唱点两遍:①清点纱垫、纱布,要求纱垫、纱布应全部打开清点,并分开放置;②清点缝针、刀片等物品,要求将包装全部打开,清点后按要求放置于弯盘或小杯内。

2)整理无菌台的台面:①将治疗巾放置在一起,并将手术中单对折后放置在台面的右上角,再将治疗巾叠放于手术中单上。将水盆、治疗碗分别放置在台面的中间靠近边缘部位,弯盘放在腹单的左边,吸引器管及灯把、电烧放在弯盘上;②清点器械包内的物品,首先清点消毒垫,其次依次是压肠板、拉钩、吸引器、镊子、剪刀、刀柄、特殊器械和常规直钳、弯钳、蚊式钳和艾丽斯钳。分别放置于台面的左侧区域,注意清点的消毒钳及普通针持放在弯盘的侧边,小巾钳放在水盆内侧下方;③备好消毒钳及吸引器,注意钳夹消毒垫的方法要正确;④整理好手术所需的摆台用物并叠放。

4.铺置无菌器械台注意事项

(1)洗手护士穿无菌手术衣、戴无菌手套后,方可进行器械台整理。未穿无菌手术衣及未戴无菌手套者,手不得跨越无菌区及接角无菌台内的一切物品。

(2)铺置好的无菌器械台原则上不应进行覆盖。

(3)无菌器械台的台面为无菌区,无菌单应下垂台缘下30cm以上,手术器械、物品不可超出台缘。

(4)保持无菌器械台及手术区整洁、干燥。无菌巾如果浸湿,应及时更换或重新加盖无菌单。

(5)移动无菌器械台时,洗手护士不能接触台缘平面以下区域。巡回护士不可触及下垂的手术布单。

(6)无菌包的规格、尺寸应遵循《医疗机构消毒技术规范》(WS/T367—2012)的规定。

四、外科手消毒规范

1.外科手消毒的原则

(1)先洗手,后消毒。

(2)不同患者手术之间、手套破损或手被污染时,应重新进行外科手消毒。

2.外科手消毒前的准备

(1)着装符合手术室要求,摘除首饰(戒指、手表、手镯、耳环、珠状项链等),刷手服上衣要塞入裤子里,将袖口挽至肩关节处,保证袖口挽折平整,避免刷手时滑落污染手臂。

(2)指甲长度不应超过指尖,不应佩戴人工指甲或涂各种指甲油。

(3)检查外科手消毒用物是否齐全并检查有效期。

3.洗手方法与要求

(1)取适量的清洁剂清洗双手、前臂和上臂下 1/3,并认真揉搓。清洁双手时,应注意清洁指甲下的污垢和手部皮肤的皱褶处。

(2)流动水冲洗双手、前臂和上臂下 1/3。

4.外科手消毒方法(常用方法包括刷手消毒方法和免刷手消毒方法)

(1)刷手消毒方法:①清洁双手,同上步骤;②取无菌手刷,取适量洗手液或外科手消毒液,刷洗双手指尖至上臂 1/3,顺序甲缘、甲沟、甲蹼、指背、手掌、手背、腕部、前臂、肘部、上臂 1/3,双手分段同步交替,时间 3 分钟(依据消毒液产品说明),注意指甲及皮肤褶皱处应反复刷洗。

(2)用流动的水冲洗手和手臂。从指尖到肘部,向一个方向移动冲洗,不要在水中来回移动手臂,注意防止肘部水反流到手部。

(3)用流动的水冲洗手刷,将手刷弃入洗手池内。

(4)刷手后手及前臂呈上举姿势,保持在胸腰段,若刷手期间被污染,应重新刷手。

(5)外科手消毒后擦手:①用一只手在无菌擦手垫的正上方抓取一块擦手巾,注意刷手液不能滴到无菌区内。同时保证手不触及擦手垫以外的任何无菌物品;②从抓取侧展开擦手巾,分别以擦手巾两面擦干双手,两面不得交换;③按对角线方向对折擦手巾,下层长于上层,置于一侧手腕上,底边朝向肘部方向。另一手抓住两底角,从腕向肘部转动擦手巾,擦干手臂,注意不得超过刷手边界,且不要碰到刷手衣。该手抓内侧底角,沿手臂外侧取下擦手巾;④保持底边及两底角不变,打开擦手巾,沿反面对角线方向对折,按步骤(3)擦干另一侧手臂。

5.外科手消毒注意事项

(1)不应戴假指甲,保持指甲和指甲周围组织的清洁。

(2)在整个外科手消毒过程中应保持双手位于胸前并高于肘部,使水由手部流向肘部。

(3)刷手时避免溅淋衣裤。

(4)外科手消毒可使用海绵、其他揉搓用品。

(5)术后摘除外科手套后,应用肥皂(皂液)清洁双手。用后的清洁指甲用具、揉搓用品如海绵、手刷等,应放到指定的容器中;揉搓用品应每人使用后消毒或者一次性使用;清洁指甲用品应每日清洁与消毒。

五、穿无菌手术衣规范

1.穿无菌手术衣的目的

穿无菌手术衣目的是避免和预防手术过程中医护人员衣物上的细菌污染手术切口,同时保障手术人员安全,预防职业暴露。

2.穿无菌手术衣的方法

(1)擦手后将手及前臂呈上举姿势,保持在胸腰段,用一只手在无菌衣的正上方抓取,抓住手术衣,手术衣折叠时应内面朝外,以防止手触及无菌衣以外的任何无菌物品。

（2）与肩同齐水平打开手术衣,内面朝向自身不要剧烈抖动。

（3）手举向前伸展手臂将手伸插入袖管,手不要露出袖口。

（4）巡回护士只能触及手术衣领部,背后衣带等处。

（5）洗手护士采用无接触式戴无菌手套。

（6）解开腰间活结,将右叶腰带递台上其他手术人员或交由巡回护士用无菌持物钳夹取,旋转后与左手腰带系于胸前或侧方,使手术衣右叶遮盖左叶。

3.穿无菌手术衣的注意事项

（1）穿无菌手术衣必须在相应手术间进行。

（2）无菌手术衣不可触及非无菌区域,如有质疑应立即更换。

（3）有破损的无菌衣或可疑污染时立即更换。

（4）巡回护士向后拉衣领时,不可触及手术衣外面。

（5）穿好无菌手术衣后必须戴好无菌手套,方可解开腰间活结或接取腰带,未戴手套的手不可拉衣袖或触及其他部位。

（6）无菌手术衣的无菌区范围为肩以下、腰以上及两侧腋前线之间。

六、戴无菌手套规范

1.自戴无菌手套方法

（1）（以先戴左手为例）双手保证在无菌衣的袖口内,用左手掀开手套袋开口处,右手借助于袖口捏住左手手套的反褶部分取出手套。

（2）使左手在无菌衣袖口内掌心朝上,手套拇指对准左手拇指,手套其余四指与手指方向相反,用右手拇指和示指捏住手套反褶部分向下翻转戴上。操作中勿使手指直接接触手套。

（3）再用左手取出右手手套,同样方法将右手戴上。

（4）戴好双手手套后,调整手套位置,并双手掌心相对,挤压手套,确保手套无破损漏气后,保持在胸腰段视线范围内。

2.协助戴无菌手套方法

协助者将手套撑开,被戴者手直接插入手套中。

3.摘除手套方法

（1）用戴手套的手抓取另一手的手套外面翻转摘除。

（2）用已摘除手套的手伸入另一手套的内侧面翻转摘除。注意清洁手不被手套外侧面污染。

4.注意事项

（1）向近心端拉衣袖用力不可过猛,袖口拉到拇指关节处即可。

（2）双手始终不能露于衣袖外,所有操作双手均在衣袖内。

（3）戴手套时,将反折边的手套口翻过来包裹住袖口,不可将腕部裸露。

（4）感染、骨科等手术时手术人员应戴双层手套,有条件使用内层为彩色手套。

七、传递器械规范

1.原则

（1）快、准、对,术者接过即可使用。

（2）力度适当,达到提醒即可。

（3）根据手术部位,及时调整手术器械。

（4）及时收回切口周围的器械,避免堆积,防止器械掉落。

（5）有弧度的弯侧向上;有手柄的朝向术者;单面器械垂直递;锐利器械放在弯盘递。

2.各种器械传递规范

（1）手术刀传递方法

1）安装、取下刀片方法:安装时,用持针器夹持刀片前段背侧,轻轻用力将刀片与刀柄槽相对合;取下刀片时,用持针器夹住刀片的尾端背侧,向上轻抬,推出刀柄槽。

2）传递手术刀的方法:拇指与四指夹持刀背,刀刃向下,持笔式传递。

（2）剪刀传递方法:洗手护士右手握住剪刀的锐利部,将柄环部拍打在术者掌心上;弯剪刀应将弯侧向上传递。

（3）持针器传递方法

1）持针器夹针方法:右手拿持针器,用持针器开口处的前1/3夹住缝针的后1/3;然后将持针器交于左手握住,右手拇指与示指捏住缝线前端,中指扶住针器,将缝线穿入针孔;右手拇指顶住针孔,示指顺势将线头拉出针孔,并反折(持针器的1/3)合并缝线卡入持针器的头部;若为线轴,右手拇指与示指捏住缝线,中指向下用力弹断线尾。

2）传递持针器的方法:洗手护士右手捏住持针器的中部,针尖弧度部在下,针尖部在左侧,将柄环部拍打在术者掌心上。

（4）钝性器械传递方法

1）止血钳传递方法:洗手护士右手握住止血钳前1/3处,弯侧向掌心,将环柄部拍打在掌心上。

2）镊子传递方法:洗手护士右手握住镊子夹端,并闭合开口,水平式或直立式传递,让术者握住镊子中上部。

3）拉钩传递法:洗手护士右手握住拉钩前端,将柄端水平传递,注意传递前应用盐水浸湿。

（5）缝线结扎带线传递法:洗手护士左手拇指与示指捏住线的前端,右手打开止血钳,夹住线头,使之成为钳尖的延长线,传递方法同传递持针器。

（6）敷料传递法

1）纱布或纱垫传递法:将纱布或纱垫打开,洗手护士分别拿住纱布或纱垫的两端,将有显影标记处的一端放在左手边传递,使医师夹取有显影标记的一端。

2）棉片传递法:将棉片浸湿,洗手护士右手捏住尾线,平放于右手背,水平传递,竖着用镊子夹住棉片的端部。

（7）头皮夹传递法:洗手护士右手拇指、示指、中指捏住头皮夹,将头皮夹置于头皮夹钳前端,撑开夹钳,使头皮夹固定在夹钳上。按持针器传递法传递给医师。

3.传递器械注意事项

（1）传递锐利器械时候,开刀处向下,防止误伤。

（2）向对侧或跨越式传递器械,禁止从医师肩后或背后传递。

（3）传递带线器械,应将缝线绕到手背或放在手心中传递,以免术者接钳时抓住缝线影响操作。

（4）传递纱布、砂垫等进行填塞止血时，一定做到心中有数。

（5）随时清除手术野周围不用的器械和线头，防止掉落至地面。

手术室护理工作为护士提供了许多独立工作机会，在锻炼工作能力的同时，也考验着手术室护士的道德水平。手术室护理工作大部分的内容均以无菌技术操作为基础，而无菌技术操作本身是一种无法衡量的操作行为，其完成的过程要求手术室护士具有慎独精神，即在无人监督的情况下，做到有人在、无人在一个样，工作忙碌、闲暇一个样，自觉遵守并执行无菌技术操作的相关规定，认真对待每一台手术。

在手术室护理工作中，手术室护士既是医师的合作者，也是治疗方案的实施者，更是无菌技术操作的监督者。因此手术室护士必须具备高尚的道德情操和高度的责任心，为患者的生命安全把好每一关。

第二节　无瘤技术

一、基本原则

1.不切割原则

手术中不直接暴露、接触切割癌肿本身，一切操作均应在远离癌肿的正常组织中进行。

2.整块切除原则

肿瘤切除手术必须将原发癌与所属区域淋巴结进行连续性整块切除，不能将其分别切除或剔除。

3.无瘤技术原则

肿瘤外科手术执行无瘤技术必须和外科医师执行无菌技术原则一样严格，为了减少癌细胞的转移及术后复发，术中应尽早结扎相应静脉血流，避免癌细胞的血行扩散。严格执行"无接触隔离技术"的措施。

4.保护切口

避免癌细胞污染创面及切缘处用纱垫保护，也可用无菌手术薄膜将切口皮肤严密覆盖，以防止术中血液、渗液污染切口，减少手术切口局部种植。

5.避免挤压

术中应尽量避免对瘤体的压迫，挤压瘤体易致肿瘤细胞转移，应尽量减少检查的次数。

6.高频电刀分离

钝性分离清扫彻底性差，且因挤压容易引起肿瘤细胞播散，应避免或少用，尽量使用电刀进行分离，一方面可减少挤压瘤体，另一方面可以利用电刀高温，杀灭癌细胞。

二、无瘤技术操作规范

1954年科尔（Cole）等提出了无瘤操作技术的概念，它是指在恶性肿瘤的手术操作中为减少或防止癌细胞的脱落、种植和播散而采取的一系列措施，其目的一是防止癌细胞沿血道、淋巴道扩散，二是防止癌细胞种植。为了减少肿瘤的转移复发，术中尽可能不直接触摸肿瘤，如肿瘤浸润出浆膜面，应先用纱垫包裹，尽早结扎相应静脉血流，避免瘤细胞的血行扩散。大量的研究已证实，无瘤操作技术可有效减少根治性手术后肿瘤的局部复发和远处转移，从而改善患者的预后，延长患者的无瘤生存期。

1. 合理选择切口的大小

恶性肿瘤手术的切口与普通外科手术的切口不同,不能过分追求小切口。手术时需要切口充分,尽量将病变暴露在术野内,在直视下完成整个手术操作,以减少对肿瘤的刺激与牵拉,同时有利于术中出血等意外情况的处理。在常规消毒铺巾后选择大小合适的手术薄膜保护切口及周围皮肤,在打开胸腹腔后用双层干纱垫保护切口两侧,既可避免污染,又能防止牵开器损伤切口组织。

2. 手术体腔探查时动作轻柔,切忌挤压

手术者对肿瘤的触摸、挤压会增加癌细胞向腹腔内脱落,发生种植。因而,术中探查时应按照由远及近的顺序,先探查肝、脾、盆腔、腹主动脉、周围淋巴结及肿瘤两端,最后再探查原发肿瘤及受累脏器。探查动作要轻柔,切忌挤压。探查完毕后,更换手套。

3. 术中手术器械严格区分

洗手护士提前15分钟洗手上台,整理无菌器械台,准备好切除肿瘤的相关器械,建立相对的"瘤区",在切除肿瘤的过程中只能使用这些器械,并用弯盘盛放接触肿瘤的手术器械。当肿瘤被切除后,所有接触过肿瘤的器械均放置于"瘤区",严禁再用于正常组织,以免将器械上肿瘤细胞带入其他组织。更换新器械后,才能继续进行手术。若先行肿块活检再行根治术,应准备两套器械,先用小包器械做活检,再用大包器械行根治术。此外,在进行手术操作前,洗手护士应预留四把弯血管钳,以备关腹后用。

4. 术中手术器械清洗液的使用

有研究表明:肿瘤细胞在常温的无菌注射用水下浸泡5分钟后可导致细胞崩解,失去活性;而被生理盐水浸泡后仍可有一定的成活性。因此,术中若无条件更换手术器械,也可采用将被肿瘤细胞污染的器械浸泡于无菌注射用水中5分钟后再使用的方法,从而有效处理术中受肿瘤细胞污染的手术器械,灭活污染器械上的肿瘤细胞。

5. 体腔内癌细胞要充分隔离

当肿瘤侵犯器官浆膜面时,可用多层纱布缝合受累浆膜面,切除肿瘤时,应将纱垫放在断端的下方,离断后再用纱垫将两端包好,以防癌细胞脱落。对于已破溃的肿瘤,应迅速吸出肿瘤破裂溢出的血液及破溃组织,杜绝血水脓液流溢,再用纱垫覆盖密封,如纱垫湿透不应再使用。癌瘤区的纱布应保持相对干燥,一旦碰过瘤体,即应弃至台下敷料桶,不能再送回手术野,更不允许洗了再用,只能一次性使用,术后送焚烧处理。

癌浆膜面是产生转移癌细胞的母地,手术中保护癌浆膜面十分重要。对肿瘤已浸润至浆膜层时,如有条件可应用癌浆膜层封闭胶(F-TH胶)涂在浆膜面上,协助医师用F-TH胶封闭肿瘤创面,从而迅速形成完整的保护膜,用纱布将胶层覆盖密封,使之与正常组织手术野相隔离后再进行探查或其他操作。

6. 高频电刀的应用

手术时应用高频电刀切割,不仅可减少出血,而且由于高频电刀可使小的淋巴管或血管被封闭,减少癌细胞进入脉管的机会,同时电刀也有杀灭癌细胞的功能,可以减少癌细胞的种植引起的局部复发。如有条件,术中可准备2把电刀,肿瘤切除后应更换。

7. 肿瘤标本要用弯盘接取

手术医师切下的肿瘤标本及淋巴结,洗手护士不得用手直接接触,须用弯盘接递。肿瘤切除后切口周围加盖无菌单,更换所有纱布、手套、缝针等接触过肿瘤的物品。

8.冲洗液的合理使用

切除肿瘤后的冲洗是防止感染及癌细胞残留的重要措施,起到避免肿瘤细胞种植和播散的作用。术中,洗手护士应用干净的无菌盆盛装冲洗液冲洗术野,不允许用洗刷过器械的无菌盆盛装冲洗液来冲洗术野;冲洗时将冲洗液灌满创面各间隙并停留3~5分钟再吸出,反复冲洗2~3次,液体用吸引器吸净,不要用纱布擦吸,以免癌细胞种植。

(1)无菌注射用水:国内报道了使用43℃的无菌注射用水用于肿瘤细胞3分钟即可有效使肿瘤细胞破损。但近年来有研究表明,无菌注射用水的效果还有待商榷。

(2)氯己定溶液:有研究表明应用43℃无菌注射用水4000mL+醋酸氯己定0.6g进行腹腔灌洗4分钟,对胃癌Ⅱ、ⅢA期病例疗效明显。有报道氯己定溶液对结肠腺癌、口腔癌细胞均有杀伤效应。其杀伤原理可能为氯己定可以:①迅速吸附细胞质;②使细胞胞质成分外渗;③抑制细胞多种酶的活性。因此术中应用氯己定溶液冲洗手术创面,可以减少肿瘤复发的机会。

(3)碘伏溶液:有报道手术中和手术完毕时可以用稀释10倍的碘伏液冲洗创面、盆腔、腹腔和冲洗切口,可防止感染并避免肿瘤种植。

(4)抗癌药物溶液:近年来开展的腹腔内热灌注化疗是一种集温热效应、药物化疗和机械灌洗于一体的综合疗法,具有对癌细胞多重杀伤效应,是目前国内较为盛行的方法之一。腹腔内热灌注化疗由于将化疗药直接注入腹腔,腹腔药物浓度远远高于血浆,使种植或游离的癌细胞能较长时间浸泡在高浓度药物中,从而增强抗癌药物的直接杀伤作用。

外科医师无菌观念已经养成,早已是不争的事实。但无瘤观念仍较淡薄,也是不可否认的现实,尤其是非肿瘤专业医师,他们只重视切除局部肿瘤,而忽视了整个手术中的无瘤操作。殊不知无瘤观念比无菌观念更重要,无菌观念不强引起的各种细菌感染尚有一定办法治疗,而因无瘤观念不强造成的癌细胞残存或种植却是非常严重而棘手的问题,因此,无瘤技术在手术中的应用至关重要。无瘤技术在手术室应用较为广泛,除用于肿瘤手术外,还常被用于产科防止子宫内膜的种植等,无瘤技术的开展要以无瘤观念为基础,无瘤观念的培养要由护士长组织全科护士进行无瘤操作有关知识的培训,同时要不定期地检查手术台上操作。更要让所有的护士树立正确的无瘤观念,熟悉无瘤操作内容,把无瘤技术和无菌技术放到同样重要位置。同时,切不能混淆无瘤技术与无瘤观念、无菌技术与无菌观念。随着科技的进步,各种新药的层出不穷,无瘤技术将更加趋于完善,因此作为手术台上操作人员,不管是主刀医师、助理医师,还是洗手护士,都应该严格执行无瘤技术,并且互相提醒和监督。这样才能更好地为患者服务,避免因手术操作不当造成的肿瘤转移,同时,由于医疗水平的不断提高,手术室护士应不断学习新的知识,与时俱进,真正做到"无瘤"的操作。

第三节　麻醉配合

麻醉(anesthesia)一词源于希腊文narkosis,顾名思义,麻为麻木麻痹、醉为酒醉昏迷。因此,麻醉就是用药物或其他方法,使患者整个机体或机体的一部分暂时失去感觉,消除患者手术时的疼痛与不适,或减轻手术的不良反应,以达到无痛的目的。简而言之,就是使患者术中镇静、肌肉放松、无痛感、操作顺利、手术安全。

由于麻醉用药及手术创伤,使手术具有不同程度的风险,尤其是实施高龄、小儿及危重手术,风险更大。因此做好麻醉护理的配合工作十分重要。手术室护士不仅要在麻醉前、中、后做好准备及护理工作,还要懂得麻醉基本知识、原理,要能够协助麻醉医师处理麻醉过程中出现的各种情况,要掌握临床麻醉基础技术等,从而在手术过程中与麻醉医师进行密切联系、主动配合,以保障患者安全。

一、全身麻醉配合规范

(一)全身麻醉的概念

全身麻醉,简称全麻,即麻醉药经过呼吸道吸入或经静脉及肌内注射,产生中枢神经系统暂时性抑制,患者意识和痛觉消失、肌肉松弛、反射活动减弱,使患者在完全无知晓的情况下接受手术的一种麻醉方式。

它包括三大要素,即意识丧失、无痛和肌肉松弛,这三大要素的完成是由全麻药(包括静脉全麻和吸入全麻药),阿片类镇痛药(常用的有芬太尼、舒芬太尼、瑞芬、吗啡等)以及肌松药(常用的有去极化肌松药,有琥珀胆碱;非去极化肌松药,有罗库溴铵、阿曲库铵等)综合作用的结果。

(二)全身麻醉分期

1.麻醉的诱导期

即为三类药物的初步运用期和气管插管的完成,也包括气道、喉罩等其他插管装置的置入。

2.麻醉的维持期

各种麻醉药物的血药浓度趋于平衡,麻醉的重点在于各种支持治疗,如:补液、补血、抗心律失常、抑制不良反应、维持良好的通气状态和处理各种突发事件等。

3.麻醉清醒期

尽可能地排出各种麻醉药物,使患者意识、呼吸恢复,直至拔出气管插管,患者自主呼吸平稳,能准确地回答医护人员的提问。

全麻工作最危险的阶段在麻醉的诱导期和清醒期,也是需要护理配合的关键时期。

(三)全身麻醉准备工作

在进行麻醉前,手术室护士对手术室环境和室内仪器的检查工作也是保障手术室和麻醉安全的十分重要的一个环节。

1.设定合理的手术室温度和相对湿度,手术室内的温度控制,是一种控制细菌浓度的有效手段,它是综合控制措施的一部分,既控制了空气中的细菌繁殖,也控制了患者及医护人员经过排汗而排出的细菌,其意义绝不单纯为了内部人员的舒适感;很明显,手术室内的温度,起到了控制细菌的繁殖的作用。在《医院洁净手术部建筑技术规范》中将手术室温度取22~25℃,相对湿度保持在50%~60%。据研究,相对湿度为50%时,细菌浮游10分钟后即死灭;相对湿度更高或更低时,即使经过24小时大部分细菌还能存活。

2.在噪声检测的条件下,将噪声声高限设置在60分贝。高于60分贝的环境容易使工作人员思想分散,工作差错率大大提高,瑞士高级的无菌手术室为50分贝,无菌手术室为45分贝,德国标准均为45分贝。国内实践证明,45分贝是可以实现的,所以《医院洁净手术部建筑技术规范》对多数房间取50分贝这一标准,而对Ⅰ级手术室取52分贝。

3.检查各种医疗仪器的放置情况,每个手术台有单独集中的电源插座板;麻醉机、心肺机、除颤机也有单独的插座板;其他监护仪可共用一个集中的插座板。避免仪器、电缆、导线扭曲、打结或被重物挤压,发生漏电事故。

4.逐一检查仪器的连接及可靠性,尤其是对那些可能同时使用的仪器,如除颤机和电刀等。

(四)全麻的护理配合规范

1.全麻诱导期的护理配合规范

(1)患者准备:麻醉前确保去除患者身上的金属饰物,提醒麻醉医师检查患者口腔,如有义齿,将其取出;给予患者心理支持,帮助其减轻恐惧感;建立通畅的静脉通路,以保障麻醉及手术输血、补液与静脉给药的要求;遇到重大手术或危重患者,必要时建立两条静脉通路并协助麻醉医师完成有创监测。

(2)麻醉诱导:了解麻醉诱导剂,协助麻醉医师做好麻醉诱导。常见的麻醉诱导剂如咪达唑仑(咪唑安定)常用作诱导辅助药,有遗忘作用,一般在建立静脉通道及完善监护设备后遵医嘱静脉推注;芬太尼有强大的镇痛作用,并且有蓄积效应,用于麻醉诱导或术中维持,可控制呼吸进行气管插管,便于减轻患者应激反应;异丙酚或丙泊酚是一种快速、短效静脉全麻药,麻醉效价高,无镇痛作用、无毒性症状,静脉注射后起效快、作用时间短、诱导迅速、平稳,苏醒快而完全,无肌肉不自主运动、咳嗽、呃逆等不良反应,对心血管系统有一定的抑制作用,可使心率稍增快,持续时间短,可使周围血管扩张,血压下降,对呼吸系统影响小;罗库溴铵为全身麻醉辅助用药,用于常规诱导麻醉期间气管插管,以及维持术中骨骼肌松弛。

(3)患者制动:全麻诱导以后,患者将在30~60秒内快速意识丧失,继而出现全身肌肉松弛,彻底失去防御能力,可能导致迅速发生身体某一部位的跌落。因此,手术室护士应在全麻诱导之前完成对患者的固定,做到完全制动。

(4)协助插管:连接负压吸引装置,并提供良好的气管插管条件,手术室护士可根据要求调节手术床的高度及角度。插管期间,手术室护士要在床旁看护,密切关注插管情况,随时准备抢救,直至气管插管妥善固定、接上呼吸机。在插管困难的情况下,手术室护士要积极充当插管者的第三只手,做好可视喉镜、纤维支气管镜、特殊插管仪器的传递,以及吸引装置的准备工作。

(5)摆放体位:插管完成之后,按照手术的要求和患者目的体位、麻醉机摆放位置、电刀主机位置等情况,快速设计出合理易行的体位摆放方案,指挥室内所有人员在保护好气管插管的基础上调整患者的身体并放置到位。使手术体位能够清晰地显露手术视野,达到正确、安全、合理的效果。使患者身体的受压部位悬空或在受压部位加垫棉垫等保护用具,以免额、眼、颊、肘、手臂、胸部、腰腹部、膝盖、踝部、足跟等处压伤。同时注意保暖,防止低体温导致寒战或麻醉苏醒延迟。

(6)协助抢救:患者在该期间由于药物等方面的相互影响,呼吸系统、循环系统等均会发生变化,因此,患者有可能发生心血管意外或其他意外情况。当发生紧急情况时,手术室护士应立即参加抢救工作,如准备抢救药物、开放更多的静脉通路、准备除颤仪、寻求其他医务人员的帮助等。

2.全麻维持期的护理配合规范

(1)监护工作:全麻维持期是患者耐受各种药物的相对稳定期,故麻醉本身突发的变化不多,多数意外情况是由手术操作引起的。这段时间护理工作重点是对患者生命体征的严密观察,及时发现意外情况并迅速寻找原因。洗手护士的工作贯穿于整个手术进程,故较麻醉师更容易发现由手术操作引起的危险情况,如脏器、神经牵拉、损伤、大血管破损,手术野不明原因渗血,胸膜腔漏气等,能提供非常可靠的病因信息。另外,及时计算出血量、尿量、冲洗量也可以对麻醉医师的液体调控起到积极的作用。

(2)液体管理:患者循环稳定是麻醉和手术成功的重要保证。在麻醉医师的指导下输液,以维持水、电解质及血容量稳定。输液的速度根据病情调节,一般对严重脱水、失血、休克、高热和麻醉引起血压下降的患者应快速补液,必要时加压;小儿、老年及心功能不全者,必须在麻醉医师指导下严格控制滴速和液体总量。输液中应严密观察有无输液导管脱落、渗漏现象。输血前,应与麻醉医师严格执行查对工作。需大量输入库存血时,应经过加温后输入,以保持体内温度的恒定。密切观察输血输液反应,如发生意外情况应及时报告和处理。

3.全麻苏醒期的护理配合

(1)患者制动:全麻苏醒期患者发生躁动的情况为数不少,故手术室护士要事先做好制动工作,以免患者坠床,并在患者拔管后,主动与其交流,判断神志情况,对完全清醒的患者只需告知其不能翻身,而对于尚未清醒的患者要围起搬运床护栏,并固定好床,继续观察,寸步不离。

(2)检查各类管路的放置情况,包括输液管路、胃管、鼻导管、引流管(T管、胸腔引流管、腹腔引流管等)、导尿管、深静脉置管等,严防患者(尤其是婴幼儿)在苏醒过程中抓扯敷料及管道。对于位置不当、引流不畅等情况应及时通知麻醉或手术医师,予以立即处理。

(3)出血情况:检查引流管放置处、切口、拔出的动静脉穿刺处有无新鲜出血,是否为持续性,督促医师及时处理。

(4)及时发现呼吸道梗阻:复苏期是呼吸道梗阻的高发期,包括舌根后坠、喉痉挛、支气管痉挛、延迟性呼吸抑制等,所以在该时期,手术室护士应严密观察氧饱和度和患者的呼吸幅度,及时提醒麻醉医师进行处理,必要时协助抢救。

(5)如患者送入恢复室,恢复室护士需要即刻了解患者一般情况,随即检查并记录患者的生命体征,预计可能出现的问题,提前备好药物,并对患者加以约束。听取患者主诉并观察患者的引流量等,发现问题及时和医师沟通。

二、椎管内麻醉配合规范

椎管内麻醉是常用的麻醉方法之一,是将局麻药选择性地注入椎管内某一间隙,使部分脊神经的传导功能发生可逆性阻滞的方法。椎管内有两个可用于麻醉的腔隙,即蛛网膜下腔和硬脊膜外间隙。根据局麻药注入的腔隙不同可分为蛛网膜下腔阻滞、硬膜外间隙阻滞及腰麻-硬膜外间隙联合阻滞,即常说的腰麻、硬膜外麻、腰-硬联合麻。椎管内麻醉时,患者神志清醒,肌肉松弛良好,镇痛效果确切。它广泛运用于剖宫产及下腹部、会阴部、下肢等手术,在此过程中,患者处于清醒状态,可以与医护人员进行交流,故更应该做好护理与配合,使患者保持良好平稳的心理状态,而且麻醉效果确切,成为临床上麻醉医师常用的麻醉方法。

(一)麻醉前准备

1.术前访视患者

了解病史,了解患者有无腰椎外伤史或手术史;评估患者全身情况和精神状态;仔细查看患者的相关化验结果,尤其是凝血酶时间并询问患者近期有无阿司匹林等抗凝药物的服用史;与患者沟通,介绍椎管内麻醉的方法及术中需要配合的注意事项,消除患者因对手术和麻醉不了解引起的恐惧心理,使患者保持相对稳定的状态。进入手术室时应核对患者姓名、年龄、性别、床号及手术部位,以及有没有药物过敏史等信息。

2.开放静脉通路

由于椎管内麻醉可有效地阻滞交感神经使血管扩张,造成血容量相对不足,加上术前禁食水易导致低血压。因此穿刺前应该先建立静脉通路,一般使用 18 号或 20 号套管针,选择外周静脉并确保静脉通路的通畅,遵医嘱调节滴速。

3.麻醉用具和药物的准备

为确保患者生命安全和手术的顺利进行,麻醉前必须认真准备麻醉和监测设备、麻醉用具及药品,如麻醉机、面罩、气管插管、硬膜外和蛛网膜下腔穿刺包、麻醉药品及急救药品、氧气、吸引器等,并确保性能良好。

(二)穿刺时的配合

1.椎管内麻醉一般采用屈曲侧卧位穿刺,两腿屈曲于腹部,手抱膝,头部叮尽量贴至脐孔处,使腰背部尽量向后凸出,呈"弓"形使棘突间隙张开,背部应与手术台垂直,同时使腰背部肌肉放松,便于进针。

2.在高位硬膜外麻醉时,操作难度大。在患者可耐受的情况下,尽量嘱患者屈颈,护士要固定好头部。操作中,禁止患者摆动头部。低位硬膜外麻醉时,护士要固定好髋部和腿部,穿刺时严禁伸腿和身体扭动,否则穿刺针容易移位,使穿刺失败。

3.巡回护士应站在患者对面,用自己的身体挡住患者,扶住患者或抱住患者的头和腿,使患者有安全感,对于妊娠、肥胖等身体不能很好屈曲,穿刺间隙显露不好和老年患者韧带有钙化,脊椎骨质增生,硬膜外间隙缩小,椎间孔狭窄甚至闭锁的患者,因为可能穿刺时间较长,巡回护士不仅要根据麻醉医师的指令及时调节体位,而且要耐心鼓励患者坚持,告诉患者打喷嚏或咳嗽前一定要与麻醉医师或手术室护士打招呼,以减少因身体颤抖对麻醉医师的影响。

4.当麻醉医师行穿刺时,患者身体可随穿刺而前倾,护士用手抵挡患者前胸。用力要适当,不可用力过大,否则会加大穿刺力度,导致穿刺失败。

5.巡回护士要观察患者的面色、血压、血氧饱和度,共同提高麻醉操作的安全性。

(三)药物的配制与消毒

1.常用药物

2%利多卡因、1%罗哌卡因、10%葡萄糖、0.75%丁哌卡因。

2.消毒

消毒时一定提醒麻醉医师在蘸取消毒液时不要太多,防止消毒液流到身下烧伤患者皮肤。若已经流到身下,在患者翻身平躺后巡回护士一定记得用酒精擦拭两遍并晾干。

3.配药注意事项

(1)遵医嘱准备好局麻药,并和麻醉医师共同核对。

(2)严格无菌操作,穿刺部位用 2%碘配及 75%酒精消毒,麻醉穿刺包中消毒液尤其是酒精不能上台,预防配药时误用。

（3）麻醉药的抽吸过程应严格使用无菌操作技术操作，防止术后感染。局麻药在抽取之前用安尔碘消毒两遍待干后抽取，抽药时巡回护士和麻醉医师再次核对药物名称和剂量。

（四）麻醉中的配合规范

1.调节麻醉平面椎管内麻醉后会出现麻醉平面，应根据不同的椎管内麻醉方式调节平面。

（1）腰麻：是将一次性药量注入蛛网膜下腔，使脊神经根、背根神经及脊髓表面部分产生不同程度的阻滞，其主要作用部位作用在脊神经根和后根，简称脊麻。①用药常用2%利多卡因、10%葡萄糖、0.75%丁哌卡因；②麻醉方法为穿刺点做局麻后，将穿刺针在棘突间隙中点、与患者背部垂直、针尖稍向头侧做缓慢刺入，当针尖穿过黄韧带时，有阻力突然消失"落空"感觉，继续推进时常有第二"落空"感，提示已穿破硬膜与蛛网膜而进入蛛网膜下腔，见脑脊液流出，此时可以注药；③注药后，麻醉平面出现较快，因此手术床的高低对腰麻的麻醉平面非常重要，因为腰麻患者的体位轻微改变就能引起麻醉平面的移动，因此腰麻注药后应立即平卧调节平面，在极短时间内使麻醉平面控制在手术所需的范围，护士应随时配合麻醉师的麻醉平面调节麻醉床的高低来变换体位。如果平面上升过快过高时，手术床需调整为头高脚低位；平面过低时，手术床需调整为头低脚高位，但此体位时间不宜过长，以免麻醉平面升得过高，而发生低血压危险，此期间应严密观察患者的呼吸、血压变化，一般调节平面在注药后5~10分钟内完成，快速输液，增加血容量，防止低血压，待平面固定后再摆放手术体位。

（2）硬膜外麻醉：将局麻药注射于硬膜外间隙，阻滞脊神经根，使其支配的区域产生暂时性麻痹，简称硬膜外麻醉。按位置可分为高位、低位硬膜外阻滞麻醉和骶管阻滞麻醉。①用药：2%利多卡因、0.75%罗哌卡因；②由麻醉医师根据手术部位选择穿刺点来确定麻醉平面，一般不用体位调节平面，但应该观察血压、血氧饱和度，调节输液速度，防止麻醉意外的发生。

（3）腰-硬联合麻醉：是先将小剂量的局麻药注入蛛网膜下腔，然后把导管置入硬膜外腔，根据手术需要，随时从硬膜外导管内注入局麻药。①用药：2%利多卡因、10%葡萄糖、0.75%丁哌卡因；②下肢手术患者为患侧卧位，穿刺成功后，继续侧卧10~15分钟，使局麻药作用于患肢，此期间应扶住患者，说明继续侧卧位的作用，取得患者的合作，下腹部剖宫产等手术注药后应即刻平卧，严密观察生命体征，如出现仰卧位综合征，立即取左侧卧位。

2.放松心情

椎管内麻醉后患者处于神志清醒状态，对手术室陌生的环境、严肃的气氛、器械的碰击声都会产生恐惧心理，稳定患者的情绪对麻醉管理比较重要。因此，护士必须掌握与患者交流的方法，如耐心询问，分散注意力的交谈，必要时握住他们的手，使其内心感到有依靠，同时叮嘱患者在麻醉师穿刺时一定不要活动，以免产生危险。特别要注意保护患者隐私及时遮挡患者。

3.寒战的护理

椎管内麻醉后，有10%左右的患者会出现寒战。因此，在夏天手术室内温度应控制在25℃左右，在秋冬季除调节室温外更应注意患者的保暖，如给患者加盖毛毯、保温毯，或采取其他保温措施；在输液过程中要注意输液速度及液体的加温等细节，如寒战比较严重者，应提示麻醉医师采取适当的药物治疗。

(五)椎管内麻醉常见并发症的处理

1.局麻药中毒反应

由于一次性局麻药量超过最大剂量或血管损伤吸收过快或直接注入血管内,都会引起中枢神经系统兴奋,如不安、头疼、视物模糊、惊厥,严重者表现为嗜睡、痛觉消失、意识丧失等,一旦出现局麻药中毒的表现,首先应做好安全防范工作,如肢体使用约束带,积极配合麻醉医师及时使用拮抗药物,协助面罩给氧,调节输液速度,必要时做好进一步抢救的准备。

2.血压下降

是腰麻中最常见的并发症,尤其是在麻醉平面过高时更容易发生,一般在注药 15 分钟后产生。预防和护理:完善术前准备,有效控制血压,补充血容量;一旦发生低血压,应及时调节麻醉平面,抬高双下肢,加快输液,必要时遵医嘱静脉注射麻黄碱。

3.呼吸抑制

因麻醉平面过高时呼吸肌麻痹所致。表现为胸闷气短,呼吸无力,甚至发绀或呼吸停止。预防和护理:密切观察,发现呼吸功能不全时应立即遵医嘱给氧;用面罩辅助呼吸,呼吸抑制一般在 20~30 分钟自然恢复,一旦呼吸停止应立即气管插管。

4.心率减慢阻滞平面超过 T_4 时,心率减慢明显,可遵医嘱静脉推注阿托品 5mg。

5.恶心呕吐

低血压或呼吸抑制导致脑缺氧而兴奋呕吐中枢或术中牵拉脏器引起患者恶心呕吐。预防和护理:麻醉前用阿托品,降低迷走神经兴奋性;给氧,纠正低血压;呕吐时将头偏向一侧,清理呕吐物;积极寻找原因,针对性处理。

6.全脊麻

是硬膜外最严重的并发症。是由于麻醉穿刺时误入蛛网膜下腔缝隙,并将硬膜外麻药全部或大部分注入。主要表现为低血压,进行性呼吸困难,继而呼吸停止,意识丧失。预防和护理:穿刺时谨慎小心,注药前回抽无脑脊液方可注药,先推实验剂量观察无异常后再注入维持剂量;一定树立麻醉前先建立静脉通路后穿刺的观念,以保证意外情况下液体能及时输入、保证抢救用药通路;加强观察,如出现心率、血压骤停,必须分秒必争地协助麻醉医师进行抢救,如协助气管插管控制呼吸,正确应用升压药物,调节合适的体位,及早进行头部降温,管理输液速度,努力在最短的时间内配合麻醉医师做好抢救工作。

三、区域阻滞麻醉配合规范

(一)概念

区域阻滞麻醉是指围绕手术区,在其四周和底部注射局麻药,以阻滞进入手术区的神经干或神经末梢。采用局部浸润的方法,由皮丘向四周及深层组织扩大浸润,由点成线、由线成面,由许多面而成为一个立体阻滞区域,对手术区形成一包围圈,以阻滞神经纤维的向心传导,即为区域阻滞麻醉。

(二)区域阻滞麻醉的优点

1.患者可保持清醒。

2.血流动力学稳定。

3.便于术后镇痛。

4.早期出院。

5.患者更多地参与医疗活动。

6.有限的感觉和运动神经阻滞。

因此,对某些高龄或全身情况较差的患者,采用外周神经阻滞进行麻醉和术后镇痛无疑是上乘的选择。

(三)外周神经刺激定位

传统的外周神经阻滞有赖于患者的配合但由于针刺感的出现可引起患者的不适,并易发生术后神经损伤。即使操作者经验丰富,但由于缺乏客观指标,有时也难以保证阻滞的精确定位和效果确切。近年来临床上神经刺激器定位技术使神经阻滞术有了客观指标,提高了阻滞效果及阻滞定位的准确性,这也对手术室护士提出了更高的要求,为保证在麻醉护理配合过程中发挥积极主动的作用,手术室护士要掌握神经刺激仪的原理及使用方法。

外周神经刺激定位的方法用于区域阻滞,其优点在于:①阻滞成功的指标客观、明确,对肥胖或解剖标志不明显的患者采用此项技术多数可以成功麻醉;②神经定位精细化,可通过调节电流强度和穿刺针位置精确阻滞目标神经,不但可以达到阻滞完善的目的,而且可做到有的放矢。尤其适用于无法准确说明自我感觉的患者;③虽然电流对神经的直接损伤作用尚无定论,但总体而言,由于神经刺激器指导下穿刺针直接接触神经的概率降低,因此,神经定位下神经阻滞的神经损伤率也随之降低,而且由于适当镇静,减少了神经阻滞定位时患者的不适感;④由于神经刺激器的介入,使既往无法定位的神经阻滞操作成为可能,加上神经阻滞麻醉的优势,可使手术适应证范围扩大。

(四)神经刺激器介绍

1.外周神经刺激器

可以发出频率1Hz或2Hz的电流,强度变化范围为0~5.0mA。设置电流强度变化的目的在于:①在阻滞不同神经时,由于神经粗细不一,可选择不同起始电流强度,例如,坐骨神经较粗,可选择5mA为起始电流强度;②通过减小、变化电流强度,可获知穿刺针定位情况。例如,起始电流强度下神经支配相应肌群出现运动时,减小电流如仍有肌群活动,说明定位较好;反之,说明穿刺针离神经仍有一定距离。一般认为在电流减小到0.5mA时如仍有相应肌群活动,即可给药。但精确定位可能要到0.2~0.3mA。

2.定位针

根据其长度分为25mm、50mm、100mm和150mm四个型号,不同部位的神经阻滞可依据其穿刺深度选择不同型号。穿刺针可同时与神经刺激器和注射器连接,以便于在定位明确时即刻给药。除针尖斜面外,针体通过特殊材料包裹成绝缘体,以避免针体在穿刺径路上对周边组织所产生的不必要的电流刺激。

(五)几种常用的外周神经阻滞技术

1.后路腰丛阻滞

(1)患者体位:侧卧位,患侧向上,与椎管内麻醉体位相同。

(2)适应证:单侧下肢手术。

（3）麻醉用品：100mm 穿刺针，局麻药一次用量在 20~30mL，药物选择如一次给药宜选择中、长效局麻药，一般多使用 0.375% 罗比卡因。

（4）穿刺点确定：标记 L_3、L_4、L_5 椎体棘突并做连线"1"，过髂后上棘做连线"1"的平行线（连线"2"），两线相距 4.5~5cm；找出髂嵴最高点，做上述两线的垂直线，与连线"2"的交叉点即为穿刺点。

（5）阻滞实施：神经刺激器电流定于 2mA，穿刺针抵达 1~5 椎体横突后沿骨面前进，到达腰丛会有轻微落空感，同时有股四头肌收缩，此时将电流降至 0.5mA，如肌肉收缩仍存在，即可将局麻药液注入。穿刺针深度一般在 7~8cm。注药前注意回抽有无回血。

2.后路坐骨神经阻滞

（1）患者体位：侧卧位，患侧下肢在上并屈膝呈 90° 置于另一条下肢上，使膝、股骨大转子、髂后上棘呈一条直线，健肢伸直，两手自然放于胸前，头向胸前轻轻靠拢，臀部与手术台垂直，并平行于手术台边缘，以便于操作。

（2）适应证：单侧下肢手术。

（3）麻醉用品：100mm 穿刺针，局麻药一次用量在 15~25mL。

（4）穿刺点确定：找出股骨大转子最高点和髂后上棘、骶裂孔，前者分别和后两者做连线；在股骨大转子和髂后上棘连线的中点做垂直线，与骶裂孔连线的交叉点即为穿刺点。

（5）阻滞实施：神经刺激器电流定于 5mA，在穿刺点垂直进针，一旦出现足的跖屈或背屈，说明已接近坐骨神经，此时将电流降至 0.5mA，如仍有收缩，回抽无血后即可将局麻药注入。

3.椎旁阻滞

（1）患者体位：坐位，颈项前垂至下颏贴胸前。

（2）适应证：腋窝、乳腺及胸壁等部位手术，也可用为胆囊或胸部手术后镇痛。

（3）麻醉用品：50mm 穿刺针，局麻药一次用量为每个节段 5~6mL。

（4）穿刺点确定：根据手术所需确定拟阻滞节段的椎体棘突，向术侧平行旁开 2.5cm 即为穿刺点。

（5）阻滞实施：在穿刺点垂直进针 2~4cm，直至针尖遇到上一椎体的横突；然后将针回撤斜向下在横突下端骨面进针，深度为垂直进针时深度增加 1~1.5cm，回抽无血后即可给药。

（6）进针过深可能导致气胸；进针点靠内侧则有可能形成椎管内阻滞。

4.臂丛阻滞

（1）体位、定位、麻醉药用量及适应证与传统的肌间沟（暴露患肢，去枕仰卧位，头偏向健侧 30°~40°）或腋窝入路（患肢外展）相同。其特殊之处在于可精确定位拟阻滞神经。

（2）使用 50mm 穿刺针，在 1.5mA 刺激器电流下寻找和定位神经。根据所支配肌肉的收缩情况，可以精确定位臂丛的每个分支并加以阻滞，每支以 8mL 局麻药阻滞即可。

（六）区域阻滞麻醉配合规范

1.麻醉前准备

（1）术前 1 天至病房向患者说明麻醉过程及注意事项，包括：①患者的配合是该类麻醉方式操作成功的关键因素之一，不同区域阻滞麻醉需不同的体位，在操作过程中会略有不适,请患者要谅解并予以配合;②操作时患侧下肢会有触电感,但操作前麻醉医师会给予镇痛和镇静药帮助患者减少不适感,因此,要告诉患者切勿紧张;③电刺激时有肌肉颤动,应该告诉患者放松肌肉,不要主动收缩肌肉以减少误差;④注药后如果出现耳鸣、舌部麻木、视物模糊等情况应及时与麻醉医师进行沟通;⑤在手术过程中由于药物的作用,患者一般不会有疼痛感,但仍会有感觉,这一点一定要与患者说明。

(2)麻醉前协助麻醉医师准备好神经刺激仪、麻醉穿刺包、合适长度神经刺激定位针等物品;检查麻醉机、氧气、麻醉药品、气管插管等麻醉用具处于正常使用状态,准备好负压吸引装置备用,以便及时处理麻醉及术中出现的意外情况,护士需配合医师完善准备工作。

(3)严格核查制度:入室前认真核对患者科室、床号、姓名、年龄、手术部位、皮试结果、术前用药、禁食禁饮情况。

(4)建立静脉通路:在上肢大血管建立粗静脉留置针,保证静脉通畅,在意外情况发生时,保证抢救用药能及时注入患者体内,可随时配合抢救。遵医嘱在麻醉操作开始前给予足够的镇静药和镇痛药,以有效地减少患者术中紧张和肌肉颤动等不适。

2.区域阻滞麻醉配合规范

(1)协助麻醉医师根据手术摆放合适的麻醉体位:需注意保护患者安全和液体的通畅,并减少患者不必要的暴露。如有不适,对患者进行必要的安慰以减少其焦虑。

(2)遵医嘱,协助给药:协助麻醉医师配成0.375%罗哌卡因+0.5%利多卡因的麻醉混合药液,认真执行三查七对;将神经刺激器置于患者患肢头侧,检查连接好,开机,并协助麻醉医师把电极片贴于指定位置。协助术者打开麻醉穿刺包、穿刺针;将碘伏倒入无菌消毒盘中;术者消毒穿刺部位,铺无菌手术巾,在穿刺点把穿刺针置于目标神经周围后,将电流从1.0mA调至0.3~0.5mA,仍然有收缩反应,回抽无血、无气、无脑脊液,注入0.375%罗哌卡因+0.5%利多卡因1mL试验量;观察5分钟后,若无异常反应,回抽无误,再注入0.375%罗哌卡因+0.5%利多卡因34mL,观察麻醉效果确切后开始手术。

(3)密切观察病情变化:操作前和操作时严密观察患者的生命体征变化及各种反应,尤其密切观察患者的呼吸及循环情况,必要时可不间断与患者进行交流。及早发现病情动态,及时汇报,并配合麻醉医师妥善处理镇静镇痛药物对呼吸循环潜在的抑制作用。区域阻滞麻醉最危急的并发症就是局麻药中毒,多见于局麻药注入血管内所致,可引起惊厥、抽搐等一系列的毒性症状。护士在麻醉注药过程中及过程后密切观察患者的反应,早期发现,可减少局麻药反应导致的严重后果。

3.区域阻滞麻醉的注意事项

(1)常见禁忌证同样适用于此项技术,如穿刺点感染、局麻药过敏等。

(2)进针前应将针管用生理盐水或局麻药液注满,以避免针管被组织填塞;给药前注意回抽有无血液。

(3)靠近心脏部位穿刺应特别谨慎小心,带有起搏器的患者禁忌使用神经刺激器。

(4)如果操作间内同时有短波或微波治疗设备时,可能会引起刺激器输出电流的改变,因此在操作前需检查室内环境是否可以进行该项操作。

(5)操作区域内不能有易燃易爆气体。

第四节　仪器设备使用

一、高频电刀使用规范

高频电刀是一种取代机械手术刀进行组织切割的电子外科器械,因其切割速度快、止血效果好、操作简便、安全方便,在临床上采用高频电刀可以大大缩短手术时间,减少患者失血及输血量,从而降低了并发症及手术费用,因此高频电刀在临床上得到普遍应用。

(一)工作原理

高频电刀相当于一个变频变压器,它可以将 220V/50Hz 的低压低频电流经变频变压、功率放大转换为频率 300~1000kHz、电压为几千甚至上万伏的高频电流。这样的高频电流可以在人体组织上产生切割和凝血作用。但由于频率太高或太低会对生物体造成不良影响,所以目前一般所用的频率为 300~500kHz。高频电刀的切开作用本身并不随频率变化而变化。

高频电刀有两种工作模式,单极和双极。

在单极模式中,用一个完整的电路来切割和凝固组织,该电路由高频电刀内的高频发生器、患者极板、接连导线和电极组成。

双极电凝是通过双极镊子的两个尖端向机体组织提供高频电能,使双极镊子两端之间的血管脱水而凝固,达到止血的目的。

(二)组成

高频电刀是由主机和电刀刀柄、患者极板、双极镊、脚踏开关等附件组成的。

(三)操作流程

1.接通仪器电源、功能自检

打开仪器电源开关。仪器做功能自检,并检查所有插座,以及探测其他连接仪器和脚踏开关。所有指示灯和聚焦按键点亮。显示屏上显示软件的版本号。

2.选择程序

进入程序选择窗口,在程序选择菜单上选择程序,直至所需程序变亮。按选择键,选择当前变亮的程序。

(1)选择不同的电切或电凝模式。各模式旁边或下方的按键即确定键;根据实际情况来设定不同脚踏类型。

(2)储存程序:先将各插座的功率、效果、模式及脚踏完全设定后再进行储存程序的设定。程序储存完成后按返回键回到当前程序。

(3)负极板:负极板指示灯为绿色时方能正常使用。

(4)电刀使用注意事项:①在进行擦拭消毒时,必须关闭电源;②每次使用前都要检查仪器和附件是否完好(脚踏,连接电缆,中性电极);③请勿尝试自己修理仪器或对仪器做更改;④务必保证所有电源电压与仪器铭牌上的说明相一致;⑤有心脏起搏器的患者一般不能使用高频电刀,因高频会干扰心脏起搏器。如一定要使用高频电刀,则必须按起搏器的使用说明书规定,采取必要而有效的预防措施;⑥输出功率高达 100~700W 时,会发生烫伤或干扰其他电子设备。

（5）负极板使用注意事项

1）负极板面积：要求大于 $100cm^2$。一般儿童负极板的有效导电面积是 $65cm^2$，成人负极板的有效导电面积是 $129cm^2$，一旦负极板接触面积减少，电阻增大至不安全水平时，机器即自动报警并停止输出。

2）负极板安放部位的选择方法，一定要避开如骨性隆起、瘢痕、皮肤皱褶、脂肪组织或脂肪较厚、表皮、承受重量的部位、液体可能积聚的部位以及金属移植物或起搏器附近。比较合适粘贴的部位为易于观察的部位、平坦肌肉区、血管丰富区、剃除毛发的皮肤、清洁干燥的皮肤，负极板距离心电图电极 15cm 以上，尽量接近手术切口部位（但不小于 15cm）以减小电流环路；婴儿负极板部位选择大腿、背部、腹部等平坦肌肉区，15kg 以下小儿，应选择婴幼儿负极板。

3）一次性软式负极板使用注意事项：第一，应保持负极板平整，禁止切割和折叠，防止局部电流过高或漏电。第二，负极板应一次性使用，禁止重复使用。

（四）主机的常规保养与维护

1.定期擦拭机器表面。

2.定期检查设备和附件有无损坏。

3.定期检查指示灯的性能是否完好。

4.使用设备时，注意不要挤压、捆拽电缆，防止电缆受损。

5.定期检查标签和使用说明。

二、超声止血刀使用规范

超声止血刀是一种用于软组织切开及止血，并具有最小的热损伤的仪器，已经广泛应用于腔镜及开腹手术中。

（一）工作原理

超声止血刀是利用机械能的原理进行工作的。由主机提供高频电源，通过在手柄中的能量转换系统，将电能转换成机械能，进而使得刀头进行 55500Hz 固定的高频振动。刀头与组织接触，钳口产生的压力使血管闭合，高频振动使组织氢键断裂，细胞内蛋白质变性形成白色黏滞物，机械摩擦生热，进一步凝闭血管，从而使在比电凝止血更低的温度下，以极小组织损伤的代价达成切割和止血同时完成的目的。

超声止血刀的另一个组织效应就是空洞化效应，刀头的高频振动产生瞬间的低压，使组织内液体在低温下气化，液体蒸汽扩散，帮助组织层面分离，提高了分离平面的视野，以帮助术者顺利分离组织平面。

（二）组成

超声刀止血是由主机、手柄和刀头共同组成的。

1.主机

每台主机均配备车架和脚踏。面板上，从左下角到右下角分别是电源开关、音量调节钮、准备指示灯、待机键、档位提高键、档位降低键、可调节档位工作指示器、高档位工作指示器、测试键、手控激活按钮、报警指示器以及手柄插孔。下面分别介绍一下。

（1）电源开关，用于开关机。

（2）音量调节钮，可以调整超声刀的音量以符合手术室的需要，音量可以降低，但是不能静音。

（3）准备指示灯、待机键，主机在开机时系统默认切换至"待机"模式，待机键亮起，为橙色的 standby 字样。待机键可切断手柄上的能量输出，因此在更换器械的时候，主机应置于"待机"模式。当准备开始使用超声刀时，按下待机键此时橙色的 standby 键就会灭掉，同时准备指示灯 ready 键就会亮起来，这时才可以进行自检以至使用。

（4）档位提高键、档位降低键，超声刀开机默认的最小和最大档位分别是 3 和 5，会在显示器上显示出来，档位提高键和档位降低键可以改变超声刀的低档位，范围是 1 到 5。档位越高切割效果越好，档位越低凝闭效果越好。

（5）测试键，"测试"按钮用于对所有部件（主机、电源线、脚踏开关和器械）进行诊断性检测，以确保系统是否运作正常、各部件是否相互连接正确。

（6）手控激活按钮，如果要使用刀头上的手控，点亮此按钮即可。

（7）报警指示器，只有在主机报警的情况下才会亮起。

（8）手柄插孔，是用来插手柄的，白点对白点。

2.手柄和刀头

手柄的清洗方法是将其完全浸没在 pH 为中性的洗涤剂内，使用软毛刷清洗。手柄的消毒可以使用蒸汽高温高压消毒、环氧乙烷熏蒸和低温等离子消毒，不可使用过氧乙酸消毒。

超声止血刀有多款刀头，最大可以凝闭 5mm 的血管。

（三）操作步骤

1.检查电源线和接头，正确连接各部件。

2.接通主机电源，开机自检。

3.选择输出功率，通常选 Lever3，切割和凝血比例适中。

4.连接手术刀头的程序为：套上转换帽（A）→上刀头（B）→用扳手拧紧（C）→打开开关→选择手术所需能级、档次（3 档），简称 A-B-C 步骤。

（四）使用注意事项

1.刀头精细、贵重，应轻拿轻放，使用中不可使用暴力，尤其在清洗时避免撞击或用力抛掷，以防刀头损坏。

2.操作手柄注意不要碰撞或落地，以免改变其振动频率。

3.使用较长一段时间后，刀锋会变热。当停止使用时，刀锋不可触及患者、易燃物品，以免灼伤或致燃。

4.使用时防止液体、血液进入器械，否则刀头会产生不合适的振动使液体变干，在刀头上形成组织残骸凝固物，使系统失灵。

5.使用后的线路可用湿布擦拭干净，不宜用水冲洗；电线应顺其弧度盘绕，不宜过度扭曲、打折，以延长使用寿命。

6.器械的灭菌线路、手柄、刀头可采用高温或环氧乙烷等低温灭菌。

三、电外科工作站使用规范

电外科工作站也叫电外科手术系统，是应用于外科手术室的一种高频电流手术系统。

它集高频电刀、大血管闭合系统、超声刀、氩气刀、内镜电切刀等众多外科高频电流手术器械于一体,并且通过计算机来控制手术过程中的切割深度和凝血速度。电外科工作站的出现对于外科医师开展临床手术有很大的帮助,也为病患减少了传统手术所带来的风险,并且其中多数设备都能够回收使用,降低了手术的成本。

(一)工作原理

通过计算机调节高频电流,将能量作用于刀头上,完成人体组织的切割以及凝血。大多数功率在100~350W不等。

1.电刀

其电刀和高频电刀一样,也有单极和双极之分。

2.超声刀功能

将高频电流转换成超声能量,直接作用在刀笔上。比传统意义上的超声刀更加方便快捷。

3.大血管闭合

通过血管闭合器械的物理施压与低压电流的烧结,使血管壁的胶原蛋白和纤维蛋白溶解变性最后融合在一起,使血管闭合。血管被闭合后,可直接离断闭合带,省去了传统闭合血管的剪断止血缝合过程。

4.氩气刀

将氩气从氩气瓶中抽取出后通过刀头喷射出去,氩气被高频电流电离后导电性增强,从而大量的凝血因子便能够以氩等离子为介质达到创伤面,从而达到非常好的大面积止血效果。

5.内镜电切

配合软硬内镜实施内科的部分手术,通过计算机自动控制切割和凝血的速度。避免了传统内镜切割先割再止的手术方法,实现了一次性切割的过程。能够用于消化道息肉切除、上消化道出血、十二指肠乳头切开等手术。

(二)临床应用

1.电刀

电刀的使用与高频电刀一样,有单极和双极两种模式,应用于临床可大大缩短手术时间,减少患者失血及输血量,从而降低了并发症及手术费用。

2.超声刀适用于开腹或腔镜手术,可达到切割组织和止血的目的。

(1)优点:①只产生小水滴,不产生烟雾,手术视野清晰;②热效应小,作用热度为80~100℃,热损伤小,损伤周围3mm范围;③能完全和永久闭合直径小于5mm的血管;④兼有组织切割、凝固和分离的作用,且可精确控制切割和凝固范围,缩短了手术时间,减少了术中出血;⑤组织粘连少,焦痂形成少,术后并发症少。

(2)缺点:①操作较迟缓;②只能切、凝与之接触并有一定张力的组织,每次不能切割太多组织。

3.大血管闭合适用于开腹或腔镜手术,最常用的是百克钳。

(1)优点:①大血管闭合功能(FDA认证可安全闭合7mm的血管);②即插即用,器械自动识别;③自动调节输出功率;④自动停止,保障安全;⑤器械可高温高压消毒,重复使用;

⑥对周围组织的热损伤仅为 1~2mm。

（2）缺点：可产生有毒烟雾，但较普通的单双极要少。

4.气刀

最适用于开放性腹腔及胸腔手术大面积出血时，是非接触式电凝技术，通过离子化气体传导高频电流至组织产生热效应从而达到治疗效果。

（1）优点：①氩气为保护性气体，是一种惰性气体，对机体无毒无害，止血时不会产生烟雾，术野清晰；②组织损伤深度限制在 3mm 以内，不会导致薄壁脏器穿孔；③不接触创面、可有效地制止大面积出血，失血少，尤其适用于实质组织；④连续性凝固，高频电流自动流向尚未凝固或未完全凝固的创面；⑤无气化现象，穿孔危险更小；⑥无碳化现象，有利于伤口愈合。

（2）缺点：①仅能凝固直径<2mm 的血管；②在腹腔镜手术中有增加气腹压力的危险，有可能促进气体栓塞和发生呼吸、循环功能障碍。

5.内镜电切

由于其在切割分离的过程中能同时止血，因此在内、外科应用均很广泛。

(三)操作流程

电外科工作站的操作流程与高能电刀相似，接通仪器电源、功能自检；打开仪器电源开关。仪器做功能自检，并检查所有插座，以及探测其他连接仪器和脚踏开关。所有指示灯和聚焦按键点亮。进入程序选择界面，按要求选择所需要的功能。

注意事项及常规保养可参考高频电刀使用规范。

四、超声吸引刀使用规范

超声吸引刀，简称超吸刀(cavitron ultrasonic surgical aspirator , CUSA)是利用超声振荡将组织粉碎，再用冲洗液乳化，并经负压吸引达到去除病变的目的，是一种集超声空化功能、止血功能、清创功能、吸脂功能为一体的多功能现代化医疗仪器。

(一)工作原理

在超声外科手术中，应用超声器械将纵向的超声能量传递给组织，利用不同组织对超声的作用不同进行切割、止血及精细的分离。主要机制是瞬时冲击加速度、微声流及声空化。

1.瞬时加速度

将质点加速度为 $5 \times 10000g$ ($g = 9.8m/s$)的机械振动作用于活体生物组织时，被作用部位即可迅即被切开，而不会伤及其周围的组织，从而可达到切割的目的。

2.微声流作用

超吸刀在切割组织时，很容易使组织液化，液化原因之一是超声振动使组织变成匀浆，其次是刀头切割时升温会使组织中脂肪逸出，液化组织在刀头振动产生的单向力作用下，可在刀头附近形成微声流，微声流伴生的切应力使组织细胞遭到破坏。刀头形状不同，可产生形式不同的微声流。

3.超声空化作用

在液化的生物组织中，会充入许多微气泡(空化核)，这些空化核在强大的超声作用下被激活，或进行持续的非线性振荡，或扩大而后迅即被压缩至崩溃，即发生空化过程。空化过程伴随发生的切向力、局部高温高压、冲击波反射流等，都可以破坏组织，完成切割任务。

(二)临床应用

1.在切割肝、脑等软组织时,只把肝、脑组织细胞粉碎吸除,而使其中的血管、胆管、神经纤维等保存完好,因而可做到不出血。

2.在切除已蔓延到髓内的脊椎星形细胞瘤时,手术可完成得迅速而干净,且不会影响到周围神经及脊髓功能。

3.切除生长在紧靠运动神经元的转移性旁矢状肿瘤时,只需开一小段皮质,对周围组织略施牵引,即可完整地摘除肿瘤,使患者半身不遂得以康复。

4.切除脑干星形细胞肿瘤时,可采用一层一层的平滑剥落技术,将不要的组织准确地粉碎吸除,整个手术进行的比其他手术方法都要快,且对周围组织无影响。

5.切除包含荚膜的肿瘤时,只粉碎与吸除肿瘤组织,而荚膜却保持完好,但它变的松弛,极易与周围组织分离等。

(三)操作步骤

1.术前准备

①连接好电源线;②用真空软管把吸引瓶与机器连接;③挂好吸引瓶;④在冲洗挂杆上挂好一袋(瓶)生理盐水;⑤准备好已灭菌的手柄,一次性吸引及冲洗管路。

2.术中连接

(1)连接手柄端:将管路的吸引及冲洗前端与手柄连接(注意要顺时针旋转拧好);将连线的前端与手柄连接。

(2)机器端连接:连好手柄端后,将管路与机器进行连接:将冲洗管与吸引瓶连接;将手柄连线与机器连接(有红色标记);开机、自检完成后指示灯亮表明机器正常。

(四)注意事项

1.主机工作时手柄前端禁止与金属等坚硬物品接触。

2.术中手柄工作停止后,吸引泵会继续工作 30 秒,可利用该段时间用手柄吸生理盐水以保证管路不被细小组织阻塞。

3.手柄在连接前确保各接口干燥。

4.手柄严禁摔碰挤压。

5.手柄及连线可高温高压、环氧乙烷、低温等离子灭菌但不能浸泡处理。

6.术后要用高压水枪或注射器冲洗手柄的吸引管及冲洗管。

五、腔镜主机使用规范

随着医学科学的发展,腔镜技术的不断更新,微创手术正以它突出的优势逐步取代传统的手术方式。

(一)腹腔镜主机的构成

腹腔镜实际上是拥有全高清图像的一个工作系统,包括:监视器、摄像主机、摄像头、冷光源、气腹机、电刀、冲洗泵、光学镜、手术器械等相关设备。

1.监视器

主要分为 CRT 监视器、LCD 液晶监视器、LED 监视器,作为腔镜配套的医用监视器其标准和普通监视器产品相比,从清晰度、视频带宽、色彩还原度、整机稳定性到电器安全标准都远远高于普通监视器。

2.摄像系统

目前在用的有单晶片、三晶片和 HD 全高清数字化摄像系统。下面以显示效果最好的全高清数字化摄像系统为例加以介绍。全高清摄像系统主要包括摄像控制主机和摄像头。

(1)摄像控制主机:在医用内镜系统中,摄像主机功能是通过 CCD 成像技术,在手术过程中拍摄病变部位动态或静态图像,然后输出到显示器或其他的输入输出设备,医师通过得到的这些影像,作为诊断或治疗的依据,也可以直接进行手术治疗。摄像仪是医用内镜系统中一个必不可少的关键部分。

(2)摄像头:摄像头的主要部件是 CCD 即电荷耦合器件、是一种特殊的半导体材料。光线透过镜头照射到 CCD 上、并被转换成电荷。整个 CCD 上的所有感光组件所产生的信号就构成了一个完整的画面。

(3)冷光源:冷光源是一种低热光源,常用的有卤素光源、LED 光源、氙灯光源。腹腔镜多用氙灯光源。

(4)气腹机:在手术中制造人工气腹,为腔镜手术制造空间,目前常用的是 CO_2 气腹机。机器安全性要求极高,在患者体内气体超压时,引发声光报警,通过按键可以准确预选设定值并且能方便监测充气过程。

使用说明:①打开电源开关后,会有提示音响起,表明主机已经通过自检,设备处在待机状态;②打开 CO_2 管路开关,如果气压充足,则供气压力指示灯会亮起;③建议预设腹压不要超过 15mmHg。

(二)使用注意事项及保养

1.监视器

监视器在设备安装时工程师会调整好,一般开机即可使用,不需调节;可调节的有亮度、对比度、色饱和度等;注意选择显示通道,按 INPUT 键,出现信号通道选择界面,按↓键选择通道,按▷键确认通道。

2.摄像系统

(1)先将摄像头插入主机摄像头接口,然后再打开主机电源。

(2)进行白平衡调节时,把镜子连接到主机和光源后开机,调整好光源亮度,镜子前端对准白色参照物(如无菌纱布)距离 1~2cm,并使白色区域覆盖整个监视器,调节好焦距,通过摄像头功能键进行校正白平衡,当监视器出现 white balance ok,则表示白平衡调节完成。

(3)通过调焦环来调节清晰度;通过定焦调节环来调节图像大小。

3.冷光源

(1)必须放置在通风良好的地方,以免主机过热,严禁把液体放在主机附近。

(2)氙灯开关的时间间隔要在 20~30 分钟,频繁开关会缩短氙灯的寿命。

(3)不要过度弯曲光纤,应盘成大圆圈存放。

(4)普通光纤可以采用气体、液体浸泡、预真空压力蒸汽方式进行消毒。

(5)报警灯闪烁及时更换灯泡。

第二十三章　常见手术护理配合

第一节　食管癌切除术配合

食管癌是人类常见的恶性肿瘤之一,WHO 将之列为世界第 7 位常见恶性肿瘤。食管癌源于食管上皮的恶性肿瘤,以进行性下咽困难、胸骨后疼痛为主要症状。我国是食管癌的高发区,其发病率和死亡率均居世界之首。手术方式根据肿瘤位置的不同而不同。下面以经左胸食管部分切除、胸内食管胃吻合术为例介绍。

一、麻醉方式

全身麻醉。

二、手术体位

右侧卧位。

三、手术切口

多采用左侧第 6 肋间或第 6 肋床后外侧切口,也可采用第 5 肋间或第 5 肋床后外侧切口(图 23-1)。

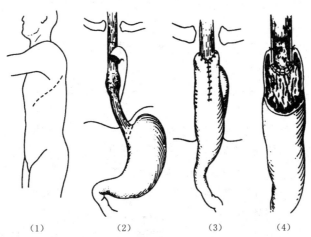

（1）　　　　（2）　　　　（3）　　　　（4）

图 23-1　左侧途径食管胃吻合术

（1）左胸后外侧切口;（2）食管中段癌(切除范围);（3）食管胃孔吻合完毕,将胃壁"围巾"式包套吻合;（4）"围巾"式套叠法吻合示意图,食管和胃套叠深度至 2.5~3.0cm

四、手术步骤及护理配合

1.消毒及铺巾
消毒范围:前后过腋中线,上至肩及上臂上 1/3,下边过肋缘,包括同侧腋窝。
2.后外侧切口,进入胸腔

①递消毒钳夹消毒垫沾碘伏再次消毒手术区域皮肤;②递 20#刀切开皮肤、皮下组织、肌肉及肋间肌,递中弯血管钳止血或电凝止血,递 4#丝线结扎止血。

3.探查病变,显露后纵隔

①递生理盐水给术者湿手进行探查;②探查完毕,递 2 块湿纱布于肋缘两侧;③递胸腔牵开器撑开肋缘;④递长镊夹持湿纱布覆盖左肺、压肠板折弯将肺叶牵开。

4.游离食管

①递长镊、长组织剪,沿食管表面,于隔上纵行切开纵隔剪开胸膜;②递扁桃体钳游离并钳夹出血点、半齿钳夹 4-0 丝线结扎;③递半齿钳夹布袋子穿过食管做牵引、递蚊式钳提拉,显露食管下段。

5.游离肿瘤并清除纵隔及附近的淋巴结,处理所有活动出血点

①递主刀医师直角钳,递助手电刀游离并切断动脉,递半齿钳夹 4#丝线结扎或 24#圆针及 4-0 丝线缝扎动脉;②递助手长弯钳钳夹动脉、递主刀医师组织剪剪断动脉,递助手半齿钳夹 4#丝线结扎或 24#圆针及 4#丝线缝扎动脉,对从降主动脉发出的 1~3 支食管固有动脉和从主动脉弓平面发出的 2~4 支支气管食管动脉应予结扎;③递主刀长弯钳钳夹淋巴结根部,递高频电刀笔切断,递助手半齿钳夹 4#丝线结扎;④若肿瘤与降主动脉或主动脉弓浸润粘连较紧,递长镊及长组织剪切开局部主动脉外膜;⑤递血管镊或扁桃体钳钳夹出血点,高频电刀笔止血;或递扁桃体钳钳夹出血处,半齿钳夹 4#丝线结扎或 24#圆针及 4#丝线缝扎。

6.打开膈肌

①递长镊,高频电刀笔,于食管裂孔左前方、肝脾之间切开膈肌一小口;②递中弯钳 2 把夹提切缘,递长组织剪扩大(向内至食管裂孔、向外至胸壁切口前方扩大)切口;③递半齿钳夹 4#丝线结扎或 24#圆针及 4#丝线缝扎止血;④递 51#圆针及 7#丝线吊膈肌;⑤递长镊,扁桃体钳分离、钳夹膈肌角处的左隔下动脉,递半齿钳带 4-0 丝线结扎,递 24#圆针及 4#丝线缝扎 1 针,递 10#刀切断。

7.游离胃体(包括离断胃网膜左动脉、胃短动脉和胃左动脉),保留胃网膜右动脉和胃右动脉供血

①递长镊经脆肌切口提起胃体;②递扁桃体钳,于胃大弯处分离、钳夹大网膜,组织剪剪断,4#丝线结扎;③处理胃网膜左动脉:递直角钳分离,长弯钳 3 把钳夹,长组织剪剪断,半齿钳夹 4#丝线结扎近、远端,近端 24#圆针及 4#丝线加固缝扎 1 针;④分离并处理胃短动脉及胃结肠韧带:递长镊,扁桃体钳分离、钳夹,长组织剪剪断,4#丝线结扎或电凝止血;⑤处理小网膜、切断胃左动脉:递长血管钳 2 把,长组织剪剪断,递双 7#丝线结扎近端,7#丝线结扎远端,必要时递 24#圆针及 4#丝线缝扎近端;⑥清除胃左动脉处的淋巴结:递扁桃体钳分离、钳夹,递长组织剪剪断或电刀切断,递半齿钳夹 4-0 丝线结扎;⑦递半齿钳夹 4#丝线在隔上 5cm 降主动脉、奇静脉之间双重结扎胸导管,预防术后乳糜胸。

8.于贲门部切断食管胃连接部

①递长镊及电刀切开胃,递吸引器吸尽胃内容物后更换吸引器头;②递长可可钳 2 把夹住食管和贲门部;③递 1#刀切断,递碘伏消毒垫消毒胃残端;④递 51#圆针及双 7#丝线缝扎食管近端;⑤递直线切割闭合器制作管状胃;⑥递 24#圆针及 4#丝线若干间断加固切割处的肌层,并黏膜包埋,封闭后还送腹腔;⑦将 7#手套拇指部分剪掉,递直血管钳及湿水后的拇指部分将食管残端包套起;⑧递 7#丝线加固结扎食管残端部分(防止污染胸腔)。

9.继续游离并转移食管

①递长镊及组织剪向上游离食管周围附着的正常组织和粘连,直达肿瘤上缘以上5cm或更多,必要时递4#丝线结扎出血点;②转移食管到主动脉前面:将食管残端的包扎线从主动脉弓后提出,向上牵引,同时用左示指从下而上推送食管残端,经主动脉弓后方从弓上切口将食管拉出,移到主动脉弓前方。

10.食管胃主动脉弓上吻合

(1)食管胃吻合器吻合法:①递荷包钳在距拟行吻合部位远侧约1cm处将食管夹闭;②递长针持加荷包线沿荷包钳的上下孔穿入;③递10#刀切除食管送检;④松开荷包钳后递扁桃体钳夹食管断端,敞开食管口;⑤递把持器夹持吻合器的钉头置入食管腔内,结扎食管荷包缝合线;⑥递吻合器置入胃内进行吻合(如在切断贲门时,贲门断端没有封闭,可经贲门断端放置吻合器;如果贲门断端已经封闭,需要在胃底前壁做一小横切口,放入吻合器);⑦递24#圆针及4-0丝线在吻合口外用纵隔胸膜包埋数针(吻合器切割下的组织应为两个完整环;吻合完成后,将胃管送入胃腔内);⑧递24#圆针及4#丝线缝合贲门断端或胃前壁切口。

(2)食管胃对端吻合法:①递24#圆针及4-0丝线数针,在距食管切缘2.5cm左右,最高点做3~4针浆肌层缝合;②递10#电刀或组织剪在距缝线2.5cm胃前壁做一与食管切口相仿的横切口;③递吸引器吸净胃内容物;④递心耳钳夹在选定切除食管的平面,残留食管长3cm左右;⑤递loll刀在钳的远侧切除带病变的食管;⑥递24#圆针及4-0丝线数针全层间断贯穿缝合吻合口后壁及前壁;⑦再递24#圆针及4#丝线数针将胃浆肌层与食管外膜缝合数针即可。

11.缝合膈肌

①清点手术器械及用物,无误后,递24#圆针及4#丝线采用隔-胃-隔缝合方法重建食管裂孔;②递51#圆针及7#丝线间断缝合膈肌。

12.冲洗胸腔、放置胸腔引流管

①更换吸引器头,递温生理盐水冲洗胸腔,确认无出血部位;②递碘伏消毒皮肤,两把艾利斯钳钳夹皮缘;③递20#刀切开皮肤,放置胸腔引流管;④递32#角针及7#丝线固定。

13.逐层关胸

①再次清点台上物品;②缝合肋间肌:51#圆针及7#丝线或0#可吸收线缝合;③缝合肌层:51#圆针及7#丝线或0#可吸收线缝合;④缝合皮下层:51#圆针及4#丝线或2-0可吸收线缝合;⑤缝皮:32#角针及4#丝线或4-0可吸收线缝合。

14.覆盖伤口

伤口敷料覆盖手术切口。

五、护理要点

1.胸科侧卧位摆放时要做到患者安全舒适,关节功能位,保护眼睛、耳朵、关节及骨隆突处,保证神经血管不受压迫。同时应注意以下要点。

(1)头部垫头圈,耳郭置于圈中,防止受压。

(2)沙袋前后与患者之间置上海绵垫,以保护会阴部及骶尾部。

(3)术侧下肢弯曲,健侧下肢伸直,双下肢之间垫上大方垫,以减少术侧下肢对健侧下肢的压力;使用上肢约束带固定双上肢并于髋部及膝部分别固定双下肢。

(4)腋下垫一大方垫,距腋窝10cm,以防臂丛神经损伤,膝部分别固定双下肢。

2.手术过程中要严格执行无瘤操作,凡接触过食管残端的器械均需用碘伏水浸泡擦拭,消毒食管残端后的纱布应及时更换。

3.冲洗胸腔使用温盐水,并注意做好保暖措施。

第二节　胸腔镜肺叶切除术配合

近几十年,随着电子工业和高科技的迅猛发展,在既往单筒胸腔镜临床应用的基础上,发展起来了电视辅助的胸腔镜外科(Video Assisted Thoracoscopic Surgery, VATS)。VATS 最大特点是将胸腔内结构通过摄像转换装置显示在电视屏幕上,操作者在电视屏幕的指引下进行胸内操作。以下以 VATS 左肺下叶切除为例介绍手术配合。

一、麻醉方式

全身麻醉。

二、手术体位

右侧卧位。

三、手术切口

腹腔镜操作孔切口:腋中线第 7 肋间及腋前线第 4、5 肋间和肩胛线第 6、第 7 肋间。

四、手术步骤及护理配合

1.消毒及铺巾

消毒范围:前后过腋中线,上至肩及上臂上 1/3,下边过肋缘,包括同侧腋窝。

2.连接各种管路、线路

将腹腔镜主机的摄像系统、冷光源、高频电缆及超声刀主机开机检测,连接高频电刀笔、单极线、双极线、电视镜光源线、超声刀线并妥善固定。

3.置入镜头,探查胸腔

①递11#刀,于腋中线第 7 肋间切开皮肤、皮下组织、肌肉及肋间肌;②递中弯血管钳止血或电凝止血;③递 10mm Trocar 经肌肉间隙进入胸腔;④收回拔除后的 Trocar 芯,将 30°镜头置入 10mm Trocar 放入胸腔,评估胸膜粘连情况。

4.建立前、后操作孔

①递11#刀于腋前线第 4、第 5 肋间切开皮肤、皮下组织、肌肉及肋间肌;②递中弯血管钳钝性分离肋间肌并撑开胸膜,递电凝止血;③同以上步骤 1～3 于肩脚线第 6、7 肋间切开3～5cm 建立后操作孔。

5.切除病变肺组织

①递无齿消毒钳钳夹肺叶以暴露手术部位;②递给术者胸腔镜专用胸长血管钳、消毒钳、小直角钳、电钩或超声刀等以解剖分离肺裂和粘连带;③必要时递有齿消毒钳夹小纱布进行钝性分离;④递超声刀或电钩分离下肺韧带;⑤递胸腔镜专用的长血管钳或小直角钳分离肺静脉;⑥递腔镜用弯分离钳夹持 7#丝线牵拉肺静脉;⑦递腔镜用切割闭合器闭合肺静

脉,递长剪刀剪线;⑧递胸长血管钳或小直角钳分离下叶背段动脉和基底动脉干(方法同第5~7步);⑨递超声刀分离下叶支气管,递腔镜用切割闭合器处理下叶支气管;⑩若术中需止血,根据情况递分离钳钳夹出血点电凝止血或超声刀止血,或递有齿消毒钳夹持腔镜纱条压迫止血。

6.肺叶切下后,取出标本

递腔镜用取物袋置入胸腔将标本放入其中取出,检查标本袋完整性。

7.清扫肺门纵隔淋巴组织

递超声刀清扫肺门纵隔淋巴组织。

8.冲洗胸腔进行肺试漏,检查肺和支气管残端是否漏气

①递冲洗器及冲洗管连接备用好的温盐水或温蒸馏水;②若气管残端漏气,递胸科专用长针持及血管线或21#圆针及4#丝线进行缝合,递推结器协助打结,递长剪刀剪线;③缝合后再次冲洗胸腔检查肺叶是否漏气。

9.取出一次性切口牵开固定器

递线剪及中弯分离钳,取出后检查固定器的完整性。

10.放置胸腔引流管

①递28#或32#弯胸管;②递腔镜用弯分离钳调整引流管位置。

11.清点器械及用物,关胸,固定引流管

①清点手术器械及用物,正确无误后,递28#胖针0#抗菌薇乔线缝合肋间肌及肌层;②递32#角针及7#丝线及牙镊固定引流管;③递28#胖针及2-0可吸收线缝合皮下层;④递4-0可吸收线缝皮。

12.覆盖伤口

伤口敷料覆盖手术切口。

五、护理要点

1.术中无菌、无瘤技术配合

由于腔镜手术器械操作杆长,若传递不当易碰撞造成污染,且切开的肺组织即由气管与外界相通,因此洗手护士必须严格执行无菌操作。注意无瘤原则,取标本的过程中为了防止肿瘤细胞的种植,事先准备好标本袋,将标本袋送入胸腔装好切下的肺组织,由操作孔一并取出,避免肿瘤污染切口。接触肺断端、瘤组织及淋巴结的器械应分开放置,防止肿瘤细胞种植,切实做好手术器械的管理。

2.器械的使用和保养

因为手术操作对组织的游离主要依赖电钩,电钩使用时间相对较长,易于损坏,发生电钩绝缘部位漏电,损伤肺门周围主要结构。手术中应注意观察,及时发现并更换。腔镜器械贵重、精细、管腔细、关节多、不易清洗和消毒,因此应及时擦净血迹,术后交与专人清洗保养,专人负责消毒灭菌。

3.液体量的控制

肺切除手术的液体控制要全面考虑,麻醉过程中首先保证患者的有效循环血容量,但补液不宜过多,以免引起肺的充血水肿,从而影响操作增加出血风险。在 CVP 压的监测下麻醉诱导前 30 分钟内以 15~20mL/(kg·h)的速度输入 500~800mL 晶体液,用于弥补术前禁

食及麻醉诱导所致的血压下降过程。术中液体应完全由麻醉师根据病情加以控制。总体原则是保证心肺功能正常时保证有效循环血容量,有利于患者的恢复及预防代谢性酸中毒。

第三节　乳腺癌根治术后乳房再造术配合

在常见的恶性肿瘤中,乳腺癌是患者自我感受和社会评价上唯一由于手术方式的不同而对疾病产生极深影响的病种。当乳腺癌残忍地摧毁女性优美的性征和曲线时,和其他癌症患者相比,她们需要面对更大、更复杂的心理压力。对于多数乳腺癌术后患者,疾病的威胁会逐渐被乳房畸形、缺损所引起的烦恼代替,甚至影响患者的社交、职业和亲情关系。近年来随着早期病例的增多和患者生存质量意识的增强,加之医疗技术的进步,乳房再造术已引起人们的关注。下面以乳腺癌根治术后取带蒂背阔肌皮瓣转移乳房再造术为例介绍。

一、麻醉方式

全身麻醉。

二、手术体位

先侧卧位(患侧肩背部抬高 15°的仰卧位),再仰卧位。

三、手术切口

根据术前设计拟切取的背阔肌肌瓣范围。

四、手术步骤及护理配合

1.消毒皮肤、铺单(先侧卧位)

消毒范围:前至锁骨中线,后至腋后线,上过锁骨及上臂,下过脐平线。

2.设计切口

①递无菌牙签沾亚甲蓝标记切口以及拟分离背阔肌肌瓣范围;②递干纱布及 20mL 注射器注射麻药,按照从切口中间到边缘的顺序注射在皮下及脂肪层。

3.分离、切断背阔肌并转移到胸部

①递 10#刀片切皮,长镊辅助,按画好的梭形切口分离出皮下及脂肪层,以此作为胸部的皮瓣;②递干纱布拭血,递双极单级止血;③递 10#刀片延长切口,递组织剪、长牙镊游离足够的皮下脂肪层后,露出背阔肌;④递 20mL 注射器向肌层注入麻药,递剪刀分离背阔肌,离断其下缘及内侧缘的起点,递 S 形拉钩和爬钩暴露术野;⑤切断下方的背阔肌,递牙镊,32#角针 4#丝线固定筋膜于皮肤上,递蚊式钳提拉;⑥递牙签沾亚甲蓝标记胸部的切口,递 20mL 注射器注射麻药于皮下层;⑦递用组织剪向背阔肌的皮蒂方向分离皮下,递助手弯钳从皮蒂向胸部分离,打通两边皮下隧道,把带有蒂、皮瓣和背阔肌的组织转移到胸部切口上;⑧递温盐水纱布覆盖皮瓣。

4.缝合背部切口,放置负压引流

①递单极、双极于创面彻底止血;②递 32#角针及 4#丝线缝合皮下;③递 21#角针及 1#丝线加固皮下;④递 3-0 单丝尼龙线缝皮;⑤递免缝胶布贴伤口,整形纱布包裹;⑥用棉垫包裹胸部切口,手术贴膜固定后为患者翻身(仰卧位,双上肢外展 70°)。

5.消毒皮肤、铺单(仰卧位,双上肢外展 70°)

消毒范围:前后过腋中线,上至肩及上臂,下过脐平线。

6.固定皮蒂的肌层筋膜于胸部皮下

递24#圆针及 32#圆针及 1#丝线固定皮蒂的肌层筋膜与胸部皮下,若张力比较大,用油纱卷紧后做减张。

7.置入假体(根据情况选择是否需要置入假体)

①放入合适的假体,使假体均匀分布在肌层下面;②递 20mL 注射器连接头角针于扩张器注射无菌盐水,调整假体位置、比较两侧乳房大小至形态满意;③递 32#圆针及 1#丝线固定肌肉筋膜与皮下。

8.放置引流管,关切口

①取输液器延长管两根,递线剪剪出侧孔;②递酒精消毒垫消毒皮肤,递 10#刀及弯钳将引流管分别置于胸部背阔肌—胸大肌间隙后方以及背部背阔肌供区,自"S"形切口引出;③递牙镊及 18#角针 3-0 轴线妥善固定引流管;④术区再次彻底止血;⑤递 21#角针及 0#丝线缝合皮下;⑥递 18#角针及 3-0 轴线缝皮。

9.覆盖伤口

递油纱、伤口纱布、网纱、整形纱包裹伤口,胸腹带固定。

五、护理要点

1.扩张器打开后,用 20m1 注射器连接头角针向内注射无菌生理盐水,检测其是否有漏洞,再将注射的盐水抽出,将扩张器放于盐水盆中,避免与锐器接触,扩张器注入水时要严格计量。

2.改变体位时,洗手护士注意保护好器械及用物,避免污染。

3.协助患者翻身时注意固定好引流管,避免引流管受压,折叠脱落,保持引流通畅。

第四节　开腹胰头十二指肠切除术配合

胰头十二指肠切除术是腹部外科最复杂的手术之一。这一术式因美国外科医师 Whipple 于 1935 年首次公布用于治疗壶腹周围恶性肿瘤而通称为 Whipple 手术。手术切除范围包括胰头、胰钩部、胃窦、十二指肠全部、空肠上段,胆总管下段及局部淋巴结,也有包括胆囊在内一并切除者。消化道重建需行空肠和胰腺、空肠与胆道、空肠和胃吻合。

一、麻醉方式

全身麻醉。

二、手术体位

仰卧位,抬高剑突。

三、手术切口

多采用右旁正中、右侧经腹直肌切口或上腹正中切口,也可采用上腹部横切口、弧形切口或肋弓平行的斜切口。

四、手术步骤及护理配合

1.消毒及铺巾

消毒范围:上至两侧乳头,两侧至腋中线,下至两侧髂前上棘。

2.逐层切开腹壁

①递消毒钳夹消毒垫蘸碘伏再次消毒手术区域皮肤;②递20#刀切开皮肤,递弯血管钳、牙镊、高频电刀笔切开皮下、筋膜、肌肉;③递纱布、巾钳护皮;④递两把弯血管钳将腹膜提起,递10#刀将腹膜划开,递高频电刀笔将其完全打开,暴露腹腔。

3.探查腹腔

①递生理盐水碗,主刀医师及手术一助将手沾湿探查腹腔;②递深方头拉钩、宽5拉钩牵开腹壁,递平镊、弯血管钳、高频电刀或超声刀头进行粘连松解;③递肝拉钩,固定于手术床两侧床轨,递腹腔牵开器牵开腹壁。

4.游离胰头部

①递平镊、长弯血管钳、高频电刀笔或超声刀头打开胃结肠韧带;②分离胰头后方与下腔静脉间的粘连,充分游离胰头及钩突;③分离胰腺上缘,切除第8组淋巴结;④分离胰腺下缘,解剖出肠系膜上静脉及门静脉。

5.切除胆囊

递平镊、长弯血管钳、高频电刀笔,可采用胆囊底至胆囊颈逆行性切除法切除胆囊,也可采用胆囊颈至胆囊底顺行性切除法或采用以上2种方法联合切除胆囊。

6.切断胆总管

递相同器械继续分离胆总管,清除肝十二指肠韧带内的淋巴结,行肝十二指肠韧带骨骼化处理。胆管横断水平应选择距肿瘤上缘3cm以上、肝总管与胆囊管汇合处上方,距肝门或左、右肝管汇合处下1.5cm以上。

7.切断胃

①递平镊、长弯血管钳、高频电刀笔或超声刀头,将50%胃切除,连同其网膜及幽门区淋巴结。游离胃大、小弯,递开腹用直线切割闭合器于预定处切断胃后,大弯侧预留3.5～4.5cm备吻合用,递湿纱布覆盖保护胃近端,并牵向左侧,远断端向右侧翻转,显露整个胰腺及肝门区;②递相同器械继续分离,从腹腔干的周围开始分离,确定肝动脉,清除肝动脉周围的淋巴结,于胃右动脉的根部将其切断,递24#圆针及4-0丝线缝扎;③继续向远端和后侧分离胃十二指肠动脉,将胃十二指肠动脉切断,递24#圆针及4-0丝线缝扎;④完全分离胆总管显露肝门静脉,清扫肝门处的淋巴结。

8.切除空肠

①递长弯血管钳、平镊提起横结肠,于肠系膜根部左侧确认Treitz韧带,触摸清楚肠系膜上动脉,递高频电刀笔或超声刀头,沿其走行方向切开浆膜,于胰腺下缘结肠中动、静脉下方,递4-0丝线结扎空肠动脉第1支及第2支;②递开腹用直线切割闭合器,在离Treitz韧带10～15cm处切断空肠;③继续游离切断的空肠近端并延续至十二指肠升部、水平部,将近端空肠及十二指肠由肠系膜上血管的后方拉向右上方,使要切除的组织位于腹腔右侧。

9.切断胰体、切除胰头钩突

①递长弯血管钳伸入胰腺后壁作为支持固定,递超声刀头于肝门静脉左侧切断胰腺,找

到主胰管插入胰管支架管,递21#圆针及1-0丝线缝扎胰头侧断面;②递长弯血管钳剥离,推开肠系膜上静脉右侧壁及后壁。引流胰头及钩突部血液的静脉多汇合至肝门静脉及肠系膜上静脉的右侧及后侧,递clip夹仔细结扎静脉支。或在肝门静脉及肠系膜静脉端递血管镊、血管针持、4-0无创血管缝线穿过其外鞘后缝扎,胰腺端递长血管钳钳夹后贯穿缝扎;③递长弯血管钳、10#刀片钳夹后切除胰钩突部;④递弯盘将切除的标本放入其中,治疗巾包裹,放在无菌台的污染区。

10.消化道重建

①胰空肠吻合:递血管镊、长弯血管钳、针持、4-0可吸收带针缝线进行套入式胰腺空肠端-端吻合法吻合或胰管-空肠黏膜对黏膜吻合法吻合;②胆总管空肠吻合:在距胰肠吻合口10cm左右选定吻合部位,递21#圆针及1-0丝线先间断缝合空肠后壁与胆总管残端后壁的浆肌层,递高频电刀笔切开空肠,递4-0可吸收带针缝线全层间断内翻缝合吻合口,间断缝合吻合口前壁浆肌层;③胃空肠吻合:在距胆总管吻合口20cm处递血管镊、长弯血管钳、针持、4-0可吸收带针缝线进行胃断端与空肠端-侧吻合(操作方法按毕Ⅱ式吻合)。将结肠系膜裂孔闭合,重建完毕。

11.冲洗腹腔,放置引流管

①递0.9%生理盐水冲洗腹腔;②递干净纱布、平镊、高频电刀笔仔细止血;③递长血管钳、平镊、粗引流管在胰空肠吻合口后方及胆肠吻合后方各放置胶管引流一根,递20#刀自右侧腹壁戳口引出引流管;④清点手术用物。

12.逐层关闭腹腔

①递平镊、弯血管钳、针持、可吸收线连续缝合腹膜,间断加固;②再次清点所有物品;③更换干净吸引器头,0.9%生理盐水冲洗伤口;④手术医师更换手套,递干净治疗巾铺盖伤口周围,更换手术器械及用物;⑤递牙镊、弯血管钳、针持、可吸收线缝合肌肉层;⑥51#圆针及7-0丝线缝合筋膜;⑦40#圆针及1-0丝线缝合皮下;⑧32#角针及1-0丝线缝合皮肤或使用皮肤缝合器钉皮;⑨32#角针及4-0丝线固定引流管。

13.覆盖伤口

伤口敷料覆盖手术切口。

五、护理要点

1.进行体位摆放时应在背部垫体位垫以抬高剑突,通过对切口的牵拉及脊柱上抬使深部器官向上抬高,以满足显露视野的需要。

2.胰头十二指肠切除术手术复杂、手术时间较长,为预防下肢静脉血栓形成术前应为患者穿弹力袜。

3.在固定患者双臂时应避免对肘关节和前臂尺侧的压迫,防止尺神经长期受压造成损伤。

4.全身麻醉后完全闭合患者双眼,保护患者角膜。

参考文献

[1]王金成.康复护理丛书 骨科病症康复护理[M].北京:中国医药科技出版社,2023.

[2]张欢,邓曼丽,刘婷.麻醉护理工作手册[M].北京:北京大学医学出版社,2023.

[3]杨亚娟,羊海琴,高春燕,等.实用手术室护理配合[M].上海:上海科学技术出版社,2023.

[4]郭莉.手术室护理实践指南 2023 版[M].北京:人民卫生出版社,2023.

[5]龚仁蓉,张平,殷小容.华西医学临床系列 麻醉护理专科护士培训手册[M].成都:四川大学出版社,2023.

[6]汪洋.康复护理.第 3 版[M].北京:人民卫生出版社,2023.

[7]秦淑英,赵淑艳.内科护理[M].北京:中国中医药出版社,2023.

[8]易淑明,张乳霞,张钱友.外科护理学.第 2 版[M].北京:中国医药科学技术出版社,2023.

[9]吴宣.口腔专科临床护理常规及操作流程[M].北京:中国协和医科大学出版社,2022.

[10]陈肖敏,张琼,王华芬.护理管理与临床护理技术规范系列 临床护理技术规范 手术室护理[M].杭州:浙江大学出版社,2022.

[11]俞雪芬.实用口腔护理操作指南[M].杭州:浙江大学出版社,2022.

[12]李秀娥,毛靖.口腔保健与护理[M].北京:人民卫生出版社,2022.

[13]毕小琴,邓立梅,毕小琴,等.口腔颌面外科护理技术[M].北京:人民卫生出版社,2022.

[14]谢家兴.康复护理常规与技术[M].北京:人民卫生出版社,2022.

[15]肖涛,张小红,唐迎际.重症康复护理[M].长沙:中南大学出版社,2022.

[16]郑彩娥,李秀云,滕立英,等.心肺康复护理技术操作规程[M].北京:人民卫生出版社,2020.